高等职业教育医学卫生类专业规划教材

全国高职高专院校教材

供口腔医学、药学、医学检验技术等专业用

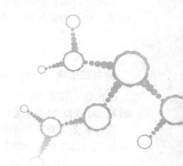

临床疾病概要

Clinical Disease Overview

许 杰 主编

U0351149

重庆大学出版社

内容提要

本书包括内科学、外科学、妇产科学、儿科学4个部分的疾病,共25章,主要介绍了临床医学中的常见病、多发病的病因、发病机制、临床表现、诊断、治疗及预防保健,同时也涵盖了临床常见的基本操作技能。本书每章前面均列出学习目标和知识点,使学习目的性更明确,教材内容条理清楚、简明扼要、重点突出。重点疾病以案例导入,能激发学生的学习兴趣,强调对学生独立思考问题和解决问题能力的培养,每章末有小结,使知识更系统化,不唯内容的"多、深、全",而注重内容的"宽泛、必需、够用"。

本书可供医药类院校高职高专口腔专业、药学专业、医学检验技术、口腔医学技术、康复治疗技术等专业的学习相关专业知识使用,也可供临床低年资医师和临床实习生提供学习参考。

图书在版编目(CIP)数据

临床疾病概要/许杰主编.—重庆:重庆大学出版社,2016.8(2018.6重印)
高等职业教育医学卫生类专业规划教材
ISBN 978-7-5624-9747-9

Ⅰ.①临…　Ⅱ.①许…　Ⅲ.①疾病—诊疗—高等职业教育—教材　Ⅳ.①R4

中国版本图书馆 CIP 数据核字(2016)第 085613 号

高等职业教育医学卫生类专业规划教材
临床疾病概要
(LINCHUANG JIBING GAIYAO)
主　编　许　杰
策划编辑:袁文华

责任编辑:陈　力　姜　凤　　版式设计:袁文华
责任校对:秦巴达　　　　　　责任印制:张　策

*

重庆大学出版社出版发行
出版人:易树平
社址:重庆市沙坪坝区大学城西路 21 号
邮编:401331
电话:(023) 88617190　88617185(中小学)
传真:(023) 88617186　88617166
网址:http://www.cqup.com.cn
邮箱:fxk@ cqup.com.cn (营销中心)
全国新华书店经销
重庆共创印务有限公司

*

开本:787mm×1092mm　1/16　印张:29.5　字数:736 千
2016 年 8 月第 1 版　　2018 年 6 月第 3 次印刷
印数:4 001—7 000
ISBN 978-7-5624-9747-9　定价:59.00 元

　　根据国家培养具有较高综合素质和职业能力、适合医药卫生职业岗位的实用型、复合型、发展型、创新型技术技能人才的需要,医药类院校高职高专口腔专业、药学专业、医学检验技术、口腔医学技术、康复治疗技术等专业除需掌握本专业的基础理论和专业理论知识之外,还需掌握临床医学的相关知识。受限于高职高专医药卫生专业学制短,学习内容多,任务繁重,如何在有限的时间里,结合教学的需要,高效、全面而重点地掌握临床医学疾病概要,是每位师生共同的希望。因此,结合国家卫计委《医药卫生中长期发展规划(2011—2020)》对职业教育人才培养目标的要求,我们组织编写了此教材。

　　"临床疾病概要"是医药类院校高职高专口腔专业、药学专业、医学检验技术、口腔医学技术、康复治疗技术等专业的专业课,学习该课程可为后续专业课程的学习奠定坚实的基础。本书包括内科学、外科学、妇产科学、儿科学4个部分的疾病,共25章。内科学包括呼吸系统疾病、循环系统疾病、消化系统疾病、泌尿系统疾病、血液系统疾病、内分泌和代谢系统疾病、神经系统疾病、自身免疫系统疾病及传染病等常见病、多发病;外科学主要涵盖外科总论、外科无菌技术及外科基本操作、神经外科常见疾病、心胸外科常见疾病、普外科常见疾病、泌尿外科常见疾病、骨外科常见疾病和急救与复苏相关知识;妇产科学包括女性生殖系统解剖与生理、正常分娩、妊娠病理、妇科常见疾病及计划生育指导;儿科学包括儿童生长发育及儿科常见疾病。

　　本书的编写坚持以服务就业为导向,符合高职高专医药卫生专业课程改革的发展方向和需要,始终坚持以学生为本的教学理念,突出了高职高专医药卫生专业的教育特点,积极进行课程设置的适应性改革探索,目的是培养具有较高综合素质和职业能力、适合医药卫生职业岗位的实用型、复合型、发展型、创新型技术技能人才。通过学习本教材,能让学生掌握临床医学必需的基础知识、基础理论、基本技能,并能做到理论联系实际。

　　本书的编写不唯内容的"多、深、全",而注重内容的"宽泛、必需、够用"。教材内容条理清楚、简明扼要、重点突出,重点疾病以案例导入,激发了学生的学习兴趣,强调对学生独立思考问题和解决问题能力的培养,有利于开展情境教学和研究性教学。每章前面均列出学习目标和知识点,使学习目的性更明确;每章末有小结,使知识更系统化;同时,每章后配有习题及复习思考题,可对学习效果进行自我评价。

　　本书的编者为高职高专院校及医院的"双师型"临床教师和临床一线医师,具有丰富的临床、教学和教材编写经验。在编写过程中,各位编者付出了辛勤的劳动,再次深表感谢! 另外,本书也参考了有关专著和文献资料,谨向有关作者致以衷心感谢! 由于本书涵盖内容较多,对部分章节内容进行了整合和取舍。

　　由于编者水平有限,疏漏之处在所难免,恩请广大师生在使用过程中提出宝贵意见,使之不断完善,以便再版时修改。

许 杰

2016 年 5 月

第二部分　外科学

第三部分　妇产科学

第四部分　儿科学

第一章 绪 论

📖 **学习目标**

- 掌握医学、临床医学、疾病的概念。
- 熟悉临床医学的发展简史。

📖 **知识点**

- 疾病的概念;医学发展史。

医学是研究人类健康与疾病的科学,以治疗和预防生理、心理疾病,提高人体身心素质为目的。按其研究的对象和任务不同,可分为基础医学、临床医学、预防医学、康复医学、中医中药学、检验医学等。临床医学是研究诊断治疗和预防各种疾病的学科群,在现代医学中居重要的地位,涵盖内容丰富,涉及诸多学科。按医疗服务的对象、疾病的特征、治疗手段的不同可分为内科、外科、妇产科、儿科、传染病、五官科、皮肤科、肿瘤科、急诊科等。

一、基本概念

临床疾病概要是一门对临床医学各科常见病、多发病的病因、发病机制、临床表现、辅助检查、诊断要点、治疗要点及预防与预后等进行概要性描述的专业基础课程。其基本内容涵盖临床学科的常见病、多发病,各科疾病的诊断以诊断学基础的基本理论、基本知识和基本技能为基石。它是口腔医学、口腔医学技术、药学、医学检验等专业学生学习临床医学知识和技能的必修课程之一。通过学习,学生可从中找到与自己所学专业相对应的衔接点,为学习专业打下坚实基础。

疾病是机体在一定病因的损害性作用下,因自稳调节紊乱而发生的异常生命活动过程。在多数疾病,机体对病因所引起的损害会发生一系列抗损害反应。自稳调节的紊乱、损害和抗损害反应,表现为疾病过程中各种复杂的机能、代谢和形态结构的异常变化,而这些变化又可使机体各器官系统之间以及机体与外界环境之间的协调关系发生障碍,从而引起各种症状、体征和行为异常,特别是对环境适应能力和劳动能力的减弱甚至丧失。

上述概念、概括了疾病以下的基本特征:

第一,疾病是有原因的。疾病的原因简称病因,它包括致病因子和条件。目前虽然有些疾病的原因还不清楚,但随着医学科学的发展,迟早总会被阐明的。疾病的发生必须有一定的原因,但往往不单纯是致病因子直接作用的结果,与机体的反应特征和诱发疾病的条件也有密切关系。因此,研究疾病的发生,应从致病因子、条件、机体反应性3个方面来考虑。

第二,疾病是一个有规律的发展过程。在其发展的不同阶段有不同的变化,这些变化之间往往有一定的因果联系。掌握了疾病发展变化的规律,不仅可以了解当时所发生的变化,而且可以预计它可能的发展和转归,及早采取有效的预防和治疗措施。

第三,疾病时,体内发生一系列的功能、代谢和形态结构的变化,并由此而产生各种症状和体征,这是我们认识疾病的基础。这些变化往往是相互联系和相互影响的,但就其性质来说,可分为两类:一类是疾病过程中造成的损害性变化;另一类是机体对抗害而产生的防御代偿适应性变化。

第四,疾病是完整机体的反应,但不同的疾病又在一定部位(器官或系统)有它特殊的变化。局部的变化往往受神经和体液因素调节的影响,同时又通过神经和体液因素而影响到全身,引起全身功能和代谢变化。因此认识疾病和治疗疾病应从整体观念出发,辩证地处理好疾病过程中局部和全身的相互关系。

第五,疾病时,机体内各器官系统之间的平衡关系和机体与外界环境之间的平衡关系受到破坏,机体对外界环境适应能力降低,劳动力减弱或丧失,是疾病的又一个重要特征。治疗的着眼点应放在重新建立机体内外环境的平衡关系,恢复劳动力。

疾病是一种人体发生的病理变化过程。所谓病理过程,是指存在于不同疾病中的共同的、成套的机能、代谢和形态结构的异常变化。例如,阑尾炎、肺炎以及所有其他炎性疾病都有炎症这个病理过程,包括变质、渗出和增生等基本病理变化。病理过程可以局部变化为主,如血栓形成、栓塞、梗死、炎症等,也可以全身反应为主,如发热、休克等。一种疾病可以包含几种病理过程,如肺炎球菌性肺炎时有炎症、发热、缺氧甚至休克等病理过程。

二、临床医学发展简史

现代临床医学随着基础医学的发展不断进步。基础医学的众多学科日益深入地阐明了疾病的病因、发病机制和病理生理改变,推动了临床医学的进一步发展和提高。经过多年的发展,逐渐形成了许多分科和专业。如传染病科、神经内科、心内科、肾病科、内分泌科、消化科、呼吸科、普外科、泌尿外科、胸心外科、神经外科、肿瘤科、儿科、妇产科、急症医学科和重症监护学科等。目前至少包括50余个学科及专业,为人类的健康事业作出了重要贡献。

1.西医医学的起源　医学是最古老、最基本的科学,贯穿于整个人类发展史。古代文化中心的埃及、印度、中国是古代医学的发源地。公元前600—公元前200年,古希腊人汲取埃及和亚洲文化产生古希腊医学,后来罗马以及欧洲又在古希腊医学的基础上,发展成为今天世界的主流医学即西方医学,简称西医。直到现在欧洲人所用的医学符号:手杖和蛇,即源自希腊医神阿斯克勒庇俄斯。许多古希腊的医学词汇沿用至今。希腊医学的代表人物为希波克拉底(约公元前460—约公元前377年)。以他为名的著作《希波克拉底文集》可能包括许多后学的贡献,是现在研究希腊医学最重要的典籍。希波克拉底学派将四元素论发展成为"四体液病理学说"。他们认为,机体的生命决定于4种体液:血、黏液、黄胆汁和黑胆汁。4种元素的各种不同配合是这4种液体的基础,每一种液体又与一定的"气质"相适应,每一个人的气质决定于他体内占优势的那种液体。四体液平衡,则身体健康;失调,则多病。

2.古代医学的发展　16世纪以前,人们运用朴素唯物主义思想,通过对生命和疾病现象的大量观察和综合概括,建立科学的人体观和疾病观,战胜了鬼神致病的异端学说,使医学从巫术中解脱出来,上升为初步的科学。这一阶段代表成果有中国医学的"阴阳五行学说"、希腊医学的"四体液病理学说"等。

16 世纪以后,人们应用机械唯物主义论的自然观和还原论、方法论,采取实验分析的方法,借助近代自然科学技术的重大成就,对人体结构与功能,对疾病的症状与机制,在器官、组织和细胞层次上进行卓有成效的研究,使人们对人体和疾病的认识深入内部属性中,大大提高了人类对人体和疾病的认识水平,实现了人类对自身理性认识的第二次飞跃。这一阶段的代表成果主要有"人体解剖学的建立""生理学的进步""显微镜的应用""病理解剖学的建立""叩诊的发明""临床教学的开始"。

3.现代医学的发展 近代医学经历了 16—17 世纪的奠基,18 世纪的系统分类,19 世纪的大发展,到 20 世纪与现代科学技术紧密结合,发展为现代医学。20 世纪医学的特点是一方面向微观发展,如分子生物学;一方面又向宏观发展。在向宏观发展方面,又可分为两种:一是人们认识到人本身是一个整体;二是把人作为一个与自然环境和社会环境密切相互作用的整体来研究。20 世纪以来,基础医学方面最突出的成就是基本理论的发展,它有力地推进了临床医学和预防医学。治疗和预防疾病的有效手段在 20 世纪才开始出现。20 世纪医学发展的主要原因是自然科学的进步。各学科专业间交叉融合,这形成现代医学的特点之一。20 世纪的医学,由于自然科学的进步,牢固地建立在实验基础之上,在技术上有空前的进步;后来人们看到仅从生物学角度来考虑健康和疾病,是有很大局限性的。1977 年美国医学家 G.L.恩格尔提出生物—心理—社会医学模式主张,即从生物学、心理学和社会学 3 个方面综合考察人类的健康和疾病问题,以弥补过去单纯从生物学角度考察的缺陷,这对未来医疗卫生事业的发展将有重大意义。20 世纪医学虽然取得了巨大的成就,然而人类仍然面临许多严重问题亟待解决,如心血管病、脑血管病、恶性肿瘤及病毒感染仍是目前威胁人类的主要疾病。与社会环境密切相关的公害病,与人类行为有关的心因性疾病、心身疾病等,以及人口问题,是医学正着手解决的部分问题。即使解决了老问题,也还会出现新问题。

要解决问题,需要新的思维方式和先进的科学技术。20 世纪后半期发展起来的分子生物学、免疫学、遗传工程学等学科正方兴未艾。同时,20 世纪发展起来的现代物理学、现代化学等已为生命科学的发展提供了更好的条件。21 世纪将是生命科学进步的时代,医学也将会有一个较大的发展。

三、临床疾病概要的学习目标与方法

1.学习目的 根据国家培养具有较高综合素质和职业能力,适合医药卫生职业岗位的实用型、复合型、发展型、创新型技术技能人才的需要,医药类院校高职高专口腔、药学、医学检验技术、口腔医学技术、康复治疗技术等专业除需掌握本专业的基础理论和专业理论知识外,还需掌握临床医学的相关知识。通过掌握临床常见疾病的基本知识,对疾病的发生、发展、临床表现、检查方法及诊治原则有一个比较全面的认识,初步构建高级技能型相关医学人才所必须具备的知识、能力、情感态度和价值观,以适应相关医学岗位的基本要求,为后续专业课程的学习奠定坚实的基础。

2.学习方法 本课程是一门理论与实践结合紧密的课程,课前应认真做好预习,课中集中精力参与学习讨论,课后及时复习巩固。在充分理解有关知识的基础上,熟练掌握各章节的知识点和技术方法,通过不断地反复学习与实践,拓宽自己的视野,务求做到学以致用、创新思维、紧密联系实际,提高学习的自觉性和主动性。

本章小结

　　医学是研究如何维持健康及预防、减轻、治疗疾病的科学，以及为上述目的而采用的技术。医学的研究对象是人。作为一种社会现象，是有其发展的过去、现在和将来的。随着科学技术的进步、社会的发展和人民对卫生保健与健康的需求，医学的总体观、地位、作用与范畴也将随之发生规律性的变化。掌握诊断疾病的基本方法、了解常用的诊疗技术、掌握常见疾病的基本知识是现代医学发展的基本要求。

（许　杰）

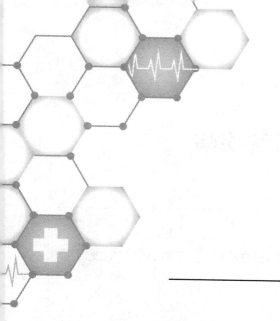

第一部分

内科学

第二章　呼吸系统疾病

📖 **学习目标**

● 掌握慢性支气管炎、慢性阻塞性肺疾病、慢性肺源性心脏病、肺炎、肺结核、支气管哮喘、呼吸衰竭的临床表现、诊断方法及治疗原则。

● 熟悉上呼吸道感染的临床表现、诊断及治疗。

📖 **知识点**

● 慢性支气管炎和慢性阻塞性肺疾病的临床表现和治疗措施,慢性肺源性心脏病的临床表现和治疗措施;肺炎的分类,肺炎链球菌肺炎的临床表现和治疗;结核杆菌的特点,肺结核分型,各类型临床表现突出的特点,肺结核化疗原则;哮喘的临床表现和治疗措施;呼吸衰竭的分类,临床表现和治疗措施。

第一节　急性上呼吸道感染

案例导入

患者,男,23 岁,咽痛 3 天,发热 2 天。患者 3 天前因淋雨后出现咽痛不适,当时未进行治疗,随后出现发热,体温达 39.5 ℃,伴咳嗽,咳嗽呈阵发性,咳嗽剧烈,无痰。查体 T 38.8 ℃,P 92 次/min,神志清醒,面色发红,双侧扁桃体 Ⅱ 度肿大,其上未见脓性分泌物。双肺呼吸音清晰,未闻及干湿啰音。HR 92 次/min,律齐,未闻及杂音。腹部检查未见异常。实验室检查:血 WBC 12.3×10^9/L,N 90%。胸片提示:未见明显异常。请思考:

(1)该患者可能为什么疾病?

(2)应如何治疗?

(3)生活中应注意哪些事项?

急性呼吸道感染包括急性上呼吸道感染和急性气管-支气管炎。急性上呼吸道感染是指鼻、咽、喉部位急性炎症的总称,一般病情较轻,病程较短,预后良好。发病率较高,有一定的传染性。全年皆可发病,冬春季较多。

一、病 因

多由病毒感染引起,占70%～80%,主要有流感病毒、副流感病毒、呼吸道合胞病毒、腺病毒等。细菌感染可伴或继病毒感染之后发生,常见的有溶血性链球菌、流感嗜血杆菌、肺炎球菌等。当人体免疫力减低时,容易发病。又由于病毒类型较多,病毒容易发生变异且没有交叉免疫,人体感染后产生的免疫力短暂且弱,容易反复发生感染。少数患者年老体弱,或原本有某种疾病的患者,免疫能力低下者,容易发生革兰阴性杆菌感染。

二、临床表现

根据病因和病变范围的不同,临床表现有以下不同的类型:

1.普通感冒 俗称"伤风",以鼻咽部卡他症状为主要表现。起病较急,潜伏期1～3天不等,随病毒而异。主要表现为喷嚏、鼻塞、流清水样鼻涕,也可表现为咳嗽、咽干、咽痒或灼热感。发病同时或数小时后可有喷嚏、鼻塞、流清水样鼻涕等症状。2～3天后鼻涕变稠,常伴咽痛、流泪、味觉减退、声音嘶哑、少量咳痰等症状。一般无发热及全身症状,或仅有低热、轻度畏寒、头痛。体检可见鼻腔黏膜充血、水肿、有分泌物,咽部轻度充血。本病有一定的自限性,如无并发症,5～7天可痊愈。

2.病毒性咽炎或喉炎 ①急性病毒性咽炎:多由鼻病毒、腺病毒、流感病毒、副流感病毒以及呼吸道合胞病毒等引起。临床特征为咽部发痒或灼热感,咳嗽少见,咽痛不明显。当吞咽疼痛时,常提示有链球菌感染。流感病毒和腺病毒感染时可有发热和乏力。体检咽部明显充血水肿,颌下淋巴结肿大且触痛。②急性病毒性喉炎:多由流感病毒、副流感病毒及腺病毒等引起。临床以声嘶、讲话困难、咽痛,常伴有发热、咳嗽。体检可见喉部水肿、充血,局部淋巴结轻度肿大和触痛。

3.急性疱疹性咽峡炎 多由科萨奇病毒A引起,主要表现为明显咽痛和发热,病程约一周。多见于夏季,儿童多见,成年人偶见。体检可见咽充血,软腭、悬雍垂、咽和扁桃体表面有灰白色疱疹及浅表溃疡,周围有红晕,后期形成疱疹。

4.急性咽结膜热 主要由科萨奇病毒、腺病毒引起。主要表现为发热、咽痛、流泪、畏光,多见于夏季,儿童多见,体检可见咽部充血明显,结合膜充血。病程4～6天,游泳者多见。

5.急性咽-扁桃体炎 多由溶血性链球菌引起。常起病迅速,畏寒发热,体温可达39 ℃以上,咽痛明显。体检可见咽部充血,扁桃体肿大,其上可见黄色点状渗出物,颌下淋巴结肿大、压痛。肺部无明显异常。

三、辅助检查

1.血常规检查 病毒感染白细胞正常或偏低,淋巴细胞比例增多;细菌感染白细胞总数常增多,中性粒细胞增多。

2.X线检查 胸部X线多正常。

3.病原学检查 细菌培养可判断细菌类型并做药物敏感试验以指导临床用药。因病毒类型繁多,且对治疗无明显帮助,一般无须明确病原学检查。

四、诊断与鉴别诊断

根据患者鼻、咽部的症状，结合血常规和胸部 X 线的检查，可作出临床诊断。一般不需作病因诊断。需与下列疾病鉴别：

1.流行性感冒　因流感病毒引起，呈散发或小规模流行，偶尔可呈大规模流行。起病急，全身症状比较突出，高热、全身酸痛，眼结膜充血、眼部不适等症状，鼻、咽部症状较轻。可行免疫荧光标记的流感病毒检测，或快速血清 PCR 方法检查可供诊断。

2.过敏性鼻炎　多由螨虫、灰尘、低温、动物皮毛等过敏物质引起，表现为起病急，突发性连续喷嚏、鼻痒、鼻塞和大量清涕，无咳嗽发热。脱离过敏原后症状可消失。

五、治疗原则

1.针对病原治疗　病毒感染者给予抗病毒治疗，如利巴韦林、奥斯他韦、金刚烷胺等；细菌感染者给予抗生素治疗，如大环类脂类、青霉素类、头孢菌素类、喹诺酮类药物。

2.对症治疗　咳嗽无痰且咳嗽较严重者，可给予镇咳药物右美沙芬、喷托维林（咳必清）等；咳嗽有痰者可给予止咳化痰药物，如盐酸氨溴索、溴己新（必嗽平）等，也可根据情况加用雾化吸入使痰液变稀薄，易于咳出；也可应用中药止咳化痰药物。发热者，可用解热镇痛剂。咽痛者，可给予含片，如金嗓子喉宝、西瓜霜润喉片等。

六、预防

本病重在预防，嘱患者平时加强锻炼身体，增强体质，加强营养，养成良好的生活习惯，避免受凉，劳逸结合。年老体弱者，上呼吸道感染流行时应戴口罩出门，尽可能避免到人多的地方。

第二节　慢性支气管炎和慢性阻塞性肺气肿

案例导入

患者，男，78 岁，反复咳嗽、咳痰、喘憋 20 年。患者 1985 年起受凉后出现喘憋，伴咳嗽、咳痰，活动耐量下降。每年冬季发作 4~5 次。吸烟 40 年，每天 20~40 支。查体：神志清楚，无发绀，双肺散在哮鸣音，下肢不肿。肺功能检查：FVC 占预计值 65.4%，FEV_1 占预计值 45.4%，FEV_1/FVC 50.2%。请思考：

（1）该患者下一步应做哪些检查？可能是什么疾病？

（2）如何治疗？

慢性支气管炎（chronic bronchitis）简称慢支，是指气管、支气管黏膜及其周围组织的慢性非特异性炎症。慢性阻塞性肺疾病（chronic obstructive pulmonary disease，COPD）是一种以气流受限为特征的肺部疾病，气流受限不完全可逆，呈进行性发展。

阻塞性肺气肿指肺部终末细支气管远端弹性减退，气道壁和肺泡壁被破坏，出现异常持久的扩张，过度充气膨胀，肺容量增加，无明显的肺纤维化。慢性支气管炎、肺气肿出现持续气流受限时,则可诊断为慢性阻塞性肺疾病;如患者只有慢性支气管炎或肺气肿,而无持续气流受限,则不能诊断为慢性阻塞性肺疾病。

慢支和COPD是呼吸系统的常见疾病,患病率高。1991年,我国北部和中部地区对农村进行了调查,慢阻肺患病率为3%。近年在我国7个地区进行调查,40岁以上的人群中患慢阻肺达8.2%。因慢阻肺随着病情进展,严重影响患者生活质量和劳动力,给家庭和社会带来巨大的经济负担。WHO研究提示,预计到2020年,慢阻肺将占世界疾病经济负担的第五位。

一、慢性支气管炎

慢性支气管炎临床以反复发作的咳嗽、咳痰或伴喘息为主要表现,反复发作,可缓慢进展为肺气肿、COPD,甚至慢性肺源性心脏病。是一种严重危害人民身体健康和生活质量的常见病、多发病,以老年人多见。

(一)病因病机

1.吸烟　是最重要的发病因素。吸烟者比不吸烟者发病率高2~8倍。

2.感染因素　感染是慢支发生和发展的重要因素之一。病毒、支原体和细菌感染为本病急性发作的主要原因。病毒感染以乙型流感病毒、鼻病毒、腺病毒和呼吸道合胞病毒为常见。细菌感染以肺炎链球菌、流感嗜血杆菌、甲型链球菌、葡萄球菌多见。

3.大气污染　大气中的有害气体对气道黏膜上皮均有刺激,也可对支气管黏膜造成损伤,为细菌、病毒等感染创造了条件。

4.过敏因素　过敏反应可使支气管平滑肌痉挛、组织损伤和炎症发生,加重气道狭窄而导致疾病发生,常是喘息性慢支的原因。

5.其他因素　如全身或呼吸道局部防御功能减退、自主神经功能失调、营养不良、气候等因素,均可促使疾病的发生与发展。

(二)临床表现

1.症状　起病缓慢,病程较长,反复急性发作而病情逐渐加重。部分病人发病前有急性支气管炎、流感或肺炎等急性感染史,由于迁延不愈而发展为本病。急性加重的主要原因有呼吸道感染,病原体可以是细菌、病毒、支原体、衣原体等。其主要表现为:

(1)咳嗽、咳痰:慢性反复咳嗽、咳痰是本病突出表现。一般痰呈白色黏液泡沫状,合并感染时为黏液脓性或黄脓痰,偶因剧咳而痰中带血。咳嗽多在体位变动时出现,以晨间咳嗽为主,睡眠时可有阵咳或排痰。轻者仅在冬、春季发病;重症病人四季均咳,冬春加剧,日夜咳嗽,早晚尤为剧烈。

(2)喘息:部分患者可同时有喘息,伴有哮鸣音,因支气管痉挛引起。当合并呼吸道感染时,由于细支气管黏膜充血水肿,痰液阻塞及支气管管腔狭窄,产生气喘。

2.体征　早期多无特殊体征。急性发作时,双肺可闻及少许啰音或干啰音,多在背部及肺底部,咳嗽后可减少或消失。喘息型慢支发作时,可闻及哮鸣音及呼气延长,而且不易完全消失。长期反复发作可有肺气肿征象。

3.临床分型和分期　慢性支气管炎可分为单纯型和喘息型两种。按病情进展分为3期:

(1)急性发作期:指在1周内出现脓性或黏液脓性痰,痰量明显增加,或伴有发热等炎症表现,或咳、痰、喘任何一项症状明显加剧。

（2）慢性迁延期：指有不同程度的咳、痰、喘症状迁延1个月以上者。

（3）临床缓解期：症状基本消失或偶有轻微咳嗽、少量痰液，持续2个月以上者。

（三）辅助检查

1.血液检查　慢支急性发作期，可见白细胞计数及中性粒细胞增多。喘息型可见嗜酸性粒细胞增加。

2.痰液检查　急性发作期痰液外观多呈脓性，痰涂片或培养可明确致病菌。

3.X线检查　早期可无异常，中晚期可见肺纹理增粗、紊乱，呈网状或条索状、斑点状阴影，以下肺野较明显。

4.肺功能检查　早期无改变，后期可表现为通气功能障碍，第一秒用力呼气容积（FEV_1）减低，最大呼气流速-容量曲线在75%和50%时，流量明显降低。

（四）诊断和鉴别诊断

1.诊断　根据咳嗽、咳痰或伴喘息，每年发作持续3个月，连续2年或以上，排除可引起上述症状的其他疾病，可作出诊断。如每年发作不足3个月，有明确客观依据的也可诊断。

2.鉴别诊断

（1）肺结核：肺结核因感染结核分枝杆菌导致的疾病，以干咳、痰少为特点，伴有潮热、盗汗、食欲减退、体重减轻的症状。胸部X线可进行鉴别。

（2）支气管哮喘：喘息性慢性支气管炎需与支气管哮喘进行鉴别。哮喘常有家族史或过敏史，呈发作性，发作时双肺可闻及哮鸣音，可自行缓解或经治疗或缓解，缓解后呼吸音基本正常。

（3）支气管扩张：支气管扩张有慢性咳嗽咳痰史，但以反复大量咳脓痰为特征，可伴有咯血。幼年常有麻疹、百日咳等病史。听诊可闻及固定性湿啰音，胸部X线可见卷发征或轨道征。

（五）治疗

慢性支气管炎的治疗原则是：去除病因，控制感染，止咳祛痰，综合处理。

1.急性发作期

（1）控制感染：轻者口服或肌注，严重者应静脉给药。常选用青霉素类、头孢菌素类、大环内酯类、氨基糖苷类、喹诺酮类等。疗程视病情轻重而定，一般1～2周。

（2）祛痰、止咳：常用氨溴索、复方氯化铵合剂、溴己新等。如痰液黏稠不易咳出者，可用生理盐水或乙酰半胱氨酸经雾化器雾化吸入治疗。

（3）解痉、平喘：对喘息型慢支，选用解痉平喘药，如异丙托溴铵、沙丁胺醇、氨茶碱等。

2.临床缓解期　治疗原则是增强体质，以提高抗病能力和预防复发为主。戒烟，避免吸入有害气体或其他有害颗粒。可采用气管炎菌苗、卡介苗多糖核酸、人血丙种球蛋白等。于发病季节前用药，可提高机体免疫力，减少呼吸道感染及慢性支气管炎急性发作。

（六）预防和预后

改善环境卫生，减少或消除刺激呼吸道的因素，做好个人防护，保护呼吸道，预防和积极治疗上呼吸道感染。慢支经合理治疗和患者个人良好的保护，可延缓病情的进展。慢支进一步可发展为慢性阻塞性肺疾病、慢性肺源性心脏病，进而危及生命。

二、慢性阻塞性肺疾病

慢性阻塞性肺疾病与肺部对香烟烟雾等有害气体或颗粒的异常炎症反应有关，COPD 主要累及肺脏，也可引起显著的全身反应。临床以逐渐加重的呼吸困难为特征。

（一）病因

COPD 的病因至今仍不十分清楚，所有与慢支和阻塞性肺气肿有关的因素都可能参与 COPD 的发病。

（二）临床表现

1.症状

（1）慢性咳嗽咳痰：早期，患者主要以慢性咳嗽咳痰等慢支表现为主，咳痰呈白色黏液痰，当发生感染时，常诱发急性发作，细菌感染后则变为黏液脓性痰，伴发热、乏力等症状。感染常为急性发作的诱因，常发生于冬季。咯血不常见。

（2）气短或呼吸困难：早期仅在剧烈活动后出现气短，休息后可缓解。但随着病情的进展，活动量逐渐变小，并呼吸困难逐渐加重，以致在日常活动甚至在休息状态下也出现气短、呼吸困难。逐渐加重的呼吸困难是 COPD 的标志性症状。

（3）喘息和胸闷：部分患者可伴有喘息或胸闷，多见于重度患者。

（4）全身症状：晚期患者可出现体重下降、食欲减退、营养不良、精神抑郁等。

2.体征　早期无明显体征。随着病情发展可见桶状胸，呼吸活动减弱，辅助呼吸肌活动增强；触诊语颤减弱或消失；叩诊呈过清音，心浊音界缩小，肝浊音界下移。听诊呼吸音减弱，呼气延长，心音遥远等。晚期患者因呼吸困难，颈、肩部辅助呼吸肌常参与呼吸运动，可表现为身体前倾。呼吸时常呈缩唇呼吸，可有发绀、右心衰竭体征。

3.分期　COPD 按病程可分为两期，即急性加重期和稳定期。急性加重期指患者出现超越日常状况的持续恶化，并需改变基础常规用药，在疾病过程中，患者咳嗽、咳痰、气短和（或）喘息加重、脓痰量增多，可伴发热等症状。稳定期指患者咳嗽、咳痰、气短等症状稳定或轻微。

4.并发症　有慢性肺源性心脏病，慢性呼吸衰竭，自发性气胸。

（三）辅助检查

1.胸部 X 检查与 CT　胸片可见胸廓前后径增大，肋骨水平，肋间隙增宽，膈肌低平，两肺野透明度增高，肺纹理变细、减少。CT 上可见低密度的肺泡腔、肺大泡与肺血管减少。

2.肺功能检查　最常用的指标是第 1 秒用力呼气量（FEV_1）占其预计值的百分比（$FEV_1\%$）和 FEV_1 占用力肺活量（FVC）之比。在诊断 COPD 时，必须以已使用支气管舒张药后测定的 FEV_1 为准，$FEV_1<80\%$ 预计值，和（或）$FEV_1/FVC<70\%$ 可认为存在气流受限。

3.动脉血气分析　早期无变化，随病情发展，动脉血氧分压降低，二氧化碳分压增高，并可出现代偿性呼吸性酸中毒，pH 值降低。

4.其他检查　血常规后期血红蛋白和红细胞可增高，并发感染时白细胞和中性粒细胞可增高，痰培养可培养出病原菌。

（四）诊断与鉴别诊断

1.诊断　根据患者吸烟等高危因素，结合患者有慢性咳嗽咳痰、进行性加重的呼吸困难，有肺气肿体征和肺功能检查，排除引起类似症状和肺功能改变的其他疾病，可确诊。

2.鉴别诊断

（1）支气管哮喘：支气管哮喘多有过敏史，常发生于儿童青少年，有家族史。以带有哮鸣音的呼气性呼吸困难为主要表现，呈阵发性、反复性，多在夜间和清晨发生，为可逆性。病情发展到后期，病情呈不完全可逆，也可发展为COPD。

（2）心力衰竭：心衰也可引起呼吸困难，但患者多有心脏病病史，且双肺底可闻及湿啰音，胸片可见心脏扩大、肺淤血。

（五）治疗

1.稳定期治疗

（1）支气管舒张剂：支气管舒张剂可扩张支气管，松弛痉挛的支气管平滑肌，缓解气流受限，是控制COPD症状的主要治疗措施。常用的有以下3种药物：①β_2受体激动剂：有短效和长效制剂，以吸入剂为主。短效制剂有沙丁胺醇、特布他林；长效制剂有福莫特罗。主要用于缓解症状。②抗胆碱药：也有短效和长效的区别。短效制剂常用的有异丙托溴铵吸入剂，长效制剂有噻托溴铵吸入剂。③茶碱类：可解除气道平滑肌痉挛，有片剂和针剂，针剂主要用于病情较重时。需监测血药浓度。茶碱缓释片每天1次或2次口服，对COPD有一定的效果。

（2）糖皮质激素：长期规律的吸入糖皮质激素对高风险患者可以起到提高生活质量的作用，但需与长效β_2受体激动剂合用。

（3）祛痰药：对痰不易咳出者可选用盐酸氨溴索30 mg，每天3次，或羧甲司坦0.5 g，每天3次。

（4）长期家庭氧疗（LTOT）：持续低流量吸氧，1~2 L/min，每天15 h以上，对COPD慢性呼吸衰竭者可提高生活质量和生存率。LTOT的指征：$PaO_2 \leq 55$ mmHg或$SaO_2 \leq 88\%$，有或没有高碳酸血症，PaO_2 55~60 mmHg或$SaO_2 \leq 88\%$，并有肺动脉高压、心力衰竭所致的水肿或红细胞增多症。

（5）康复训练：包括呼吸生理治疗、肌肉训练、营养支持和教育等方面。康复治疗是COPD患者治疗中的一项重要措施。可指导患者进行缩唇呼吸和腹式呼吸锻炼，肌肉训练包括进行全身性运动，如步行、慢跑、爬楼、蹬车等运动。平时饮食中应注意加强营养，改善患者营养状态，饮食中避免过多摄入能引起腹胀的食物。

2.急性加重期治疗

（1）根据病情的严重程度决定门诊或住院治疗。

（2）支气管舒张药的使用同稳定期。有严重喘息症状者可给予较大剂量雾化吸入治疗。发生低氧血症者可用鼻导管持续低流量吸氧。

（3）根据病原菌种类及药敏试验，选用抗生素积极治疗，如给予β内酰胺类或β内酰胺酶抑制剂，第二代头孢菌素、大环内酯类或喹诺酮类。如出现持续气道阻塞，可使用糖皮质激素。

（4）糖皮质激素：对住院患者病情较重者，可给予口服泼尼松或静脉点滴甲泼尼龙。

（5）祛痰剂：根据病情需要，给予祛痰剂。

（六）预防预后

戒烟是重要的预防措施。积极控制空气污染，积极治疗儿童和婴幼儿呼吸系统感染。加强体育锻炼，增强体质，改善营养状态。

第三节 慢性肺源性心脏病

案例导入

王某,68 岁,因反复咳嗽、咯痰、气促 10 余年,心悸、下肢水肿 2 年,发热、咳嗽、咳痰 3 天而入院。患者于 10 余年前开始,每于冬季咳嗽,咳少许白色泡沫痰,时轻时重,经服药可好转。近 10 年来,咳嗽加剧,痰量增多,时有气促,体力大为减退。从 2 年前开始,咳嗽常年不断,并每于劳累后心悸、气促,有时下肢浮肿,需完全休息才能减轻。今年起发展为休息时也感心悸、气促。3 天前因受凉而致发热、剧咳,咳多量黄脓痰,双下肢明显水肿,故来院就诊。患者有吸烟史 30 多年。体格检查:T 38.5 ℃,P 132 次/min,R 32 次/min,Bp 140/90 mmHg,半卧位,嗜睡,唇颊发绀,呼吸急促,颈静脉怒张。胸廓呈桶状,肺部叩诊呈过清音,可闻及散在哮鸣音及湿啰音。心尖搏动不明显,HR 132 次/min,律齐,三尖瓣区可闻及 2/6 级收缩期杂音。腹平软,肝脏肋下 3cm,质韧,边缘钝,有轻压痛,肝颈静脉回流征阳性,双下肢明显凹陷性水肿。余无异常。实验室检查:血 RBC $5.5×10^{12}$/L,Hb 160 g/L,WBC $13.0×10^9$/L,N 88%。请思考:

①王某最可能患了什么病? 你诊断的依据是什么?

②该进一步做哪些检查? 如何治疗?

慢性肺源性心脏病(chronic pulmonary heart disease)简称慢性肺心病,是由于肺组织、肺血管或胸廓的慢性病变引起肺组织结构和(或)功能异常,出现肺血管阻力增加,肺动脉压力增高,使右心室扩张和(或)肥厚,伴或不伴有右心功能衰竭的心脏病。

肺心病是呼吸系统的常见病,患病率寒冷地区高于温暖地区,农村高于城市,并随年龄增高而增加,吸烟者比不吸烟者明显增多,男女无明显差异。冬春季和气候骤变时易急性发作。

一、病 因

按原发病的不同部位分为以下 3 类。

1.支气管、肺疾病 以慢性阻塞性肺疾病(COPD)最多见,占 80% ~ 90%,其次为支气管哮喘、支气管扩张、重症肺结核、尘肺、弥漫性间质性纤维化等。

2.胸廓运动障碍性疾病 严重的胸廓或脊椎畸形,以及神经肌肉疾病(如脊髓灰质炎等),均可限制胸廓活动,使肺受压、支气管扭曲或变形,导致肺功能受损。气道引流不畅,肺部反复感染,易并发肺气肿或纤维化,致肺动脉高压,发展成慢性肺心病。

3.肺血管疾病 如肺动脉栓塞、肺小动脉炎、原因不明的原发性肺动脉高压等,均可引起肺动脉狭窄、阻塞,肺动脉高压和右心室负荷加重。

二、发病机制

反复气道感染,导致肺结构发生不可逆的改变,影响到肺功能,使气体交换受损,形成低氧血症,进而导致一系列体液因子和肺血管变化,使血管阻力增加,肺动脉血管结构重塑,产生肺动脉高压。肺动脉高压进而引起右心室肥大,甚至出现心衰。缺氧和高碳酸血症可导致多脏器功能受损。

三、临床表现

本病病程缓慢,临床上根据有无肺心功能衰竭将其分为肺心功能代偿期和失代偿期。临床上除原有支气管、肺和胸廓疾病的各种症状和体征外,主要表现为逐步出现肺、心功能障碍以及其他脏器功能损害的征象。

(1)肺心功能代偿期(包括缓解期):①症状:主要表现为原发病的一些症状和体征。咳嗽、咳痰、气促、活动后可有心悸、呼吸困难、乏力和劳动耐力下降。急性感染可加重上述症状。其中呼吸困难的程度与单纯肺气肿不相平行。②体征:发绀和肺气肿体征,偶可闻及干、湿啰音。心音遥远,如 P2>A2 提示肺动脉高压,三尖瓣区可有收缩期杂音或剑突下心脏搏动增强,提示右心室肥大。部分病人由于肺气肿使胸内压升高,阻碍腔静脉回流,可出现颈静脉充盈。又因膈下降,使肝上界及下缘明显下降。

(2)失代偿期(包括急性加重期):可表现为呼吸衰竭或心力衰竭。多以呼吸衰竭表现为主。①呼吸衰竭:急性呼吸道感染为常见诱因,表现为呼吸困难加重,常伴头痛、失眠、食欲下降,严重者有表情淡漠、神志恍惚、谵妄等肺性脑病的表现。体检可见明显发绀,球结膜充血、水肿、因高碳酸血症可出现皮肤潮红、多汗等周围血管扩张表现。②心力衰竭:主要是右心衰竭,表现为气促、心悸、食欲不振、腹胀、恶心等。体检可见发绀更明显,颈静脉怒张、心率增快,剑突下可闻及收缩期杂音,肝肿大,肝颈静脉回流征阳性,双下肢水肿,腹水等。少数患者可出现肺水肿和全心衰的体征。

(3)并发症:肺性脑病、酸碱失衡及电解质紊乱、心律失常、休克、消化道出血、弥散性血管内凝血(DIC)等。其中,肺性脑病是肺心病死亡的主要原因。

四、辅助检查

1.X 线检查 除原有肺、胸基础疾病及急性肺部感染的特征外,尚有肺动脉高压症,可见右下肺动脉干扩张,其横径≥15 mm;横径与气管横径比值≥1.07 或动态观察右下肺动脉干增宽>2 mm;肺动脉段明显突出或其高度≥3 mm;中心肺动脉扩张和外周分支纤细,形成"残根"征;右心室增大征等,皆为诊断慢性肺心病的主要依据。

2.血液检查 红细胞及血红蛋白可升高,血浆黏度可增加;合并感染时白细胞计数和中性粒细胞增高或有核左移;部分病人可有肾功能、肝功能的改变;可出现钾、钠、氯、钙等电解质的变化。

3.动脉血气分析 慢性肺心病失代偿期可出现低氧血症或高碳酸血症,若 $PaO_2<60$ mmHg,$PaCO_2>50$ mmHg,表示有 Ⅱ 型呼吸衰竭。

4.心电图检查 主要表现为右心室肥大的改变。

5.超声心动图检查 右心室流出道≥30 mm,右心室内径≥20 mm,右心室前壁厚度≥5 mm,右肺动脉内径≥18mm 或肺动脉干≥20 mm;左右心室内径比值<2;右心室流出道/左心室内径>1.4。

五、诊断和鉴别诊断

1.诊断 根据患者有慢支、慢阻肺等病史,逐步出现肺心功能障碍和其他胀气功能损害的症状,出现肺动脉高压的体征,并有心电图、X 线胸片、超声心动图等征象,并排除其他能引起类似症状体征的疾病,可以诊断。

2.鉴别诊断

(1)冠状动脉硬化性心脏病:多发生于中老年人,主要是由于冠状动脉硬化导致心脏缺血缺氧的一种疾病,可表现为心绞痛、心肌梗死、心律失常或心力衰竭,但以左心衰为主。一般无慢性咳嗽、咳痰的症状。X线胸片一般无肺动脉高压症,心电图可有左心室肥厚、心肌缺血等表现。

(2)风湿性心脏病:常累及二尖瓣和主动脉瓣,少见单独引起三尖瓣的病变。有风湿史。根据病史、体征、超声心动图等可鉴别。

六、治　疗

肺心病治疗以治肺为本,治心为辅。最重要的治疗措施是积极控制感染,保持呼吸道通畅,改善呼吸功能。

1.肺心功能失代偿期的治疗　积极控制感染,通畅呼吸道,改善呼吸功能,纠正缺氧和二氧化碳潴留,控制呼吸衰竭和心力衰竭,防治并发症。

(1)控制感染:根据痰菌培养及药敏试验结果选择有效抗生素,常用青霉素类、氨基糖甙类、喹诺酮类及头孢菌素类等抗菌药物。

(2)畅通呼吸道:痰多者,给予祛痰止咳药;痰黏稠不易咳出者,可给予雾化吸入,并嘱患者多饮水,以稀释痰液,利于咳出。有支气管痉挛者给予解痉、平喘药物,改善通气。缺氧者,低浓度持续给氧,纠正缺氧和二氧化碳潴留。

(3)控制呼吸衰竭:一般通过上述治疗方法可改善呼吸情况,治疗中注意水电解质酸碱平衡,如出现紊乱,给予纠正。具体措施参见呼吸衰竭一章。

(4)控制心力衰竭:肺心病病人一般经控制感染、改善呼吸功能后,心力衰竭可改善,不需加用利尿剂。但对治疗无效的重症病人,可适当选用利尿剂、正性肌力药或血管扩张药。

1)利尿剂:可通过利尿达到消除水肿,减少血容量,减轻右心负担。原则上选用作用温和的药物,可联合保钾利尿剂,小剂量、短疗程使用。常用的有氢氯噻嗪 25 mg,1~3 次/d,联用螺内酯 20~40 mg,1~2 次/d。

2)正性肌力药:当利尿剂应用后未能纠正心衰者,出现下列情况可考虑使用正性肌力药:①感染已控制,呼吸功能已改善,利尿治疗后心衰无改善;②合并室上性心律失常者;③合并急性左心衰者;④以右心衰为主要表现而无明显感染者。

选药原则为选用剂量小、作用快、排泄快的洋地黄类药物,一般为常规剂量的 1/2 或 2/3,常用的有西地兰 0.2~0.4 mg 加入 10% 葡萄糖内缓慢静脉注射。

3)血管扩张药:可减轻心脏前、后负荷,但因能同时导致血压下降,需权衡利弊使用。

(5)控制心律失常:经抗感染、纠正缺氧等治疗后,心律失常常可自行消失。如果持续存在,可根据心律失常的类型选用药物。

(6)防止并发症:根据并发症的不同,采取相应的治疗措施。如休克患者给予抗休克治疗,消化道出血者给予相应治疗。

2.肺心功能代偿期的治疗　积极治疗原发疾病,去除诱因,长期家庭氧疗,调整免疫功能,营养疗法等以增强病人的免疫功能,减少或避免急性发作,改善心、肺功能。

七、预防预后

针对原发病积极有效地防治,是慢性肺源性心脏病预防的关键。嘱患者戒烟,预防反复感染,可有效防止病情快速进展。平时嘱患者加强锻炼身体,根据自身情况,合理制订锻炼计划,持之以恒,并积极配合医生进行相关的呼吸功能锻炼,能提高身体免疫力,增强体质,提高生存质量。本病的主要死亡原因为肺性脑病、呼吸衰竭、心力衰竭、休克、消化道出血、DIC 等。

第四节　支气管哮喘

案例导入

　　患者,女,25 岁,春季反复呼吸困难,咳嗽伴喘息 8 年,3 天前因去春游后症状加重,出现呼吸困难。查体:T 36.8 ℃,R 23 次/min,Bp 105/70 mmHg。双肺呼吸音增粗,闻及哮鸣音,以呼气末明显,HR 100 次/min,律齐,心浊音界不大,未闻及杂音。腹部检查阴性。实验室检查:嗜酸性粒细胞增多,血清 IgE 增高。胸片提示:双肺透亮度增加,肺纹理增多,膈肌下降。请思考:

　　(1)该患者可能是何种疾病?应与何种疾病进行鉴别?

　　(2)应如何治疗?

　　支气管哮喘(bronchial asthma)简称哮喘,是由多种炎症细胞(如嗜酸性粒细胞、肥大细胞、T 淋巴细胞、中性粒细胞、气道上皮细胞等)和细胞组分参与的气道慢性炎症性疾病。这种慢性炎症导致气道高反应性(AHR),通常出现广泛多变的可逆性气流受限。临床特征是反复发作的喘息、气急、胸闷或咳嗽等症状,常在夜间或清晨发作、加剧,可经治疗后缓解或自行缓解。

　　哮喘是世界上常见的慢性病之一,全球约有 3 亿哮喘患者。我国有 0.5%~5%,并呈逐年上升趋势。其患病率发达国家高于发展中国家,城市高于农村。哮喘死亡率为 1.6~36.7/10 万,多因哮喘长期控制不佳、治疗不及时有关。我国目前已成为全球哮喘病死率最高的国家之一。

一、病因与病机

(一)病因

　　1.遗传　目前大多数认为本病具有多基因遗传,其发病具有家族聚集现象,亲缘关系越近,患病率越高。

　　2.环境因素　环境中的一些过敏原,导致患者发病。常见的过敏原有吸入性、接触性及摄入性,如花粉、尘螨、粉尘、昆虫、动物皮毛、纤维、海鲜、牛奶、鸡蛋、化妆品、药物(如阿司匹林)等。

(二)发病机制

　　目前公认的支气管哮喘发病与 I 型变态反应有关。气道慢性炎症反应是由多种炎症细胞、炎症介质和细胞因子参与、相互作用的结果。气道高反应性(AHR)是哮喘的基本特征。AHR 目前认为气道慢性炎症是导致气道高反应性的重要机制之一。气道重构是哮喘的重要病理特征。

　　总的来说,环境因素作用于具有遗传基因的个体,在炎症细胞、细胞因子和炎症介质的相互作用下,使气道发生炎症并发生重构;同时使气道神经调节失衡,气道平滑肌结构功能异常,出现气道高反应性。而气道炎症和气道重构又进一步促进气道高反应性,在环境激发因子的作用下,导致患者发病。

二、临床表现

(一)典型哮喘

典型症状为发作性伴有哮鸣音的呼气性呼吸困难。症状可在数分钟内发生,持续数小时至数天,可自行缓解或经治疗后缓解,缓解后可无任何症状,回复到发病前状态。夜间及凌晨发作或加重是哮喘的重要临床表现。患者发作前常有鼻痒、打喷嚏、流涕等症状,随后出现气喘、呼吸困难。严重者可伴有辅助呼吸肌参与呼吸运动,端坐呼吸。大多数有季节性,常与吸入变应原有关。体征上表现为胸廓饱满,叩诊呈过清音,双肺闻及广泛哮鸣音,心率加快,呼气时间延长。

(二)特殊类型哮喘

1.运动性哮喘 多见于青少年,表现为运动时出现喘息。
2.咳嗽变异性哮喘 咳嗽为唯一的症状,哮喘症状不明显。
3.胸闷变异性哮喘 以胸闷为唯一症状,无明显的哮喘。

(三)并发症

严重发作可并发气胸、肺不张、纵膈气肿;长期反复发作也可导致 COPD、支气管扩张和慢性肺源性心脏病。

三、辅助检查

1.血液检查 发作时可有嗜酸性粒细胞增高,并发感染则白细胞增多。外源性哮喘 IgE 增高。

2.痰液检查 涂片可见较多嗜酸性粒细胞及其退化形成的夏科雷登结晶、透明栓和透明的哮喘珠。

3.X 线检查 哮喘发作时,两肺透明度增加,呈过度充气状态。并发感染时,可见肺纹理增加和炎性浸润阴影。通过该检查,还可发现气胸、纵膈气肿和肺不张等并发症。

4.血气分析 严重哮喘发作时,可有不同程度的低氧血症(PaO_2 降低),缺氧引起反射性肺泡通气过度导致低碳酸血症($PaCO_2$ 降低)、呼吸性碱中毒。如病情进一步加重,气道严重阻塞,可有 PaO_2 降低而 $PaCO_2$ 增高,表现为呼吸性酸中毒。如缺氧明显,可合并代谢性酸中毒。

5.特异性变应原的检测 可通过变应原皮试或血清特异性 IgE 测定,证实哮喘患者的变态反应状态,以帮助了解导致个体哮喘发生和加重的危险因素,也可帮助确定特异性免疫治疗方案。

6.肺功能检测 哮喘发作时可有第一秒用力呼气容量(FEV_1)、第一秒用力呼气容量占用力肺活量比值(FEV_1/FVC)、呼气流速峰值(PEF)均降低,残气量(RC)、功能残气量,肺总量(TLC)增加,残气量/肺总量比值(RC/TLC)增高。

四、诊断和鉴别诊断

(一)诊断标准

反复发作的喘息、胸闷或咳嗽,与接触变应原、冷空气、物理、化学刺激、上呼吸道感染、运动等有关,发作时可闻及以呼气相为主的哮鸣音,可自行缓解或经治疗后缓解。除其他疾病所引起的喘息、胸闷、咳嗽外。临床表现不典型者,应下列检查中至少有一项:①支气管激发试验或运动试验阳性;②支气管舒张试验阳性;③昼夜变异率≥20%。

(二)鉴别诊断

1.左心衰引起的呼吸困难　患者既往有心脏疾病病史,突发呼吸困难、端坐呼吸、阵发性咳嗽,常咳出粉红色泡沫痰,两肺可闻及湿啰音和哮鸣音,左心界扩大,心率增快。X线可见心脏增大、肺淤血征。

2.慢性阻塞性肺疾病　多见于老年人,有长期吸烟史和慢性咳嗽病史,喘息常年存在,有加重期。体检双肺呼吸音明显下降,有肺气肿征。

(三)分期

分期根据病情可将哮喘分为急性发作期和非急性发作期。急性发作期指喘息、咳嗽或胸闷等症状突然发生或症状加重,伴有呼气流量降低,常因接触变应原或治疗不当有关。非急性发作期也称为慢性持续期,指患者虽没有急性发作,但在相当长的时间内仍有不同程度和频度的喘息、咳嗽、胸闷等症状,可伴有肺通气功能下降。

五、治　疗

不能根治。治疗目标是长期控制症状,预防未来风险。

(一)脱离变应原

能找到明确诱因的患者,告诫患者远离该诱因,长期脱离变应原,是预防哮喘发生的最好方法。

(二)药物治疗

1.缓解药物　此类药物主要作用是舒张支气管,即支气管舒张药。

(1)β_2肾上腺素受体激动剂:主要通过舒张支气管平滑肌,改善气道阻塞,是控制哮喘急性发作的首选药物。

(2)茶碱类:具有舒张支气管平滑肌及强心、利尿、扩张冠状动脉、兴奋呼吸中枢和呼吸肌等作用。

(3)抗胆碱药物:为M胆碱受体拮抗剂,有舒张支气管及减少痰液的作用。

2.控制药物　此类药物主要治疗哮喘的气道炎症,即抗炎药。

(1)糖皮质激素(简称激素):该药主要通过多环节阻止气道炎症的发展及降低气道高反应性,是最有效的控制气道炎症的药物。

(2)色甘酸钠:是一种非糖皮质激素抗炎药。

(3)其他药物:酮替芬和新一代H_1受体拮抗剂(阿司咪唑、曲尼特等),对季节性和轻症哮喘有效,也适用于β_2受体激动剂有副作用者或联合用药。白三烯拮抗剂有5-脂氧酶抑制剂和半胱氨酰白三烯受体拮抗剂。尤其适用于阿司匹林哮喘、运动性哮喘和伴有变应性鼻炎哮喘患者的治疗。

3.免疫疗法　免疫疗法有特异性和非特异性两种,前者又称脱敏疗法(或称减敏疗法)。采用特异性变应原(如螨、花粉、猫毛等)作定期反复皮下注射,剂量由低至高,以产生免疫耐受性,使患者脱(减)敏。非特异性疗法,如注射卡介苗、转移因子、疫苗等生物制品抑制变应原反应的过程,有一定辅助疗效。目前采用基因工程制备的人工重组抗IgE单克隆抗体治疗中、重度变异性哮喘已取得较好效果。

六、教育和管理

因哮喘不能根治,对患者进行教育并进行良好的管理,是阻止病情进展、防止病情进一步恶化的良好方式方法。尤其针对每个初诊为哮喘的患者制订长期防治计划,使患者了解哮喘的激发因素,避免诱因,熟悉哮喘发作时的症状,学会相应的处理方法,学会在家中自我监测病情,坚持进行哮喘日记记录。

七、预　后

长期规范的治疗,95%以上的儿童患者可控制。轻症患者容易控制。长期反复发作者,易并发肺源性心脏病。

第五节　肺　炎

案例导入

患者,男,32 岁,2 天前因淋雨出现寒战,发热,头痛。自服"感冒药"后,未见明显好转。今日仍感头痛,发热,伴有咳嗽咳痰,铁锈色痰,伴有右侧胸痛。查体:T 38.8 ℃,R 21 次/min,Bp 105/70 mmHg。神志清醒,右侧肺部可闻及管状呼吸音,叩诊稍浊,语颤增强,呼吸音粗糙,未闻及湿性啰音。HR 100 次/min,律齐,心浊音界不大,未闻及杂音。腹部检查阴性。实验室检查:血 WBC $16×10^9$/L,N 88%。胸片提示:右下肺大片炎症浸润阴影。问题:

（1）该患者可能是何种疾病?

（2）应如何治疗?

一、概　述

肺炎指由病原微生物、免疫损伤、过敏、药物及理化因素等引起的终末气道、肺泡和肺间质的炎症,其中细菌感染最多见。自抗生素发明以来,肺炎预后有了明显改善。但近年肺炎死亡率又有所提高,因目前人口老龄化、吸烟、基础疾病、环境污染、生活习惯改变等,加之病原体变迁、医院获得性肺炎发病率增加、不合理使用抗生素导致耐药菌增加和部分人群贫困化加剧等因素有关。

肺炎可根据病因、部位、感染来源进行分类。

（一）按病因分类

（1）**细菌性肺炎**:是最常见的肺炎,常见病原体包括革兰阳性球菌和革兰阴性杆菌,常见的有肺炎链球菌、金黄色葡萄球菌、溶血性链球菌、肺炎克雷白杆菌、大肠杆菌、流感嗜血杆菌等。

（2）**病毒性肺炎**:常见呼吸道合胞病毒、流感病毒、腺病毒、冠状病毒、巨细胞病毒等。

（3）**非典型病原体所致肺炎**:包括军团菌、支原体、衣原体等。

（4）**真菌性肺炎**:包括白色念珠菌、曲霉菌、隐球菌、肺孢子菌等。

（5）**其他病原体所致肺炎**:包括立克次体、弓形体、寄生虫等。

（6）其他非感染因素：包括①放射性肺炎：胸部放射治疗后引起的肺损伤、纤维化；②物理化学因素所致的肺炎：吸入刺激性气体或液体；③过敏性肺炎：接触过敏原所致。

（二）按解剖部位分类

（1）大叶性肺炎：又名肺泡性肺炎。病原体首先在肺泡引起炎症，继而通过肺泡孔扩大病变，可导致部分或整个肺段、肺叶发生炎症改变。致病菌多为肺炎链球菌。

（2）小叶性肺炎：又名支气管肺炎，指病原体主要经过支气管入侵，引起细支气管、终末细支气管和肺泡的炎症。常继发于支气管、支气管扩张、上呼吸道病毒感染以及长期卧床不起者。致病菌以肺炎链球菌、葡萄球菌、病毒、支原体和衣原体为多见。

（3）间质性肺炎：以肺间质炎症为主，病变累及支气管壁及其周围组织，有肺泡壁增生及间质水肿。可由细菌、支原体、衣原体、病毒等引起。

（三）按感染来源分类

（1）社区获得性肺炎：是指在医院外获得的感染引起的肺炎，包括具有明确潜伏期的肺炎在潜伏期间入院，而后出现症状的肺炎。常见的病原体有肺炎球菌肺炎、流感嗜血杆菌、金黄色葡萄球菌、军团菌、支原体、衣原体、病毒等。

（2）医院获得性肺炎：是指患者在入院时不存在、也不在潜伏期内，在入院48 h后发生的肺炎。多继发于有各种基础疾病的为重患者，耐药菌株多见，革兰阴性杆菌感染比例较高，其病死率较高，治疗困难。常见致病菌有大肠杆菌、肺炎克雷白杆菌、流感嗜血杆菌等。

二、肺炎链球菌肺炎

肺炎链球菌肺炎是由肺炎链球菌或肺炎球菌感染引起的肺炎，约占社区获得性肺炎的半数。其特点为起病急骤，寒战、高热、咳嗽、咳铁锈色痰、胸痛，X线呈肺段或肺叶急性炎性实变。

（一）病因病机

肺炎链球菌或肺炎球菌是寄生在口腔和鼻咽部的正常菌群，当机体防御功能减低时（如上呼吸道感染后、淋雨、受寒、醉酒、劳累等），肺炎球菌即可通过呼吸道进入肺内，并大量繁殖，通过肺泡间孔播散至整个肺叶或肺段，导致疾病的发生。肺炎球菌为革兰氏阳性菌，其菌体外有荚膜，不产生毒素，荚膜对组织具有侵袭作用，使人发病。

（二）病理

根据病理变化，分为四期：①充血期：侵入的细菌在肺泡内生长繁殖，引起肺泡充血水肿。②红色肝样变期：大量红细胞和纤维蛋白渗出肺泡内，使肺叶或肺段呈暗红色。③灰色肝样变期：大量白细胞和纤维蛋白渗入肺泡内，使肺组织从红色转变为灰色。④消散期：肺泡内纤维蛋白被纤维蛋白酶溶解，细菌和细胞碎片逐渐被吞噬细胞吞噬，肺泡重新充气。

（三）临床表现

1.症状　多发生在原身体健康的青壮年或老年人、婴幼儿，男性多见。大多数患者发病前有受凉、淋雨、劳累、感染等诱因，大部分患者有上呼吸道感染的前驱症状。

（1）呼吸系统症状：咳嗽咳痰和胸痛。患者初期可为干咳或伴有少量黏液痰，2~3天后出现铁锈色痰，4~5天转为黏液脓性痰，后期出现稀薄淡黄色痰。胸膜受累时可出现胸痛，呈刺痛，咳嗽、深呼吸时疼痛加重。

（2）全身症状：起病急骤，突然出现寒战、高热，体温可达39 ℃以上，呈稽留热，常伴有全身酸痛、疲乏无力的症状。部分患者可出现恶心、呕吐、腹胀、腹泻等消化道症状。

2.体征　患者呈急性病容,口周可出现疱疹,若出现严重的呼吸困难患者,可出现紫绀。肺部出现实变时,叩诊呈浊音,呼吸音减弱,语颤增强,听诊可闻及支气管呼吸音,消散期可出现湿啰音。

3.并发症　近年来,因抗生素的广泛应用,严重的并发症已少见,部分治疗不及时的患者可出现脓胸、脑膜炎、心包炎等。部分老年患者,因脓毒血症或毒血症状易发生感染性休克,表现为神志模糊、嗜睡、谵妄甚至昏迷,血压下降,四肢厥冷,多汗,发绀,心动过速、心律失常等症状,而高热、胸痛、咳嗽等症状并不突出。

（四）辅助检查

1.血常规　白细胞总数增高,可达 $10\sim30\times10^9/L$,中性粒细胞增高,部分患者可出现中毒颗粒和核左移。老年患者白细胞总数可不增高,但中性粒细胞仍会增高。

2.痰液检查　可做痰涂片检查,可见成对或短链状排列的革兰阳性球菌,细菌培养为肺炎链球菌。

3.X 线检查　不同的病理期表现不同。充血期可仅有肺纹理增粗,实变期可有大片均匀致密的阴影,常以叶间胸膜为界,边界清楚;消散期可见阴影密度逐渐减低,透亮度增加,呈现小片状阴影,大小不等,后出现条索状阴影。2~3 周后阴影可完全被吸收。

4.血气分析和生化检查　呼吸困难者需进行血气分析检查,可出现低氧血症、呼吸性碱中毒、代谢性酸中毒等。

（五）诊断与鉴别诊断

根据患者典型症状和体征,结合胸部 X 线检查,容易作出诊断。病原菌检测是诊断本病的主要依据。

本病需与下列疾病进行鉴别:

1.干酪性肺炎　是因机体免疫力低下,同时受到大量结核分枝杆菌感染引起的疾病,是肺结核中的一种。表现为高热、盗汗、体重减轻等严重的结核中毒症状,以及咳嗽、咳痰、胸痛等呼吸系统症状。分为大叶性干酪性肺炎和小叶性干酪性肺炎。大叶性干酪性肺炎 X 线表现为密度均匀毛玻璃样阴影,逐渐出现溶解区,呈虫蚀样空洞。查痰可检测出结核杆菌。

2.肺癌　多无急性感染中毒症状,可出现咳嗽,咳痰,痰中带血。患者多消瘦,有吸烟史。血白细胞不高。如肺癌伴发阻塞性肺炎时,可出现发热等感染症状,经抗感染治疗后炎症可好转,但常在同一部分反复感染。部分患者可见肺门淋巴结肿大或出现肺不张。痰细胞学检查可见癌细胞。

（六）治疗原则

1.一般治疗　患者应卧床休息,多饮水,严密观察体温、脉搏、呼吸和血压情况。

2.抗生素治疗　临床大多数肺炎链球菌对青霉素敏感,可首选青霉素治疗。轻者可给予青霉素 G 240 万 U/d,分 3~4 次肌肉注射;重者可给予 240~400 万 U/d,分 3~4 次静脉滴注。对青霉素过敏患者,可选用喹诺酮类药物口服或静脉滴注或头孢类药物。多重耐药菌株感染者,可给予万古霉素治疗。抗菌药物疗程一般为 14 天,或热退后 3 天由静脉改为口服。

3.对症治疗　呼吸困难者应给予吸氧治疗。剧烈胸痛者,可适当给予镇痛药。刺激性干咳者,可给予盐酸可待因 15~30 mg。咳嗽有痰者可给予止咳化痰药物,如氨溴索。

4.并发症的治疗　经抗生素治疗后,若体温降而复升或3天后仍不降者,应考虑肺外感染,如脓胸、心包炎或关节炎等;若持续发热应寻找其他原因。如伴发胸腔积液,应酌情取胸腔积液并进行培养以确定性质。如并发脓胸,应积极引流排脓。

严密观察病情,尤其是老年人,如患者出现血压下降、四肢厥冷、多汗、发绀、心律失常等症状,需考虑患者出现了感染性休克,应在抗感染的同时,积极补充血容量,纠正水电解质紊乱,维持酸碱平衡,必要时可给予糖皮质激素治疗,保护心脑肾等重要脏器器官的功能。

(七)预防

嘱患者平时加强体育锻炼,根据自身情况合理制订锻炼计划,必要时可行肺炎疫苗注射。预防感冒,戒烟戒酒,减少危险因素。

第六节　肺结核

案例导入

患者,男,28岁,发热咳嗽10天。患者10天前开始出现干咳,低热,体温在38 ℃左右,午后明显,可自行降至正常。曾到社区医务室就诊,给予"感冒药"和抗生素(具体不详)治疗,效果不佳。2天来,出现咯血,痰中带血,鲜红色,每日数口。发病以来,食欲差,盗汗,大小便正常。查体:T 37.6 ℃,P 86 次/min,R 20 次/min,Bp 120/70 mmHg。神志清醒,消瘦,皮肤黏膜无黄染、无出血,浅表淋巴结不大。右上肺呼吸音减低,可闻及少量湿性啰音。心律齐,HR 86 次/min。腹部检查无异常。实验室检查:血 WBC $8.5×10^9$/L,N 68%,Hb 140 g/L。胸片提示右肺下叶背段可见片状阴影。请思考:

(1)该患者可能是什么疾病?为进一步明确诊断,应做哪些检查?

(2)治疗措施有哪些?

结核病是因感染结核菌导致的疾病,具有传染性。结核菌可侵及全身多个脏器,但以肺部为多见。目前结核疾病仍然是一个严重的、全球性的公共卫生和社会问题。

一、流行病学

传染源:结核病在人群中的传染源主要是结核病患者,即痰直接涂片阳性者。

传播途径:传播途径主要是经过飞沫传播,通过咳嗽、打喷嚏、大笑或高声说话等方式把含有结核杆菌的微滴排到空气中,经消化道和皮肤等途径传播的方式少见。

影响传染性的因素:传染性的大小与患者排出的结核杆菌的数量、在空气中的密度、其他人对该结核菌接触的时间及其免疫力有关。

易感人群:主要有与肺结核患者密切接触者,免疫力低下者,居住环境拥挤者,老年人,流浪人员,经济收入低者,HIV 患者,婴幼儿等。

二、临床表现

肺结核有多种类型,每个类型表现多种多样,但有共同之处。

（一）症状

1.呼吸系统症状 咳嗽、咳痰两周以上或痰中带血是肺结核常见的可疑症状。咳嗽较轻，呈干咳或少量黏液痰。如合并感染，痰可呈脓性痰。约1/3的患者有咯血，大多数患者为少量咯血，少数患者出现大咯血。如病变累及胸膜，可出现胸痛。干酪样肺炎和大量胸腔积液者，可出现呼吸困难。

2.全身症状 大多数患者起病缓慢，常有午后潮热，即下午或傍晚开始升高，次日凌晨降至正常。部分患者有疲倦乏力、盗汗、食欲不振、体重下降等症状。育龄期女性患者可有月经不调。

（二）体征

体征取决于病变的性质、范围和部位。病变范围较小时，可没有任何体征；如病变范围较大，以渗出为主时，可闻及支气管呼吸音或细湿啰音。如有较大范围的干酪样坏死，可出现实变体征，可出现语颤增强、叩诊呈浊音，听诊可闻及支气管呼吸音或细湿啰音。如有较大的空洞时，且空洞距体表较近，空洞内无分泌物，语颤可增强，听诊闻及支气管呼吸音。如病变呈纤维化，可使气管被拉向患者，且患侧胸廓塌陷。如出现胸腔积液，可出现患侧胸廓饱满，叩诊呈浊音或实音，听诊呼吸音减弱或消失。

三、临床分类

（一）原发型肺结核

多见于儿童或居住在边远山区首次进城的成年人。多有结核病接触史。多无症状和症状轻微，表现为低热、轻咳、食欲减退、体重减轻等，类似感冒，数周好转。结核菌素试验强阳性，X线胸片表现为哑铃型阴影，即原发病灶、引流淋巴管炎和肿大的肺门淋巴结，形成典型的原发综合征。

（二）血行播散型肺结核

包括急性、亚急性和慢性血行播散型肺结核。急性肺结核又称为急性粟粒型肺结核，多见于婴幼儿和青少年，尤其是营养不良、长期应用免疫抑制剂导致患儿抵抗力低下小儿，多同时伴有原发性肺结核。成人多由病变中和淋巴结内结核分枝杆菌进入血液循环所致。起病急，症状重，常持续高热，中毒症状严重。常伴有结核性脑膜炎或其他脏器结核。X线胸片和CT检查可表现为从肺尖到肺底的大小、密度和分布均匀的粟粒状结节阴影，结节直径约2 mm。

亚急性和慢性血行播散型肺结核起病缓慢，结核杆菌可分批经血液进入肺部，症状较轻，X线胸片可表现为双侧对称、大小不等、新旧不等的病灶，呈新鲜渗出与陈旧硬结和钙化病灶共存，主要集中在双肺中上部。

（三）继发型肺结核

多发生在成年人，病程长，反复发生，表现多样。可有多种表现：

1.浸润性肺结核 病变以浸润渗出和纤维干酪增殖为主，渗出病变易吸收，而纤维干酪增殖性病变吸收缓慢，可长期无明显改变。起病缓慢，部位多在肺尖和锁骨下，影像学检查表现为小片状或斑点状阴影，可融合成空洞。

2.空洞性肺结核 多由干酪渗出病变溶解形成，洞壁不规则，呈虫蚀样，形态不一。空洞性肺结核多有支气管播散，临床症状起伏，发热、咳嗽咳痰，咯血等。患者经常痰中有结核菌，成为传染源。应用有效化学治疗后，空洞不闭合，但长期查痰阴性，空洞壁由纤维组织或上皮细胞覆盖,诊断为"净化空洞"。如空洞中仍有干酪组织,但多次查痰阴性,称为"开放菌阴综合征",此类病人仍需随访。

3.结核球　干酪空洞阻塞性愈合或干酪样病变吸收和周边纤维膜包裹形成。结核球内有钙化灶或液化坏死形成空洞,80%以上有结核卫星灶。结核球直径多在 2~4 cm,大多小于 3 cm。

4.干酪样肺炎　多发生在机体免疫力低下时、又同时受到大量结核杆菌感染的患者,或有淋巴结支气管瘘,淋巴结中的大量干酪样物质经支气管进入肺内而发生。病情呈急性进展,出现高热、呼吸困难等症状,临床上称为干酪性肺炎。根据病变范围可分为大叶性干酪性肺炎和小叶性干酪性肺炎。大叶性干酪性肺炎 X 线呈大叶性密度均匀磨玻璃状阴影,逐渐出现溶解区,呈虫蚀样空洞,可播散,痰中能查到结核菌。小叶性干酪性肺炎 X 线影响呈小叶性播散病灶,多发生在双肺中下部。

5.纤维空洞性肺结核　此类型的特点是病程长,反复进展恶化,肺组织被破坏严重,肺功能严重受损,双侧或单侧、出现纤维厚壁空洞和广泛纤维增生,使换侧肺组织收缩,纵隔被拉向患侧。X 线呈双侧或单侧、单个或多个厚壁空洞,肺纹理呈垂柳状阴影,健侧呈代偿性肺气肿。结核菌常耐药,使疾病难治,痰中也能长期查到结核菌,成为传染源。此类治疗的关键应在早期给予合理化学治疗,并进行督导。

(四)结核性胸膜炎

含结核性干性胸膜炎、结核性渗出性胸膜炎和结核性脓胸。多见于青壮年,起病缓慢,发病前多有低热、食欲不振、体重减轻等结核中毒症状。发生胸膜炎时,可出现胸痛和干咳,随着积液量增加,胸痛逐渐减轻甚至缓解;但随着积液量增大,逐渐出现呼吸困难。X 线检查与积液量和是否有包裹或粘连有关。中等量的积液即形成向外、向上的弧形阴影,大量积液时可使气管或纵隔向健侧移位;包裹性积液不随体位改变而变动。胸腔积液检查 ADA 多高于45 U/L。

(五)其他肺外结核

按部位和脏器命名,如肾结核、骨结核、肠结核等。

(六)菌阴肺结核

三次痰涂片和一次培养阴性的肺结核为菌阴肺结核。

四、辅助检查

1.痰结核分枝杆菌检查　是确诊的主要方法,也是制订化疗方案和监测治疗效果的主要依据。检查方法有涂片检查、培养法和药物敏感性测定及 PCR 等技术。痰涂片检查是简单、方便、快捷和可靠的方法,但欠敏感。

2.影像学检查　胸部 X 线检查是诊断肺结核的常规首选方法。可发现早期轻微结核病变,确定病变范围、部位、形态、密度,判断病变性质、有无活动、有无空洞等。肺结核 X 线特点病变部位以上叶的尖后段、下叶的背段和后基底段,病变性质可呈浸润、增殖、干酪、钙化,可同时存在,也可单独存在。

3.PPD 试验　PPD 为结核菌素的纯蛋白衍化物。通常在前臂屈侧中上 1/3 处皮内注射0.1 mL(5 IU),注射后 48~72 h 后观察并记录结果。因注射 PPD 后,可引起局部变态反应,皮肤出现硬结,测量硬结横径和纵径,计算出平均直径=(横径+纵径)/2。

结果判断:直径 ≤4 mm,为阴性;5~9 mm,为弱阳性;10~19 mm,为阳性;≥20 mm 或虽<20 mm但局部出现水疱和淋巴管炎为强阳性反应。

临床意义:结核分枝杆菌感染后4~8周才能建立变态反应,结核菌素试验阳性仅表示曾有结核感染,并不一定患病。若呈强阳性,常提示活动性结核病。结核菌素试验对婴幼儿的诊断价值大于成人,因年龄越小,自然感染率越低。3岁以下强阳性反应者,应视为有新近感染的活动性结核病,须予以治疗。儿童阴性一般可排除结核,但对于营养不良、麻疹、水痘、HIV感染、癌症以及严重的细菌感染包括粟粒型肺结核患者,卡介苗接种后,结核菌素试验结果多为10 mm以内。

4.纤维支气管镜检查　此项检查主要用于支气管结核和淋巴支气管瘘的诊断。对于肺内结核病灶,可采集分泌物或冲洗液标本做病原体检查,也可去活体组织进行检查。

5.其他检查　慢性严重的肺结核患者,后期可出现贫血,白细胞减少或类白血病反应。血沉增快,可作为活动指标之一。

五、诊断与鉴别诊断

根据患者是否有接触肺结核的病史,结合患者是否有潮热、盗汗、乏力、食欲减退、体重减轻、咳嗽咳痰等症状,患者X线检查、痰结核菌检查等,作出诊断。

六、治疗原则

治疗的目的是使患者早日康复,减少对他人的传播,保护易感人群。治疗方法主要有化学治疗和对症治疗。

(一)化学治疗

化学治疗即采用药物对患者进行治疗。其对结核病的控制起着决定性作用,合理的化疗可杀灭结核菌,使患者结核菌转阴,并防止耐药的发生。

1.化疗原则　化疗原则是早期、规律、全程、适量、联合用药。

2.常用抗结核菌药物　常用抗结核药物有异烟肼、利福平、链霉素、吡嗪酰胺、乙胺丁醇等药。其常用剂量和主要不良反应见表2.1。

表2.1　常用剂量和主要不良反应

药　名	缩　写	每日剂量/g	间歇疗法一日量/g	抗结核菌机制	主要不良反应
异烟肼	H,INH	0.3	0.3~0.6	杀菌剂,抑制其DNA合成	周围神经炎,偶有肝功能损害
利福平	R,RFP	0.45~0.6	0.6~0.9	杀菌剂,抑制mRNA合成	肝功能损害,过敏反应
链霉素	S,SM	0.75~1.0	0.75~1.0	杀菌剂,干扰其蛋白质合成	听力障碍,眩晕,肾功能损害
吡嗪酰胺	Z,PZA	1.5~2.0	2.0~3.0	抑菌剂	胃肠不适,肝功能损害,高尿酸血症,关节痛
乙胺丁醇	E,EMB	0.75~1.0	1.5~2.0	抑菌剂,抑制其RNA合成	视神经炎

3.化疗方案　主要分为强化阶段和巩固强化阶段。

(1)初治活动性肺结核治疗方案:每日用药方案:2HRZE/4HR;间歇用药方案:$2H_3R_3Z_3E_3/4H_3R_3$。

(2)复治涂阳肺结核治疗方案:2HRZSE/6-10HRE,$2H_3R_3Z_3S_3E_3/6-10H_3R_3E_3$。

（二）对症治疗

一般情况下,肺结核在合理化疗下症状很快减轻或消失,无须特殊处理。咯血是肺结核常见的症状,一般少量咯血以安慰、鼓励为主,消除患者的紧张情绪,保持安静,卧床休息,当有血时轻轻咯出,并可用氨基己酸、氨甲苯酸、酚磺乙胺、卡巴克洛等药物止血。大咯血时使用垂体后叶素 5~10 U 加入 25% 葡萄糖液 40 mL 中缓慢静脉注射,一般为 15~20 min,然后将垂体后叶素加入 5% 葡萄糖液按 0.1 U/（kg·h）静脉滴注。

（三）糖皮质激素

当结核中毒症状严重时,可使用糖皮质激素,一般可用泼尼松口服每日 20 mg,顿服,1~2 周,以后每周递减 5 mg,用药时间为 4~8 周。

（四）手术治疗

该治疗主要适用于经合理化学治疗后无效、多重耐药的厚壁空洞、大块干酪灶、结核性脓胸、支气管胸膜瘘和大咯血保守治疗无效者。

七、预防和预后

（一）预防

根据我国传染病法,肺结核属于乙类传染病,各级医疗机构应及时登记、上报,做到长期跟踪随访,掌握患者发病、治疗情况,全程督导患者进行正规治疗,早日治愈患者,从而有效控制传染源。教会患者痰吐在纸巾中烧掉,达到灭菌目的。对新生儿进行卡介苗接种,对易感人群必要时行预防性化学治疗。方法是异烟肼 300 mg/d,顿服 6~9 个月,儿童用量为 4~8 mg/kg,或利福平、异烟肼每日顿服 3 个月;或利福平和异烟肼每周 3 次 3 个月。

（二）预后

若及时诊断,正规治疗,多数患者能治愈。

第七节　呼吸衰竭

案例导入

患者,男,76 岁,慢性咳嗽咳痰 25 年,活动后气促 10 年,双下肢水肿 3 年。5 天前因受凉后咳嗽咳痰加重,痰呈黄脓痰。自服"止咳药"未见好转。昨天开始出现不能平卧,呼吸急促,遂来我院就诊。查体:神志清楚,口唇发绀,T 38.8 ℃,P 106 次/min,R 30 次/min,Bp 140/83 mmHg。桶状胸,叩诊过清音,两肺散在湿啰音。实验室检查:血 WBC 14.3×10^9/L,N 85%,PaO_2 55 mmHg,$PaCO_2$ 56 mmHg。有吸烟史 30 年。请思考:

（1）该患者可能诊断为什么? 诊断依据是什么?

（2）为明确病情,需进行哪些检查? 应如何治疗?

呼吸衰竭是指各种原因引起的肺通气和（或）换气功能严重障碍，以致在静息状态下不能进行有效的气体交换，导致缺氧和（或）二氧化碳潴留，从而出现一系列病理生理改变和相应临床表现的临床综合征，简称呼衰。

诊断依据为动脉血气分析，在海平面、静息状态、呼吸空气的条件下，当动脉血氧分压（PaO_2）<60 mmHg 和（或）动脉血二氧化碳分压（$PaCO_2$）>50 mmHg 即为呼吸衰竭。

一、概述

（一）分类

呼吸衰竭可根据动脉血气、起病急缓、发病机制分类。

1.按动脉血气分类

（1）Ⅰ型呼衰：缺氧为主，PaO_2 下降，<60 mmHg，$PaCO_2$ 降低或正常，常见于肺换气功能障碍。

（2）Ⅱ型呼衰：$PaCO_2$ 升高，同时有 PaO_2 下降。即 PaO_2<60 mmHg 和动脉血 $PaCO_2$>50 mmHg，常见于肺通气功能障碍。

2.按起病急缓分类

（1）急性呼衰：由于多种突发致病因素使通气或换气功能迅速出现严重障碍，在短时间内发展为呼吸衰竭。

（2）慢性呼衰：临床多见，由于呼吸和神经肌肉系统的慢性疾病，导致呼吸功能损害逐渐加重，经过较长时间发展为呼吸衰竭。

3.按发病机制分类

（1）泵衰竭：由呼吸泵功能障碍导致通气功能障碍，以Ⅱ型呼吸衰竭表现为主。多见于中枢神经系统、外周神经系统、神经肌肉组织和胸廓病变。

（2）肺衰竭：由肺组织及肺血管病变或气道阻塞导致换气功能障碍，可表现为Ⅰ型呼吸衰竭，严重者可表现为Ⅱ型呼吸衰竭。

（二）病因病机

1.病因　导致肺通气或肺换气障碍的任何原因，都可引起呼吸衰竭。常见的病因有：

（1）气道阻塞性病变：任何原因导致气道不通畅，气体不能有效进入肺内进行气体交换，均可导致呼吸衰竭，如气管-支气管炎症、肿瘤、异物等。慢性阻塞性肺疾病、支气管哮喘常见。

（2）肺组织病变：如肺部感染、重症肺结核、肺气肿、弥漫性肺纤维化、肺水肿、急性呼吸窘迫综合征（ARDS）、硅肺等，可使有效弥散面积减少、肺顺应性降低、通气血流比例失调，从而导致呼吸衰竭。

（3）肺血管病变：如肺血管栓塞、肺血管炎等可引起通气血流比例失调。

（4）心脏疾病：各种缺血性心脏病、心肌病、心包疾病、严重的心律失常等均可引起通气换气功能障碍，导致呼吸衰竭。

（5）神经肌肉病变：如脑血管病变、脑炎、脑外伤、药物中毒、电击等直接或间接抑制呼吸中枢；脊髓灰质炎、多发性神经炎、重症肌无力等累及呼吸肌，使呼吸肌呼吸无力，肺通气不足，发生呼吸衰竭。

2.病机　引起呼衰缺氧和 CO_2 潴留发生的主要机制为肺泡通气量不足，通气/血流比例失调，气体弥散障碍，肺内动静脉解剖分流以及氧耗量增加。

二、急性呼吸衰竭

(一)病因

1.肺通气或换气障碍　如严重呼吸道感染、急性呼吸道阻塞、危重度哮喘等。

2.抑制呼吸中枢　如急性脑血管病、颅脑外伤、急性颅内感染等。

3.神经-肌肉传导系统受损　如脊髓灰质炎、重症肌无力、有机磷中毒等。

(二)临床表现

急性呼吸衰竭常因急性发生,患者机体不能有效代偿,症状较重,如不及时抢救,可危及生命。其临床表现主要是低氧血症所致的呼吸困难和多脏器功能障碍。

1.呼吸困难　是呼吸衰竭最早出现的症状。多表现为呼吸频率、节律和幅度改变。因呼吸中枢障碍引起的呼吸困难,主要表现为呼吸节律的改变,如出现潮式呼吸、比奥呼吸。

2.发绀　是缺氧的典型表现。可在口唇、指甲、舌头等处出现发绀。贫血患者发绀不明显。

3.精神神经症状　急性缺氧可出现精神错乱、躁狂、昏迷、抽搐等症状。如有 CO_2 潴留,可出现嗜睡、淡漠、扑翼样震颤,甚至呼吸骤停。

4.循环系统　多数患者有心动过速,严重低氧血症和酸中毒可导致心肌损害,出现周围循环衰竭、血压下降、心律失常、心脏骤停。

(三)诊断

除原发病、低氧血症及 CO_2 潴留所导致的临床症状外,根据血气分析作出诊断。结合肺功能、X 线检查和纤维支气管镜等检查可明确发生呼吸衰竭的原因。

1.动脉血气分析　当 $PaO_2 < 60$ mmHg 时,可诊断为呼吸衰竭。伴或不伴 $PaCO_2 > 50$ mmHg。

2.肺功能检查　可通过肺功能检查明确通气或换气功能障碍的严重程度,呼吸肌功能的测试可查找呼吸肌无力的原因和严重程度。

3.胸部影像学检查　可行胸片、CT 等检查,以进一步明确病情。

4.纤维支气管镜检查　对明确疾病并获取病理学证据有重要的意义。

(四)治疗

治疗原则是:保持呼吸道通畅、纠正缺氧和改善通气;针对病因治疗,去除诱因;加强支持和对症治疗。

1.保持呼吸道通畅　是呼吸衰竭治疗的最基本、最重要的措施。保持气道通畅的措施有:①若患者昏迷,应使其处于仰卧位,头后仰,托起下颌将口打开。②清除气道内分泌物及异物。③必要时建立人工气道。一般包括以下 3 种方法,简便人工气道、气管插管和气管切开。其中,气管内导管是重建呼吸最可靠的方法。

若患者有支气管痉挛,需静脉给予支气管扩张剂,可选用 β_2 受体激动剂、抗胆碱能药物或茶碱类等,可经脉给药。

2.氧疗　Ⅰ型呼吸衰竭为氧合功能障碍而通气功能基本正常,较高浓度(>35%)给氧以迅速缓解低氧血症而不会引起 CO_2 潴留。对于伴有高碳酸血症的急性呼吸衰竭,往往需要机械通气治疗。

3.增加通气量　①呼吸兴奋剂:可改善肺泡通气,促进二氧化碳的排出,以刺激呼吸中枢,增加呼吸频率和潮气量,从而改善通气。主要适用于以中枢抑制为主、通气量不足引起的呼吸衰竭,如尼可刹米、洛贝林、多沙普仑等。不宜用于肺炎、肺水肿等病变引起的以肺换气功能障碍为主所导致的呼吸衰竭患者。不可突然停药。②机械通气:严重呼吸衰竭患者昏迷逐渐加深,上述处理不能改善时,应考虑使用机械通气。

4.病因治疗　针对引起患者急性呼吸衰竭的病因进行治疗是十分必要的措施,也是治疗的根本所在。

5.对症支持疗法　加强液体管理,防止血容量不足或液体过多。存在电解质和酸碱平衡紊乱的患者,纠正之。如患者存在营养不良,需注意保持足够的营养。

6.其他重要脏器功能监测与支持　因呼吸衰竭可引起其他重要脏器功能障碍,需加强监测与支持,预防肺性脑病、肾功能不全、弥散性血管内凝血等并发症的发生。

三、慢性呼吸衰竭

(一)病因

多由支气管-肺疾病引起,常见慢性阻塞性肺疾病、严重肺结核、肺间质纤维化等。胸廓和神经肌肉病变,如外伤、广泛胸膜肥厚、胸廓畸形、脊髓侧索硬化等。

(二)临床表现

慢性呼吸衰竭因疾病逐渐加重发生的,患者常在一定的时间内能代偿,病情呈逐渐加重的表现。

1.呼吸困难　最早、最突出的症状,可出现呼吸频率、节律和深度的改变。表现为呼吸浅促、点头、提肩呼吸,或出现"三凹征"。严重者,有呼吸节律的改变,呈潮式、间歇或抽泣样呼吸。

2.发绀　是缺氧的典型症状。当动脉血氧饱和度(SaO_2)低于90%时,可在口唇、甲床等处出现发绀。因发绀的程度与还原血红蛋白含量相关,故严重贫血或出血者,发绀可不显露,而红细胞增多者,发绀则更明显。

3.精神神经症状　多表现为智力或定向功能障碍。缺氧早期会出现搏动性头痛,继而注意力分散,智力或定向力减退;随着缺氧程度的加重,病人可逐渐出现烦躁不安、神志恍惚,进而嗜睡、昏迷。CO_2潴留常表现出先兴奋后抑制的症状,兴奋症状包括多汗、烦躁不安、白天嗜睡、夜间失眠等;CO_2潴留加重时,中枢神经系统则表现出抑制作用,病人出现神志淡漠、肌肉震颤、间歇抽搐、昏睡、昏迷等称"肺性脑病"。

4.循环系统症状　CO_2潴留使外周浅表静脉充盈、皮肤充血、温暖多汗。后期缺氧和酸中毒可出现周围循环衰竭、血压下降、心率减慢和心律失常。由于长期的慢性缺氧和CO_2潴留还可引起肺动脉高压,病人可出现右心衰竭的症状。

(三)诊断

有相关的疾病史,有呼吸困难、血压升高、皮肤充血、温暖多汗及烦躁不安、夜间失眠等症状,血气分析提示 $PaO_2 < 60$ mmHg,伴或不伴 $PaCO_2 > 50$ mmHg 者,可诊断为慢性呼吸衰竭。

(四)治疗

以治疗原发病、保持气道通畅、恰当的氧疗等治疗。

1.氧疗　COPD 是导致慢性呼吸衰竭的常见呼吸系统疾病,患者常伴有 CO_2 潴留,氧疗时需注意保持低浓度吸氧,防止血氧浓度过高。因患者呼吸中枢化学感受器对 CO_2 反应性差,呼吸主要依靠低氧对外周化学感受器的刺激来维持,骤然吸入高浓度氧,解除了低氧对外周化学感受器的刺激,导致患者呼吸进一步减弱,通气障碍加重,导致 CO_2 上升,甚至陷入 CO_2 麻醉状态。

2.机械通气　可增加通气量,改善肺的氧合功能,是抢救患者生命的重要措施。

3.抗感染　慢性呼吸衰竭急性加重的常见诱因是感染,一些非感染因素诱发的呼吸衰竭也容易继发感染,因此需要积极抗感染治疗。

4.呼吸兴奋剂的应用　慢性呼吸衰竭患者可应用呼吸兴奋剂,该药通过刺激颈动脉体和主动脉体的化学感受器兴奋呼吸中枢,增加通气量。使用时须在保持气道通畅为前提,以免会加重呼吸机疲劳,加重 CO_2 潴留。

本章小结

呼吸系统疾病是内科中最常见的疾病之一。慢性支气管炎、慢性阻塞性肺疾病、慢性肺原性心脏病三者呈缓慢进展的过程。肺炎和肺结核、哮喘均为呼吸系统常见的疾病,气肿肺炎又是导致患者死亡的常见疾病。肺结核属于呼吸系统传染病,及时而正确的治疗成为控制传染源的重要措施。呼吸衰竭是导致患者死亡的常见疾病。

习题及复习思考题

一、选择题

(1—3 题共用题干)患者,男,59 岁。反复咳嗽咳痰 6~7 年,近 2 个月来病情加重,大量脓痰,每日痰量达 180 mL。青霉素氨基糖苷类抗生素治疗效果欠佳。查体:背部双下肺野可闻湿啰音。血常规:WBC $8.1×10^9$/L,N 78%。

1.该病人诊断应为(　　)。

A.慢性支气管炎慢性迁延期　　　　　　　B.慢性支气管炎,阻塞性肺气肿

C.慢性支气管炎,急性发作期　　　　　　D.支气管肺癌合并感染

E.肺脓肿

2.指导治疗,下列哪项检查最有意义?(　　　)

A.胸部 X 线检查　　　　B.胸部 CT　　　　　　C.血培养

D.纤维支气管镜　　　　E.痰培养+药敏

3.患者疗效欠佳的主要原因是(　　　)。

A.营养不佳　　　　　　B.病毒细菌感染　　　　C.未使用广谱抗生素

D.未进行痰液引流　　　E.未进行心理治疗

4.干性支气管扩张症的主要症状是(　　　)。

A.反复咳嗽 　　　　　　B.营养不良 　　　　　　C.大量脓痰

D.反复咯血 　　　　　　E.肌肉酸痛

5.诊断呼吸衰竭最重要的血气分析指标是(　　)。

A.pH 值低于 7.35 　　　　　　　　　　　B.动脉血氧分压低于 60 mmHg

C.动脉血二氧化碳分压高于 50 mmHg 　　　D.二氧化碳结合力高于 29 mmol/L

E.BE<-2.3 mmol/L

6.患者,男,30 岁。受凉后高热,寒战,咳嗽,咳铁锈色痰 3 天。体检:T 38.5 ℃,左上肺语颤增强,有湿啰音。血常规:白细胞 $17×10^9$/L,中性粒细胞 0.90,淋巴细胞 0.10。最可能的诊断为(　　)。

A.上呼吸道感染 　　　　B.急性支气管炎 　　　　C.急性肺脓肿

D.肺炎球菌肺炎 　　　　E.肺结核

7.支气管哮喘与心源性哮喘一时难以鉴别,应采用下列哪种药物治疗? (　　)

A.西地兰 　　　　　　　B.氨茶碱 　　　　　　　C.肾上腺素

D.异丙肾上腺素 　　　　E.吗啡或哌替啶

8.成人肺结核最常见的类型是(　　)。

A.原发综合征 　　　　　B.血行播散型肺结核 　　　C.浸润型肺结核

D.慢性纤维空洞型肺结核 　E.结核性胸膜炎

9.患者,女,70 岁,原有肺心病,感冒后病情加重,咳脓痰,发热、烦躁,继之出现神志模糊,嗜睡。查体:口唇发绀,昏迷,血压 110/70 mmHg(14.7/9.33 kPa),无病理反射,可能的诊断是(　　)。

A.休克 　　　　　　　　B.肺性脑病 　　　　　　C.消化道出血

D.脑血管意外 　　　　　E.弥散性血管内凝血

10.呼吸衰竭急性加重和失代偿期的最常见诱因是(　　)。

A.精神紧张 　　　　　　B.过度劳累 　　　　　　C.急性呼吸道感染

D.心包积液 　　　　　　E.结核性胸膜炎

二、简答题

1.慢性支气管炎、慢性阻塞性肺疾病的临床特点是什么?

2.支气管哮喘常用的支气管解痉剂有哪几种?

3.肺炎链球菌肺炎的典型临床表现有哪些?

4.肺结核的临床症状有哪些? 化疗有哪些原则?

5.呼吸衰竭有哪几种? 如何分类?

(唐　前)

第三章 循环系统疾病

📖 学习目标

- 深入了解心力衰竭、冠心病和原发性高血压的临床表现与诊断。
- 了解心力衰竭、冠心病和原发性高血压的病因与治疗。

📖 知识点

- 心力衰竭的病因;心力衰竭的临床表现;心力衰竭的诊断与治疗。
- 冠心病的病因与分类;冠心病的临床表现;冠心病的诊断与治疗。
- 原发性高血压的病因;原发性高血压的临床表现;原发性高血压的诊断与治疗。

第一节 心力衰竭

案例导入

患者,67 岁,渐进性活动后呼吸困难 5 年,明显加重伴下肢浮肿 1 月。5 年前,因登山时突感心悸、气短、胸闷,休息后缓解。以后自觉体力日渐下降,稍微活动即感气短、胸闷,夜间时有憋醒,无心前区痛。曾在当地诊断为"心律不齐",服药疗效不好。1 月前感冒后咳嗽,咳白色黏痰,气短加重,不能平卧,尿少,双下肢水肿,腹胀加重而来院。20 年前发现高血压,未作任何治疗;吸烟 40 年,不饮酒。查体:T 37.0 ℃,P 78 次/min,R 20 次/min,Bp 160/96 mmHg,神清合作,半卧位,口唇轻度发绀,巩膜无黄染,颈静脉充盈,气管居中,甲状腺不大;两肺叩诊清音,左肺可闻及细湿啰音,心界两侧扩大,心律不齐,HR 92 次/min,心前区可闻 2/6 级收缩期吹风样杂音;腹软,肝肋下 2.5 cm,有压痛,肝颈静脉反流征(+),脾未及,移动浊音(−),肠鸣音减弱;双下肢明显可凹性水肿。查血 WBC $6.7×10^9$/L,Hb 129 g/L。尿蛋白(+),比重 1.016,镜检(−)。请思考:

(1)该患者最可能患了什么病?你诊断的依据是什么?

(2)该进一步做哪些检查?如何治疗?

心力衰竭(heart failure)简称心衰,是指在各种病因所致的心脏舒缩功能异常,心输出量减少以致不能满足机体代谢的需要,组织、器官血液灌注不足,同时出现肺循环和(或)体循环淤血表现的病理生理过程。心功能不全或心功能障碍理论上是一个更广泛的概念,伴有临床症状的心功能不全称为心力衰竭,而有心功能不全者,不一定全是心力衰竭。

心力衰竭按发生的速度分为急性心衰和慢性心衰;按发生的部位可分为左心衰、右心衰和全心衰;按收缩和舒张功能可分为收缩性心衰、舒张性心衰和混合性心衰;按心排血量绝对下降或相对下降,可分为低排血量型心衰和高排血量型心衰。

一、慢性心力衰竭

慢性心力衰竭(chronic heart failure,CHF)是大多数心血管疾病的最终归宿,也是心血管疾病最主要的死亡原因。引起慢性心力衰竭的基础心脏病的构成比,我国过去以风湿性心脏病为主,但近年来其所占比例已趋下降,而高血压、冠心病引起心力衰竭的比例明显上升。

(一)病因

【基本病因】

几乎所有类型的心脏、大血管疾病均可引起心力衰竭。心力衰竭反映心脏的泵血功能障碍,也就是心肌的舒缩功能不全。从病理生理的角度来看,心肌舒缩功能障碍大致上可分为由原发性心肌损害及由于心脏长期容量及(或)压力负荷过重,导致心肌功能由代偿最终发展为失代偿两大类。

1.原发性心肌损害

(1)缺血性心肌损害:冠心病心肌缺血和(或)心肌梗死是引起心力衰竭的最常见的原因之一。

(2)心肌炎和心肌病:各种类型的心肌炎及心肌病均可导致心力衰竭,以病毒性心肌炎及原发性扩张型心肌病最为常见。

(3)心肌代谢障碍性疾病:以糖尿病心肌病最为常见,其他如维生素 B_1 缺乏,心肌淀粉样变性等。

2.心脏负荷过重

(1)压力负荷(后负荷)过重:见于高血压、主动脉瓣狭窄、肺动脉高压、肺动脉瓣狭窄等心室收缩期射血阻力增加的疾病。为克服增高的阻力,心室肌代偿性肥厚以保证射血量。持久的负荷过重,心肌必然发生结构和功能改变而终至失代偿,心脏功能衰竭。

(2)容量负荷(前负荷)过重:见于以下两种情况:①心脏瓣膜关闭不全,血液反流,如主动脉瓣关闭不全、二尖瓣关闭不全等;②左、右心或动静脉分流性先天性心血管病,如间隔缺损、动脉导管未闭等。此外,伴有全身血容量增多或循环血量增多的疾病,如慢性贫血、甲状腺功能亢进症等,心脏的容量负荷也增加。容量负荷增加早期,心室腔代偿性扩大,心肌收缩功能尚能维持正常,但超过一定限度心肌结构和功能发生改变即出现失代偿表现。

【诱因】

1.感染 致病微生物直接损伤心肌,或伴有发热时交感神经兴奋、心率加快、心肌供血减少。最常见为呼吸道感染,其次为风湿热。在儿童风湿热则占首位。女性患者中泌尿道感染亦常见。亚急性感染性心膜炎也常因损害心瓣膜和心肌而诱发心力衰竭。

2.体力活动过度 常见于过度劳累和情绪激动、妊娠及分娩、过喜过悲等,使心率加快、心肌耗氧量增加、心肌供血减少。

3.心律失常　可使心肌耗氧量增加,舒张期缩短而减少心肌供血和心室充盈。特别是快速性心律失常,如伴有快速心室率的心房颤动、心房扑动。

4.血容量增加　输液(特别是含钠盐的液体)、输血过快和(或)过多。

5.药物作用　①洋地黄过量或停药不当。②使用抑制心肌收缩力的药物,如 β 受体阻滞剂,体内儿茶酚胺的消耗物质(如利血平类),交感神经节阻滞剂和某些抗心律失常药物(如奎尼丁、普鲁卡因胺、维拉帕米等)。③水钠潴留,激素和药物的应用,如肾上腺皮质激素等造成水钠潴留。

6.其他　出血和贫血、肺栓塞、室壁瘤、心肌收缩不协调、乳头肌功能不全等。

（二）临床表现

临床上左心衰竭最为常见,单纯右心衰竭较少见。左心衰竭后继发右心衰竭而致全心衰者,以及由于严重广泛心肌疾病同时波及左、右心而发生全心衰者,临床上更为多见。

【左心衰竭】

左心衰竭以肺淤血和心排血量降低为主要表现。

1.症状

（1）呼吸困难:①劳力性呼吸困难:是左心衰竭最早出现的症状,系因运动使回心血量增加,左房压力升高,加重了肺淤血。引起呼吸困难的运动量随心衰程度加重而减少。②端坐呼吸:肺淤血达到一定程度时,患者不能平卧,因平卧时回心血量增多且横膈上抬,呼吸更为困难。高枕卧位、半卧位甚至端坐时方可使呼吸困难好转。③夜间阵发性呼吸困难:患者已入睡后突然因憋气而惊醒,被迫采取坐位,呼吸深快。重者可有哮鸣音,称为"心源性哮喘"。大多于端坐休息后可自行缓解。其发生机制除因睡眠平卧使肺血量增加外,夜间迷走神经张力增加、小支气管收缩、横膈高位、肺活量减少等也是促发因素。④急性肺水肿:是"心源性哮喘"的进一步发展,是左心衰呼吸困难最严重的形式(见本节的急性心力衰竭)。

（2）咳嗽、咳痰、咯血:咳嗽、咳痰是肺泡和支气管黏膜淤血所致,开始常于夜间发生,坐位或立位时咳嗽可减轻,白色浆液性泡沫痰为其特点。偶可见痰中带血。长期慢性淤血肺静脉压力升高,导致肺循环与支气管静脉之间形成侧支循环,在支气管黏膜下形成扩张的血管,此种血管一旦破裂可引起大咯血。

（3）乏力、疲倦、头晕、心慌:这些是心排血量不足,器官、组织灌注不足及代偿性心率加快所致的主要症状。

（4）少尿及肾功能损害症状:严重的左心衰竭血液进行再分配时,首先是肾的血流量明显减少,患者可出现少尿。长期慢性的肾血流量减少可出现血尿素氮、肌酐升高并可有肾功能不全的相应症状。

2.体征

（1）肺部湿性啰音:由于肺毛细血管压增高,液体可漏出到肺泡而出现湿性啰音。随着病情的由轻到重,肺部湿啰音可从局限于肺底部直至全肺。患者如取侧卧位则下垂的一侧湿啰音较多。

（2）心脏体征:除基础心脏病的固有体征外,常有左心室增大,心尖搏动向左下移位,心率增快,心尖区有舒张期奔马律,肺动脉瓣区第二心音亢进,其中舒张期奔马律最有诊断价值,在患者心率增快或左侧卧位并作深呼气时更容易听到。左室扩大还可形成相对性二尖瓣关闭不全,产生心尖区收缩期杂音。

(3)交替脉:脉搏强弱交替。轻度交替脉仅能在测血压时发现。

(4)胸水:左侧心力衰竭患者中的25%有胸水。胸水可局限于肺叶间,也可呈单侧或双侧胸腔积液,胸水蛋白含量高,心力衰竭好转后消退。

【右心衰竭】

右心衰竭以体循环淤血的表现为主。

1.症状

(1)消化道症状:胃肠道及肝脏淤血引起腹胀、食欲不振、恶心、呕吐等是右心衰最常见的症状。

(2)劳力性呼吸困难:继发于左心衰的右心衰呼吸困难已经存在。单纯性右心衰为分流性先天性心脏病或肺部疾患所致,也均有明显的呼吸困难。

2.体征

(1)水肿:体静脉压力升高使皮肤等软组织出现水肿。早期右侧心力衰竭水肿常不明显,多在颈静脉充盈和肝肿大较明显后才出现。其特征为首先出现于身体最低垂的部位,常为对称性可压陷性。病情严重者可发展到全身水肿甚至胸腔积液。

(2)颈静脉征:颈静脉搏动增强、充盈、怒张是右心衰时的主要体征,肝颈静脉反流征阳性则更具特征性。

(3)肝脏肿大:肝脏因淤血肿大常伴压痛,持续慢性右心衰可致心源性肝硬化,晚期可出现黄疸、肝功能受损及大量腹水。

(4)心脏体征:除基础心脏病的相应体征之外,右心衰时可因右心室显著扩大而出现三尖瓣关闭不全的反流性杂音。

(5)心包积液:少量心包积液在右侧心力衰竭或全心衰竭时不少见。常于超声心动图或尸检时发现,并不引起心脏压塞症状。

(6)发绀:长期右侧心力衰竭患者大多有发绀,可表现为面部毛细血管扩张、青紫和色素沉着。发绀是血供不足时组织摄取血氧相对增多,静脉血氧低下所致。

(7)晚期患者可有明显营养不良、消瘦甚至恶病质。

【全心衰竭】

右心衰继发于左心衰而形成的全心衰,当右心衰出现之后,右心排血量减少,因此阵发性呼吸困难等肺淤血症状反而有所减轻。扩张型心肌病等表现为左、右心室同时衰竭者,肺淤血症状往往不很严重,左心衰的表现主要为心排血量减少的相关症状和体征。

(三)辅助检查

【X线检查】

1.心脏 心影大小及外形为心脏病的病因诊断提供重要的诊断线索,根据心脏扩大的程度和动态改变也间接反映出心脏功能状态。

2.肺 肺淤血的有无及其程度直接反映心功能状态。早期肺静脉压增高时,主要表现为肺门血管影增强,上肺血管影增多与下肺纹理密度相仿,甚至多于下肺。由于肺动脉压力增高可见右下肺动脉增宽,进一步出现间质性肺水肿可使肺野模糊,Kerley B线是在肺野外侧清晰可见的水平线状影,是肺小叶间隔内积液的表现,是慢性肺淤血的特征性表现。急性肺泡性肺水肿时肺门呈蝴蝶状,肺野可见大片融合的阴影。

【超声心动图】

较 X 线更准确地提供各心腔大小变化及心瓣膜结构及功能情况,还可对心脏功能进行评估。

1.收缩功能　以收缩末及舒张末的容量差计算左室射血分数(LVEF 值),虽不够精确,但方便实用。正常 LVEF 值>50%,LVEF 值≤40%为收缩期心力衰竭的诊断标准。

2.舒张功能　超声多普勒是临床上最实用的判断舒张功能的方法,心动周期中舒张早期心室充盈速度最大值为 E 峰,舒张晚期(心房收缩)心室充盈最大值为 A 峰,E/A 为两者之比值。正常人 E/A 值不应小于 1.2,中青年应更大。

(四)诊断

1.心力衰竭的诊断　根据有明确的器质性心脏病和肺循环和(或)体循环充血的症状及体征可作出诊断。如左心衰竭的肺淤血引起不同程度的呼吸困难,右心衰竭的体循环淤血引起的颈静脉怒张、肝大、水肿等是诊断心衰的重要依据。

2.心力衰竭的分级　美国纽约心脏病学会(NYHA)是按诱发心力衰竭症状的活动程度将心功能的受损状况分为四级:

(1)Ⅰ级:患者患有心脏病,但日常活动量不受限制,一般活动不引起疲乏、心悸、呼吸困难或心绞痛。

(2)Ⅱ级:心脏病患者的体力活动受到轻度的限制,休息时无自觉症状,但平时一般活动可出现疲乏、心悸、呼吸困难或心绞痛。

(3)Ⅲ级:心脏病患者体力活动明显受限,小于平时一般活动即引起上述的症状。

(4)Ⅳ级:心脏病患者不能从事任何体力活动。休息状态下也出现心衰的症状,体力活动后加重。

(五)治疗

心力衰竭的治疗目标包括:①缓解症状,改善生活质量;②着重针对心室重构的机制采取措施,阻止或延缓心肌损害进一步加重,提高运动耐量;③降低住院率和病死率。

【去除病因、消除诱因】

积极应对所有可能导致心脏功能受损的常见疾病,如控制高血压、糖尿病,采用药物、介入及手术治疗改善冠心病心肌缺血,慢性心瓣膜病以及先天畸形的介入治疗或换瓣、纠治手术等。消除常见的诱因,如避免劳累和情绪波动,预防和控制呼吸道感染,治疗心律失常特别是心房颤动伴快速心室率,纠正贫血、电解质紊乱等。

【一般治疗】

1.休息　控制体力活动,避免精神刺激,降低心脏的负荷,有利于心功能的恢复。但长期卧床易发生静脉血栓形成甚至肺栓塞,同时也使消化功能减低,肌肉萎缩。因此,应鼓励心衰患者主动运动,根据病情轻重不同,从床边小坐开始逐步增加症状限制性有氧运动,如散步等。

2.控制钠盐摄入　心衰患者血容量增加且体内水钠潴留,因此减少钠盐的摄入有利于减轻水肿等症状,但应注意在应用强效排钠利尿剂时,过分严格限盐可导致低钠血症。

3.其他　针对情绪易激动的患者,必要时可适量使用镇静药,消除紧张情绪并有利于睡眠。同时,慢性心力衰竭患者应注意避免使用非甾体类抗炎药物,如吲哚美辛、I 类抗心律失常药及大多数的钙拮抗剂,以免加重病情。

【药物治疗】

1.利尿剂的应用　利尿剂是心力衰竭治疗中最常用的药物,通过排钠排水减轻心脏的容量负荷,对缓解淤血症状,减轻水肿有十分显著的效果。所有心力衰竭患者,有液体潴留的证据或原先有过液体潴留者,均应给予利尿剂。对慢性心衰患者原则上利尿剂应长期维持,水肿消失后,应以最小剂量长期使用,但是不能将利尿剂作单一治疗。常用的利尿剂有:

(1)噻嗪类利尿剂:以氢氯噻嗪(双氢克尿塞)为代表,作用于肾远曲小管,抑制钠的再吸收。由于钠-钾交换机制也使钾的吸收降低。噻嗪类为中效利尿剂,轻度心力衰竭可首选此药,开始 25 mg,1 次/d,逐渐加量。对较重的患者用量可增至每日 75～100 mg,分 2～3 次服用,同时补充钾盐,否则可因低血钾导致各种心律失常。噻嗪类利尿剂可抑制尿酸的排泄,引起高尿酸血症,长期大剂量应用还可干扰糖及胆固醇代谢,应注意监测。

(2)袢利尿剂:以呋塞米(速尿)为代表,作用于 Henle 袢的升支,在排钠的同时也排钾,为强效利尿剂。口服用 20 mg,2～4 h 达高峰。对重度慢性心力衰竭者用量可增至 100 mg,2 次/d。效果仍不佳者可用静脉注射,每次用量 100 mg,2 次/d。更大剂量不能收到更好的利尿效果。低血钾是其主要不良反应,必须注意补钾。

(3)保钾利尿剂:常用的有:①螺内酯(安体舒通):作用于肾远曲小管,干扰醛固酮的作用,使钾离子吸收增加,同时排钠利尿,但利尿效果不强。在与噻嗪类或袢利尿剂合用时能加强利尿并减少钾的丢失,一般用 20 mg,3 次/d。②氨苯蝶啶:直接作用于肾远曲小管,排钠保钾,利尿作用不强。常与排钾利尿剂合用,起保钾作用,一般 50～100 mg,2 次/d。③阿米洛利:作用机制与氨苯蝶啶相似,利尿作用较强而保钾作用较弱,可单独用于轻型心衰的患者,5～10 mg,2 次/d。保钾利尿剂,可能产生高钾血症。一般与排钾利尿剂联合应用时,发生高血钾的可能性较小。

2.肾素-血管紧张素-醛固酮系统抑制剂

(1)血管紧张素转换酶抑制剂(ACEI):通过 ACEI 除了发挥扩管作用改善心衰时的血流动力学、减轻淤血症状外,更重要的是降低心衰患者代偿性神经-体液的不利影响,限制心肌、小血管的重塑,以达到维护心肌的功能、推迟充血性心力衰竭的进展、降低远期死亡率的目的。因此,ACEI 有心力衰竭药物治疗的基石之称,现已作为首选药物在心力衰竭的临床治疗中广泛使用。

ACEI 目前种类很多,常用的有:①卡托普利:为最早用于临床的含巯基的 ACEI,用量为每次 12.5～25 mg,2 次/d;②贝那普利:半衰期较长并有 1/3 经肝脏排泄,对有早期肾功损害者较适用,用量为每次 5～10 mg,1 次/d;③培哚普利:也为长效制剂,每次 2～4 mg,1 次/d。其他尚有咪达普利、赖诺普利等长效制剂均可选用。对重症心衰在其他治疗配合下从极小量开始逐渐加量,至慢性期长期维持终生用药。ACEI 的不良反应有低血压、肾功能一过性恶化、高血钾及干咳。临床上无尿性肾衰竭、妊娠哺乳期妇女及对 ACEI 抑制药物过敏者禁用本类药物。双侧肾动脉狭窄、血肌酐水平明显升高(>225 μmol/L)、高血钾(>5.5 mmol/L)及低血压者也不宜应用本类药物。

（2）血管紧张素受体拮抗剂（ARB）：其阻断 RAS 的效应与 ACEI 相同，甚至更完全，但缺少抑制缓激肽降解作用，当心衰患者因 ACEI 引起的干咳不能耐受者可改用 ARB，代表药物有：氯沙坦（50 mg/d）、缬沙坦（80 mg/d）等。其不良反应除干咳外与 ACEI 基本相同，用药的注意事项也类同。

（3）醛固酮受体拮抗剂的应用：螺内酯等抗醛固酮制剂作为保钾利尿药，在心衰治疗中的应用已有较长的历史。近年来，大样本临床研究证明小剂量（20 mg，1~2 次/d）的螺内酯阻断醛固酮效应，对抑制心血管的重构、改善慢性心力衰竭的远期预后有很好的作用。

3.β 受体阻滞剂的应用　是心力衰竭治疗中的常规药物。其主要作用机制是抑制交感神经活性；使心肌 β 受体密度上调；通过减慢心室率提高心肌收缩力；改善心肌松弛，增加心室充盈量；提高心肌电稳定性，防止心律失常发生。

由于 β 受体阻滞剂确实具有负性肌力作用，临床应用仍应十分慎重。应待心衰情况稳定已无体液潴留后，首先从小剂量开始，如美托洛尔 12.5 mg/d、比索洛尔 1.25 mg/d、卡维地洛 6.25 mg/d，逐渐增加剂量，适量长期维持。临床疗效常在用药后 2~3 个月才出现。β 受体阻滞剂的禁忌证为支气管痉挛性疾病、心动过缓、二度及三度房室传导阻滞。

4.洋地黄制剂　洋地黄类药物作为正性肌力药物的代表，可明显改善症状，减少住院率，提高运动耐量，增加心排血量，但不能有效提高生存率。

（1）药理作用：①正性肌力作用：洋地黄主要是通过抑制心肌细胞膜上的 Na^+-K^+-ATP 酶，使细胞内 Ca^{2+} 浓度升高而使心肌收缩力增强。而细胞内 K^+ 浓度降低，成为洋地黄中毒的重要原因。②电生理作用：一般治疗剂量下，洋地黄可抑制心脏传导系统，对房室交界区的抑制最为明显。大剂量时可提高心房、交界区及心室的自律性，当血钾过低时，更易发生各种快速性心律失常。③迷走神经兴奋作用：对迷走神经系统的兴奋作用是洋地黄的一个独特的优点。可以对抗心衰时交感神经兴奋的不利影响，但尚不足以取代 β 受体阻滞剂的作用。

（2）制剂选择：①地高辛：口服片剂 0.25 mg，口服后经小肠吸收，2~3 h 血浓度达高峰，4~8 h 获最大效应。地高辛 85% 由肾脏排出，10%~15% 由肝胆系统排至肠道。本药的半衰期为 36 h，连续口服相同剂量 7 天后，血浆浓度可达有效稳态，纠正了过去洋地黄制剂必须应用负荷剂量才能达到有效药浓度的错误观点。目前所采用的自开始即使用维持量的给药方法称为维持量法。免除负荷量用药能大大减少洋地黄中毒的发生率。本制剂适用于中度心力衰竭维持治疗，0.25 mg，1 次/d。对 70 岁以上或肾功能不良的患者宜减量。②毛花苷 C（西地兰）：为静脉注射用制剂，注射后 10 min 起效，1~2 h 达高峰，每次 0.2~0.4 mg 稀释后静注，24 h 总量 0.8~1.2 mg，适用于急性心力衰竭或慢性心衰加重时，特别适用于心衰伴快速心房颤动者。③毒毛花苷 K：亦为快速作用类，静脉注射后 5 min 起效，0.5~1 h 达高峰，每次静脉用量为 0.25 mg，24 h 总量 0.5~0.75 mg，用于急性心力衰竭时。

（3）适应证和禁忌证：洋地黄作为首选药物的适应证是室上性快速心律失常的中、重度收缩性心力衰竭，包括扩张型心肌病、二尖瓣病变、主动脉瓣病变、陈旧性心肌梗死以及高心病所致的慢性心力衰竭。肺源性心脏病导致右心衰，常伴低氧血症，洋地黄效果不好且易于中毒，应慎用。肥厚型心肌病、预激综合征、高度或三度房室传导阻滞、病态窦房结综合征洋地黄属于禁用。

（4）洋地黄中毒表现及其处理：①影响洋地黄中毒的因素：洋地黄用药安全窗很小，轻度中毒剂量约为有效治疗量的两倍。心肌在缺血、缺氧情况下则中毒剂量更小。低血钾是常见的引起洋地黄中毒的原因；肾功能不全以及与其他药物的相互作用也是引起中毒的因素；心血管病常用药物，如胺碘酮、维拉帕米（异搏定）及奎尼丁等均可降低地高辛的经肾排泄率而增加中毒的可能性。②洋地黄中毒表现：a.心律失常：洋地黄中毒最重要的反应是各类心律失常，最常见者为室性期前收缩，多表现为二联律、非阵发性交界区心动过速、房性期前收缩、心房颤动及房室传导阻滞。快速房性心律失常又伴有传导阻滞是洋地黄中毒的特征性表现。b.胃肠道反应：如恶心、呕吐。此时应注意分析胃肠道反应与应用洋地黄药物的时间先后关系。c.中枢神经系统表现：视力模糊、黄视、倦怠等。洋地黄类药物的胃肠道反应以及中枢神经的症状在应用地高辛时十分少见，特别是普及维持量给药法以来更为少见。测定血药浓度有助于洋地黄中毒的诊断，在治疗剂量下地高辛血浓度为 1.0～2.0 ng/mL，但这种测定需结合临床表现来确定其意义。③洋地黄中毒的处理：发生洋地黄中毒后应立即停药。单发性室性期前收缩、一度房室传导阻滞等停药后常自行消失；对快速性心律失常者，如血钾浓度低则可用静脉补钾，如血钾不低可用利多卡因 50～100 mg 稀释后静脉注射，或苯妥英钠 100 mg 稀释后静脉注射。一般禁用电复律，因易致心室颤动。有传导阻滞及缓慢性心律失常者可用阿托品 0.5～1.0 mg 皮下或静脉注射，一般不需安置临时心脏起搏器。

二、急性心力衰竭

急性心力衰竭（acute heart failure，AHF）是指由于急性心脏病变引起心排血量显著、急骤降低，导致组织器官灌注不足和急性淤血综合征。临床上急性左心衰较为常见，以肺水肿或心源性休克为主要表现，是严重的急危重症，抢救是否及时合理与预后密切相关。急性右心衰主要由大块肺梗死引起。本节主要讨论急性左心衰。

（一）病因

心脏解剖或功能的突发异常，使心排血量急剧降低和肺静脉压突然升高均可发生急性左心衰竭。常见病因有：

1.急性弥漫性心肌损伤　如急性心肌炎、广泛性心肌梗死等。

2.急性心脏排血受阻　如严重的瓣膜狭窄、心室流出道梗阻、心房内血栓或黏液瘤嵌顿，动脉总干或大分支栓塞等。

3.急性心脏容量负荷过重　如外伤、急性心肌梗死或感染性心内膜炎引起的瓣膜损害，腱索断裂，心室乳头肌功能不全，间隔穿孔，主动脉窦动脉瘤破裂入心腔，以及静脉输血或输入含钠液体过快或过多。

4.急性心室舒张受限　如急性大量心包积液或积血、快速的异位心律等。

5.严重的心律失常　如心室颤动和其他严重的室性心律失常、心室暂停、显著的心动过缓等，使心脏暂停排血或排血量显著减少。

（二）临床表现

突发严重呼吸困难，呼吸频率常达每分钟 30～40 次，强迫坐位、面色灰白、发绀、大汗、烦躁，同时频繁咳嗽，咳粉红色泡沫痰。极重者可因脑缺氧而致神志模糊。发病开始可有一过性血压升高，病情如不缓解，血压可持续下降直至休克。听诊时两肺满布湿性啰音和哮鸣音，心尖部第一心音减弱，心率快，同时有舒张早期奔马律，肺动脉瓣第二心音亢进。胸部 X 线片显示：早期间质水肿时，上肺静脉充盈、肺门血管影模糊、小叶间隔增厚；肺水肿时表现为蝶形肺门；严重肺水肿时，为弥漫满肺的大片阴影。重症患者采用漂浮导管行床边血流动力学监测，肺毛细血管嵌压(PCWP)随病情加重而增高,心脏指数(CI)则相反。

急性心力衰竭的临床严重程度,常用 Killip 分级:

(1)Ⅰ级:无急性心力衰竭。

(2)Ⅱ级:急性心力衰竭,肺部中下肺野湿性啰音,心脏奔马律,胸片见肺淤血。

(3)Ⅲ级:严重急性心力衰竭,严重肺水肿,满肺湿啰音。

(4)Ⅳ级:心源性休克。

(三)诊断与鉴别诊断

根据典型症状与体征,一般不难作出诊断。急性呼吸困难与支气管哮喘的鉴别前已述及,与肺水肿并存的心源性休克与其他原因所致休克也不难鉴别。

(四)治疗

急性左心衰竭时的缺氧和高度呼吸困难是致命的威胁,必须尽快使之缓解。治疗措施有:

1.体位 患者取坐位,双腿下垂,以减少静脉回流。

2.给氧 立即高流量鼻管给氧(6~8 L/min),对病情特别严重者应采用面罩呼吸机持续加压,使肺泡内压增加,加强气体交换,同时可对抗组织液向肺泡内渗透。

3.镇静 吗啡 3~5 mg 静脉注射,不仅可以使患者镇静,减少躁动所带来的额外的心脏负担,同时也具有小血管舒张的功能而减轻心脏的负荷。必要时每间隔 15 min 重复 1 次,共 2~3 次。老年患者可酌减剂量或改为肌肉注射。

4.快速利尿 呋塞米 20~40 mg 静脉注射,于 2 min 内推完,10 min 内起效,可持续 3~4 h,4 h 后可重复 1 次。除利尿作用外,本药还有静脉扩张作用,有利于肺水肿缓解。

5.血管扩张剂

(1)硝酸甘油:舌下或静脉滴注,扩张小静脉,降低回心血量,使 LVEDP 及肺血管压降低。患者对本药的耐受量个体差异很大,可先以 10 μg/min 开始,然后每 10 min 调整 1 次,每次增加 5~10 μg,以收缩压达到 90~100 mmHg 为度。

(2)硝普钠:为动、静脉血管扩张剂,静注后 2~5 min 起效,起始剂量 0.3 μg/(kg·min)滴入,根据血压逐步增加剂量,最大量可用至 5 μg/(kg·min),维持量为 50~100 μg/min。硝普钠含有氰化物,用药时间不宜连续超过 24 h。

(3)重组人脑钠肽:具有扩管、利尿、抑制 RAAS 和交感活性的作用。

6.洋地黄类药物 可给西地兰首剂 0.4~0.8 mg,2 h 后可酌情再给 0.2~0.4 mg。最适合用于有心房颤动伴有快速心室率并已知有心室扩大伴左心室收缩功能不全者。对急性心肌梗死 24 h 内不宜用洋地黄类药物;二尖瓣狭窄所致肺水肿洋地黄类药物也无效。后两种情况如伴有心房颤动快速室率则可应用洋地黄类药物减慢心室率,有利于缓解肺水肿。

7.四肢交替加压 四肢轮流绑扎止血带或血压计袖带,通常同一时间只绑扎 3 肢,每隔 15~20 min 轮流放松 1 肢。血压计袖带的充气压力应较舒张压低 10 mmHg,使动脉血流仍可顺利通过,而静脉血回流受阻。此法可降低前负荷,减轻肺淤血和肺水肿。

8.其他

(1)静脉注射氨茶碱:0.25 g(以 50% 葡萄糖 40 mL 稀释,15~20 min 注完)可解除支气管痉挛,减轻呼吸困难。还可增强心肌收缩,扩张周围血管,降低肺动脉和左房压。

(2)多巴胺:小剂量多巴胺,<2 μg/(kg·min)静脉注射,可降低外周阻力扩张肾、冠脉和

脑血管;较大剂量,>2 μg/(kg·min)可增加心肌收缩力和心输出量。均有利于改善急性心力衰竭的病情。但超过 5 μg/(kg·min)的大剂量静脉注射时,因可兴奋 α 受体而增加左室后负荷和肺动脉压而对患者有害。

（3）机械辅助治疗:主动脉内球囊反搏和临时心肺辅助系统,对极危重患者,有条件的医院可采用。

（4）静脉穿刺放血:静脉穿刺放血 300~500 mL,可用于上述治疗无效的肺水肿患者,尤其是大量快速输液或输血所致的肺水肿。

（5）透析疗法:待急性症状缓解后,应着手对诱因及基本病因进行治疗。

第二节　原发性高血压

案例导入

　　患者,68 岁,体检发现高血压 12 年,平素无明显不适,曾服用过硝苯地平、卡托普利等降压药物,但病人常不遵医嘱,服药不规律,血压时高时低。2 月前开始出现活动后心悸,休息可缓解。体格检查:T 36.8 ℃,P 100 次/min,R 22 次/min,Bp 170/100 mmHg,体型肥胖,颈静脉无怒张。心浊音界向左下扩大,心尖搏动在左第 6 肋间锁骨中线外 1 cm,HR 100 次/min,律齐,心尖部 2/6 级收缩期杂音,两肺无异常。腹平软,肝脾肋下未触及,双下肢无水肿,神经系统检查(-)。ECG 示左室肥大,左室劳损。请思考:

　　（1）该患者最可能患了什么病? 你诊断的依据是什么?

　　（2）应进一步做哪些检查? 如何治疗?

高血压是以体循环动脉血压增高为主要表现的临床综合征。目前我国采用国际上统一的标准,将 18 岁以上成人高血压定义为收缩压≥140 mmHg 及(或)舒张压≥90 mmHg。长期高血压可影响机体重要脏器如心、脑、肾的结构与功能,最终导致这些器官的功能衰竭,迄今仍是心血管疾病死亡的主要原因之一。

高血压可分为原发性及继发性两大类。在绝大多数患者中,高血压的病因不明,称为原发性高血压(primary hypertension),约占总高血压患者的 95%;继发性高血压是指由某些确定的疾病或病因引起的血压升高,约占所有高血压患者的 5%。

（一）病因

原发性高血压的病因尚未完全阐明,一般认为是遗传易感性和环境因素相互作用的结果。遗传因素约占 40%,环境因素约占 60%。

1.遗传因素　原发性高血压有群集于某些家族的倾向,提示其有遗传学基础或伴有遗传生化异常。父母均有高血压,子女的发病概率高达 46%,约 60% 的高血压患者可询问到有高血压家族史。高血压的遗传可能存在主要基因显性遗传和多基因关联遗传两种方式。

2.环境因素

（1）饮食:不同地区人群血压水平和高血压患病率与钠盐平均摄入量显著有关,摄盐越多,血压水平和患病率越高,但是同一地区人群中个体间血压水平与摄盐量并不相关,摄盐过多导致血压升高主要见于对盐敏感的人群。有人认为饮食低钾、低钙、高蛋白摄入、饱和脂肪酸或饱和脂肪酸与不饱和脂肪酸的比值较高也可能属于升压因素。饮酒量与血压水平线性相关。

(2)肥胖:是血压升高的重要危险因素。高血压患者约 1/3 有不同程度肥胖。血压与体重指数(BMI)呈显著正相关。肥胖的类型与高血压发生关系密切,腹型肥胖者易发生高血压。

(3)精神应激:人在长期精神紧张、压力、焦虑或长期环境噪声、视觉刺激下可引起高血压。高血压患者经休息后往往症状和血压可获得一定改善。

(二)病理

高血压早期并无明显病理学改变。高血压持续及进展即可引起全身小动脉病变,表现为小动脉玻璃样变、中层平滑肌细胞增殖、管壁增厚、管腔狭窄,导致重要靶器官(如心、脑、肾缺血)损伤。同时,长期高血压可促进动脉粥样硬化的形成及发展,该病变主要累及大、中动脉。

1.心脏　长期压力负荷增高,使左心室肥厚扩大。高血压发病过程中的儿茶酚胺与血管紧张素Ⅱ等生长因子都可刺激心肌细胞肥大。长期高血压发生心脏肥厚或扩大时,称为高血压心脏病,最终可导致心力衰竭。高血压持续存在可促使脂质在大、中动脉内膜下沉积,引起动脉粥样硬化,如冠状动脉粥样硬化。

2.脑　脑部小动脉硬化及血栓形成可致脑腔隙性梗死。脑血管结构薄弱,易形成微动脉瘤,当压力升高时可引起破裂、脑出血。长期高血压也可导致脑中型动脉的粥样硬化,可并发脑血栓。急性血压升高时可引起脑小动脉痉挛、缺血、渗出,致高血压脑病。

3.肾脏　肾小球入球动脉硬化,肾实质缺血。持续高血压致肾小球囊内压升高,肾小球纤维化、萎缩,最终致肾衰竭。慢性肾衰竭是长期高血压的严重后果之一。恶性高血压时,入球小动脉及小叶间动脉发生增殖性内膜炎及纤维素样坏死,可在短期内出现肾衰竭。

4.视网膜　视网膜小动脉早期发生痉挛,随着病程进展出现硬化改变,可引起视网膜出血和渗出。

(三)临床表现与并发症

【症状】

原发性高血压通常起病缓慢,早期常无症状或不明显,仅于体格检查时发现血压升高,少数患者则在发生心、脑、肾等并发症后才被发现。高血压患者可有头痛、眩晕、颈项板紧、气急、疲劳、心悸、耳鸣等症状,但并不一定与血压水平相关。症状呈轻度持续性,多数症状可自行缓解,在紧张或劳累后加重。高血压病后期的临床表现常与心、脑、肾功能不全或器官并发症有关。

【体征】

体检时可听到 A_2 亢进,心尖部收缩期杂音或收缩早期喀喇音。长期持续高血压可有左心室肥厚出现抬举样心尖搏动,并可闻及第四心音。

【恶性或急进型高血压】

少数患者病情急骤进展,可发展为恶性高血压,其发病机制尚不清楚,可能与不及时治疗或治疗不当有关。病理上以肾小动脉纤维样坏死为特征。临床特点：①发病较急骤，多见于中、青年。②血压显著升高，舒张压持续≥130 mmHg。③头痛、视力模糊、眼底出血、渗出和乳头水肿。④肾脏损害突出，持续蛋白尿、血尿及管型尿，并可伴肾功能不全。⑤病情进展迅速，如不及时有效降压治疗，预后很差，常死于肾功能衰竭、脑卒中或心力衰竭。

【并发症】

1.高血压危象　因紧张、疲劳、寒冷、嗜铬细胞瘤发作、突然停服降压药等诱因，致使交感神经活动亢进，血中儿茶酚胺升高，小动脉发生强烈痉挛，血压急剧上升，影响重要脏器血液供应而产生危急症状。出现头痛、烦躁、眩晕、恶心、呕吐、心悸、气急及视力模糊等严重症状，以及伴有相应的靶器官缺血症状。发作一般历时短暂，控制血压后病情可迅速好转。

2.高血压脑病　发生机制可能为过高的血压突破了脑血流自动调节范围，导致脑组织血流灌注过多引起脑水肿。临床表现以脑病的症状与体征为特点，表现为弥漫性严重头痛、恶心、呕吐、意识障碍、精神错乱、昏迷或惊厥。血压降低即可逆转。

3.脑血管病　包括短暂性脑缺血发作、腔隙性脑梗死、脑血栓形成、脑出血。

4.心力衰竭　高血压心脏病以及高血压合并冠状动脉粥样硬化均可导致心力衰竭，以左心衰竭为主。

5.慢性肾功能不全　长期血压升高可致进行性肾小球硬化，可出现蛋白尿、肾功能损害，晚期出现肾衰竭。

6.主动脉夹层　持续的高血压致大动脉管壁硬化，形成主动脉内膜破损，血液渗入主动脉壁中层形成夹层血肿，并可沿着主动脉壁延伸剥离，为严重心血管急症。

（四）辅助检查

1.实验室检查　血糖、血脂、血尿酸、血电解质、尿常规、肾功能，以发现相关的危险因素和靶器官损害。

2.心电图　心电图可见左心室肥大、劳损或心律失常等改变。

3.影像学检查　胸片、超声心动图可见主动脉弓迂曲延长、左室增大等。

4.眼底检查　有助于对高血压严重程度的了解，其分级标准如下：Ⅰ级，视网膜动脉变细、反光增强；Ⅱ级，视网膜动脉狭窄、动静脉交叉压迫；Ⅲ级，上述血管病变基础上有眼底出血、棉絮状渗出；Ⅳ级，上述基础上出现视神经乳头水肿。

5.动态血压监测　可测定白昼与夜间各时间段血压的平均值和离散度，了解其血压变异性和血压昼夜节律。能较敏感、客观地反映实际血压水平，判断血压升高的严重程度，指导降压治疗以及评价降压药物疗效。

（五）诊断

【高血压的诊断】

高血压的诊断必须以非药物状态下两次或两次以上非同日多次血压测定所得的平均值达到高血压的标准，偶然测得 1 次血压增高不能诊断为高血压，必须重复和进一步观察，必要时可行动态血压监测。高血压的诊断有赖于血压的正确测定。采用经核准的水银柱或电子血压计，测量安静休息坐位时上臂肱动脉部位的血压。血压水平的定义和分类见表 3.1。

表 3.1　血压水平的定义和分类

类　别	收缩压/mmHg	舒张压/mmHg
正常血压	<120	<80
正常高值	120~139	80~89
高血压	≥140	≥90
1 级高血压(轻度)	140~159	90~99
2 级高血压(中度)	160~179	100~109
3 级高血压(重度)	≥180	≥110
单纯收缩期高血压	≥140	<90

注：当收缩压和舒张压分属于不同分级时，以较高的级别作为标准。

【高血压的危险度分层】

对已明确诊断的高血压病人,尚需进行高血压的危险性评估,以利于指导治疗和判断预后。现主张将高血压病人分为低危、中危、高危、极高危 4 组(见表 3.2)。分层标准的根据是血压升高水平、其他心血管危险因素、糖尿病、靶器官损害以及并发症情况。

表 3.2　高血压的危险度分层

其他危险因素和病史	血压/mmHg		
	1 级高血压	2 级高血压	3 级高血压
无其他危险因素	低危	中危	高危
1~2 个危险因素	中危	中危	极高危
≥3 个危险因素或靶器官损害或糖尿病	高危	高危	极高危
并存的临床情况	极高危	极高危	极高危

1.用于分层的其他心血管危险因素　①男性>55 岁,女性>65 岁;②吸烟;③血胆固醇>5.72 mmol/L,或低密度脂蛋白胆固醇(LDL-C)>3.3 mmol/L,或高密度脂蛋白胆固醇(HDL-C)<1.0 mmol/L;④早发心血管疾病家族史(一级亲属发病年龄<50 岁);⑤腹型肥胖(腹围:男性≥85 cm,女性≥80 cm),或体重指数>28;⑥高敏 C 反应蛋白≥1 mg/dL;⑦缺乏体力活动。

2.用于分层的靶器官损害　①左心室肥厚(心电图或超声心动图);②颈动脉超声证实有动脉粥样斑块或内膜中层厚度≥0.9 mm;③血肌酐轻度升高:男性 115~133 μmol/L,女性107~124 μmol/L;④微量白蛋白尿 30~300 mg/24 h,或尿白蛋白/肌酐比值男性≥22 mg/g,女性≥31 mg/g。

3.用于分层的并发症　①心脏疾病:如心绞痛、心肌梗死、冠状动脉血运重建、心力衰竭;②脑血管疾病:如脑出血、缺血性脑卒中、短暂性脑缺血发作;③肾脏疾病:如糖尿病肾病、血肌酐升高男性超过 133 μmol/L 或女性超过 124 μmol/L、临床蛋白尿>300 mg/24 h；④血管疾病：如主动脉夹层、外周血管病；⑤高血压性视网膜病变：如出血或渗出、视乳头水肿。

（六）治疗

原发性高血压的治疗目标是：降低血压，使血压降至正常范围；防止或减少心脑血管及肾脏等并发症，降低病残率和病死率。目前一般主张血压控制目标值至少<140/90 mmHg；糖尿病或慢性肾脏病合并高血压患者，血压控制目标值<130/80 mmHg；老年收缩期性高血压的降压目标水平为收缩压 140~150 mmHg，舒张压<90 mmHg 但不低于 65~70 mmHg，舒张压降得过低可能抵消收缩压下降得到的益处。

【改善生活方式】

适用于所有高血压患者，包括使用降压药物治疗的患者。

1.限制钠盐摄入　应减少烹调用盐，每人每日食盐量以不超过 6 g 为宜。

2.减少脂肪摄入，补充钙和钾盐　膳食中脂肪量应控制在总热量的 25% 以下，每人每日吃新鲜蔬菜 400~500 g，喝牛奶 500 mL，可补充钾 1 000 mg 和钙 400 mg。

3.戒烟、限制饮酒　酒精摄入量与血压水平及高血压患病率呈线性相关，饮酒量每日不可超过相当于 50 g 乙醇的量。

4.减轻体重　尽量将体重指数（BMI）控制在 25 以内。体重降低对改善胰岛素抵抗、糖尿病、高脂血症和左心室肥厚均有益。

5.运动　运动有利于减轻体重和改善胰岛素抵抗，提高心血管适应调节能力，稳定血压水平。可根据年龄及身体状况选择慢跑或步行，运动频率一般每周 3~5 次，每次 20~60 min。

6.心理调节　减少精神压力，保持心理平衡。

【降压药物治疗】

1.降压药物种类与作用特点　目前常用降压药物可归纳为 5 大类，即利尿剂、β 受体阻滞剂、钙通道阻滞剂（CCB）、血管紧张素转换酶抑制剂（ACEI）和血管紧张素 Ⅱ 受体阻滞剂（ARB），见表 3.3。

表 3.3　常用降压药物的名称、剂量及用法

药物分类	药物名称	剂量/mg	用法/(次·d^{-1})
利尿剂	氢氯噻嗪	12.5	1~2
	氯噻酮	25~50	1
	呋塞米	20~40	1~2
	螺内酯	20~40	1~2
	氨苯蝶啶	50	1~2
	阿米洛利	5~10	1
β 受体阻滞剂	普萘洛尔	10~20	2~3
	美托洛尔	25~50	2
	阿替洛尔	50~100	1
	卡维洛尔	12.5~25	1~2

续表

药物分类	药物名称	剂量/mg	用法/(次·d⁻¹)
钙通道阻滞剂	硝苯地平	5~10	3
	硝苯地平控释剂	30~60	1
	氨氯地平	5~10	1
	维拉帕米缓释剂	240	1
	地尔硫卓缓释剂	90~180	1
血管紧张素转换酶抑制剂	卡托普利	12.5~50	2~3
	依那普利	10~20	2
	贝那普利	10~20	1
	培哚普利	4~8	1
血管紧张素Ⅱ受体拮抗剂	缬沙坦	80~160	1
	氯沙坦	50~100	1

2.降压药物应用方案　联合治疗可增强药物疗效,减少不良反应。联合治疗应采用不同降压机制的药物。目前比较合理的两种降压药物联合治疗方案是:①利尿剂与β受体阻滞剂;②利尿剂与ACEI或ARB;③二氢吡啶类钙拮抗剂与β受体阻滞剂;④钙拮抗剂与ACEI或ARB。3种降压药合理的联合治疗方案除有禁忌证外必须包含利尿剂。治疗应从小剂量开始,逐步递增剂量。采用合理的治疗方案和良好的治疗依从,一般可使患者在治疗后3~6个月内达到血压控制目标值。

对于有并发症或合并症患者,降压药和治疗方案选择应该个体化,例如,①高血压合并脑血管病:压力感受器敏感性减退,患者容易发生体位性低血压,因此降压过程应缓慢、平稳,最好不减少脑血流量。可选择ARB、长效钙拮抗剂、ACEI或利尿剂。②高血压合并稳定性心绞痛:应选择β受体阻滞剂、ACEI和长效钙拮抗剂。③心肌梗死后高血压:患者应选择ACEI和β受体阻滞剂,预防心室重构。④高血压合并心力衰竭:应选用利尿剂、ACEI或ARB和β阻滞剂联合治疗。⑤高血压合并慢性肾功能不全(非肾血管性):ACEI或ARB在早、中期能延缓肾功能恶化,但在低血容量或病情晚期(肌酐清除率<30 mL/min或血肌酐超过265 μmol/L)有可能使肾功能恶化。⑥高血压合并糖尿病:应选用ARB或ACEI、长效钙拮抗剂和小剂量利尿剂。ACEI或ARB能有效减轻和延缓糖尿病肾病的进展,改善血糖控制。

原发性高血压诊断一旦确立,通常需要终身治疗。推荐使用长效制剂,便于长期治疗且可减少血压的波动。经过降压药物治疗后,血压得到满意控制,可逐渐减少降压药的剂量,但仍需长期用药维持。中止治疗后高血压仍将复发。

【高血压急症的治疗】

高血压急症是指短时期内(数小时或数天)血压重度升高,舒张压>130 mmHg和(或)收缩压>200 mmHg,伴有重要器官组织,如心脏、脑、肾脏、眼底、大动脉的严重功能障碍或不可逆性损害。高血压急症可发生在高血压患者,表现为高血压危象或高血压脑病;也可发生在其他许多疾病过程中,主要在心、脑血管病急性阶段,如脑出血、脑梗死、急性左心衰竭等情况时。

及时正确处理高血压急症可在短时间内使病情缓解,预防进行性或不可逆性靶器官损害,降低死亡率。

1.迅速降低血压 ①首选硝普钠静脉滴注。硝普钠降压作用迅速,停止滴注后作用在 3~5 min 内即消失。使用硝普钠必须密切观察血压,根据血压水平调节滴速。该药溶液对光敏感,需新鲜配制,避光滴注。硝普钠在体内代谢后产生氰化物,长期或大剂量使用可能发生氰化物中毒,因此,静脉滴注时间一般不超过 72 h。②硝酸甘油:扩张静脉和选择性扩张冠状动脉与大动脉。主要用于急性心力衰竭或急性冠脉综合征时高血压急症。

2.消除脑水肿 有高血压脑病时宜应用脱水剂,如甘露醇,或选择快速利尿剂,如呋塞米静注。

3.制止抽搐 伴烦躁、抽搐者应用地西泮静脉注射或巴比妥类药物肌肉注射。

(七)预防

原发性高血压是遗传易感性和环境因素相互作用的结果,因此,尽可能减少易感人群与不良环境因素之间的相互作用,是预防高血压病的有效措施。具体预防措施包括:在社区人群中实施以健康教育和健康促进为主导的高血压防治宣传,提倡减轻体重、减少食盐摄入、控制饮酒及适量运动等健康生活方式;提高人民大众对高血压及其后果的认识,做到及早发现和有效治疗,提高对高血压的知晓率、治疗率和控制率。这些措施对高血压导致靶器官损害的二级预防也十分重要。

第三节　冠状动脉粥样硬化性心脏病

案例导入

患者,59 岁,心前区疼痛 1 周,加重 2 天。患者 1 周前于骑车上坡时感心前区压榨性疼痛,并向左肩部放射,经休息可缓解。2 天来走路快时亦有类似情况发作,每次持续 3~5 min,含硝酸甘油迅速缓解,为诊治来诊。发病以来进食好,大小便正常,睡眠可,体重无明显变化。既往有高血压病史 5 年,血压 150~180 mmHg/90~100 mmHg,无其他疾病史,无药物过敏史,吸烟十余年,1 包/天。查体:T 36.5 ℃,P 84 次/min,R 18 次/min,Bp 180/100 mmHg,一般情况好,无皮疹,浅表淋巴结未触及,巩膜无黄染。心界不大,HR 84 次/min,律齐,无杂音。肺部叩诊清音,无啰音。腹平软,肝脾未触及,双下肢无水肿。请思考:

(1)患者最可能患了什么病? 你诊断的依据是什么?

(2)应进一步做哪些检查? 该如何治疗?

一、概　述

冠状动脉粥样硬化性心脏病(coronary atherosclerotic heart disease,CHD)是指冠状动脉粥样硬化使血管腔狭窄或阻塞,导致心肌缺血、缺氧或坏死而引起的心脏病,它和冠状动脉功能性改变（痉挛）一起，统称为冠状动脉性心脏病，简称冠心病，也称为缺血性心脏病（ischemic heart disease,IHD）。

冠状动脉粥样硬化性心脏病是动脉粥样硬化导致器官病变的最常见类型，也是严重危害人类健康的常见病。本病多发生在 40 岁以后，男性发病早于女性，脑力劳动者较多。在欧美发达国家本病极为常见，在我国不如欧美多见，但近年来随着生活水平的提高，滋长的不健康的生活方式使本病相对和绝对发生率呈增长趋势。

（一）病因

本病病因尚未完全确定，对冠状动脉粥样硬化进行的广泛而深入的研究表明，本病是多种因素作用于不同环节所致。主要的危险因素有：

1.年龄　本病多见于 40 岁以上的中、老年人，49 岁以后进展较快。近年来，临床发病年龄有年轻化趋势。

2.性别　本病男性多见，男女比例约为 2∶1，女性绝经期之后患病率增加。

3.高脂血症　脂质代谢异常是动脉粥样硬化最重要的危险因素。主要表现为血清总胆固醇（TC）、甘油三酯（TG）、低密度脂蛋白（LDL）、极低密度脂蛋白（VLDL）与载脂蛋白 B（ApoB）增高；高密度脂蛋白（HDL）和载脂蛋白 A（ApoA）降低。此外，脂蛋白（a）增高为独立的危险因素。在危险因素中，以 TC 及 LDL 增高最受关注。

4.高血压　血压增高与本病关系密切。60%~70% 的冠状动脉粥样硬化患者有高血压，高血压患者患本病较血压正常者高 3~4 倍。收缩压和舒张压增高都与本病密切相关。

5.吸烟　吸烟者与不吸烟者比较，本病的发病率和病死率增高 2~6 倍，且与每日吸烟的支数呈正比。被动吸烟也是危险因素。

6.糖尿病　糖尿病患者中本病发病率较无糖尿病者高数倍，本病患者糖耐量减低者也十分常见。

7.其他　①肥胖。②职业：从事脑力活动、紧张、体力活动少者易患本病。③饮食：常进食较高热量与较多动物性脂肪、胆固醇、盐者易患本病；④遗传：有认为本病属多基因遗传性心血管病。家族中有在较年轻时患本病者，其近亲得病的机会可 5 倍于无这种情况的家族。⑤性格：性情急躁、好胜心和竞争性强、不善于劳逸结合的 A 型性格易患本病。

（二）分型

根据冠状动脉病变的部位、范围、血管阻塞程度和心肌供血不足的发展速度、范围和程度的不同，本病可分为 5 种临床类型。

1.无症状型冠心病　也称隐匿型冠心病。患者无症状，但静息时或负荷试验后有 ST 段压低、T 波减低、变平或倒置等心肌缺血的心电图改变；病理学检查心肌无明显组织形态改变。

2.心绞痛型冠心病　有发作性胸骨后疼痛，为一过性心肌供血不足引起。病理学检查心肌无明显组织形态改变或有纤维化改变。

3.心肌梗死型冠心病　症状严重，由冠状动脉闭塞致心肌急性缺血性坏死所致。

4.缺血性心肌病型冠心病　表现为心脏增大、心力衰竭和心律失常，为长期心肌缺血导致心肌纤维化引起。临床表现与原发性扩张型心肌病类似。

5.猝死型冠心病　因原发性心脏骤停而猝然死亡，多为缺血心肌局部发生电生理紊乱，引起严重的室性心律失常所致。

近年趋于将本病分为急性冠脉综合征和慢性冠脉病或称慢性缺血综合征两大类。前者包括不稳定型心绞痛、急性心肌梗死和冠心病猝死;后者包括稳定型心绞痛、冠脉正常的心绞痛(如 X 综合征)、无症状性心肌缺血和缺血性心肌病。以下只重点讨论稳定型心绞痛和心肌梗死。

二、稳定型心绞痛

稳定型心绞痛也称稳定型劳力性心绞痛,是在冠状动脉固定性严重狭窄的基础上,由于心肌负荷的增加导致心肌急剧的、暂时的缺血与缺氧所引起的临床综合征。其特点为阵发性的胸骨后压榨性疼痛或憋闷感,可放射至心前区和左上肢,常发生于劳动或情绪激动时,持续数分钟,休息或用硝酸酯制剂后消失。

本病多见于男性,大多数患者年龄在 40 岁以上,劳累、情绪激动、饱食、受寒、急性循环衰竭等为常见的诱因。基本病因为冠状动脉粥样硬化,致冠状动脉狭窄或部分分支闭塞时,其扩张性减弱,血流量减少。本病也可由主动脉瓣狭窄或关闭不全、梅毒性主动脉炎、原发性肥厚型心肌病、先天性冠状动脉畸形、风湿性冠状动脉炎等引起。

(一)临床表现

【症状】

心绞痛以发作性胸痛为主要临床表现,胸痛的主要特点如下:

1.部位　主要在胸骨体上段或中段之后,可波及心前区,有手掌大小范围,甚至横贯前胸,界限不很清楚。常放射至左肩、左臂内侧达无名指和小指,少数可放射至颈、咽或下颌部。

2.性质　胸痛常为压迫性、窒息性或紧缩性,也可有烧灼感,但不尖锐,偶伴濒死的恐惧感觉,有些患者仅觉胸闷不适。发作时,患者往往不自觉地停止原来的活动,直至症状缓解。

3.持续时间　大部分为 3~5 min,一般不超过 15 min,可数天或数星期发作一次,也可一日内多次发作,但频率相对固定。

4.诱因　发作常由体力劳动或情绪激动所诱发,寒冷、饱食、吸烟、心动过速、休克等也可诱发。疼痛多发生于劳力或激动的当时,而不是之后。典型的心绞痛常在相似的条件下重复发生,但有时同样的劳力只在早晨而不在下午引起心绞痛,提示与晨间交感神经兴奋性增高等昼夜节律变化有关。

5.缓解方式　一般在诱因消除后或舌下含用硝酸甘油几分钟即可缓解。

【体征】

未发作时多无异常体征。心绞痛发作时常见心率增快、血压升高、表情焦虑、皮肤湿冷,有时出现第三或第四心音奔马律。若乳头肌缺血致功能失调引起二尖瓣关闭不全,可有暂时性心尖部收缩期杂音。

(二)辅助检查

1.心电图检查　是发现心肌缺血、诊断心绞痛最常用的检查方法。

(1)静息时心电图:约半数患者心电图正常,也可能有陈旧性心肌梗死的改变或非特异性 ST 段和 T 波异常,有时出现房室或束支传导阻滞或室性、房性期前收缩等心律失常。

(2)心绞痛发作时心电图:绝大多数患者可出现暂时性、缺血性 ST 段水平型或下斜型压低改变(≥0.1 mV),发作缓解后恢复。有时出现 T 波倒置。

(3)心电图负荷试验:以运动负荷试验最常用。通过运动增加心脏负荷,观察心电图有无缺血改变,借以了解冠脉循环状况。运动方式主要为分级活动平板或踏车,其运动强度可逐步分期升级,以前者较为常用。运动中出现典型心绞痛,心电图改变主要以 ST 段水平型或下斜型压低≥0.1 mV,并持续 2 min 为阳性标准。本试验有一定比例的假阳性和假阴性,单纯运动心电图阳性或阴性结果不能作为诊断或排除冠心病的依据。运动中出现心绞痛、步态不稳,出现室性心动过速或血压下降时,应立即停止运动。心肌梗死急性期、不稳定型心绞痛、心力衰竭、严重心律失常或急性疾病者禁作运动负荷试验。

(4)心电图连续动态监测:又称 Holter 心电图,能连续记录并自动分析患者在正常活动状态下 24 h 心电图。可发现 ST-T 改变和各种心律失常,出现时间可与患者的活动和症状相对照。胸痛发作时相应时间的缺血性 ST-T 改变有助于确定心绞痛的诊断。

2.X 线检查 可无异常发现,如已伴发缺血性心肌病可见心影增大、主动脉增宽、肺充血等。

3.冠状动脉造影 是确诊冠心病常用而有重要价值的方法,可明确病变部位和狭窄程度。一般认为,管腔直径减少 70% 以上会严重影响血供,50% ~ 70% 者也有一定意义。

4.其他检查 二维超声心动图可探测到缺血区心室壁的运动异常,心肌超声造影可了解心肌血流灌注。电子束或多层螺旋 X 线计算机断层显像冠状动脉造影二维或三维重建,磁共振显像冠状动脉造影等,已用于冠状动脉的显像。血管镜检查、冠状动脉内超声显像及多普勒检查有助于指导冠心病介入治疗时采取更恰当的治疗措施。

(三)诊断

根据典型的心绞痛发作特点和体征,含用硝酸甘油后有效,结合已知的冠心病危险因素,排除其他原因所致的心绞痛,一般即可做出诊断。发作时心电图检查可见以 R 波为主的导联中,ST 段压低,T 波平坦或倒置,发作过后数分钟内逐渐恢复。心电图无变化者可考虑做心电图负荷试验。发作不典型者,诊断要依靠观察硝酸甘油的疗效和发作时心电图的改变,或作 24 h 的动态心电图连续监测。诊断有困难者可行放射性核素心肌显像、磁共振显像冠状动脉造影等,如确有必要可考虑行选择性冠状动脉造影。

心绞痛严重度的分级:根据加拿大心血管病学会(CCS)分为 4 级。

(1)Ⅰ级:一般体力活动(如步行和登楼)不受限,仅在强、快或持续用力时发生心绞痛。

(2)Ⅱ级:一般体力活动轻度受限。快步、饭后、寒冷或刮风中、精神应激或醒后数小时内发作心绞痛。一般情况下平地步行 200 m 以上或登楼一层以上受限。

(3)Ⅲ级:一般体力活动明显受限,一般情况下平地步行 200 m,或登楼一层引起心绞痛。

(4)Ⅳ级:轻微活动或休息时即可发生心绞痛。

(四)治疗

治疗原则是增加冠状动脉的血供,降低心肌的耗氧量,同时治疗动脉粥样硬化。

【发作时的治疗】

1.休息 发作时立刻休息,停止活动后症状多可消除。

2.药物治疗 发作严重者,可使用作用较快的硝酸酯制剂,扩张冠状动脉,降低阻力,增加冠状循环的血流量;扩张周围血管,减低心脏前后负荷和心肌的需氧,从而缓解心绞痛。常用制剂有:

(1)硝酸甘油:常用 0.3 ~ 0.6 mg,置于舌下含化,1 ~ 2 min 即开始起作用,约半小时后作用消失。不良反应有头晕、头胀痛、头部跳动感、面红、心悸等,偶有血压下降。因此,第一次用药患者宜平卧片刻,必要时吸氧。

（2）硝酸异山梨酯:常用 5~10 mg,舌下含化,2~5 min 见效,作用维持 2~3 h。

除上述两种制剂外,还有喷雾吸入剂。

【缓解期的治疗】

尽量避免各种诱发因素。调节饮食,勿暴饮暴食,戒烟禁酒。注意心情愉快,保持适当的体力活动,以不致发生疼痛症状为度。一般不需卧床休息。

1.药物治疗　使用作用持久的抗心绞痛药物,以防心绞痛发作,可单独选用、交替应用或联合应用下列药物。

（1）硝酸酯制剂:常用制剂有①硝酸异山梨酯缓释制剂:药效可维持 12 h,每次 20 mg,2 次/d;②5-单硝酸异山梨酯:是长效硝酸酯类药物,生物利用度几乎 100%。每次 20~40 mg,2 次/d;③长效硝酸甘油制剂:每次 2.5 mg,每 8 h 服 1 次;2% 硝酸甘油油膏或橡皮膏贴片（含 5~10 mg）涂或贴在胸前或上臂皮肤而缓慢吸收,适于预防夜间心绞痛发作。

（2）β 受体阻滞剂:减慢心率、降低血压及心肌收缩力,减少心肌氧耗量,从而减少心绞痛的发作。目前常用制剂有美托洛尔 25~100 mg,2 次/d,缓释片 95~190 mg,1 次/d;阿替洛尔 12.5~25 mg,1 次/d;比索洛尔 2.5~5 mg,1 次/d;塞利洛尔 200~300 mg,1 次/d 等。

本药与硝酸酯类合用有协同作用,因而用量应偏小,以免引起直立性低血压等不良反应。停药时应逐步减量,若突然停药可致心绞痛复发甚至诱发心肌梗死。支气管哮喘、心动过缓、二度或以上房室传导阻滞者不宜应用。

（3）钙通道阻滞剂:本类药物通过阻滞 L 形钙离子通道,抑制心肌及血管平滑肌的钙离子内流,从而使心肌收缩力降低,血管平滑肌松弛。抑制心肌收缩力,从而减少心肌氧耗;扩张冠状动脉,改善心内膜下心肌的供血;扩张周围血管,降低动脉压,减轻心脏负荷;还降低血黏度、抗血小板聚集,改善心肌的微循环。对合并有高血压的患者更适用。常用制剂有硝苯地平缓释制剂、氨氯地平、地尔硫卓等。

（4）曲美他嗪:通过抑制脂肪酸氧化和增加葡萄糖代谢,改善心肌氧的供需平衡而治疗心肌缺血,20 mg,3 次/d,饭后口服。

（5）其他:中医中药治疗,以“活血化瘀”“芳香温通”和“祛痰通络”法最为常用。因心力衰竭而诱发心绞痛者,宜用快速作用的洋地黄类制剂。

2.介入治疗　视病情可作经皮冠状动脉腔内成形术或冠状动脉内支架植入术。

3.外科手术治疗　主要是冠状动脉搭桥术。本手术主要适用于:①左冠状动脉主干病变狭窄>50%;②左前降支和回旋支近端狭窄≥70%;③冠状动脉 3 支病变伴左心室射血分数<50%;④稳定型心绞痛对内科药物治疗反应不佳,影响工作和生活;⑤有严重室性心律失常伴左主干或 3 支病变;⑥介入治疗失败仍有心绞痛或血流动力异常。

（五）预防和预后

对稳定型心绞痛除用药物防止心绞痛再次发作外,应从延缓粥样硬化病情进展,预防心肌梗死等方面综合考虑。长期服用阿司匹林 75~300 mg/d 和给予有效的调脂治疗可促使粥样斑块稳定,减少血栓形成,降低不稳定型心绞痛和心肌梗死的发生。

稳定型心绞痛患者大多数能生存很多年,但有发生急性心肌梗死或猝死的危险。有室性心律失常或传导阻滞者预后较差,但决定预后的主要因素为冠状动脉病变范围和心功能。左冠状动脉主干病变最为严重,年死亡率可高达 30% 左右,此后依次为三支、二支与一支病变。

三、心肌梗死

心肌梗死(myocardial infarction,MI)是心肌缺血性坏死。是指在冠状动脉粥样硬化的基础上,冠状动脉血供急剧减少或中断,使相应的心肌发生严重而持久的急性缺血性损伤和坏死。急性心肌梗死(AMI)临床表现有持久而剧烈的胸骨后疼痛、发热、白细胞计数和血清心肌坏死标记物增高以及心电图特征性改变;可发生心律失常、休克、心力衰竭等,属急性冠脉综合征的严重类型。

本病在欧美常见,在我国本病远不如欧美多见,20 世纪七八十年代,北京、河北、哈尔滨、黑龙江、上海、广州等省市年发病率仅 0.2‰~0.6‰,其中以华北地区最高。80 年代北京急性心肌梗死发病率为 64.01/10 万人口;90 年代增至男性 169/10 万人口,女性 96/10 万人口,显示本病在国内也在增多。

（一）病因

本病的基本病因是冠状动脉粥样硬化(偶为冠状动脉栓塞、炎症、先天性畸形、痉挛和冠状动脉口阻塞所致),造成管腔严重狭窄和心肌血供不足,而侧支循环未充分建立。在此基础上,一旦血供进一步急剧减少或中断,使心肌严重而持久地急性缺血达 20 min 以上,即可发生急性心肌梗死。本病的直接病因多为不稳定的粥样斑块溃破出血和管腔内血栓形成,而使管腔闭塞。少数情况下粥样斑块内或其下发生出血或血管持续痉挛,也可使冠状动脉完全闭塞。

本病的常见诱因有:①重体力劳动、情绪过分激动、血压剧升或用力大便时,致左心室负荷明显加重;②晨起 6 时至 12 时交感神经活动增加,机体应激反应性增强,心肌收缩力、心率、血压增高,冠状动脉张力增高;③在饱餐特别是进食多量脂肪后,血脂增高,血黏稠度增高;④休克、脱水、出血、外科手术或严重心律失常,致心排血量骤降,冠状动脉灌流量锐减。

（二）病理

1.冠状动脉病变　绝大多数心肌梗死患者的冠脉内,均可见在粥样斑块的基础上有血栓形成使管腔闭塞;个别患者可无明显粥样硬化病变,与冠状动脉痉挛有关。此外,梗死的发生与原来冠状动脉受粥样硬化病变累及的支数及其所造成管腔狭窄程度之间未必呈平行关系。冠脉闭塞发生率依次为:左冠状动脉前降支>右冠状动脉>左冠状动脉回旋支>左冠状动脉主干。右心室和左、右心房梗死较少见。

2.心肌病变　冠状动脉闭塞后 20~30 min,受其供血的心肌即有少数坏死;1~2 h 绝大部分心肌呈凝固性坏死,心肌间质则充血、水肿,伴多量炎症细胞浸润;以后,坏死的心肌纤维逐渐溶解,形成肌溶灶;随后渐有肉芽组织形成,坏死组织 1~2 周后开始吸收,并逐渐纤维化;6~8 周形成瘢痕愈合,可遗留陈旧性心肌梗死灶。

继发性病理变化包括:波及心包引起心包炎症;波及心内膜诱致心室腔内附壁血栓形成;梗死心壁向外膨出,可产生心脏破裂或逐渐形成心室壁瘤。

过去将 AMI 分为 Q 波性心肌梗死和非 Q 波性心肌梗死,目前强调以 ST 段抬高进行分类,将 AMI 分为 ST 段抬高性心肌梗死和非 ST 段抬高性心肌梗死。

3.心功能变化　AMI 好发于左室,引起左心室舒张和收缩功能障碍的一些血流动力学变化,包括心脏收缩力减弱,顺应性减低,心肌收缩不协调,左心室舒张末期压增高,舒张和收缩末期容量增多,射血分数减低,心搏量和心排血量下降,心率增快或有心律失常,血压下降,动脉血氧含量降低,严重者导致心脏扩大或心力衰竭,甚至心源性休克。

右心室梗死较少见,其主要病理生理改变是右心衰竭的血流动力学变化,右心房压力增高,高于左心室舒张末期压,心排血量减低,血压下降。

AMI 引起的心力衰竭称为泵衰竭,按 Killip 分级法可分为 4 级。

（1）Ⅰ级:尚无明显心力衰竭。

（2）Ⅱ级:有左心衰竭,肺部啰音<50%肺野。

（3）Ⅲ级:有急性肺水肿,全肺干、湿啰音。

（4）Ⅳ级:有心源性休克等不同程度或阶段的血流动力学变化。

心源性休克是泵衰竭的严重阶段。但如兼有肺水肿和心源性休克则情况最严重。

（三）临床表现

与心肌梗死的部位、大小、侧支循环情况密切相关。

【先兆表现】

大多数患者在发病前数日出现乏力,胸部不适,活动时心悸、气促、不稳定型心绞痛等前驱症状,心绞痛发作与以往相比更频繁、更剧烈、持续时间更长、硝酸甘油疗效差、诱发因素不明显。心电图示 ST 段一时性明显抬高或压低,T 波倒置或增高。需及时住院处理,部分可避免发生心肌梗死。

【症状】

1.疼痛　是最早出现的症状,多在清晨或安静时发生,疼痛部位和性质与心绞痛相似,但程度更重,持续时间更长,休息和含用硝酸甘油片多不能缓解,诱因多不明显。少数患者无疼痛,起病即表现为休克或急性心力衰竭。部分患者疼痛位于上腹部或放射至下颌、颈部、背部上方,易被误诊。

2.全身症状　患者烦躁不安、面色苍白、大汗、恐惧或有濒死感。发热一般在疼痛发生后24~48 h 出现,由心肌坏死物质被吸收所引起,体温一般在 38 ℃左右,持续约 1 周。

3.胃肠道症状　常见恶心、呕吐、上腹胀气或胀痛,与迷走神经受坏死和心排血量降低组织灌注不足等有关。重症者可发生呃逆。

4.心律失常　绝大多数患者可发生心律失常,多发生在起病 1~2 天,以 24 h 内常见。室性心律失常最多见,尤其是室性期前收缩,若室性期前收缩频发（每分钟 5 次以上）,成对出现或呈短阵室性心动过速,多源性或呈 R on T 现象,常为心室颤动的先兆。室颤是 AMI 早期特别是入院前主要的死因。房室传导阻滞和束支传导阻滞也较多见,前壁心肌梗死如发生房室传导阻滞表明梗死范围广泛,情况严重。

5.低血压和休克　疼痛期常见血压下降,未必是休克。若疼痛缓解而收缩压仍低于80 mmHg,并伴有组织器官血流灌注不足的表现,如面色苍白、皮肤湿冷、脉搏细数、大汗淋漓、尿量减少（<20 mL/h）、神志改变（烦躁不安、迟钝、晕厥等）,则为心源性休克表现。休克多在起病后数小时至数日内发生。

6.心力衰竭　绝大多数为急性左心衰竭,为梗死后心脏舒缩力显著减弱或不协调所致,可在起病最初几天内发生,或见于疼痛、休克好转阶段。表现为左心衰常见症状,如呼吸困难、咳嗽、发绀等,重者可出现急性肺水肿,随后可继发右心衰竭。右心室心肌梗死者可一开始即出现右心衰竭表现,如颈静脉怒张、肝大、水肿等,伴血压下降。

【体征】

1.心脏体征　心脏浊音界可正常或轻至中度增大;心率多增快,少数患者可减慢;心尖区第一心音减弱;可出现舒张早期或晚期奔马律;少数患者在起病第2~3天出现心包摩擦音;心尖区可出现粗糙的收缩期杂音或伴收缩中晚期喀喇音;可有各种心律失常。

2.血压　除极早期血压可增高外,几乎所有患者都有血压降低。起病前有高血压者,血压可降至正常,且可能不再恢复到起病前的水平。

3.其他　可出现与心律失常、休克或心力衰竭相关的其他体征。

(四)并发症

1.乳头肌功能失调或断裂　总发生率可高达50%。心尖区出现收缩中晚期喀喇音和吹风样收缩期杂音。临床上突然出现左心衰和(或)心源性休克,可迅速发生肺水肿在数日内死亡。

2.心脏破裂　少见,常在起病1周内出现,多数因心室游离壁破裂导致心包积血,引起急性心脏压塞而猝死。

3.栓塞　少见,常于起病后1~2周发生,多为左心室附壁血栓脱落致脑、肾、脾或四肢等动脉栓塞。下肢静脉血栓脱落则产生肺动脉栓塞。

4.心室壁瘤　主要见于左心室,发生率为5%~20%。体格检查可见心脏搏动弥散,叩诊左侧心界扩大,可听到收缩期杂音。心电图显示ST段持续抬高。

5.心肌梗死后综合征　约10%患者发生。于心肌梗死后数周至数月内出现,表现为心包炎、胸膜炎或肺炎。可反复发生,出现发热、胸痛等症状。

(五)辅助检查

【实验室检查】

1.血象　起病24~48 h后白细胞可增至$(10~20)×10^9/L$,中性粒细胞增多,嗜酸性粒细胞减少或消失,可持续1~3周。

2.血沉　起病后4~5天血沉增快,可持续1~3周。

3.C反应蛋白(CRP)　增高,可持续1~3周。

4.血心肌坏死标记物　心肌坏死标记物增高水平与心肌梗死范围及预后明显相关。

(1)肌红蛋白:在AMI后出现最早,起病后2 h内升高,12 h内达高峰;24~48 h内恢复正常。

(2)肌钙蛋白I(cTnI)或T(cTnT):是诊断心肌梗死的敏感指标和特异性指标。起病3~4 h后升高,cTnI于11~24 h达高峰,7~10天降至正常;cTnT于24~48 h达高峰,10~14天降至正常。

(3)肌酸激酶同工酶CK-MB:其增高的程度能较准确地反映梗死的范围大小,其高峰时间是否提前有助于判断溶栓治疗是否有效。起病后4 h内增高,16~24 h达高峰,3~4天恢复正常。

(4)其他AMI心肌酶测定:包括肌酶激酶(CK)、天门冬酸氨基转移酶(AST)以及乳酸脱氢酶(LDH),其特异性及敏感性均远不如上述心肌坏死标记物。

【心电图】

心电图常有特征性和动态性的改变。对心肌梗死的诊断、定位、估计病情程度、演变和预后都有帮助。

1.特征性改变

（1）ST 段抬高性心肌梗死者其心电图特点：①ST 段弓背向上抬高；②病理性 Q 波（宽而深的 Q 波）；③T 波倒置。在背向心肌梗死区的导联则出现相反的改变，即 R 波增高、ST 段压低和 T 波直立并增高。

（2）非 ST 段抬高性心肌梗死者心电图：有两种类型：①无病理性 Q 波，有普遍性 ST 段压低 ≥0.1 mV，但 aVR（有时还有 V₁）导联 ST 段抬高或出现对称性 T 波倒置，为心内膜下心肌梗死的特点；②无病理性 Q 波，也无 ST 段变化，仅有 T 波倒置改变。

2.动态性改变

（1）ST 段抬高性心肌梗死的心电图动态性改变：①超急性期：起病数小时内，可无异常或出现异常高大两肢不对称的 T 波。②急性期：数小时后，ST 段明显抬高，弓背向上，与直立的 T 波连接，形成单相曲线。数小时至 2 天内出现病理性 Q 波，同时 R 波减低。Q 波在 3~4 天内稳定不变，以后大多数永久存在。③亚急性期：若早期不进行治疗干预，ST 段抬高持续数日至 2 周左右，逐渐回到基线水平，T 波则变为平坦或倒置。④慢性期：数周至数月后，T 波呈 V 形倒置，两肢对称，波谷尖锐。T 波倒置可永久存在，也可在数月至数年内逐渐恢复。

（2）非 ST 段抬高性心肌梗死的心电图动态性改变：以上类型①先是 ST 段普遍压低（除 aVR，有时 V₁ 导联外），继而 T 波倒置加深呈对称型。ST 段和 T 波的改变持续数日或数周后恢复。类型②T 波改变在 1~6 个月内恢复。

3.定位诊断　ST 段抬高性心肌梗死的定位和定范围可根据出现特征性改变的导联来判断（见表 3.4）。

表 3.4　ST 段抬高性心肌梗死的心电图定位诊断

导　联	前间隔	局限前壁	前侧壁	广泛前壁	下　壁	高侧壁
V₁	+			+		
V₂	+			+		
V₃	+	+		+		
V₄		+		+		
V₅		+	+	+		
V₆			+			
V₇			+			
V₈						+
aVR						
aVL		±	+	±	−	+
aVF					+	−
I		±	+	±	−	+
II					+	−
III					+	+

【超声心动图】

二维和 M 型超声心动图也有助于了解心室壁的运动和左心室功能,诊断室壁瘤和乳头肌功能失调等。

(六)诊断

根据典型的临床表现,特征性的心电图改变以及实验室检查结果,诊断本病并不困难。对老年患者,突然发生严重心律失常、休克、心力衰竭而原因未明,或突然发生较重而持久的胸闷或胸痛者,都应考虑本病的可能。宜先按 AMI 来处理,并短期内进行心电图、血清心肌酶测定和肌钙蛋白测定等的动态观察以确定诊断。对非 ST 段抬高性心肌梗死,血清肌钙蛋白测定的诊断价值更大。

(七)治疗

治疗原则强调及早发现、及早住院,加强住院前的就地处理。尽快恢复心肌的血液灌注(到达医院后 30 min 内开始溶栓或 90 min 内开始介入治疗),以挽救濒死的心肌、防止梗死扩大和缩小心肌缺血范围,及时处理严重心律失常、心力衰竭和各种并发症,防止猝死,使患者不但能渡过急性期,且还能保持尽可能多的有功能的心肌。

【一般治疗】

1.休息 急性期卧床休息,保持环境安静。应减少或避免探视,防止不良刺激,解除焦虑。

2.监测 密切观察心律、心率、血压和心功能的变化,持续进行心电图、血压、呼吸、血氧饱和度的监测,除颤仪应随时处于备用状态。对于严重心力衰者还应监测肺毛细血管压和静脉压。监测人员必须极其负责,既不放过任何有意义的变化,又保证患者的安静和休息。

3.吸氧 对有呼吸困难和血氧饱和度降低者,可间断或持续通过鼻管或面罩吸氧数日。

4.护理 急性期 12 h 卧床休息;若无并发症,24 h 内应鼓励患者在床上行肢体活动;如无低血压,第 3 日就可在病房内适当走动;梗死后第 4~5 天,逐步增加活动直至每天 3 次步行 100~150 m。注意饮食,保持大便通畅。

5.建立静脉通道 保持给药途径畅通。

6.阿司匹林 无禁忌证者应立即服用水溶性阿司匹林或嚼服肠溶阿司匹林 150~300 mg,1 次/d,3 日后改为 75~150 mg,1 次/d,长期服用。

【解除疼痛】

可选用吗啡 5~10 mg 皮下注射或哌替啶 50~100 mg 肌内注射,必要时 1~2 h 后再注射一次,以后每 4~6 h 可重复应用,注意防止对呼吸功能的抑制。疼痛较轻者可用可待因或罂粟碱 0.03~0.06 g 肌内注射或口服或使用硝酸甘油 0.3 mg 或硝酸异山梨酯 5~10 mg 舌下含化或静脉滴注,应注意心率增快和血压降低的不良反应。心肌再灌注疗法可有效地解除疼痛。

【再灌注治疗】

此疗法主张在起病 3~6 h 最多在 12 h 内进行,使闭塞的冠状动脉再通,心肌得到再灌注,濒临坏死的心肌可能得以存活或使坏死范围缩小,减轻梗死后心肌重塑,改善预后,是一种积极的治疗措施。

1.溶栓疗法 没有条件施行介入治疗或因患者就诊延误错过再灌注时机,如无禁忌证应立即(接诊患者后 30 min 内)行溶栓治疗。

（1）适应证：①两个或两个以上相邻导联 ST 段抬高（胸导联≥0.2 mV，肢导联≥0.1 mV），或病史提示 AMI 伴左束支传导阻滞，起病时间<12 h，患者年龄<75 岁。②ST 段显著抬高的心肌梗死患者年龄>75 岁，经慎重权衡利弊仍可考虑。③ST 段抬高性心肌梗死，发病时间已达 12~24 h，但如仍有进行性缺血性胸痛，广泛 ST 段抬高者也可考虑。

（2）禁忌证：①既往发生过出血性脑卒中，1 年内发生过缺血性脑卒中或脑血管事件；②颅内肿瘤；③近期（2~4 周）有活动性内脏出血；④未排除主动脉夹层；⑤入院时严重且未控制的高血压（>180/110 mmHg）或慢性严重高血压病史；⑥目前正在使用治疗剂量的抗凝药或已知有出血倾向；⑦近期（2~4 周）创伤史，包括头部外伤、创伤性心肺复苏或较长时间（>10 min）的心肺复苏；⑧近期（<3 周）外科大手术；⑨近期（<2 周）曾有在不能压迫部位的大血管行穿刺术。

（3）溶栓药物的应用：以纤维蛋白溶酶原激活剂激活血栓中纤维蛋白溶酶原，使其转变为纤维蛋白溶酶而溶解冠状动脉内的血栓。溶栓前检查血常规、血小板计数、出凝血时间及血型。即刻口服水溶性阿司匹林。

国内常用：①尿激酶（UK）30 min 内静脉滴注 150 万~200 万 U。②链激酶（SK）或重组链激酶（rSK）60 min 内静脉滴注 150 万 U。用链激酶时，应注意寒战、发热等过敏反应。③重组组织型纤溶酶原激活剂（rt-PA）100 mg 在 90 min 内静脉给予（加速给药方案）：先静脉注入 15 mg，继而 30 min 内静脉滴注 50 mg，其后 60 min 内再滴注 35 mg。用 rt-PA 前先用肝素 5 000 U 静脉注射，用药后继续以肝素每小时 700~1 000 U 持续静脉滴注共 48 h，以后改为皮下注射 7 500 U 每 12 h 一次，连用 3~5 天（也可用低分子肝素）。

（4）冠脉再通指标：根据冠状动脉造影直接判断再通情况，或根据以下间接指标判断血栓是否溶解：①心电图抬高的 ST 段于 2 h 内回降>50%；②胸痛 2 h 内基本消失；③2 h 内出现再灌注性心律失常；④血清 CK-MB 酶峰值提前出现（14 h 内）。

2.经皮冠状动脉介入治疗（PCI）　起病数小时内实施紧急经皮冠状动脉腔内血管成形术（PTCA）及支架术是目前已被公认的一种安全有效地恢复心肌再灌注的手段。

【消除心律失常】

心律失常必须及时消除，以避免演变为严重心律失常甚至猝死。发生心室颤动或持续多形室性心动过速时，尽快采用非同步或同步直流电除颤或复律。一旦发现室性期前收缩或室性心动过速，立即用利多卡因 50~100 mg 静脉注射，每 5~10 min 重复一次，至早搏消失或总量已达 300 mg，继以 1~3 mg/min 的速度静脉滴注维持。如室性心律失常反复者可用胺碘酮。室上性快速心律失常用维拉帕米、地尔硫卓、美托洛尔、洋地黄制剂、胺碘酮等药物治疗不能控制时，可考虑用同步直流电转复治疗。对缓慢性心律失常可用阿托品 0.5~1 mg 肌肉或静脉注射。房室传导阻滞发展到二度或三度，伴有血流动力学障碍者宜用人工心脏起搏器做临时的经静脉心内膜右心室起搏治疗，待传导阻滞消失后撤除。

【控制休克】

1.补充血容量　估计有血容量不足，或中心静脉压和肺动脉楔压低者，予以右旋糖酐或 5%~10%葡萄糖液静脉滴注，输液后如中心静脉压上升>18 cmH$_2$O，肺小动脉楔压>15~18 mmHg，则应停止。右心室梗死时，中心静脉压的升高则未必是补充血容量的禁忌。

2.升压药　补充血容量后血压仍不升，而肺小动脉楔压和心排血量正常时，提示周围血管张力不足,可用多巴胺起始剂量 $3 \sim 5$ μg/(kg·min),或去甲肾上腺素 $2 \sim 8$ μg/min,也可选用多巴酚丁胺起始剂量 $3 \sim 10$ μg/(kg·min)静脉滴注。

3.血管扩张剂 经上述处理血压仍不升,而肺动脉楔压增高,心排血量低或周围血管显著收缩以致四肢厥冷并有发绀时,选用硝普钠 15 μg/min 开始静脉滴注,每 5 min 逐渐增量至肺动脉楔压降至 $15 \sim 18$ mmHg;硝酸甘油 $10 \sim 20$ μg/min 开始静脉滴注,每 $5 \sim 10$ min 增加 $5 \sim 10$ μg/min,直至左室充盈压下降。

4.其他 有条件的医院可考虑用主动脉内球囊反搏术进行辅助循环,然后作选择性冠状动脉造影,随即施行介入治疗或主动脉-冠状动脉旁路移植手术,可降低病死率。另外,治疗休克的其他措施还包括纠正酸中毒、避免脑缺血、保护肾功能,必要时应用洋地黄制剂等。

【治疗心力衰竭】

该治疗主要是治疗急性左心衰竭,应用吗啡(或哌替啶)、利尿剂、血管扩张剂减轻左心室的负荷(参见心力衰竭的相关内容)。在梗死发生后 24 h 内宜尽量避免使用洋地黄制剂。

【恢复期的处理】

如病情稳定,体力增加,可考虑出院。近年主张出院前作症状限制性运动负荷心电图、放射性核素和(或)超声显像检查,必要时行冠状动脉造影以便进一步处理。近年又提倡 AMI 恢复后,逐步进行适当的体育锻炼,有利于体力和工作能力的增进。但应避免过重体力劳动或精神过度紧张。

【并发症的处理】

并发栓塞时,用溶解血栓和(或)抗凝疗法。心脏破裂和乳头肌功能严重失调都可考虑手术治疗,但手术死亡率高。心室壁瘤如影响心功能或引起严重心律失常,宜手术切除。心肌梗死后综合征可用糖皮质激素或阿司匹林、吲哚美辛等治疗。

(八)预防

以下预防措施也适用于心绞痛患者。预防动脉粥样硬化和冠心病,属一级预防;已有冠心病和心肌梗死病史者,还应预防再次梗死和其他心血管事件,称为二级预防。二级预防应全面综合考虑,为便于记忆可归纳为以 A、B、C、D、E 为符号的 5 个方面:

A——aspirin 抗血小板聚集;anti-anginal therapy 抗心绞痛治疗,硝酸酯类制剂。

B——beta-blocker 预防心律失常,减轻心脏负荷等;blood pressure control 控制好血压。

C——cholesterol lowing 控制血脂水平;cigarettes quiting 戒烟。

D——diet control 控制饮食;diabetes treatment 治疗糖尿病。

E——education 普及有关冠心病的教育,包括患者及其家属;exercise 鼓励有计划的、适当的运动锻炼。

本章小结

心力衰竭是指在各种致病因素的作用下,心脏的舒缩功能异常,心输出量绝对或相对下降,以致不能满足机体代谢需要,组织、器官血液灌注不足,同时出现肺循环和(或)体循环淤血表现的病理生理过程。心力衰竭按发生的速度分为急性心衰和慢性心衰,临床上以慢性心力衰竭多见。慢性心力衰竭的基本病因为原发性心肌损害及由于心脏长期负荷过重所致。呼吸道感染是其最常见的诱因。左心衰竭以肺淤血及心排血量降低的临床表现为主,右心衰竭以体静脉淤血的表现为主。慢性心力衰竭的治疗措施包括去除病因和诱因,减轻心脏负担,增强心肌收缩力等。急性心力衰竭是指由于急性心脏病变引起心排血量显著、急骤降低导致组织器官灌注不足和急性淤血的临床综合征。临床以上急性左心衰常见,主要表现为急性肺水肿和(或)心源性休克。抢救措施包括让病人取坐位、双腿下垂;高流量鼻管纯氧吸入;吗啡静脉缓注;快速利尿;使用血管扩张剂等。

　　高血压是以体循环动脉血压增高为主要表现的临床综合征。高血压可分为原发性及继发性两大类。病因不明的高血压,称为原发性高血压,约占总高血压患者的 95%。长期高血压可影响机体重要脏器如心、脑、肾的结构与功能,最终导致这些器官功能衰竭。18 岁以上成年人高血压定义为:在未服抗高血压药物情况下收缩压 ≥140 mmHg 和/或舒张压≥90 mmHg。血压值的确定必须以两次或两次以上非同日多次测定所得的平均值为依据。对已明确诊断的高血压病人,尚需进行高血压的分级和危险度分层。原发性高血压的治疗目标是降低血压,使血压降至正常范围;防止或减少心脑血管及肾脏等并发症,降低病残率和病死率。治疗措施包括改善生活方式和合理使用降压药物。

　　冠状动脉粥样硬化性心脏病指因冠状动脉粥样硬化使血管腔狭窄或阻塞,或(和)因冠状动脉功能性改变(痉挛)导致心肌缺血缺氧或坏死而引起的心脏病。本病分为急性冠脉综合征和慢性冠脉病或称慢性缺血综合征两大类。前者包括不稳定型心绞痛、急性心肌梗死和冠心病猝死;后者包括稳定型心绞痛、冠脉正常的心绞痛、无症状性心肌缺血和缺血性心肌病。稳定型心绞痛的特点为阵发性的前胸压榨性疼痛或憋闷感,主要位于胸骨体上中段的后方,常发生于劳动或情绪激动时,持续数分钟,休息或用硝酸酯制剂后消失。急性心肌梗死是突然发生的心肌缺血性坏死。其临床表现有持久的胸骨后剧烈疼痛、发热、白细胞计数和血清心肌坏死标记物增高以及心电图特征性与动态性改变;可发生心律失常、休克、心力衰竭等。治疗原则早发现、早治疗,尽快恢复心肌的血液灌注以挽救濒死的心肌、防止梗死扩大和缩小心肌缺血范围,及时处理严重心律失常、心力衰竭和各种并发症,防止猝死。

习题及复习思考题

一、选择题

1.慢性心力衰竭的基本病因是(　　　)。

A.心律失常　　　　　　　　B.感染　　　　　　　　C.心肌收缩力下降

D.摄钠过多　　　　　　　　E.过度劳累

2.左心衰竭最早出现的症状是(　　　)。

A.少尿　　　　　　　　　　B.劳力性呼吸困难　　　　C.夜间阵发性呼吸困难

D.端坐呼吸　　　　　　　　E.发绀

3.下列哪项引起左心后负荷加重? (　　　)

A.高血压 B.二尖瓣狭窄 C.主动脉瓣关闭不全

D.甲亢性心脏病 E.贫血

4.下列哪项引起右心前负荷加重?（　　　）

A.肺气肿 B.三尖瓣关闭不全 C.二尖瓣狭窄

D.肺动脉瓣狭窄 E.主动脉瓣狭窄

5.左心衰竭的主要病理生理变化是(　　　)。

A.肺循环淤血 B.体循环淤血 C.体循环静脉压增高

D.心排血量增加 E.钠水潴留

6.一冠心病患者,日常活动无心悸、气短、呼吸困难等症状,诊断为(　　　)。

A.心功能Ⅰ级 B.心功能Ⅱ级 C.心功能Ⅲ级

D.心功能Ⅳ级 E.心功能Ⅴ级

7.急性肺水肿患者正确的给氧方式是(　　　)。

A.间断低流量给氧 B.持续低流量给氧 C.间断高流量给氧

D.持续高流量给氧 E.先超声雾化吸入后再给氧

8.下列哪项最不符合左心衰竭?（　　　）

A.交替脉 B.颈静脉怒张 C.咳白色泡沫痰

D.两肺底闻及湿啰音 E.X线胸片示肺淤血

9.右心衰竭最早出现的重要体征是(　　　)。

A.发绀 B.肝肿大 C.消瘦

D.右心室增大 E.颈静脉怒张

10.诊断急性肺水肿,最具特征性的表现是(　　　)。

A.严重呼吸困难 B.发绀、大汗 C.交替脉

D.两肺哮鸣音 E.严重呼吸困难,咳大量粉红色泡沫痰

11.左心衰竭发展为全心衰竭时,何种症状可减轻?（　　　）

A.心悸 B.水肿 C.颈静脉充盈

D.呼吸困难 E.发绀

12.治疗洋地黄中毒首要的措施是(　　　)。

A.立即停用洋地黄 B.给予利多卡因 C.钾盐

D.苯妥因钠 E.阿托品

13.高血压的主要病理变化是(　　　)。

A.大、中动脉硬化 B.中等动脉硬化 C.毛细血管血栓形成

D.大动脉收缩、痉挛 E.细小动脉痉挛和玻璃样变

14.成人高血压的诊断标准是(　　　)。

A.SBP≥160 mmHg 及（或）DBP≥95 mmHg

B.SBP≥140 mmHg 及（或）DBP≥95 mmHg

C.SBP≥140 mmHg 及（或）DBP≥90 mmHg

D.SBP>130 mmHg 及（或）DBP>90 mmHg

E.SBP≥130 mmHg 及（或）DBP≥90 mmHg

15.患者,60 岁,高血压病史 20 年,血压为 170/110 mmHg,诊断为(　　　)。

A.高血压 1 级　　　　　　　　B.高血压 2 级　　　　　　C.高血压 3 级

D.临界高血压　　　　　　　　E.恶性高血压

16.高血压急症紧急处理的关键是(　　　)。

A.迅速降低血压　　　　　　　B.吸氧　　　　　　　　　C.限制水钠摄入

D.制止抽搐　　　　　　　　　E.消除脑水肿

17.典型心绞痛疼痛的部位在(　　　)。

A.胸骨体上　　　　　　　　　B.胸骨体下段　　　　　　C.胸骨体上、中段之后

D.上腹部　　　　　　　　　　E.心尖部

18.以下哪种酶对诊断急性心肌梗死特异性最高? (　　　)

A.ALT　　　　　　　　　　　B.ALP　　　　　　　　　C.LDH

D.CPK-MB　　　　　　　　　E.以上均是

19.一旦确诊为急性心肌梗死,应尽早采用、对病人最有价值的治疗是(　　　)。

A.吸氧　　　　　　　　　　　B.镇痛　　　　　　　　　C.卧床休息

D.溶栓　　　　　　　　　　　E.纠正心力衰竭

20.急性心肌梗死早期死亡的主要病因是(　　　)。

A.心力衰竭　　　　　　　　　B.心源性休克　　　　　　C.心律失常

D.心脏破裂　　　　　　　　　E.肺水肿

21.心电图示 $V_1 \sim V_3$ 导联有特征性心肌梗死的心电图改变,梗死部位在(　　　)。

A.局限前壁心梗　　　　　　　B.广泛前壁心梗　　　　　C.下壁心梗

D.前间壁心梗　　　　　　　　E.右心室心梗

二、简答题

1.心力衰竭的病因和诱因有哪些?

2.如何进行心功能分级?

3.左心衰竭有哪些症状与体征?

4.右心衰竭有哪些症状与体征?

5.简述急性肺水肿的抢救措施。

6.试述高血压的分级。

7.冠心病的危险因素有哪些?

8.简述典型心绞痛发作的疼痛特点。

（岳新荣）

第四章　消化系统疾病

📖 **学习目标**

- 掌握消化性溃疡、急性胰腺炎的临床表现、诊断方法及治疗原则。
- 熟悉肝硬化、胃炎的临床表现、诊断及治疗。

📖 **知识点**

- 消化性溃疡的临床特点和治疗；急性胰腺炎的临床表现；肝硬化的临床症状；胃炎的表现。

第一节　胃　炎

案例导入

患者,女,48岁,因"上腹部疼痛伴反酸恶心2天"入院。自诉2天前因暴饮暴食后出现上腹部疼痛,呈持续性疼痛,与进食无明显关系。无明显加剧,伴反酸,恶心,欲吐,无呕血,黑便,腹泻及里急后重,无头昏、头痛、昏迷,无咳嗽咳痰咯血、胸痛。曾就诊于当地卫生室,予以"奥美拉唑"口服后反酸减轻,疼痛无明显好转。起病以来精神、饮食、睡眠差,大小便如常,体重无明显变化。查体:T 36.5℃,P 68次/min,R 20次/min,Bp 110/70 mmHg。腹平软,上腹部稍有压痛,无肌紧张,无反跳痛,上无振水音。肝脾未触及,Murphys征(-),无移动性浊音。请思考:

(1)该患者最可能的诊断是什么?

(2)进一步的检查措施是什么? 该如何治疗?

胃炎(gastritis)是指各种病因引起的胃黏膜炎症反应,常伴有上皮损伤和细胞再生,常见中上腹疼痛、消化不良、上消化道出血甚至癌变,是最常见的消化系统疾病之一。临床按发病缓急和病程长短,可分为急性胃炎和慢性胃炎。

一、急性胃炎

急性胃炎（acute gastritis）是多种病因引起的胃黏膜急性炎症。胃镜下可见胃黏膜糜烂和出血。临床上急性发病，是常见的消化系统疾病之一。

（一）病因和发病机制

1.饮食因素　如进食过冷、过热、过硬或过于粗糙的食物，浓茶、浓咖啡等均可刺激胃黏膜，破坏胃黏膜屏障造成胃黏膜损伤和炎症。

2.药物因素　常见的有非甾体类抗炎药（NSAID），如阿司匹林、吲哚美辛，某些抗肿瘤药、铁剂或氯化钾口服液等。

3.急性应激　如各种严重的脏器功能衰竭、严重创伤、大面积烧伤、颅内高压、大手术、休克等，甚至精神心理因素等均可引起胃黏膜糜烂、出血，严重者发生急性溃疡并大量出血。

4.乙醇　乙醇具有亲脂性和溶脂能力，高浓度乙醇可直接破坏黏膜屏障。

5.生物因素　不洁饮食摄入后，导致微生物及其毒素引起胃炎或同时合并肠炎，即急性胃肠炎。常见致病菌为沙门菌属、嗜盐杆菌、大肠埃希菌等。幽门螺杆菌感染也可引起急性胃炎，称为急性幽门螺杆菌性胃炎。

（二）临床表现

多数急性起病，但病因不同而表现不一，轻者可无明显症状，或仅出现上腹不适、饱胀、恶心、呕吐、隐痛、食欲减退等。有出血者可有呕血和黑便。由致病微生物引起者，常于进食后数小时或 24 h 内发病，多伴有腹泻、发热和稀水样便，称为急性胃肠炎。重者可出现脱水、酸中毒和休克等表现。

体格检查：发作时，上腹压痛阳性，肠鸣音亢进等。

（三）辅助检查

1.胃镜检查　应在出血后 24~48 h 内进行。可见弥漫分布的多发性糜烂、出血灶和浅表性溃疡为特征的急性胃黏膜病损。

2.实验室检查　血白细胞总数增加，中性粒细胞增多，粪便隐血试验阳性。

（四）诊断

根据患者病史和临床表现，诊断不难，确诊需有赖于急诊胃镜检查。

（五）治疗

本病以去除病因、对症处理、加强原发病防治为基本治疗措施。短期内可禁食或进流质饮食。非甾体类抗炎药等药物引起者应立即停止用药，并给予抑制胃酸分泌药（如 H_2 受体阻滞剂、质子泵抑制剂），胃黏膜保护剂（如硫糖铝、前列腺素）等；有急性应激者，应积极治疗原发病，同时给予抑酸剂治疗；呕吐、腹泻剧烈，可暂禁食，静脉维持营养及纠正水、电解质、酸碱紊乱；腹痛明显者可给予阿托品或山莨菪碱对症治疗；若发生大出血，按上消化道大出血进行处理。

二、慢性胃炎

慢性胃炎（chronic gastritis）是由各种病因引起的胃黏膜慢性炎症。是一种常见病，随着年龄的增长，发病率增高。

（一）分类

根据病理组织学改变和病变在胃的分布部位，结合可能的病因，将慢性胃炎分为非萎缩性

（即过去的浅表性）、萎缩性和特殊类型三大类。按照发病部位分为胃窦炎、胃体炎和全胃炎。

慢性非萎缩性胃炎指没有胃黏膜萎缩性改变，胃黏膜层以淋巴细胞和浆细胞浸润为主；慢性萎缩性胃炎指胃黏膜有萎缩性改变，可进一步分为多灶性萎缩性胃炎和自身免疫性胃炎两大类；特殊类型胃炎指不同病因导致的胃炎，如酸、碱、腐蚀性物质导致的胃炎，临床少见。本章不予涉及。

（二）病因

慢性胃炎的病因目前尚未明了，主要致病因素如下：

1.幽门螺杆菌（HP）感染　是慢性胃炎最主要的病因。其发病可能为以下原因：①幽门螺杆菌的鞭毛运动及黏附作用直接侵袭胃黏膜；②幽门螺杆菌分泌的尿素酶能分解尿素产生氨，中和胃酸，既形成了有利于幽门螺杆菌定居和繁殖的中性环境，又损伤了上皮细胞膜；③幽门螺杆菌产生细胞毒素如使上皮细胞空泡变性，后者损伤胃上皮细胞；④幽门螺杆菌菌体胞壁可作为抗原诱导自身免疫反应，后者损伤胃上皮细胞。

2.自身免疫　胃体壁细胞分泌盐酸外，还同时分泌黏蛋白，这种黏蛋白被称为内因子。内因子能与食物中的维生素 B_{12}（外因子）结合形成复合物，使之不被酶消化，到达回肠后，维生素 B_{12} 可以被吸收。当体内出现针对壁细胞或内因子的自身抗体时，壁细胞被破坏而总数减少，胃酸分泌降低，内因子不能发挥正常功能，导致维生素 B_{12} 吸收不良，出现巨幼红细胞性贫血，称为恶性贫血。

3.理化因素　长期吸烟、大量饮烈性酒、浓茶、浓咖啡，长期进过冷、过热、过粗糙的食物，均可导致胃黏膜的反复损伤。长期大量服用非甾体类消炎药可导致黏膜屏障受损，导致疾病的发生。

4.十二指肠液反流　幽门括约肌功能不全时，胆汁、胰液和十二指肠液反流入胃，削弱胃黏膜屏障功能，使胃黏膜受胃酸和胃蛋白酶的侵袭而产生炎症。

5.其他因素　老年人胃黏膜常见黏膜小血管扭曲，小动脉壁玻璃样变性，管腔狭窄。这种胃局部血管因素可导致胃黏膜营养不良、分泌功能下降和屏障功能降低，导致萎缩性胃炎的发生。

（三）临床表现

慢性胃炎病程迁延，进程缓慢，缺乏特异性症状。

1.症状　多数病人常无症状。若有症状主要表现为非特征性的消化不良，如上腹不适，餐后较明显，无规律的上腹隐痛、食欲不振、嗳气、反酸、恶心和呕吐等。自身免疫性胃炎可出现厌食、贫血、消瘦、舌炎、腹泻等症状。少数可发生上消化道出血。

2.体征　多无明显体征，部分上腹部可出现轻微压痛。病程长者可出现消瘦、贫血等。

（四）辅助检查

1.胃液分析　非萎缩性胃炎时胃酸多正常，自身免疫性胃炎时胃酸缺乏。

2.血清学检查　自身免疫性胃炎时血清胃泌素水平常升高，抗壁细胞抗体、抗内因子抗体或抗胃泌素抗体可呈阳性，维生素 B_{12} 浓度明显降低。

3.胃镜及胃黏膜活组织检查　是诊断慢性胃炎的可靠方法。①非萎缩性胃炎病变黏膜表现为充血性水肿、黏液分泌增多，可有局限性糜烂和出血点；活检可见黏膜浅层慢性炎症细胞浸润，腺体多正常；②萎缩性胃炎胃黏膜可呈灰白色，黏膜皱壁变细或平坦，黏膜层变薄，可透见黏膜下树枝状或网状紫蓝色血管纹。活组织检查示腺体减少，伴不同程度的慢性炎症细胞浸润,可见肠腺化生、假性幽门腺化生及异型增生等。

4.幽门螺杆菌检查　分为侵入性方法和非侵入性方法。侵入性方法包括快速尿素酶试验、胃黏膜组织切片染色检查和细菌培养。细菌培养多用于科研。非侵入性方法常用^{13}C或^{14}C-尿素呼气试验,因该检查无创伤,患者依从性好,目前广泛用于各个医院,是诊断 Hp 感染的"金标准"。

（五）诊断

临床症状严重程度和慢性胃炎组织学之间没有明显的联系,胃镜和组织学检查是慢性胃炎诊断的关键。幽门螺杆菌的检测可提供病因诊断。

（六）治疗

多数成人胃黏膜均有非活动性、轻度慢性浅表性胃炎,可不予治疗。但如慢性胃炎波及黏膜全层或呈活动性,出现癌前病变状态者,可给予短期或长期间歇治疗。

1.幽门螺杆菌感染引起的胃炎　必须根除幽门螺杆菌。根除的治疗方案建议使用三联根治方案,对根治失败的可选用含铋剂的四联方案。三联疗法包括一种 PPI 制剂或 1 种铋剂+2 种抗生素,疗程 7～14 天。

2.对症治疗

（1）非萎缩性胃炎:根据病因给予对症处理。如因非甾体类抗炎药引起,应停药并给予抗酸药;如因胆汁反流,可用氢氧化铝凝胶来吸附,或予以硫糖铝及胃动力药以中和胆盐,防止反流;有胃动力学改变,可服用多潘立酮、西沙比利等。

（2）自身免疫性胃炎的治疗:目前尚无特异治疗方法,有恶性贫血时注射维生素 B_{12}。

（3）癌前状态处理:可口服塞来昔布对胃黏膜重度炎症、肠化、萎缩及异型增生有一定的益处,也可适量补充复合维生素及含硒食物。恶性程度较高的患者,在没有转移的情况下,可在胃镜下行黏膜剥离术。对有转移的患者,需手术治疗。

3.患者教育　教育患者食物应多样化,避免偏食,注意补充多种营养物质;不吃霉变食物,少吃熏制、腌制等食物,多吃新鲜蔬菜水果,避免进食过于粗糙、浓烈、辛辣食物,戒烟限酒,保持心情愉快及充足的睡眠。

（七）预后

慢性非萎缩性胃炎预后良好,肠上皮化生通常难以逆转,部分患者萎缩可以改善或逆转;不典型增生重度者可变为癌症。对有胃癌家族史、食物营养单一、常食熏制或腌制食物者,应警惕癌变的可能。

第二节　消化性溃疡

案例导入

患者,男,35 岁,中上腹间歇性隐痛 3 年,常于饱餐后发生,下一餐前缓解。有时嗳气、返酸。每年冬季出现疼痛,尤其饮食不当、劳累、心情不佳时发作。当地拟诊胃炎,服雷尼替丁后缓解。5 天前腹痛加重,服阿托品无效,呕咖啡样液约 200 mL,昨起解柏油样大便 2 次。

查体:T 36.9 ℃,P 96 次/min,R 22 次/min,Bp 95/60 mmHg,神清,唇无苍白紫绀,皮肤黏膜无出血点,心肺无异常,腹软,中上腹轻压痛,肝脾未及,无移动性浊音。WBC 5.6×10^9/L,RBC 4.0×10^{12}/L,Hb 120 g/L;尿常规:无异常,大便隐血试验:(++)。请思考:

(1)该患者可能为何种疾病? 诊断依据有哪些?

(2)还需进一步检查什么明确诊断?

(3)如何治疗?

消化性溃疡(peptic ulcer,PU)指胃肠道黏膜在某种情况下被胃酸、胃蛋白酶消化而造成的溃疡。好发于胃和十二指肠的慢性溃疡,即胃溃疡(gastric ulcer,GU)和十二指肠溃疡(duodenal ulcer,DU)。GU 好发部位是胃小弯,DU 好发部位是十二指肠球部。

一、流行病学

本病是全球性多发病,全世界约有 10% 的人一生中患过此病。临床上 DU 较 GU 多见。男性发病率远远高于女性。DU 多发于青壮年,GU 的发病年龄一般较 DU 约迟 10 年。我国南方的患病率较北方高。城市高于农村,秋冬和冬春之交是本病的多发季节。

二、病因和发病机制

正常情况下,胃和十二指肠黏膜具有一系列防御和修复机制,包括黏液/碳酸氢盐屏障、黏膜屏障、黏膜血流量、细胞更新、前列腺素和表皮生长因子等。当侵袭因素和黏膜的这种自身防御/修复因素之间失去平衡便发生溃疡。这种失衡可能是侵袭因素增强,也可以使防御/修复因素减弱,或两者兼而有之。DU 的发生主要与侵袭因素增强有关,而 GU 的形成则主要由于黏膜自身防御、修复因素减弱所致。

消化性溃疡与幽门螺杆菌感染、非甾体类抗炎药(NSAID)、胃酸和胃蛋白酶、吸烟、胃和十二指肠运动异常、应激和心理等因素有关。幽门螺杆菌感染是消化性溃疡的主要病因。胃酸-胃蛋白酶对自身的消化作用是溃疡形成的最终条件,起决定性作用。

三、临床表现

1.症状　DU 多发生在球部、幽门部前壁;GU 多发生在胃小弯和幽门部后壁。溃疡一般为单个,也可多个,呈圆形或椭圆形。症状上主要表现为上腹部疼痛,少数人可无症状,或以出血、穿孔等并发症为首发症状。其发作常与不良精神刺激、情绪波动、饮食失调等有关。消化性溃疡的临床表现主要有以下特点:①慢性病程:病程迁延,少数患者可达几年甚至十几年;②周期性发作:发作期和缓解期交替出现,发作与季节有关,多在冬春、秋冬之交发作,也可因精神因素、某些药物和饮食不当而诱发;③节律性疼痛:呈一定的节律性,胃溃疡和十二指肠溃疡表现的节律不同。

上腹部疼痛性质可表现多样,可为钝痛、胀痛、灼痛或剧痛,有的仅表现为饥饿样不适感。部分患者无典型表现,可表现为无规律的上腹部隐痛不适,伴食后胀满,食欲缺乏、嗳气、反酸等消化不良的症状。胃溃疡的部位是中上腹部或见图下偏左,节律是进餐—疼痛—缓解,疼痛常于餐后 0.5~1 h 内发生,1~2 h 后逐渐缓解,直到下次进餐后再次发作。十二指肠溃疡的部位是中上腹或中上腹偏右,节律是疼痛—进餐—缓解,疼痛多在两餐之间发生,即餐后 2~4 h 出现,进餐后缓解。约半数患者有夜间痛。

2.体征 溃疡活动期可出现上腹部固定而局限的轻压痛,DU 压痛点常偏右。缓解期则无明显体征。病程长者可能消瘦、体重下降。

3.特殊溃疡

(1)巨大溃疡:指直径>2 cm 的溃疡,常见于有 NSAID 服药史或老年患者。

(2)球后溃疡:指发生在十二指肠降段、水平段的溃疡,且多在后内侧壁,可穿透胰腺。疼痛可向右上腹及背部放射,易出血。

(3)老年人溃疡:临床表现多不典型,常无症状或症状不明显,疼痛多无规律,较易出现体重减轻和贫血。

(4)难治性溃疡:经正规抗溃疡治疗而未愈合者。可能的原因有:①病因尚未去除,如仍旧在服用 NSAID 类药物;②穿透性溃疡;③特殊病因,如克罗恩病、促胃液素瘤;④某些疾病或药物影响抗溃疡药物吸收或效价降低;⑤误诊;⑥不良诱因存在,如吸烟、酗酒和精神应激等。处理的关键在于找准病因。

4.并发症

(1)上消化道出血:是消化性溃疡最常见的并发症。DU 出血更易发生。在消化道出血的各种病因中,消化性溃疡出血占首位。

(2)穿孔:溃疡病灶向深部发展穿透浆膜层所致。可有急性穿孔和慢性穿孔,急性穿孔是本病最严重的并发症,常发生于饮食过饱和饭后剧烈运动,表现为上腹突然剧痛并迅速向全腹弥散的持续性腹痛,弥漫性腹部压痛、反跳痛、肌紧张,肝浊音消失。慢性穿孔为溃疡穿透并与邻近器官、组织粘连,使胃肠内容物不流入腹腔,又称穿透性溃疡,表现为疼痛规律发生改变,呈顽固而持久的疼痛并向背部放射。

(3)幽门梗阻:上腹部饱胀不适或呕吐,上腹部饱胀以餐后为甚,呕吐后可以减轻,呕吐物量多,内含发酵宿食。若为溃疡周围炎性水肿、痉挛所致,为暂时性梗阻,内科治疗有效。溃疡处瘢痕形成并收缩所致者,内科治疗无效,多需外科手术或内镜下扩张治疗。

(4)癌变:1%~2%的 GU 可发生癌变,DU 极少癌变。

四、辅助检查

1.胃液分析 DU 胃酸分泌增高,GU 胃酸分泌正常或低于正常。

2.X 线钡餐检查 适用于对胃镜检查有禁忌或不愿接受胃镜检查者。

3.胃镜及黏膜活组织检查 确诊消化性溃疡首选的检查方法,也是鉴别良、恶性溃疡的方法。内镜下可见溃疡多呈圆形或椭圆形,偶可呈线行,边缘光整,底部覆盖白色或灰黄色渗出物,周围黏膜可充血、水肿,有时可见皱襞向溃疡集中。

4.粪便隐血试验 溃疡活动期可为阳性,如胃溃疡病人持续性阳性提示癌变的可能。

5.幽门螺杆菌检测 消化性溃疡的常规检测项目。

五、诊断与鉴别诊断

(一)诊断

根据慢性病程、周期性发作、节律性上腹痛可作出初步诊断,胃镜可确诊,不能行胃镜检查者,可做 X 线钡餐检查。

(二)鉴别诊断

1.胃癌 病史较短,病情呈进行性、持续性发展,可有上腹部包块,体重下降,内科药物疗效不佳,溃疡常大于 2.5 cm,必须借助内镜加活检加以区别。其内镜特点:溃疡不规则,一般较大,底凹凸不平,苔污秽,边缘呈结节状隆起;周围皱襞中断;胃壁僵硬;蠕动减弱。活组织检查可以确诊。但对于可疑胃癌一次活检阴性者,必须在短时间内复查胃镜进行再次活检。

2.慢性胆囊炎和胆石症　疼痛与进食油腻有关,疼痛位于右上腹,并可向背部放射,常伴有发热、黄疸等,不难鉴别。但对不典型病例通过 B 超、内镜或 ERCP 检查区别。

六、治疗

消化性溃疡治疗的目的是消除病因、缓解症状、愈合溃疡、防止复发和预防并发症的目的。

(一)一般治疗

保持乐观态度、生活有规律;活动期应注意休息;合理饮食,戒烟、酒、浓茶、咖啡;牛奶和豆浆虽能暂时稀释胃液,但所含钙和蛋白质能刺激胃酸分泌,因此不宜多饮。停用或慎用 NSAID 和糖皮质激素等药物。

(二)药物治疗

1.抑制胃酸分泌的药物　目前临床上常用的有 H_2 受体拮抗剂(H_2RA)和质子泵抑制剂(PPI)两大类。H_2RA 可选用西咪替丁、雷尼替丁、法莫替丁等;PPI 代表药奥美拉唑、兰索拉唑、泮托拉唑和雷贝拉唑等。

2.根除幽门螺杆菌治疗　根除幽门螺杆菌可加速溃疡的愈合,降低复发率和并发症。不论溃疡活动与否,都应行根除 Hp 的治疗。

目前推荐三联疗法,即以 PPI 或胶体铋剂为基础加上两种抗生素。疗程为 7～14 天。并在结束治疗至少 4 周后复查幽门螺杆菌,以确定幽门螺杆菌是否根除。可选择的药物见表 4.1。

表 4.1　具有杀灭和抑制 Hp 作用的药物

类　别	药　　物
抗生素	克拉霉素、羟氨苄青霉素、甲硝唑、替硝唑、喹诺酮类抗生素、痢特灵
PPI	埃索美拉唑、奥美拉唑、兰索拉唑、潘托拉唑、雷贝拉唑
铋剂	三钾二枸橼酸铋、果胶铋、次碳酸铋

3.保护胃黏膜药物

(1)枸橼酸铋钾(胶体次枸橼酸铋,CBS):此药不宜长期服用,以免铋在体内过量蓄积。因其主要从肾脏排出,如肾功能不良者忌用。

(2)弱碱性抗酸药:弱碱性抗酸药具有中和胃酸、降低胃蛋白酶活性、缓解疼痛、促进溃疡愈合的作用。常用的有氢氧化铝凝胶、铝碳酸镁、磷酸铝、硫糖铝等。

(三)手术治疗

对于大量出血经内科治疗无效、急性穿孔、瘢痕性幽门梗阻、胃溃疡疑有癌变及正规治疗无效的顽固性溃疡可选择手术治疗。

第三节　肝硬化

案例导入

　　患者,男,43岁,患乙肝病史十年余,饮酒20年,4年前因反复鼻衄,发现血小板降低(30×10⁹),服用中药治疗。1月前无明显诱因出现精神亢奋、言语增多、睡眠减少、双下肢进行性水肿。尿量1 000 mL/d。查体:T 36.2 ℃,P 78次/min,R 19次/min,Bp 120/70 mmHg,肝掌(+),颈前、胸前可见蜘蛛痣十余枚。主动脉瓣听诊区闻及收缩期杂音。腹部膨隆,软,无压痛,脾大,质硬,肝未触及,移动性浊音定水泡音(+),双下肢凹陷性水肿。实验室检查:血WBC 16×10⁹/L,N 88%。胸片提示:右横膈抬高。请思考:

　　(1)写出诊断及诊断依据。

　　(2)下一步应做哪些检查?

　　(3)如何治疗?

　　肝硬化(cirrhosis of liver)是一种由不同病因长期、反复作用引起的肝脏慢性进行性弥漫性病变。病理特点为广泛的肝细胞变性坏死、再生结节形成、结缔组织增生。早期无明显症状,后期以肝功能损害和门静脉高压为特征。患者以青壮年男性多见。

一、病　因

　　引起肝硬化的病因很多,目前在我国以慢性乙型肝炎为主,慢性丙型肝炎也占一定比例;欧、美国家则酒精性肝病居多;近年来,代谢综合征相关的非酒精性脂肪型肝炎(NASH)也逐渐成为肝硬化的重要病因。

　　1.肝炎病毒感染　主要是乙型肝炎病毒感染,其次为丙型或乙型加丁型重叠感染,其发病机制主要与肝炎病毒所造成的免疫损伤有关,经过慢性肝炎,尤其是慢性活动性肝炎演变而来。

　　2.慢性酒精中毒　长期大量饮酒者,乙醇及其中间代谢产物(乙醛)直接损害肝细胞、长期酗酒所致的营养失调等所致,称为酒精性肝硬化。

　　3.药物或化学毒物　长期反复接触某些化学性毒物(如磷、砷、四氯化碳等)或长期服用某些药物(如双醋酚丁、甲基多巴等)可引起中毒性肝炎,最终发展成为肝硬化。

　　4.血吸虫病感染　反复或长期感染血吸虫的患者,由于虫卵及其毒性产物在肝脏汇管区的刺激,引起汇管区结缔组织增生所致,称为血吸虫病性肝硬化。

　　5.胆汁淤积　持续性胆汁淤积于肝内胆管或肝外胆管时,高浓度的胆红素及胆汁酸对肝细胞的化学性损害,肝细胞发生变性坏死和结缔组织增生而导致肝硬化。

　　6.循环障碍　慢性充血性心力衰竭、缩窄性心包炎以及肝静脉或下腔静脉回流障碍导致肝脏长期淤血,肝细胞因缺氧而发生变性坏死和结缔组织增生,导致肝硬化。

　　7.遗传和代谢性疾病　由于遗传性或代谢性疾病,某些物质或代谢产物沉积于肝脏,造成肝损害,并导致肝硬化,如肝豆状核变性、血色病、半乳糖血症和 α_1-抗胰蛋白酶缺乏症、糖原累积症等。

8.其他　造成肝硬化直接和间接的原因还有很多,如自身免疫性肝损害、缺血性肝病、营养不良等。少数患者病因不明,称为隐源性肝硬化。

二、临床表现

肝硬化往往起病缓慢,症状隐匿。可潜伏 3~5 年或更长时间,临床上根据患者肝脏功能的代偿状况将肝硬化分为肝功能代偿期和肝功能失代偿期。

(一)代偿期

早期症状轻,患者以乏力、食欲不振为主要症状,可伴有低热、恶心、厌油腻、腹胀、腹泻及上腹不适等症状,尤其在劳累或伴发病时明显,经休息或治疗后缓解。患者营养状况一般或者消瘦,肝脏可轻度肿大,质中等度硬,伴轻度压痛。脾脏也可有轻、中度肿大。肝功能正常或轻度异常。

(二)失代偿期

失代偿期主要表现为肝功能减退和门静脉高压所致的症状和体征。

1.肝功能减退的临床表现

(1)全身症状与体征:一般状况和营养状况均较差,消瘦、乏力、精神不振,可有不规则低热、面色灰暗黝黑(肝病面容)、皮肤干枯粗糙、浮肿、口腔炎症及溃疡、夜盲等症,部分患者出现与病情活动或感染有关的不规则发热症状。

(2)消化道症状:食欲不振是最常见的症状,甚至厌食,食后饱胀不适,有时伴恶心、呕吐、腹泻。若肝细胞有进行性或广泛性坏死时可出现黄疸。

(3)出血倾向和贫血:患者常可发生鼻衄、牙龈出血、皮肤紫癜和胃肠出血,女性出现月经过多等。症状的产生与肝脏合成凝血因子减少、纤溶酶增加、脾功能亢进和毛细血管脆性增加导致的凝血障碍有关。患者常出现不同程度的贫血,贫血症状与营养不良、肠道吸收障碍、消化道慢性失血及脾功能亢进有关。

(4)内分泌失调:由于肝功能减退,对雌激素、醛固酮和抗利尿激素的灭活减少,患者体内的雌激素和醛固酮、抗利尿激素的水平增高。雌激素水平的增高可通过负反馈作用,致雄激素和肾上腺糖皮质激素分泌减少。可出现下述症状或体征:①肝掌和蜘蛛痣。②男性患者有性欲减退、睾丸萎缩、乳房发育和女性阴毛分布等;女性出现月经失调、停经、不孕和乳房萎缩等,发生原因与雌、雄激素比例失调有关。③糖耐量降低及糖尿病症状,发生原因与肝及外周靶细胞发生胰岛素抵抗有关。④水肿及腹水,由于体内醛固酮、抗利尿激素的增多引起。⑤皮肤色素沉着,好发于颜面部及其他暴露部位,与肾上腺皮质激素减少有关。

2.门静脉高压的表现

(1)侧支循环的建立与开放:门静脉高压时,来自消化器官和脾脏的回心血受阻,使门、腔静脉交通支扩张、血流量增加,建立起侧支循环。临床上重要的侧支循环有:①食管下段和胃底静脉曲张;②腹壁静脉曲张;③痔静脉曲张,痔核形成。

(2)脾大:门静脉高压可致脾脏淤血性肿大,多为轻、中度肿大,部分可达脐下。后期可出现脾功能亢进,表现为红细胞、白细胞和血小板均减少。

(3)腹水:是失代偿期最显著的表现。腹水出现前,患者常有腹胀,以进餐后明显。大量腹水时,患者腹部膨隆,皮肤紧绷发亮,并因膈肌上移,出现呼吸困难、心悸。部分患者可出现胸水。

3.肝脏情况　早期肝脏肿大,表面尚平滑,质中等度硬;晚期肝脏缩小,可呈结节状,表面不光滑,质地坚硬,一般无压痛。但当肝细胞进行性坏死或并发炎症时可有压痛、叩击痛。

三、并发症

1.上消化道出血　上消化道出血为最常见的并发症。在一定的诱因下发病,常见的诱因有:粗糙食物、胃酸侵蚀、腹内压增高及剧烈咳嗽等。多由于食管下段与胃底静脉曲张破裂导致。

2.感染　常并发感染,如肺炎、胆道感染、大肠杆菌性败血症、自发性腹膜炎等。

3.肝性脑病　这是晚期肝硬化最严重的并发症和最常见的死亡原因。

4.原发性肝癌　原发性肝癌大部分在肝硬化基础上发生。患者短期内肝脏迅速增大、持续性肝区疼痛、腹水多呈血性、不明原因的发热,应警惕癌变的可能,需做进一步检查。

5.肝肾综合征　表现为少尿、无尿、稀释性低钠血症、低尿钠和氮质血症等,肾脏本身无器质性改变,故又称为功能性肾衰竭。

6.电解质和酸碱平衡紊乱　常见的有:①低钠血症;②低钾低氯血症与代谢性碱中毒。

四、辅助检查

1.实验室检查

(1)血、尿常规:失代偿期时可有不同程度贫血,脾功能亢进时全血细胞计数减少;尿内可有蛋白、红细胞;黄疸时尿中检测胆红素阳性,尿胆原增加。

(2)肝功能检查:代偿期肝功能正常或轻度异常,失代偿期则多有异常。重症患者血清胆红素增高,胆固醇脂低于正常。转氨酶轻、中度增高,以丙氨酸氨基转移酶(ALT)显著,肝细胞广泛大量坏死时则可能有天门冬氨酸氨基转移酶(AST)升高,AST活力大于ALT。血清总蛋白正常、降低或增高,血清白蛋白降低,球蛋白却增高,白蛋白/球蛋白(A/G)的比值降低或倒置。凝血酶原时间有不同程度的延长。在血清蛋白电泳中,白蛋白减少,γ球蛋白增多。

(3)免疫功能检查:血清IgG、IgA、IgM增高,以IgG最显著;T淋巴细胞数常低于正常;可出现抗核抗体、抗平滑肌抗体等非特异性自身抗体;病毒性肝炎患者的病毒标志物呈阳性反应。

(4)腹水检查:一般应为漏出液,若患者发生癌变、自发性腹膜炎等并发症时,腹水性质可发生改变。

2.影像检查　食管X线吞钡检查可见食管下段虫蚀样或蚯蚓样充盈缺损,胃底静脉曲张时可见菊花样充盈缺损。B超、CT、核磁共振(MRI)检查可显示肝、脾形态改变,门静脉、脾静脉内径增宽及腹水征象。

3.内镜检查　上消化道内镜可观察食管、胃底静脉有无曲张及其程度和范围,明确上消化出血的原因和部位,还可同时进行止血治疗;腹腔镜检查可直接观察肝脾情况。

4.肝组织病理学检查　若见假小叶形成,可确诊为肝硬化。

五、诊断与鉴别诊断

代偿期诊断肝硬化比较困难,到失代偿期诊断不难。根据下列条件可作出诊断:

（1）病毒性肝炎或长期大量饮酒等病史。

（2）肝功减退，门脉高压表现。

（3）肝功能试验有血清白蛋白下降、血清胆红素升高及凝血酶原时间延长等指标提示肝功能失代偿。

（4）内镜发现食管胃底静脉曲张。

（5）B超或CT检查符合肝硬化图像。

（6）肝穿活检：假小叶——诊断金标准。

代偿期诊断常有困难，对慢性病毒性肝炎、长期大量饮酒者应长期密切随访，注意肝脾情况及肝功能试验的变化，如发现肝硬度增加，或有脾大，或肝功能异常变化，B超检查显示肝实质回声不均匀等变化，应注意早期肝硬化，必要时肝穿刺活检可获确诊。

六、治疗原则

肝硬化目前没有良好的治疗方法，不可逆转，治疗的关键在于阻止疾病的进展。在代偿期，以治疗原发病、防止各种诱因诱发疾病反复、预防肝癌为主；在失代偿期，治疗主要以对症治疗为主，改善肝功能、治疗各种并发症。

1.病因治疗　对慢性乙型和丙型肝炎所致的肝硬化，如果病毒复制仍然活跃，可给予相应的抗病毒、降酶、退黄治疗；对于失代偿期的肝硬化患者应禁用干扰素等有可能加重肝功能损害的药物。对于酒精性肝硬化患者应立即严格戒酒；对于胆汁淤积性肝硬化应及早给予大剂量熊去氧胆酸治疗；对于自身免疫性肝炎所致的肝硬化若仍有疾病活动，应给予激素或激素加硫唑嘌呤治疗。只有去除或有效控制病因，才能有效延缓、阻断甚至逆转肝硬化的发展。

2.一般治疗　包括休息、饮食、营养支持疗法，维持水、电解质和酸碱平衡，特别注意钾盐的补充；酌情应用氨基酸、血浆及白蛋白等。

3.门静脉高压症及其并发症的治疗

（1）腹水治疗：①卧床休息、限制水钠摄入。②利尿剂的应用：常用利尿剂包括保钾利尿剂和排钾利尿剂。③腹腔穿刺放液加输注白蛋白：用于不具备TIPS技术、对TIPS有禁忌证或失去TIPS机会的顽固性腹水的患者，采用此方法。一般放腹水1 000 mL，输注白蛋白80 g。此方法易于诱发肝肾综合征、肝性脑病等并发症。④自身腹水浓缩回输：用于难治性腹水的治疗。⑤手术置管介入方式：近年来，有证据证实通过体内置入支架或分流管，以使腹水生成减少和出路增加，是难治性腹水治疗的有效方法，如经颈静脉肝内门体分流术（TIPS）、腹腔静脉分流术（PVS）等，多数TIPS手术后的患者，可不需限盐限水和长期使用利尿剂，可减少肝移植的需求。

（2）上消化道出血的治疗：对已发生上消化道大出血者，出现休克的患者，给予积极补充血容量，积极止血等措施、预防诱发肝性脑病等并发症。

（3）自发性腹膜炎：选用肝毒性小、对G-有效的抗生素，如喹诺酮类或头孢类药物，如治疗不满意时，根据药敏试验选用药物。

4.手术治疗　如脾切除术、肝移植，是近年来治疗肝硬化的方法。肝移植是终末期患者的最佳选择，掌握手术时机及做好各种术前准备工作，是提高手术存活率的关键。

5.患者教育　教育患者注意休息，不宜进行重体力劳动，代偿期可从事轻工作，失代偿期应多卧床休息。保持情绪稳定，减轻心理压力。严格禁酒，不服用对肝有毒性的药物。有食管胃底静脉曲张的患者,进食避免粗糙、辛辣,应细嚼慢咽。腹水的患者,应限盐限水饮食。平时注意保暖,避免感染。

第四节　急性胰腺炎

案例导入

　　患者,男,45 岁,上腹疼痛伴恶心、呕吐 3 h 就诊。该患者晚餐后出现上腹隐痛,后疼痛加剧,持续性疼痛呈刀割样,并向腰背部放射,伴恶心、呕吐,呕吐物为胃内容物及黄绿苦水,呕吐后疼痛无缓解。既往有胆囊炎病史。查体:T 37.7 ℃,P 80 次/min,R 19 次/min,Bp 120/70 mmHg,急性痛苦面容,大汗淋漓,皮肤巩膜无黄染。实验室检查:血淀粉酶512 U(苏氏法)。胸片提示:心肺检查正常。请思考:

　　(1)写出诊断及诊断依据。

　　(2)应采取哪些治疗措施?

　　急性胰腺炎(acute pancreatitis,AP)是胰腺腺泡受损后,胰酶在胰腺内被激活并溢出胰管,使胰腺甚至其邻近组织被消化,导致胰腺水肿、坏死和出血。临床特征为急性上腹疼痛、恶心、呕吐、发热、血和尿淀粉酶升高,严重者可出现休克,是临床上常见的急腹症之一。

一、病因

　　引起急性胰腺炎的病因较多,常见的病因有胆道疾病、大量饮酒和暴饮暴食。

　　1.胆道疾病　在我国,胆道疾病是急性胰腺炎最常见的病因,包括胆石症、胆道感染或胆道蛔虫等,其中 90%为胆石症。

　　2.大量饮酒和暴饮暴食　酗酒、暴饮暴食可使胰液分泌剧烈增加,并刺激 Oddi 括约肌痉挛和十二指肠乳头水肿,致胰液排出不畅,引起急性胰腺炎。

　　3.胰管阻塞　胰管结石或蛔虫、胰管狭窄、肿瘤等均可引起胰管阻塞,当胰液分泌旺盛时胰管内压增高,使胰管小分支和胰腺泡破裂,胰液与消化酶渗入间质,引起急性胰腺炎。

　　4.其他　创伤和手术,特别是胰胆或胃手术、腹部钝挫伤;某些感染(如腮腺炎及伤寒等)、某些药物(如噻嗪类利尿药、肾上腺糖皮质激素等)、高血钙及高脂血症等,也是诱发急性胰腺炎的因素。动脉硬化、结节性动脉周围炎等致胰腺缺血可使胰腺抵抗力减弱,在其他因素损害下引发胰腺炎。此外,精神、免疫因素亦可诱发本病。5%~25%的急性胰腺炎病因不明,称为特发性胰腺炎。

二、临床表现

　　按临床表现分为轻症急性胰腺炎和重症急性胰腺炎。轻症急性胰腺炎以胰腺水肿为主,病情轻,呈自限性经过,预后良好;重症急性胰腺炎以出血坏死为主,病情重,变化迅速,常伴休克及多种并发症,预后差,死亡率高。

1.症状

(1)腹痛:腹痛为本病的主要表现和首发症状,常在大量饮酒或暴饮暴食后发病。疼痛剧烈而持续,呈钝痛、绞痛、钻痛或刀割痛,伴阵发性加剧。腹痛常位于中上腹,常向腰背部呈带状放射,弯腰屈膝位或上身前倾位时可减轻疼痛。一般胃肠解痉药物不能缓解,进食加剧。水肿型患者腹痛3~5天即缓解。出血坏死型病情重,腹痛持续时间较长,发生腹膜炎时疼痛波及全腹。

(2)恶心、呕吐及腹胀:起病即伴恶心、呕吐,常在进食后发生。呕吐物常为胃内容物,重者可吐出胆汁或咖啡渣样液体,呕吐后腹痛并不减轻。多同时有腹胀,出血坏死型者常腹胀显著,或有麻痹性肠梗阻。

(3)发热:水肿型胰腺炎者可有中度发热,少数为高热,一般持续3~5天。出血坏死型发热较高,且持续不退,特别是在胰腺炎或腹腔有继发感染时,常呈弛张高热。发热系胰腺炎症或坏死产物进入血液循环,作用于中枢神经系统体温调节中枢所致。

(4)低血压及休克:出血坏死型胰腺炎常发生。在病初数小时内出现,提示胰腺有大片坏死,也可逐渐出现,或在有并发症时出现。其主要原因为有效血容量不足,坏死的胰腺释放心肌抑制因子使心肌收缩不良,并发感染或消化道出血等。

(5)水、电解质及酸碱平衡紊乱:多有轻重不等的脱水,呕吐频繁者可有代谢性碱中毒。出血坏死型者尚有明显脱水与代谢性酸中毒,常伴有血钾、血镁降低。因低钙血症引起手足搐搦者,为重症与预后不佳的征兆。部分伴血糖增高,偶可发生糖尿病酮症酸中毒或高渗性昏迷。

2.体征　急性水肿型胰腺炎腹部体征往往较轻。急性出血坏死型胰腺炎患者常出现急性腹膜炎体征,少数患者由于胰酶或坏死组织液沿腹膜后间隙渗到腹壁下,致两侧腰部皮肤呈暗灰蓝色,称 Grey-Turner 征,或出现脐周皮肤青紫,称 Cullen 征。如有胰腺脓肿或假性囊肿形成,上腹部可扪及肿块。胰头炎性水肿压迫胆总管时,可出现黄疸。低血钙时有手足搐搦。

3.并发症　通常见于出血坏死型胰腺炎。局部并发症有胰腺脓肿、胰腺假性囊肿。全身并发症常在病后数日出现,如并发肾功能衰竭、肝功能衰竭、心功能衰竭、胰性脑病、消化道出血、弥漫性血管内凝血、肺炎、败血症、糖尿病等,死亡率极高。

三、辅助检查

1.实验室检查

(1)淀粉酶测定:大多数急性胰腺炎病人血清淀粉酶在起病6~12 h即开始升高,于24 h达高峰,48~72 h后下降,5 日后恢复正常。发病初期检查,一般超过正常值的3 倍可确诊。但应注意,病情的严重性与淀粉酶升高的程度并不一致。出血坏死型胰腺炎由于胰腺细胞广泛破坏,血清淀粉酶可能正常或低于正常。肾功能正常者尿淀粉酶在起病12~14 h 开始升高,1~2 周后恢复正常。但其受患者尿量的影响。

(2)血清脂肪酶测定:血清脂肪酶升高常在起病48~72 h 后开始,持续时间较长,可达1~2 周。因此,对后期病例血、尿淀粉酶已恢复正常者,脂肪酶测定有助于诊断。

(3)C 反应蛋白(CRP)测定:是组织损伤和炎症的非特异性标志物。在胰腺坏死时 CRP 可明显增高,有助于监测急性胰腺炎的严重性。

(4)其他检查:早期白细胞升高,以中性粒细胞升高为主。血糖、血钙测定,可出现暂时性低钙血症和暂时性血糖增高。若血钙<1.5 mmol/L或持久性空腹血糖>10 mmol/L,是脏器严重损害的表现,提示预后不良。

2.影像学检查　腹部B超检查常作为常规初筛检查。CT鉴别轻症和重症胰腺炎,以及附近器官是否累及具有重要价值。早期腹部平片,有利于排除其他急腹症,特别是消化性溃疡合并穿孔。可发现胆结石及麻痹性肠梗阻、慢性复发性胰腺炎胰腺钙化灶。

四、诊断和鉴别诊断

（一）诊断

根据患者有急性、持续性中上腹疼痛的症状,血淀粉酶或脂肪酶高于正常值上限3倍,或影像学有典型改变者,可诊断为急性胰腺炎。诊断急性胰腺炎后,需区分为轻症或重症急性胰腺炎。重症急性胰腺炎的判断,重点在48 h或72 h内监测病情和实验室检查的变化,综合进行判断。

当出现下列情况者,按照重症急性胰腺炎处理:①症状:出现烦躁不安、四肢厥冷、皮肤呈斑点状等休克症状;②体征:患者出现Turner征或Cullen征,腹肌强直,腹膜刺激征阳性;③实验室检查:血钙<2 mmol/L,血糖>11.2 mmol/L(无糖尿病史者),血尿淀粉酶突然下降者;④腹水检测有高淀粉酶活性。

（二）鉴别诊断

1.消化性溃疡急性穿孔　有消化性溃疡的病史,发生穿孔时,常突然出现剧烈腹痛,腹肌紧张,肝浊音界消失,X线透视下有游离气体可鉴别。

2.急性肠梗阻　呈阵发性腹痛,腹胀,呕吐,肠鸣音亢进,有气过水声,可见肠型。X线可见液气平面。

3.胆石症和急性胆囊炎　腹痛常呈绞痛,疼痛主要位于右上腹,并常放射到右肩部,Murphy征阳性,血尿淀粉酶可轻度升高。B超或胆道造影可明确诊断。

五、治疗原则

急性胰腺炎治疗重点在于积极寻找并去除病因,控制炎症。轻症急性胰腺炎以内科治疗为主,以往认为重症急性胰腺炎行手术治疗,时间表明,因重症急性胰腺炎行手术治疗后,增加死亡率,目前认为也应尽可能以内科治疗为主。如诊断为胆源性急性胰腺炎,可在康复后择期手术摘除胆囊。胰腺局部出现并发症,可通过内径或外科手术治疗。

1.监护　入院后,根据患者病情,病情较重者,应立即行心电监护,密切观察病情。

2.器官支持治疗

（1）补液:在心功能允许的情况,病情较重的患者,应快速大量补液。在最初的48 h内,经脉补液200~250 mL/h,或使尿量维持在>0.5 mL/(kg·h),并根据病情,适当补充白蛋白、血浆或血浆代用品,以维持血浆胶体渗透压。如有代谢性酸中毒,应积极纠正。

（2）维持呼吸功能:给予吸氧。轻者可给予鼻导管、面罩给氧,如出现急性肺损伤、呼吸窘迫时,应给予正压机械通气。

（3）维持肠功能:减轻肠腔内细菌、毒素移位和炎症反应,可给予导泻和口服抗生素。胃肠减压能减轻腹胀,当患者没有胃内容物时,可停止胃肠减压。早期营养支持治疗有助于肠黏膜屏障的修复。

（4）血液净化:如患者出现肾功能不全时,可给予血液净化治疗,清除体内有害代谢产物或外源性毒物,达到净化血液的目的。重症急性胰腺炎早期使用有助于清除部分炎症介质,有利于肺、肾、脑等重要器官功能改善和恢复,避免进一步恶化。

3.减少胰液分泌

(1)禁食:可减少胰液分泌,减轻自身消化,是治疗的重要措施。

(2)抑制胃酸分泌:可用抑制胃酸分泌的药物,减少胰液量,缓解胰管内压力。

(3)生长抑素及其类似物:生长抑素可抑制胰泌素和缩胆囊素引起的胰液分泌。可选用奥曲肽。

4.镇痛　大多数患者在抑制胰液分泌后,使用生长抑素或奥曲肽后,腹痛可得到明显缓解。对严重腹痛者,可肌注哌替啶止痛,每次 50~100 mg。吗啡因可增加 Oddi 括约肌压力,胆碱能受体拮抗剂阿托品等可诱发或加重肠麻痹,不宜使用。

5.急诊内镜或外科手术　内镜下 Oddi 括约肌切开术、取石术等有助于降低胰管内高压,并可迅速控制感染。可适用于胆总管结石性梗阻、急性化脓性胆管炎、胆源性败血症、胆道蛔虫、肝吸虫等。

6.预防和抗感染　因急性胰腺炎易导致感染,预防感染可用导泻方法,清洁肠道,减少肠腔内细菌生长,促进肠蠕动,有助于维护肠黏膜屏障。可给予 33%硫酸镁 30~50 mL/次或芒硝,同时口服抗生素。尽早恢复肠内营养,也有助于肠黏膜修复,减少细菌移位。

胰腺感染后,可选用喹诺酮类或头孢类联合抗厌氧菌的药物。败血症时或上述抗生素无效时,使用亚胺培南。真菌感染者,抗真菌。

7.营养支持　轻症急性胰腺炎,短期禁食期间静脉补液即可。重症急性胰腺炎者,先给予肠外营养。注意水电解质情况,注意补充水溶性和脂溶性维生素。

当病情缓解时,尽早过渡到肠内营养。逐渐恢复饮食,从小量、无脂、低蛋白饮食开始,逐渐增加进食量和蛋白质,直到正常饮食。

六、预后

轻症患者常在 1 周左右康复,重症患者死亡率达 15%,且易发生胰腺假性囊肿、脓肿和脾静脉栓塞等并发症,遗留不同程度的胰腺功能不全。

七、预防

积极治疗胆、胰疾病,适度饮酒和进食,部分患者应严格戒酒。

本章小结

胃炎、消化性溃疡均为临床最常见的疾病之一。肝硬化我国多见于病毒性肝炎引起,多有多年的病毒性肝炎病史,急性胰腺炎我国多因有胆囊炎等疾病史,在暴饮暴食的促发下发病。急性胰腺炎是常见的急症,其中的重症急性胰腺炎治疗不当,易导致患者死亡。

习题及复习思考题

一、选择题

1.诊断消化性溃疡并发幽门梗阻最有价值的临床表现是(　　　)。

A.易呕吐　　　　　　　　　B.呕吐物量大　　　　　　　　C.呕吐物内无胆汁

D.呕吐后症状可暂时缓解　　E.呕吐物内含大量宿食

2.引起慢性胃炎的主要致病因素是(　　　)。

A.粗糙或刺激性物理性因素　B.药物等化学性因素　　　　　C.十二指肠液返流

D.幽门螺杆菌感染　　　　　E.机体自身免疫因素

3.胃溃疡腹痛的规律是(　　　)。

A.无明显规律性　　　　　　B.疼痛—排便—加重　　　　　C.疼痛—进食—缓解

D.疼痛—便意—缓解　　　　E.进食—疼痛—缓解

4.在我国急性胰腺炎最常见的病因是(　　　)。

A.酗酒　　　　　　　　　　B.暴饮暴食　　　　　　　　　C.病毒感染

D.胆道结石　　　　　　　　E.Oddi 括约肌痉挛

5.急性胰腺炎患者禁食胃肠减压的目的是(　　　)。

A.减少淀粉酶分泌　　　　　B.减少脂肪酸分泌　　　　　　C.减少胃蛋白酶分泌

D.减少胃酸分泌　　　　　　E.减少胆汁分泌

二、简答题

1.消化性溃疡的三大临床特征是什么？胃溃疡和十二指肠溃疡好发部位在何处？各有何节律性？

2.肝硬化分为哪几期？其临床表现有哪些方面？

3.如何区分轻症急性胰腺炎和重症急性胰腺炎？

（唐　前）

第五章 泌尿系统疾病

📖 学习目标

- 深入了解肾小球疾病、尿路感染和慢性肾衰竭的临床表现与诊断。
- 了解肾小球疾病、尿路感染和慢性肾衰竭的治疗。
- 一般了解肾小球疾病、尿路感染和慢性肾衰竭的病因。

📖 知识点

- 肾小球疾病的分类;肾小球疾病的临床表现;肾小球疾病的诊断与治疗;
- 尿路感染的病因;尿路感染的临床表现;尿路感染的诊断与治疗;
- 慢性肾衰竭的病因;慢性肾衰竭的临床表现;慢性肾衰竭的诊断与治疗。

第一节 肾小球肾炎

案例导入

患者,男,21 岁,水肿、高血压 2 周。2 周自感双眼睑浮肿,晨起明显,同时尿量减少,1 周后水肿发展为全身,于外院查尿蛋白(++),尿颗粒管型少许,血压增高,口服药物(不详)症状无好转来诊。发病以来精神食欲可,轻度腰酸、乏力,无尿频、尿急、尿痛、关节痛。10 年前曾患过急性肾炎。查体:T 36.5 ℃,P 80 次/min,R 18 次/min,Bp 160/98 mmHg,无皮疹,浅淋巴结未触及,眼睑水肿,巩膜无黄染,扁桃体不大,心肺腹部无异常,双肾区无叩痛,双下肢可凹性水肿。查血 Hb 140 g/L,WBC $7.7×10^9$/L,PLT $210×10^9$/L。尿蛋白(++),尿红细胞少许,偶见颗粒管型。请思考:

(1)该患者最可能患了什么病? 你诊断的依据是什么?

(2)应进一步做哪些检查? 如何治疗?

一、概述

肾小球疾病是指一组临床表现相似(如蛋白尿、血尿、高血压等),但病因、发病机制、病程和预后不尽相同,主要累及双侧肾小球的疾病。根据病因不同,可分为原发性、继发性和遗传性3类。原发性肾小球疾病病因不明,继发性肾小球疾病是指全身性疾病(如糖尿病、高血压病等)中的肾小球损害,遗传性肾小球疾病则为遗传变异基因所致的肾小球病。其中,原发性肾小球疾病最多见,是我国慢性肾衰竭最主要的致病因素,本节将重点介绍慢性肾小球肾炎。

原发性肾小球疾病的临床分型

(1)急性肾小球肾炎。

(2)急进性肾小球肾炎。

(3)慢性肾小球肾炎。

(4)隐匿性肾小球肾炎(无症状性蛋白尿或/和血尿)。

(5)肾病综合征。

二、慢性肾小球肾炎

慢性肾小球肾炎(chronic glomerulonephritis)简称慢性肾炎,是指各种病因导致双侧肾小球缓慢起病,病情逐渐发展,病程较长,最终出现慢性肾衰竭的一组肾小球疾病,临床特点为蛋白尿、血尿、高血压、水肿,甚至尿毒症。

(一)病因

我国以 IgA 肾病最多见,仅有少数慢性肾炎是由急性肾炎发展而来。慢性肾炎多因各种细菌、病毒等病原微生物感染,通过免疫反应、炎症反应及非免疫非炎症机制等所致,且免疫反应和非免疫非炎症机制是引起肾炎慢性化的重要因素。

(二)临床表现

各年龄段均可发生慢性肾炎,男性多见,以青、中年为主。大多数起病隐袭,病程较长。因病理类型不同,临床表现不一致,一般以蛋白尿、血尿、高血压、水肿为其基本临床表现,大多数患者以蛋白尿或水肿为首发症状,并可伴有不同程度肾功能下降。病情时轻时重、迁延,渐进性发展为慢性肾衰竭。

早期患者可无明显临床症状或表现为全身乏力、食欲下降,腰部疼痛等,可伴或不伴水肿,水肿多为眼睑肿和(或)下肢轻、中度可凹陷性水肿。血压可正常或轻度升高,肾衰时,90%以上患者都有高血压,特别是持续升高的血压加速肾功能衰竭,并与之形成恶性循环。早期肾功能正常或轻度受损,可持续数年,甚至数十年,随后在各种病因的作用下肾功能逐渐恶化并最终发展为尿毒症。也有患者出现眼底出血、渗出,甚至视乳头水肿。此外,如果患者存在有感染、劳累或使用肾毒性药物等诱因导致病情急骤恶化。如及时去除诱因和适当治疗可一定程度缓病情解,但也可因上述诱因导致不可逆慢性肾衰竭。慢性肾炎患者肾功能损害进展的快慢与病理类型关系密切,如系膜毛细血管性肾小球肾炎进展较快,膜性肾病进展常较慢,但合理治疗和认真保养等也对延缓肾炎的病情发展起重要作用。

(三)辅助检查

1.尿液检查　尿蛋白可为(+~++++),呈选择性或非选择性蛋白尿。一般血尿较轻微,多数为镜下血尿,急性发作期血尿可出现肉眼血尿。尿沉渣中常有较多颗粒管型和透明管型,急性发作者可见细胞管型,晚期可见大颗粒管型和蜡样管型。

2.肾功能检查　内生肌酐清除率下降。血清尿素氮、肌酐增高。

3.其他检查　血清补体可降低。血清钙、钠及氯可降低,血钾、血磷增高。呈肾病表现者血清白蛋白<30 g/L,胆固醇>5.7 mmol/L。甲状旁腺激素水平可升高。

（四）诊断

具有蛋白尿(必有表现)、血尿(多形态改变)、管型尿、水肿及高血压病史达 1 年以上,伴或不伴肾功能损害均应考虑此病。在除外继发性肾小球肾炎及遗传性肾小球肾炎后,临床可诊断为慢性肾小球肾炎。并应在此基础上行肾活检,以明确病理类型,指导治疗和判断预后。

（五）治疗

慢性肾炎的治疗应以防止或延缓肾功能进行性恶化,改善或缓解临床症状及防治严重合并症为主要目的,而不以消除尿蛋白及尿红细胞为目标。因此,一般不宜给糖皮质激素及细胞毒药物。可采用以下综合治疗措施:

【积极控制高血压】

积极控制高血压可防止肾功能减退或使已经受损的肾功能有所改善,防止心血管合并症,并改善远期预后。

1.治疗原则　①力争达到目标值:如尿蛋白<1 g/d,血压应该控制在 130/80 mmHg 以下;如蛋白尿≥1 g/d,无心脑血管合并症者,血压应控制在 125/75 mmHg 以下。②降压不能过低过快,保持降压平稳。③一种药物小剂量开始调整,必要时联合用药,直至血压控制满意。④优选具有肾保护作用、能延缓肾功能恶化的降压药物。

2.治疗方法

（1）非药物治疗:限制饮食钠的摄入,伴高血压患者应限钠(<3 g/d),降压药物应在限制钠饮食的基础上进行;调整饮食蛋白质与含钾食物的摄入;戒烟、限制饮酒;减肥;适当锻炼等。

（2）药物治疗:常用的降压药物有血管紧张素转换酶抑制剂、血管紧张素Ⅱ受体拮抗剂、长效钙通道阻滞剂、利尿剂、β 受体阻滞剂等。由于血管紧张素转换酶抑制剂与血管紧张素Ⅱ受体拮抗剂除具有降低血压作用外,还有减少尿蛋白和延缓肾功能恶化的肾保护作用,应优选。使用血管紧张素转换酶抑制剂与血管紧张素Ⅱ受体拮抗剂类药物应定期检测血压、肾功能和血钾。

【减少尿蛋白并延缓肾功能的减退】

蛋白尿与肾脏功能减退密切相关,因此应该严格控制。血管紧张素转换酶抑制剂与血管紧张素Ⅱ受体拮抗剂具有降低尿蛋白作用,其用药剂量常需高于其降压所需剂量,但应预防低血压的发生。

【限制食物中蛋白及磷的摄入】

低蛋白与低磷饮食可减轻肾小球高压、高灌注与高滤过状态,延缓肾小球硬化,根据肾功能的状况给予优质低蛋白饮食,保证进食优质蛋白质(动物蛋白为主)。在进食低蛋白饮食时,应适当增加碳水化合物的摄入以满足机体生理代谢所需的热量,防止负氮平衡。限制蛋白入量后同样可以达到低磷饮食的作用。

【避免加重肾损害的因素】

感染、低血容量、脱水、劳累、水电解质和酸碱平衡紊乱、妊娠及应用肾毒性药物,均可能损伤肾脏,应避免。

【糖皮质激素和细胞毒药物】

由于慢性肾炎是包括多种疾病在内的临床综合征,其病因、病理类型及其程度、临床表现和肾功能等差异较大,故是否应用应根据病因及病理类型确定。

【其他】

抗血小板聚集药、抗凝药、他汀类降脂药、中医中药也可使用。

(六)预防和预后

宜给予优质低蛋白、低磷、高维生素饮食。增加糖的摄入,以保证足够的热量,减少自体蛋白质的分解,如慢性肾小球肾炎患者有水肿和(或)高血压则应限制钠盐的摄入。养成良好的生活习惯,劳逸有节,避免过劳过累。忌使用肾毒性药物,严格遵照专科医生的指导选择和服用药物。

慢性肾炎病情迁延,病变均为缓缓进展,最终将至慢性肾衰竭。病变进展速度个体差异很大,病理类型为重要因素,但也与是否重视保护肾脏、治疗是否恰当及是否避免恶化因素有关。

第二节 尿路感染

案例导入

患者,女,35 岁,因畏寒、发热伴尿频、尿急、尿痛 2 天来院。患者在 2 天前突感畏寒,发热达 39 ℃,头痛、乏力,恶心、呕吐、食欲减退。一日排尿十余次,量不多,但有排不尽感,感腰酸及下腹部胀痛不适而来就诊。患者平素身体健康,无特殊疾病史。查体:神清,一般情况良好。T 39 ℃,P 100 次/min,R 18 次/min,Bp 120/75 mmHg,皮肤黏膜无皮疹、瘀点,浅表淋巴结未触及,颈软,气管居中。心肺检查无异常,腹软,无压痛,肝脾未及,肋腰点有压痛,肾区叩击痛阳性。实验室检查:血 RBC $4.5×10^{12}$/L,Hb 120 g/L,WBC $12.0×10^9$/L,N 90%,L 10%。尿常规:尿略混浊,白细胞(++++),红细胞(+),白细胞管型少许。请思考:

(1)患者最可能患了什么病? 你诊断的依据是什么?

(2)应进一步做哪些检查? 如何治疗?

尿路感染(urinary tract infection,UTI)简称尿感,是指各种病原微生物侵犯尿路黏膜或组织引起的尿路炎症。多种病原体(如细菌、真菌、支原体、衣原体、病毒、寄生虫等)均可引起尿路感染。尿感以育龄期妇女、老年人、免疫力低下及尿路畸形者为多见,尤以妊娠期妇女的发生率更高。我国尿感的发病率约为 0.91%,女性发病率约为 2.05%,妊娠期女性高达 10.2% 左右,女性和男性的比例约为 10∶1。本节主要叙述由细菌感染所致的尿路感染。

(一)病因

【感染】

1.病原体 80%~90% 为大肠埃希菌;其次为变形杆菌、克雷伯杆菌、产气杆菌和铜绿假单胞菌;5%～10%的尿路感染由粪链球菌和凝固酶阴性的葡萄球菌引起。大肠埃希菌多见于无症状性细菌尿、非复杂性尿路感染,或初发的尿感;医院内感染、复杂性或复发性尿感、尿路器械检查后发生的尿感,则多为粪链球菌、变形杆菌、克雷伯杆菌和铜绿假单胞菌所致。其中变形杆菌感染多见于伴有尿路结石者;铜绿假单胞菌感染多见于尿路器械检查后;金黄色葡萄球菌则常见于血源性尿感;真菌感染多发生于留置导尿管者、糖尿病患者以及使用广谱抗生素或免疫抑制剂的患者。此外,结核分枝杆菌、衣原体等也可导致尿路感染。

2.感染途径

(1)上行感染:约占尿路感染的95%。某些因素(如性生活、尿路梗阻、尿路器械使用、尿道尿液返流等)可导致上行感染的发生。

(2)血行感染:此种感染途径少见,常见的病原菌有金黄色葡萄球菌、沙门菌属、假单胞菌属和白色念珠菌属等。多发生于肾脏结构或功能受损的患者,如多囊肾、糖尿病、肾脏损伤、钾缺乏、肾血管异常等。

(3)直接感染:泌尿系统邻近器官、组织发生感染时,病原菌向周边蔓延偶可直接侵入泌尿系统导致感染。

(4)淋巴道感染:盆腔和下腹部的器官感染时,因其与肾的淋巴管相通,病原菌可从淋巴道感染泌尿系统,但罕见。

【易感因素】

1.机体防御功能下降　正常情况下,细菌进入膀胱后并不都会引起尿感,一般正常人群的膀胱在2～3天内可将入侵的细菌清除。最终是否会发生尿感除与细菌的数量、毒力有关外,还取决于机体的一系列防御机制,包括:①排尿的冲刷作用,可清除约99%侵入的细菌;②尿道上皮细胞产生的杀菌分子和膀胱黏膜产生的抗黏附因子及抗体发挥抗菌作用;③尿液中高浓度尿素、高渗透压和低 pH 值等不利于细菌生长;④前列腺分泌物中含有的抗菌成分具有抗革兰阴性肠道细菌的作用;⑤输尿管膀胱连接处的活瓣,具有防止尿液返流的作用,可防止细菌进入输尿管。另外,长期使用免疫抑制剂、糖尿病、长期卧床、艾滋病等机体免疫力低下时,易发生尿感。

2.尿路梗阻　是最重要的易感因素,可由尿路解剖或功能异常引起,如结石,前列腺增生、狭窄、肿瘤等,尿路梗阻可导致尿液积聚,尿流不畅,细菌不易被冲洗清除,而在局部大量繁殖引起感染。

3.膀胱输尿管反流　膀胱输尿管瓣膜的功能完整性可阻止尿液从膀胱输尿管口反流至输尿管,当其功能或结构异常时可使尿液从膀胱逆流到输尿管,甚至肾盂,导致细菌在局部定植,发生感染。

4.妊娠　是尿感的重要诱因,2%～8%的妊娠妇女可发生尿路感染,与孕期输尿管蠕动功能减弱、暂时性膀胱输尿管活瓣关闭不全及妊娠后期子宫增大致尿液引流不畅有关。

5.解剖生理特点　女性尿道较短,且直而宽,距离肛门较近,开口于阴唇下方,是女性容易发生尿路感染的重要因素。妇科疾病以及性生活时可因尿道黏膜的改变而利于细菌入侵膀胱引起尿路感染。前列腺增生导致的尿路梗阻是中老年男性尿路感染的一个重要原因。包茎、包皮过长是男性尿路感染的诱发因素。

6.尿路的医源性损伤　导尿或留置导尿管、膀胱镜和输尿管镜检查、逆行性尿路造影等,不但会把细菌带入后尿道和膀胱,还可致尿路黏膜损伤,易引发尿感。据文献报道,即使严格消毒,一次导尿后,尿感的发生率为 1%~2%;留置导尿管 1 天感染率约 50%;3~4 天,则感染发生率可高达 90% 以上。

（二）临床表现

【膀胱炎】

占尿路感染的 60% 以上。主要表现膀胱刺激征,即尿频、尿急、尿痛、排尿不适、下腹部疼痛等,部分患者迅速出现排尿困难。尿液常混浊,并有异味,约 30% 可出现血尿。一般无明显的全身性感染症状,但少数患者出现腰痛、发热,体温常不超过 38 ℃。如患者有明显的全身症状,体温>38.0 ℃,应考虑上尿路感染。致病菌多为大肠埃希菌,约占 75% 以上。

【肾盂肾炎】

1.急性肾盂肾炎　可发生于各年龄段,育龄女性最多见。起病急骤,主要有以下临床特征:

（1）全身症状:寒战、发热、头痛、全身酸痛、恶心呕吐、食欲不振等,体温一般在 38 ℃ 以上,以弛张热多见,也可呈稽留热或间歇热。少部分病情较重的患者可出现革兰阴性杆菌败血症。

（2）泌尿系症状:下腹部疼痛、腰痛和尿频、尿急、尿痛、排尿不适等膀胱刺激征。腰痛程度不一,多为钝痛或酸痛,少数有腹部绞痛,沿输尿管向膀胱方向放射。少数患者下尿路症状不典型或缺如。

（3）体格检查:可发现一侧或两侧肋脊角或输尿管点压痛和（或）肾区叩击痛。

2.慢性肾盂肾炎　过去认为病程超过半年或 1 年者就称为慢性肾盂肾炎,现在更重视病理学特征。其临床表现复杂,可无症状或全身症状及泌尿系统症状不典型。半数以上患者在急性肾盂肾炎病史后出现乏力、低热、间歇性尿频、排尿不适、腰部酸痛及肾小管功能受损表现,如夜尿增多、低比重尿等,病情持续,最终发展为慢性肾衰竭。

【无症状细菌尿】

无症状细菌尿是指患者有真性细菌尿,而无任何尿路感染的临床症状。常在健康人群中进行体检或因其他肾脏疾病作常规尿细菌学检查时发现。致病菌多为大肠埃希菌,患者长期无症状,尿常规可无明显异常,但尿培养有真性菌尿。

（三）并发症

尿感及时治疗,一般不出现并发症;但易感因素不能消除或肾盂肾炎治疗不当可出现下列并发症。

1.肾乳头坏死　指肾乳头及相邻的肾髓质缺血坏死,常表现为寒战、高热,伴剧烈腰痛或腹痛和血尿等,甚至出现革兰阴性杆菌败血症和（或）急性肾衰竭。当坏死组织脱落阻塞输尿管时也可发生肾绞痛。多见于伴有糖尿病或尿路梗阻的肾盂肾炎,为其严重并发症。静脉肾盂造影可见肾乳头区有"环形征"特征。

2.肾周脓肿　除原有症状加剧外,伴有明显的单侧腰痛,常在向健侧弯腰时疼痛加剧。是严重肾盂肾炎直接扩展形成,多有糖尿病、尿路梗阻等易感因素。致病菌常为大肠埃希菌。超声检查及影像检查有助于诊断。治疗主要是加强抗感染和（或）局部行切开引流术。

(四)辅助检查

【尿液检查】

1.常规检查　尿液常浑浊,可有腐败气味,可见白细胞尿、血尿、蛋白尿。离心后尿沉渣镜检白细胞>5 个/HP 即为白细胞尿,对尿路感染诊断意义较大;部分患者有镜下血尿,尿沉渣镜检红细胞数多为 3~10 个/HP,极少数急性膀胱炎患者可有肉眼血尿;蛋白尿多为阴性或微量($\pm$~+)。

2.细菌学检查　是诊断尿感的关键性检查。

(1)尿沉渣镜检细菌:如平均每个视野≥20 个细菌,即为有意义的细菌尿。

(2)细菌培养:选取清洁中段尿、导尿及膀胱穿刺尿作细菌培养,凡是有真性细菌尿者,均可诊断为尿感。其中以膀胱穿刺尿培养结果最可靠。真性细菌尿包括:①耻骨上膀胱穿刺尿定性培养有细菌生长;②导尿细菌定量培养≥10^5/mL;③清洁中段尿细菌定量培养≥10^5/mL,如临床上无尿感症状,则要求做两次中段尿培养,细菌数均≥10^5/mL,且为同一菌种,才能确定为真性菌尿。尿细菌定量培养 10^4~10^5/mL,为可疑阳性,需复查;如<10^4/mL,可能为污染。

尿细菌定量培养结果可呈假阳性或假阴性。假阳性见于:①中段尿标本被污染;②室温下尿标本存放超过 1 h;③检验技术错误等。假阴性见于:①采集标本之前的一周内使用过抗生素;②尿液在膀胱内停留时间<6 h;③收集中段尿时,尿标本内混入消毒药;④尿液因饮水过多被稀释;⑤感染灶间歇性排菌等。

3.亚硝酸盐还原试验　诊断尿感的敏感性为 70%,特异性达 99.5%以上,其原理为尿内硝酸盐被大肠埃希菌等革兰阴性细菌还原为亚硝酸盐,一般无假阳性,但球菌感染可出现假阴性。

【影像学检查】

尿感急性期不宜作静脉肾盂造影(IVP),可作 B 超检查以排除梗阻。IVP 检查的目的是找寻有否能用外科手术纠正的易感因素。从小儿起就有反复尿感者,尚需作排尿期膀胱-输尿管返流检查。对于首次发作的急性女性尿感患者,一般不需进行影像检查;对于男性尿感患者,无论初发还是复发,均应进行影像检查,以排除尿路解剖和功能上的异常。

(五)诊断

根据典型的症状,再结合尿液改变和尿液细菌学检查,诊断尿感难度不大。上尿路感染常有发热、寒战甚至出现毒血症症状,伴明显腰痛,输尿管点和(或)肋脊点压痛、肾区叩击痛等。而下尿路感染,常以膀胱刺激征为突出表现,一般少有发热、腰痛等。

如症状不典型,但凡有真性细菌尿者,亦可诊断为尿感。但真性菌尿不能判断尿感为上尿路或下尿路感染,出现下列情况提示上尿路感染:膀胱冲洗后尿培养阳性;尿沉渣镜检有白细胞管型,并排除狼疮性肾炎、间质性肾炎等疾病;尿 β_2 微球蛋白升高;尿渗透压降低。

无症状性细菌尿的诊断主要依靠尿细菌学检查,要求两次尿细菌培养均为同一菌种的真性菌尿。当女性有明显尿频、尿急、尿痛等膀胱刺激征,尿白细胞增多,尿细菌定量培养≥10^2/mL,并为常见致病菌时,也可拟诊为尿路感染。

慢性肾盂肾炎症状常不明显,诊断需结合影像学及肾脏功能检查。如肾外形凹凸不平,且双肾大小不等,或静脉肾盂造影可见肾盂肾盏变形、缩窄,伴持续性肾小管功能损害者,均可诊断为慢性肾盂肾炎。

(六)治疗

治疗目的是消灭病原体,缓解临床症状,去除诱因及防止复发。

【一般治疗】

急性期注意休息，多饮水，勤排尿。发热者给予易消化、高热量、富含维生素饮食。膀胱刺激征和血尿明显者，可口服碳酸氢钠片 1 g，3 次/d，以碱化尿液、缓解症状、抑制细菌生长、避免形成血凝块，对应用磺胺类抗生素者还可增强药物的抗菌活性并避免尿路结晶形成。尿路感染反复发作者应积极寻找病因，及时去除诱发因素。

【抗菌药物的应用】

治疗尿感的常用抗菌药物有磺胺类、β-内酰胺类、氨基苷类以及喹诺酮类药物。

1.用药原则　①选用对致病菌敏感的药物；②抗菌药在尿和肾内的浓度要高；③选用肾毒性小的抗菌药物；④单一药物治疗失败、严重感染、混合感染、耐药菌株出现时应联合用药；⑤下尿路感染多给予 3 天短程疗法；肾盂肾炎应予 14 天疗程。

2.疗效的评定标准　①有效：治疗后症状缓解，复查细菌尿阴转；②治愈：疗程完毕后症状消失，尿菌阴性，并于第 2 周和第 6 周复查尿菌仍阴性，则认为该次尿感治愈；或虽有细菌尿，但为重新感染（新致病菌），则可认为原先的尿感已治愈；③治疗失败：疗程完毕后尿菌定量检查仍阳性，或治疗后尿菌转阴，但于第 2 周和第 6 周复查时尿菌又阳性，且为同一菌株。

（七）预防与预后

坚持多饮水、勤排尿，是最有效的预防方法；注意会阴部清洁；避免尿路器械的使用或严格无菌操作；如留置导尿管，前 3 天给予抗生素可延迟尿感的发生；与性生活有关的尿感于性交后即排尿，并服抗生素预防；膀胱输尿管反流者养成"二次排尿"的习惯。

尿感的预后很大程度上取决于患者有否导致发病的易患因素，此外，与是否及时、有效的治疗也有关。

第三节　慢性肾衰竭

案例导入

患者，男，64 岁，因胸闷、心悸、恶心、呕吐伴全身水肿 1 月余而入院。患者 1 月来食欲不振，晨起有恶心呕吐，日渐加重。且时觉胸口发闷、心慌不适、头晕、失眠、精神也逐渐萎靡不振，嗜睡。水肿由面部发展到全身，尿量少。曾在地段医院就诊服药，未见好转且渐加重而来院。过去有"肾炎"史，多年来有尿蛋白史及右输尿管结石病史。查体：T 36.5 ℃，P 90 次/min，R 18 次/min，Bp 190/105 mmHg，神清，皮肤黏膜无皮疹，无瘀点、瘀斑，浅表淋巴结未触及，睑结膜略苍白，唇色淡。两肺呼吸音清，HR 90 次/min，律齐，心尖部可闻及 2/6 级吹风样收缩期杂音，心界略向左下扩大。腹平软，无压痛，肝脾未触及，肾区无叩击痛，无移动性浊音，双下肢中度水肿，神经系统检查（-）。查血 RBC 3.0×10^{12}/L，Hb 90 g/L，WBC 5.0×10^9/L。BUN 10.3 mmol/L，Cr 353 μmol/L。B 超示海绵肾和右输尿管结石。尿常规：蛋白（++）、红细胞（+）、颗粒管型少许。请思考：

（1）该患者最可能患了什么病？你诊断的依据是什么？

（2）应进一步做哪些检查？如何治疗？

广义的慢性肾衰竭（chronic renal failure, CRF）是指慢性肾脏病引起的肾小球滤过率（GFR）下降及与此相关的代谢紊乱和临床症状组成的综合征，简称慢性肾衰。据我国部分报告，慢性肾脏病的患病率为 8% ~ 10%，其确切患病率尚待进一步调查。近 20 年来，慢性肾衰在人类主要死亡原因中占第五位至第九位，是人类生存的重要威胁之一。

我国将慢性肾衰竭分为以下 4 期（见表 5.1）：肾功能代偿期、肾功能失代偿期、肾功能衰竭期（尿毒症前期）和尿毒症期。

表 5.1　CRF 的分期

CRF 分期	肌酐清除率 /(mL·min^{-1})	血肌酐（Scr）	
		/(μmol·L^{-1})	/(mg·dL^{-1})
肾功能代偿期	50 ~ 80	133 ~ 177	1.6 ~ 2.0
肾功能失代偿期	20 ~ 50	186 ~ 442	2.1 ~ 5.0
肾功能衰竭期	10 ~ 20	541 ~ 707	5.1 ~ 7.9
尿毒症期	<10	≥707	≥8.0

（一）病因

主要有糖尿病肾病、高血压肾小动脉硬化、原发性与继发性肾小球肾炎、肾小管间质病变（慢性肾盂肾炎、慢性尿酸性肾病、梗阻性肾病、药物性肾病等）、肾血管病变、遗传性肾病（如多囊肾、遗传性肾炎）等。在发达国家，糖尿病肾病、高血压肾小动脉硬化已成为慢性肾衰的主要病因；包括中国在内的发展中国家，这两种疾病在 CRF 各种病因中仍位居原发性肾小球肾炎之后，但近年也有明显增高趋势。双侧肾动脉狭窄或闭塞所引起的"缺血性肾病"，在老年 CRF 的病因中占有一定地位。

CRF 病情在各种因素刺激下，可缓慢进展，也可在短期内急剧加重。病变早中期恰当的治疗有利于病情的逆转，而晚期常表现为不可逆的改变。因此，临床治疗应在早中期阶段抓住机会积极控制危险因素，争取病情好转。

1.慢性肾衰渐进性发展的危险因素　包括蛋白尿、高血压、高血糖控制不满意、低蛋白血症、吸烟等。此外，贫血、高脂血症、高同型半胱氨酸血症、尿毒症毒素（如甲基胍、甲状旁腺激素、酚类）蓄积及老年患者等，也可能促进 CRF 的发展。

2.慢性肾衰急性加重的危险因素　①累及肾脏的原发性疾病（如肾小球肾炎、高血压、糖尿病等）复发或加重；②低血压、脱水、大出血或休克等致血容量不足；③肾动脉狭窄患者应用 ACEI、ARB 等药物致肾脏局部血供急剧减少；④严重感染；⑤使用肾毒性药物；⑥泌尿道梗阻（如尿路结石）；⑦其他：严重肝功不全、高钙血症等。

（二）临床表现

慢性肾衰患者因病情隐匿并缓慢进展，临床表现常不典型。CRF 代偿期和失代偿早期时，患者表现为症状不明显，或有腰酸、乏力、夜尿增多等轻度不适；少数稍重患者出现食欲减退、代谢性酸中毒及轻度贫血表现。在晚期尿毒症时，可出现多系统受累的临床表现，如急性心衰、消化道出血、中枢神经系统障碍等，甚至危及生命。

【水、电解质、酸碱平衡紊乱】

1.代谢性酸中毒　CRF 早期机体酸中毒不明显,当 GFR<25 mL/min(Scr>350 μmol/L)时,酸性代谢产物(如磷酸、硫酸等)排泄减少而发生代谢性酸中毒,严重时出现较明显的症状,如呼吸深长、虚弱乏力、食欲不振、呕吐等。

2.水钠代谢紊乱　主要表现为水钠潴留,但有时也可表现为血容量降低和低钠血症。

3.钾代谢紊乱　当 GFR 降至 20~25 mL/min 或更低时,肾脏排钾能力逐渐下降,如又有钾摄入过多、消化道出血、酸中毒、感染等情况发生时,易出现高钾血症。也可因钾摄入不足、胃肠道丢失过多、应用排钾利尿剂等因素,导致患者出现低钾血症。

4.钙磷代谢紊乱　主要表现为低血钙和高血磷。低血钙主要与代谢性酸中毒、高磷血症等、钙摄入不足、活性维生素 D 缺乏等多种因素有关。血磷浓度的调节与肠道对磷的吸收及肾的排泄有关。

5.镁代谢紊乱　当 GFR<20 mL/min 时,肾排镁减少致轻度高镁血症。也偶可出现低镁血症,原因可能与应用利尿剂与镁摄入不足等有关。

【蛋白质、糖类、脂肪和维生素的代谢紊乱】

CRF 患者蛋白质代谢紊乱一般表现为蛋白质代谢产物蓄积(氮质血症),也可有血清白蛋白水平下降、血浆和组织必需氨基酸水平下降等。上述代谢紊乱主要与蛋白质分解增多或/和合成减少、负氮平衡、肾脏排出障碍等因素有关。糖代谢异常主要表现为糖耐量减低和低血糖两种情况,前者多见。高脂血症相当常见,其中大多数患者表现为轻到中度高甘油三脂血症,少数患者表现为轻度高胆固醇血症,或两者兼有。维生素代谢紊乱相当常见,如血清维生素 A 水平增高、维生素 B_6 及叶酸缺乏等。

【尿毒症毒素引起的各系统表现】

1.心血管系统表现　心血管病变是 CRF 患者的主要并发症之一,也是 CRF 最常见的死亡原因,尤其在肾衰终末期阶段。

(1)高血压和左心室肥厚:多由于钠水潴留、肾素-血管紧张素-醛固酮系统功能紊乱和(或)某些舒张血管的因子不足所致。长期高血压可引起动脉硬化、左心室肥厚和心力衰竭,也可致脑血管意外。

(2)心力衰竭:是尿毒症患者最常见的死亡原因,容量负荷增加是最常见的原因,其他如高血压、心肌炎、贫血、电解质紊乱、心律失常及代谢性酸中毒等也是重要因素。患者可出现心悸、气促、端坐呼吸、肺水肿等症状,但一般发绀不明显。

(3)尿毒症性心肌病:代谢废物潴留、内环境改变、心肌细胞缺血及贫血等因素使心肌耗氧量增加,逐渐导致心肌病。部分患者可同时伴有冠状动脉粥样硬化性心脏病、心律失常等。

(4)心包炎:可分为尿毒症性心包炎和透析相关性心包炎,前者与尿毒症毒素蓄积、感染、继发甲旁亢等有关,后者常因透析不充分,肝素过量所致。患者常有胸痛、心包摩擦感等表现,可有心包积液体征,严重者还可出现心包填塞。

(5)血管钙化和动脉粥样硬化:多由高磷血症、钙分布异常和"血管保护性蛋白"缺乏所致。动脉粥样硬化进展迅速,包括冠状动脉在内的全身各动脉(如脑动脉、肾动脉等)均可发生动脉粥样硬化和钙化。

2.呼吸系统表现　代谢性酸中毒和（或）体液过多时均可出现气短、气促,甚至出现深长呼吸。尿毒症时可出现尿毒症肺、尿毒症性胸膜炎和肺钙化。尿毒症肺由尿毒症毒素诱发的肺泡毛细血管渗透性增加、肺水肿、肺充血所致,行肺部 X 线检查可出现"蝴蝶翼"征,及时利尿或透析可迅速改善症状。

3.胃肠道表现　是 CRF 最早和最突出的症状,主要表现为食欲减退及恶心、呕吐、腹泻等。口腔炎、口腔黏膜溃疡在尿毒症时也较常见,患者口腔可有尿味。大部分患者还可出现消化道出血,多由胃黏膜糜烂或消化性溃疡引起,尤以前者最常见。

4.血液系统表现　CRF 患者有肾性贫血和出血倾向。大多数患者有轻、中度正细胞正色素性贫血,主要是肾脏产生的促红细胞生成素减少所致,如同时伴有铁缺乏、叶酸不足、营养不良、慢性失血及红细胞寿命缩短等因素,也可加重贫血。尿毒症患者有出血倾向,一般为轻度出血,其原因与血小板功能降低、血管壁异常、凝血因子Ⅷ缺乏有关。出血倾向轻的患者表现为皮下或黏膜出血点、瘀斑;重者则可发生胃肠道出血、脑出血等。

5.神经肌肉系统表现　分中枢神经系统病变和周围神经系统病变。中枢神经系统病变早期症状轻微,可有注意力不集中、记忆力减退、失眠等表现;其后逐渐出现性格改变、判断力降低、抑郁等;尿毒症时则出现反应淡漠、谵妄、惊厥、幻觉、昏迷、精神异常等表现,也称为"尿毒症性脑病"。周围神经系统病变也很常见,以感觉神经障碍最突出,常表现为肢端袜套样分布的感觉丧失,或肢体麻木、烧灼感或疼痛感、深反射迟钝或消失,也可有神经肌肉兴奋性增加,如肌肉震颤、痉挛、不宁腿综合征,以及肌萎缩、肌无力等。

6.内分泌功能紊乱　肾脏本身内分泌功能紊乱导致 $1,25$-二羟维生素 D_3、促红细胞生成素不足和肾内肾素-血管紧张素Ⅱ过多。除此之外,还可出现性激素紊乱。女性患者出现闭经、不育;男性患者出现阳痿等。其他可有促肾上腺皮质激素（ACTH）等水平增高、继发性甲旁亢（血 PTH 升高）、甲状腺素水平降低、胰岛素受体障碍等。

7.骨骼病变　以肾性骨病最为常见,包括纤维囊性骨炎、骨质疏松症、骨软化症及骨生成不良。在透析前患者中骨骼 X 线检查发现异常者约 35%,而出现骨痛、行走不便和自发性骨折等临床特征者少见。而骨活检约 90% 可发现异常,有助于早期诊断。

（三）诊断

典型的慢性肾衰竭,根据病史、实验室检查结果和肾脏影像学检查,诊断并不困难。但 CRF 早期无症状或症状轻微易忽略,致使患者就诊时常已进入晚期。为早期发现早期诊断,临床上对不明原因的恶心呕吐、嗜睡、视力障碍、贫血、高血压、肤色萎黄、呼吸深快或有肾脏病家族史者应警惕本病,及时进行尿常规、肾功能检查和影像学检查。既往有慢性肾脏病病史,伴贫血、钙磷代谢异常、GFR 下降、双侧肾脏体积缩小等,应考虑本病。

为完善慢性肾衰竭的诊断,还应注意补充以下几个问题:①基础疾病的诊断:包括原发性和继发性肾脏病变,如原发性肾小球肾炎、慢性肾盂肾炎、肾结核、狼疮性肾炎、恶性高血压、糖尿病肾病、尿路梗阻等;②寻找引起肾功能恶化的可逆因素:包括血容量不足、使用肾毒性药物、感染、酸中毒、大剂量激素冲击疗法等;③进行肾功能分级。

（四）预防与治疗

【延缓或逆转早中期慢性肾衰进展的对策】

对已有的肾脏疾患或可能引起肾损害的疾患（如糖尿病、高血压病等）进行及时有效的治疗,防止 CRF 的发生,称为初级预防。对轻、中度 CRF 及时进行治疗,延缓、停止或逆转 CRF 的进展,防止尿毒症的发生,称为二级预防。二级预防基本对策是:

1.坚持原发病治疗 初次诊断 CRF 的患者,必须积极重视原发病的诊断,并对高血压肾病、糖尿病肾病、肾小球肾炎、狼疮肾炎等坚持长期合理治疗。

2.避免或消除 CRF 急剧恶化的危险因素 积极寻找 CRF 的各种危险因素,如严重高血压未能控制、急性血容量不足、肾脏局部血供急剧减少、重症感染、组织创伤、尿路梗阻、肾毒性药物的使用不当及其他器官功能衰竭(包括严重心衰、严重肝衰竭)等,并合理纠正使病情趋于稳定。

3.保护健存肾单位,阻断或抑制肾单位损害渐进性发展的各种途径 对患者血压、血糖、尿蛋白定量、GFR 下降幅度等指标,都应控制在理想范围。

(1)严格控制高血压:24 h 持续、有效地控制高血压,是保护肾功能,延缓、停止或逆转慢性肾衰竭进展的最重要措施。WHO 和美国最新高血压治疗指南报告中均要求把血压控制在<140/90 mmHg。在选择降压药物方面,血管紧张素转化酶抑制剂(ACEI)和血管紧张素Ⅱ受体拮抗剂(ARB)既具有良好降压作用,又有独特的减低高滤过、减轻蛋白尿的作用。

(2)严格控制血糖:研究表明,严格控制血糖,使糖尿病患者空腹血糖控制在 90～130 mg/dL,糖化血红蛋白(HbAlC)<7%,可延缓患者 CRF 进展。

(3)控制蛋白尿:将患者蛋白尿控制在<0.5 g/d,或明显减轻微量白蛋白尿,均可改善其长期预后,包括延缓 CRF 病程进展和提高生存率。

(4)其他:积极纠正贫血、减少尿毒症毒素蓄积、应用他汀类降脂药、戒烟等,很可能对肾功能有一定保护作用,正在进一步研究中。

【早中期慢性肾衰的治疗措施】

1.营养治疗 饮食疗法是慢性肾衰的基本治疗措施,一般主张低蛋白、低磷饮食。CRF 患者蛋白摄入量以 0.6～0.8 g/(kg·d)为宜,可满足其基本生理需要;磷摄入量应<600～800 mg/d,对严重高磷血症患者,还应同时给予磷结合剂。患者饮食中动物蛋白与植物蛋白占 1/2 左右;对蛋白摄入量限制较严格的患者,动物蛋白可占 50%～60%。但长期低蛋白饮食会影响患者的营养状况,现在认为严重营养不良是 CRF 独立的危险因素,与患病率、死亡率呈正相关。故低蛋白饮食基础上强调补充必需氨基酸(EAA)或 α-酮酸对慢性肾衰有独特疗效。注意补充维生素,如活性维生素 D、维生素 B_6 和叶酸,有需要时补充铁、锌等矿物质和微量元素。

2.纠正酸中毒和水、电解质紊乱

(1)纠正代谢性酸中毒:以口服碳酸氢钠为主,如二氧化碳结合力低于 15 mmol/L,可用碳酸氢钠或乳酸钠静脉输入。心衰患者碳酸氢钠输入量不宜过多,输入速度不宜过快,以免心脏负荷加重;也可根据患者情况予以口服或注射呋塞米 20～200 mg/d,以增加尿量,防止钠潴留。

(2)水钠代谢紊乱的防治:肾衰患者易出现水钠潴留,需适当限制水钠摄入量,入水量以每日排水量与非显性失水量之和为宜,NaCl 摄入量以不超过 6～8 g/d 为宜。如有明显水肿、高血压者,NaCl 摄入量 5～7 g/d 即可,个别严重病例 NaCl 可限制为 2.5～5 g/d。同时可给予袢利尿剂,如速尿 20～160 mg/次,2～3 g/d。当肾衰合并急性左心衰竭、严重肺水肿时,需及时给予血液透析以免病情严重危及生命。慢性肾衰有明显失水患者,可视病情需要补液,以口服补液最佳,也可静脉补液,需密切注意血压、心功能状态。

（3）高钾血症的防治:慢性肾衰患者,应积极预防高血钾的发生。在限制钾摄入的同时,还应及时纠正酸中毒,并适当应用袢利尿剂,增加尿钾排出。如已有高钾血症,应采取及时、有效的降钾措施:①口服碳酸氢钠纠正酸中毒,血钾>6 mmol/L 时,可静滴碳酸氢钠 10~25 g,4~6 h 后根据病情需要可重复;②静脉或肌肉注射呋塞米 40~80 mg,必要时 100~200 mg/次;③应用葡萄糖-胰岛素溶液输入(葡萄糖 4~6 g 中加胰岛素 1 单位);④口服降钾树脂增加肠道钾排出;⑤如严重高钾血症(血钾>6.5 mmol/L),且伴有少尿、利尿效果欠佳者,应及时血液透析。

3.贫血的治疗　排除缺铁等因素,Hb<100~110 g/L 或 HCT<30%~33%,即可开始应用重组人促红细胞生成素(rHuEPO)治疗。合理应用 rHuEPO,能有效纠正慢性肾脏病患者贫血,减少慢性肾脏病患者的左心室肥大等心血管合并症发生,改善患者脑功能和认知能力,提高生活质量和机体活动能力,降低慢性肾脏病患者的住院率和死亡率。在应用 rHuEPO 时,应同时重视补充铁剂。

4.低钙血症、高磷血症和肾性骨病的治疗　限制的磷摄入,也可口服磷结合剂。口服碳酸钙,如明显低钙血症,可口服 1,25(OH)₂维生素 D₃。

5.防治感染　慢性肾衰患者极易并发感染,特别是肺部和尿路感染,应及时选用合适的抗生素。在疗效相近的情况下,应选用肾毒性最小的药物。

6.高脂血症的治疗　慢性肾衰患者应积极治疗高血脂。贝特类药物常为首选。

7.口服吸附疗法和导泻疗法　CRF 患者通过肠道清除毒物,不仅可缓解尿毒症症状,同时还具有延缓肾脏病进展的作用,可口服氧化淀粉。

8.其他　①糖尿病肾衰竭患者随着 GFR 明显下降,必须调整胰岛素用量;②高尿酸血症通常不需药物治疗,有痛风则口服别嘌醇;③皮肤瘙痒时口服抗组胺药物,控制高磷血症及强化透析,对部分患者有效;④中成药肾衰宁胶囊、尿毒清颗粒、金水宝、百令胶囊等对延缓肾衰进展有一定疗效。

【尿毒症血液净化疗法】

血液净化技术是尿毒症患者晚期最主要的治疗方法,主要包括血液透析和腹膜透析,二者疗效相近,但各有其优缺点,在临床应用上可互为补充。

1.血液透析　一般每周作血液透析 3 次,每次 4~6 h。每次透析时间长短,视透析膜性能及临床病情综合决定。如能坚持合理的透析,不少患者能存活 20 年以上。

2.腹膜透析　腹膜透析适用于儿童、心血管情况不稳定的老年人、糖尿病肾病患者或作动静脉内瘘有困难者。持续性不卧床腹膜透析疗法,设备简单,易于操作,安全有效,可在患者家中自行操作。持续性不卧床腹膜透析在保存残存肾功能方面优于血透,费用也较血透低。

【肾移植】

成功的肾移植会恢复正常的肾功能(包括内分泌和代谢功能)。肾移植后,1 年存活率为85%,5 年存活率为 60%。肾移植需长期使用免疫抑制剂防排斥反应,常用的药物为糖皮质激素、硫唑嘌呤、环孢素 A 等。由于长期使用免疫抑制剂,并发感染和恶性肿瘤的概率有所增高。

本章小结

　　肾小球疾病系指一组有相似的临床表现,病变主要累及双肾肾小球的疾病。可分为原发性、继发性和遗传性,以原发性肾小球疾病最多见。各年龄段均可发生慢性肾小球肾炎,男性多见,以青、中年为主。大多数起病隐袭,病程较长。临床表现一般以蛋白尿、血尿、高血压、水肿为主,可伴有不同程度肾功能下降。病情时轻时重、迁延,渐进性发展为慢性肾衰竭。

　　尿路感染是由各种病原微生物侵犯尿路黏膜或组织引起的尿路炎症,以大肠埃希菌最为常见。好发于育龄期妇女、老年人、免疫力低下及尿路畸形者。根据感染发生部位可分为上尿路感染和下尿路感染,前者主要指肾盂肾炎,后者主要指膀胱炎。膀胱炎主要表现膀胱刺激征,一般无明显的全身性感染症状,治疗常采用有效抗菌药物 3 天疗法。急性肾盂肾炎有明显全身症状,有膀胱刺激征,有腰痛、肋脊角或输尿管点压痛和(或)肾区叩击痛。尿细菌学检查阳性,治疗常采用敏感抗菌药物 14 天疗程。慢性肾盂肾炎治疗的关键是积极寻找并去除易感因素,按药敏试验选择强有力的杀菌性抗生素,疗程不少于 6 周。

　　慢性肾衰竭是由慢性肾脏病引起的肾小球滤过率下降及与此相关的代谢紊乱和临床综合征。各种原发或继发的肾疾病晚期均可导致慢性肾衰竭,但以原发性肾小球疾病为多见。慢性肾衰患者在代偿期和失代偿早期时,临床表现不明显或有腰酸、乏力、夜尿增多等轻度不适;少数稍重患者出现食欲减退、代谢性酸中毒及轻度贫血表现。晚期尿毒症时可出现多系统受累的临床表现,甚至危及生命。治疗上必须积极重视原发病的诊断及治疗,纠正某些使肾衰竭加重的可逆因素,延缓或逆转早中期慢性肾衰的进展。尿毒症患者晚期最主要的治疗方法是血液净化疗法,有条件时可做肾移植。

习题及复习思考题

一、选择题

1.关于慢性肾炎的临床表现,下列哪项是错误的?(　　　)

A.蛋白尿　　　　　　　　　　B.水肿　　　　　　　　　　C.高血压

D.不导致尿毒症　　　　　　　E.贫血

2.对于慢性肾炎高血压的治疗,下列哪项是错误的?(　　　)

A.低盐饮食　　　　　　　　　B.利尿降压　　　　　　　　C.可联合应用降压药物

D.血压超过 160/100 mmHg 即应降压治疗　　　　　　　E.迅速降血压至正常

3.引起肾盂肾炎最多见的细菌是(　　　)。

A.变形杆菌　　　　　　　　　B.绿脓杆菌　　　　　　　　C.大肠杆菌

D.肠球菌　　　　　　　　　　E.葡萄球菌

4.肾盂肾炎最常见的感染途径是(　　　)。

A.上行感染　　　　　　　　B.血行感染　　　　　C.淋巴道感染

D.直接蔓延　　　　　　　　E.以上都不是

5.判断尿菌落计数的阳性标准是(　　　)。

A.$>10^2$/mL　　　　　　　　B.$>10^3$/mL　　　　　C.$>10^4$/mL

D.$\geqslant 10^5$/mL　　　　　　　　E.$>10^6$/mL

6.确诊尿路感染的最重要依据是(　　　)。

A.尿菌落计数阳性　　　　　　B.脓尿　　　　　　　C.尿路刺激征

D.血白细胞计数升高　　　　　E.血尿

7.急性肾盂肾炎不应出现的是(　　　)。

A.脓尿　　　　　　　　　　　B.血白细胞计数升高　　C.大量蛋白尿

D.血尿　　　　　　　　　　　E.发热

8.慢性肾盂肾炎有效的治疗方法是(　　　)。

A.静滴庆大霉素　　　　　　　B.静滴青霉素　　　　　C.调节尿液酸碱度

D.口服氟哌酸　　　　　　　　E.联合轮换应用抗生素

9.下列哪种情况易发生尿路感染?(　　　)

A.长期应用氨苄青霉素　　　　B.长期应用维生素 E　　C.长期应用利尿剂

D.长期应用免疫抑制剂　　　　E.长期应用降压药

10.下列哪项检查最易发生尿路感染?(　　　)

A.导尿　　　　　　　　　　　B.肾脏 B 超　　　　　C.静脉肾盂造影

D.同位素肾扫描　　　　　　　E.尿常规检查

11.急性肾盂肾炎选择药物的依据是(　　　)。

A.病人的症状　　　　　　　　B.尿细菌计数　　　　　C.尿沉渣涂片革兰染色检查

D.尿培养及药敏试验　　　　　E.以上均不是

12.下列哪项不是肾盂肾炎的诱发因素?(　　　)

A.尿路梗阻　　　　　　　　　B.肾盂、输尿管畸形　　C.糖尿病

D.外阴炎　　　　　　　　　　E.使用庆大霉素引起肾功能减退

13.慢性肾盂肾炎的病程为(　　　)。

A.>1 个月　　　　　　　　　B.>2 个月　　　　　C.>3 个月

D.>6 个月　　　　　　　　　E.>2 年

14.尿毒症病人的饮食,下列错误的是(　　　)。

A.低蛋白饮食　　　　　　　　B.低热量

C.优质动物蛋白,减少植物蛋白摄入

D.少尿及高血压病人应限盐

E.食物易消化,富含维生素

15.慢性肾衰竭病人的饮食治疗原则,下列错误的是(　　　)。

A.优质的低蛋白饮食　　　　　B.供给大量的非必需氨基酸

C.低磷饮食　　　　　　　　　D.热量应足够

E.尿量正常、无水肿者,适当鼓励饮水

16.引起慢性肾衰竭最常见的病因是(　　　)。

A.慢性肾小球肾炎　　　　　　　B.肾结核　　　　　　　C.肾肿瘤

D.肾小动脉硬化　　　　　　　　E.慢性肾盂肾炎

17.终末期尿毒症病人最理想的治疗方法是(　　　)。

A.利尿　　　　　　　　　　　　B.纠正酸中毒　　　　　C.纠正贫血

D.透析疗法　　　　　　　　　　E.肾移植

18.尿毒症病人贫血的主要原因是(　　　)。

A.失血　　　　　　　　　　　　B.促红细胞生成素减少　C.红细胞寿命缩短

D.缺铁　　　　　　　　　　　　E.缺乏维生素 B_{12}

19.尿毒症病人最早最突出的临床表现是(　　　)。

A.贫血　　　　　　　　　　　　B.高血压　　　　　　　C.皮肤瘙痒

D.低钙血症　　　　　　　　　　E.消化道症状

20.尿毒症病人特征性的症状是(　　　)。

A.贫血　　　　　　　　　　　　B.呕血　　　　　　　　C.恶心、呕吐

D.颜面水肿　　　　　　　　　　E.口中有氨臭

21.尿毒症病人病情危重的表现是(　　　)。

A.高血压　　　　　　　　　　　B.血尿素氮升高　　　　C.血肌酐升高

D.心包炎　　　　　　　　　　　E.贫血

22.尿毒症病人高钾血症最有效的治疗方法是(　　　)。

A.输入碳酸氢钠　　　　　　　　B.静注高渗葡萄糖　　　C.静注胰岛素

D.输入钙剂　　　　　　　　　　E.进行血液透析

23.诊断尿毒症最有意义的检查结果是(　　　)。

A.血肌酐显著升高　　　　　　　B.高磷血症　　　　　　C.低钙血症

D.低钠血症　　　　　　　　　　E.代谢性酸中毒

24.尿毒症不出现的电解质异常是(　　　)。

A.血钾升高　　　　　　　　　　B.血钙升高　　　　　　C.血钠升高

D.血磷升高　　　　　　　　　　E.低钠血症

25.治疗尿毒症性心衰最有效的方法是(　　　)。

A.降压　　　　　　　　　　　　B.利尿　　　　　　　　C.用血管扩张剂

D.强心剂　　　　　　　　　　　E.透析疗法

二、简答题

1.引起尿路感染的易患因素有哪些？

2.急性肾盂肾炎有哪些临床表现？

3.尿毒症患者会出现哪些水、电解质、酸碱平衡失调？

4.尿毒症病人出现高钾血症应如何紧急处理？

(岳新荣)

第六章 血液系统疾病

📖 **学习目标**

- 深入了解贫血和白血病的临床表现与诊断。
- 了解贫血和白血病的分类;了解贫血的治疗。
- 一般了解白血病的治疗。

📖 **知识点**

- 贫血的分类与分度;贫血的临床表现;贫血的诊断与治疗;
- 白血病的病因与分类;白血病的临床表现;白血病的诊断与治疗。

第一节 贫 血

案例导入

患者,女,35岁,患十二指肠溃疡2年,感头晕、心悸、乏力1年余。查体:T 36.8 ℃,P 92 次/min,R 18 次/min,Bp 110/70 mmHg,神清,精神欠佳,口唇色淡,心肺腹部未见异常。查血 RBC $8.2×10^{12}$/L,Hb 80 g/L,Ret 0.8%,WBC $5.0×10^9$/L,PLT $150×10^9$/L。骨髓象:骨髓增生活跃,以幼红细胞增生为主,中晚幼红细胞达 45%,体积小,胞浆蓝而少,边缘不规则。血清铁为 8.5 μmol/L。请思考:

(1)该患者最可能患了什么病? 你诊断的依据是什么?

(2)应进一步做哪些检查? 如何治疗?

一、概述

贫血(anemia)是指单位容积外周血液中红细胞计数(RBC)、血红蛋白浓度(Hb)和(或)血细胞比容(HCT)低于正常值低限的一种临床症状。在海平面地区,成年男性血红蛋白低于120 g/L、红细胞计数低于 $4.5×10^{12}$/L 和(或)血细胞比容低于 0.40;成年女性血红蛋白低于110 g/L、红细胞计数低于 $4.0×10^{12}$/L 和(或)血细胞比容低于 0.37,即可诊断为贫血。其中以血红蛋白浓度下降最为重要。

（一）分类

【按贫血的病因和发病机制分类】

1.红细胞生成减少

（1）造血干细胞复制和分化异常：常见于再生障碍性贫血、骨髓增生异常综合征、白血病等。

（2）造血微环境异常：常见于骨髓纤维化、恶性肿瘤骨髓转移、慢性病（如肾功能衰竭、肝病、内分泌疾病、肿瘤性疾病等）引起的贫血等。

（3）造血原料不足或利用障碍：常见于缺铁性贫血、巨幼细胞性贫血、铁粒幼细胞性贫血等。

2.红细胞破坏增多

（1）红细胞内在缺陷：主要有①红细胞膜异常：如遗传性球形红细胞增多症、遗传性椭圆形细胞增多症、阵发性睡眠性血红蛋白尿等；②红细胞酶缺陷：如葡萄糖-6-磷酸脱氢酶缺乏症、丙酮酸激酶缺乏症等；③血红蛋白异常：如地中海贫血、血红蛋白病等。

（2）红细胞外在因素：主要有①免疫因素：如自身免疫性溶血性贫血、药物免疫性溶血性贫血等；②机械因素：如人工心瓣膜、血管炎等；③生物、理化因素：如疟疾、黑热病、大面积烧伤、亚硝酸盐类中毒；④单核-巨噬细胞系统破坏增多：如脾功能亢进等。

3.失血性贫血 根据失血速度的快慢可分为急性失血性贫血和慢性失血性贫血两种。

【按红细胞形态特点分类】

一般以平均红细胞体积（MCV）、平均血红蛋白含量（MCH）和平均红细胞血红蛋白浓度（MCHC）将贫血分为小细胞低色素性贫血、正常细胞性贫血和大细胞性贫血，见表6.1。

表6.1 贫血的红细胞形态分类

分 类	MCV /fl	MCH /pg	MCHC /(g·L^{-1})	临床意义
小细胞低色素性贫血	<80	<27	<320	常见于缺铁性贫血、地中海贫血、铁粒幼细胞性贫血等
正常细胞性贫血	80~100	27~34	320~360	常见于再生障碍性贫血、溶血性贫血、急性失血性贫血等
大细胞性贫血	>100	>34	320~360	常见于巨幼细胞性贫血、骨髓增生异常综合征、肝疾病等

【按骨髓增生程度分类】

1.增生性贫血 常见于缺铁性贫血、巨幼红细胞性贫血、溶血性贫血、急性失血性贫血等。

2.增生减低性贫血 常见于再生障碍性贫血等。

【贫血的分度】

临床上按血红蛋白浓度将贫血分为轻度、中度、重度和极重度贫血。90 g/L≤Hb<120 g/L

（男）或<110 g/L（女）为轻度贫血；60 g/L≤Hb<90 g/L 为中度贫血；30 g/L≤Hb<60 g/L 为重度贫血；Hb<30 g/L 为极重度贫血。

（二）临床表现

贫血表现的轻重程度取决于原发病的性质、贫血的严重程度、贫血的发生速度及患者的心肺功能与代偿能力。

1.皮肤黏膜　皮肤黏膜苍白是各种贫血最常见和最显著的共同体征，以观察口唇黏膜、睑结膜、指甲比较可靠。皮肤黏膜的苍白因贫血类型而异，缺铁性贫血者皮肤黏膜粗糙、无光泽、指甲扁平或呈反甲，甲纹粗且易碎；溶血性贫血者皮肤黏膜苍黄而巩膜黄染；再生障碍性贫血者皮肤蜡黄；肾性贫血和巨幼红细胞性贫血者皮肤浮肿而苍白。

2.神经系统　贫血时由于缺血缺氧，神经细胞能量供给不足而出现头晕、头痛、耳鸣、晕厥、失眠、记忆力减退、注意力不集中，严重时可发生昏迷。维生素 B_{12} 缺乏导致的巨幼红细胞性贫血，可出现指端麻木，感觉障碍及步态不稳等症状。疲乏无力、易疲劳是肌肉缺氧的表现。

3.呼吸、循环系统　心悸、气短是贫血的常见症状，由于血红蛋白减少，活动后组织供氧不足所致，尤其是重体力活动后。严重贫血者可有心脏扩大、心脏杂音、心力衰竭，同时可伴有心律失常，但这些表现在贫血纠正后均可恢复正常。

4.消化系统　贫血时，胃肠黏膜缺氧，导致消化腺分泌减少甚至腺体萎缩，常出现食欲减退、胃肠胀气、厌食、恶心、便秘或腹泻等，严重贫血者可有肝大，合并贫血性心脏病者肝大伴有压痛。贫血引起消化系统症状者较少见，而消化系统疾病常为贫血的致病因素。

5.泌尿、生殖系统　贫血时，肾脏由于缺氧，肾小球的滤过功能和肾小管的分泌和重吸收功能障碍，患者可出现多尿、尿比重减低、血尿素氮增高、蛋白尿等；长期贫血，可出现男性性功能减退，女性月经失调、增多、减少或闭经。

（三）诊断

贫血的诊断包括贫血的程度、类型及查明贫血的原因。贫血的病因诊断最为重要，只有查明病因，才能合理和有效地治疗贫血。

贫血的诊断方法包括：①详细病史询问：如贫血的发生时间、速度、可能的病因和诱因等；还需注意询问饮食习惯、工作生活环境、既往史、家族史和月经生育史等。②全面体格检查：应特别注意皮肤黏膜有无苍白、黄疸、溃疡、皮下出血；有无毛发干枯、舌乳头萎缩、指甲扁平或呈反甲；有无肝、脾、淋巴结肿大等。③实验室检查：血常规检查、外周血涂片、网织红细胞计数和骨髓检查等都是确诊贫血的可靠依据。为了查找引起贫血的病因，应根据病情的需要选择相应的检查。

（四）治疗

1.病因治疗　治疗贫血的首要原则是消除引起贫血的病因，积极治疗引起贫血的原发病，停止接触有害的化学物质和药物，才能使贫血得到有效的治愈。

2.药物治疗　在贫血病因未明之前不要急于用抗贫血药，以免影响诊断和治疗。一旦病因明确，对造血原料缺乏者则应按缺什么补什么的原则进行，如缺铁性贫血及时补铁，巨幼细胞性贫血及时补充叶酸和维生素 B_{12}。对其他贫血应按病因和发病机制来治疗，如溶血性贫血可使用糖皮质激素或脾切除，肿瘤性贫血可采用化疗或放疗，自身免疫性贫血及时使用免疫抑制剂，造血因子可促进红细胞的生成，如雄性激素类可用于慢性再生障碍性贫血，促红细胞生成素可用于肾性贫血等。

3.支持治疗　输血是治疗贫血的有效方法,急性失血性贫血(血容量减少大于20%)、慢性贫血(血红蛋白浓度低于60 g/L)可根据患者的病情需要选择新鲜全血或成分输血来缓解症状、纠正贫血。对贫血合并出血、感染等症状者予以相应的支持治疗。

4.造血干细胞移植　造血干细胞异常性贫血可进行骨髓移植、外周血干细胞移植和脐血移植,来重建造血和免疫功能。

二、缺铁性贫血

缺铁性贫血(iron deficiency anemia, IDA)是体内贮存铁(包括骨髓、肝、脾及其他组织内)被用尽,致使血红蛋白合成减少而引起的贫血,其特点为小细胞低色素性贫血。本病多见于妊娠妇女、婴幼儿和儿童。缺铁性贫血是世界上最常见的营养性贫血。

(一)铁代谢

铁是人体必需的元素之一,健康成人体内含铁总量为3~4.5 g,其中65%存在于血红蛋白中,30%为贮存铁,5%分布于肌红蛋白、细胞色素和与氧化还原反应有关的含铁酶中,循环血液中转运的铁仅占总铁量的0.1%左右。

1.铁的来源　铁的来源有外源性铁和内源性铁两种。

(1)外源性铁:正常人每天从食物中获得的铁为10~15 mg,5%~10%被吸收,动物性食品铁的吸收率为20%,植物性食品铁的吸收率为2%~10%。人每天从食物中吸收的铁为1~1.5 mg。含铁量丰富的食物有海带、木耳、紫菜、香菇、发菜、瘦肉、蛋类、动物肝等。

(2)内源性铁:红细胞破坏后,血红蛋白分解释放出的铁可重新被人体利用。

2.铁的吸收　铁吸收的主要部位在十二指肠和空肠上段的肠黏膜。食物中铁主要以三价铁为主,必须在酸性环境中,或还原剂(如维生素C)存在下还原成二价铁,才便于肠道吸收。胃酸使铁处于稳定的溶解状态而防止再氧化为三价铁,维生素C能使三价铁还原为二价铁,两者都能促进铁的吸收。但茶、菠菜中所含的鞣酸与铁结合形成难溶的络合物随粪便排出,影响铁的吸收。

3.铁的转运　吸收入血的二价铁经铜蓝蛋白氧化成三价铁,与转铁蛋白结合后转运到骨髓和其他组织中,再与转铁蛋白分离并被还原成二价铁,参与血红蛋白合成。

4.铁的贮存　人体内合成血红蛋白后多余的铁以铁蛋白和含铁血黄素的形式贮存于肝、脾、骨髓等器官的单核巨噬细胞系统中。骨髓中未被利用的铁以小粒的形式贮存在幼红细胞的胞浆中,可被亚铁氰化钾染成蓝色颗粒,这种幼红细胞称为铁粒幼细胞。

5.铁的排泄　铁主要是通过肠黏膜脱落的细胞随粪便排出,少量随尿液、汗液、乳汁、皮肤细胞新陈代谢排出,哺乳期妇女还通过乳汁排泄。正常男性每天排铁量为0.5~1 mg,女性为1.0~1.5 mg,如果一次月经失血40~80 mL,则失铁为20~40 mg,因此女性排铁比男性快。

(二)病因

1.铁摄入不足　铁的需要量增加和供铁不足是缺铁性贫血的常见原因。婴幼儿、青少年、妊娠期和哺乳期妇女需铁量增加,而一般食物中铁的含量不能满足机体需要。

2.铁吸收障碍　胃大部分切除术后、慢性腹泻、慢性肠炎、慢性萎缩性胃炎、克罗恩病、胃酸缺乏等疾病使铁的吸收不良。长期素食、嗜好浓茶也会影响铁的吸收。

3.铁丢失过多　常见于各种失血,其中慢性失血是引起缺铁性贫血最常见的病因,尤其以消化道疾病所致出血和女性月经过多为多见,每失血 100 mL 就可丢失约 50 mg 的铁。

（三）临床表现

1.一般表现 疲乏无力、头昏、头痛、眼花、耳鸣、心悸、气短等症状;皮肤、黏膜苍白、心率增快等体征。

2.组织缺铁的表现 缺铁时,细胞内含铁酶的活性减低而出现一系列特殊的表现,包括:①精神、神经系统:如注意力不集中、烦躁、易激动、异食癖等;②黏膜损伤:如口角炎、舌炎、舌乳头萎缩,严重者出现缺铁性吞咽困难或咽下梗阻感;③皮肤干燥、角化,毛发脱落无光泽,指（趾）甲扁平、条纹隆起、无光泽、薄脆易裂,严重者可出现反甲。

（四）辅助检查

1.血象 典型血象呈小细胞低色素性贫血。血涂片显示红细胞体积较小,大小不等,中心淡染区扩大。RBC、Hb 和 HCT 减低;红细胞的 3 种平均值减低。

2.铁代谢检查

（1）血清铁:循环中与转铁蛋白结合的铁称为血清铁。成人血清铁低于 8.95 μmol/L 可作为缺铁性贫血的诊断指标。

（2）血清总铁结合力:血浆中能与铁结合的转铁蛋白的总量称为总铁结合力。血清铁减低时肝脏代偿性合成转铁蛋白增多,总铁结合力增高常>64.44 μg/L。

（3）转铁蛋白饱和度:是血清铁与总铁结合力的比值,它比单一测定血清铁和总铁结合力更能准确反映体内铁的代谢情况。正常值为 20%~50%,缺铁性贫血患者常<15%。

（4）血清铁蛋白:可准确地反映体内贮存铁的情况,缺铁时,首先贮存铁即血清铁蛋白减低,继之血清铁减少,之后才出现贫血。正常值为 20~200 μg/L,小于 12 μg/L 时可作为缺铁性贫血的诊断标准。

（5）红细胞内游离原卟啉（FEP）:缺铁时,红细胞内血红素合成障碍,造成红细胞内游离原卟啉蓄积,红细胞内游离原卟啉明显增高,为诊断红细胞内缺铁的有效指标。正常值为0.27~0.63 μmol/L,缺铁性贫血时常>0.93 μmol/L。

3.骨髓象 骨髓涂片呈增生活跃或明显活跃;以红系增生为主,红系中以中幼和晚幼红细胞为主,粒细胞系统和巨核细胞系统多正常。骨髓铁染色后,铁幼粒细胞大多减少或消失,细胞外铁减少或消失。

（五）诊断与鉴别诊断

【诊断】

缺铁性贫血的诊断主要包括两个方面:首先要确定是否为缺铁引起的贫血,然后要明确引起缺铁的原因。诊断依据包括以下 3 个方面:①小细胞低色素性贫血:MCV、MCH、MCHC 均降低,成熟红细胞体积小、染色淡。②有缺铁的证据:血清铁和血清铁蛋白均降低、总铁结合力和红细胞内游离原卟啉增高、骨髓铁染色显示铁粒幼红细胞减少。③有引起缺铁的病因和临床表现,并且铁剂治疗有效。

【鉴别诊断】

1.慢性病性贫血 常因感染性疾病或肿瘤等疾病引起铁代谢异常所致的小细胞性贫血,是由于单核巨噬细胞系统对铁的摄取加快,而释放到循环中铁减少,致血清铁蛋白、骨髓细胞外铁增多,血清铁、总铁结合力减低,属于铁失利用性贫血。骨髓红细胞系增生,粒细胞浆中常出现大颗粒和空泡,呈感染中毒性表现。

2.铁粒幼细胞性贫血 常因遗传或不明原因引起红细胞的线粒体合成血红素障碍,为铁失利用性贫血。可呈小细胞低色素性贫血。血清铁、铁蛋白增高;总铁结合力降低;骨髓铁粒幼红细胞增多、幼红细胞内铁蛋白颗粒沿细胞核排列成环形,其计数>15%有诊断意义。此病一旦确诊禁用铁剂。

3.地中海贫血 本病为遗传性疾病,常有家族史,是珠蛋白合成障碍致血红蛋白合成减少而出现的小细胞低色素性贫血。此类患者脾脏多肿大。血涂片可见较多的靶形红细胞;血清铁、铁蛋白和骨髓可染铁均增多。血红蛋白电泳异常是诊断的重要依据。

(六)治疗

1.病因治疗 对缺铁性贫血的治疗只有去除了病因才能彻底治愈,有效防止复发,单纯的补铁可暂时改善症状,但不能彻底治愈。病因治疗的关键是针对引起慢性失血病因的治疗,同时应注意合理的膳食结构。

2.铁剂治疗 是纠正缺铁性贫血的主要方法,常用的铁剂有口服铁剂和注射铁剂两种。

(1)口服铁剂:为首选治疗方法。常用的铁剂有:富马酸亚铁0.2 g,3 次/d;硫酸亚铁0.2~0.3 g,3 次/d;葡萄糖酸亚铁0.3 g,3 次/d;琥珀酸亚铁0.2 g,3 次/d。口服铁剂时应注意:①口服铁剂可引起恶心、呕吐、上腹部不适等胃肠道反应,为减轻胃肠道反应宜进餐时或饭后服用;②与维生素C同服,可促进铁的吸收;避免与乳类、茶、咖啡、钙剂、四环素和碱性药物等同服以免影响铁的吸收;③服用铁剂期间,粪便的颜色会变黑。口服铁剂有效,3 天后食欲减退的症状即可改善,网织红细胞升高,5~10 天达高峰,2 周左右血红蛋白浓度上升,2 个月左右恢复正常。在血红蛋白恢复正常后,仍需继续服药3~6 个月,以补足贮存铁。

(2)注射铁剂:如果患者胃肠道反应明显,不能耐受口服铁剂或吸收障碍者,可选用注射铁剂,如右旋糖酐铁或山梨醇铁做深部肌肉注射。少部分患者可出现头痛、面色潮红、关节肌肉疼痛、发热、恶心、呕吐、腹泻等不良反应,严重者可出现过敏性休克。

(七)预防

向群众宣传营养知识,鼓励其改变不合理的饮食结构,特别是婴幼儿、青少年和妇女等高发人群的饮食。鼓励他们多进食动物性富铁食物或铁强化食品,对婴幼儿应及时添加含铁的食物,如蛋黄、动物肝脏、瘦肉、海带、发菜、香菇、紫菜和黑木耳等;对青少年应养成良好的饮食习惯,避免偏食;对孕妇和哺乳期妇女除给予含铁丰富的食物外,还需补充铁剂。做好寄生虫病、慢性出血性疾病和肿瘤性疾病患者的防治,可有效预防缺铁性贫血。

三、再生障碍性贫血

再生障碍性贫血(aplastic anemia,AA)简称再障,是指多种原因导致骨髓造血干细胞数量减少和(或)功能异常、造血微环境障碍,从而引起以全血细胞减少的综合征。临床上以进行性贫血、出血及感染为特点,多发生于青中年,男性稍多于女性。

(一)病因

再障按发病原因是否明确分为原发性再障和继发性再障,其中继发性再障的发病可能与下列因素有关:

1.药物及化学毒物 在继发性再障中以药物引起者多见,有高度危险性的药物有氯霉素、磺胺药、保泰松、抗肿瘤药等。可引起再障的化学毒物有苯及其衍生物、有机砷、染发剂、杀虫剂等。在众多药物和化学毒物中，氯霉素具有高度危险性。

2.物理因素　X射线、γ射线、中子、放射性核素等会干扰造血干细胞的DNA合成和复制，影响细胞的有丝分裂，使造血干细胞数量减少，骨髓细胞中红细胞系对放射线最为敏感。长时间接触或剂量过大可损害造血微环境和基质，造成骨髓增生永久性低下。

3.生物因素　各型肝炎病毒、EB病毒、风疹病毒、带状疱疹病毒、登革热病毒、流感病毒、人类免疫缺陷病毒、人类T淋巴细胞病毒等，均有损害骨髓造血引起再生障碍性贫血或骨髓造血受抑制的报道。病毒性肝炎患者再障的发生率显著高于一般人群，所有的肝炎病毒均可损害骨髓造血，但80%系丙型肝炎病毒所致。

4.其他因素　阵发性睡眠性血红蛋白尿、系统性红斑狼疮、恶性肿瘤、慢性肾功能衰竭、妊娠等均可发生骨髓造血功能抑制。而妊娠可使再障加重，分娩后再障可好转。

（二）临床表现

按起病急缓、病情轻重、血象、骨髓象及预后，将再障分为重型（SAA）和非重型再障（NSAA）；按起病缓急，将再障分为急性型再障（AAA）和慢性型再障（CAA）；我国又将急性型再障称为重型再障Ⅰ型（SAA-Ⅰ），慢性再障恶化为急性型者称为重型再障Ⅱ型（SAA-Ⅱ）。

【重型再障】

发病急，进展快，病程短，早期以出血和感染为突出表现，贫血进行性加重。皮肤、黏膜出现广泛而不易控制的出血，60%以上有内脏出血，主要表现为消化道出血、咯血、血尿等，严重者可出现颅内出血，颅内出血是本病的主要死亡原因。多数患者有发热，体温多在39℃以上，以呼吸道感染最为常见，其次有皮肤黏膜、口腔、肛门周围和泌尿系感染，以革兰氏阴性杆菌、金黄色葡萄球菌和真菌感染多见。此型病情凶险、死亡率高。

【非重型再障】

病情轻，发展缓慢，病程长，以贫血为首发症状，主要表现为乏力、心悸、气短、头昏等；出血、感染症状较轻，以皮肤黏膜出血多见，一般不发生内脏出血。合并感染者少见。

（三）辅助检查

1.血象　红细胞、白细胞、血小板计数均减少；白细胞分类中中性粒细胞减少，而淋巴细胞比例增高；网织红细胞明显减少，常<1%，绝对值<15×10⁹/L；多呈正常细胞性贫血。

2.骨髓象　多部位骨髓增生减低，粒系、红系及巨核细胞系明显减少且形态大致正常，淋巴细胞、网状细胞及浆细胞等非造血细胞比例明显增高。骨髓小粒无造血细胞，呈空虚状，可见较多脂肪滴。

3.骨髓活检　骨髓活检显示造血组织均匀减少，脂肪组织增加。重型再障者几乎全为脂肪髓，非重型再障者在脂肪组织中可见造血灶。三系血细胞减少。

4.其他检查　骨髓细胞培养显示红系集落形成单位和粒-单核系集落形成单位减少；免疫学检查有T细胞亚群异常；造血负调控因子如γ干扰素、肿瘤坏死因子和白介素-2等增高，而cAMP的含量减低。

（四）诊断与鉴别诊断

【诊断】

1.再障诊断标准　①全血细胞减少，网织红细胞绝对值减少。②一般无脾肿大。③骨髓检查显示至少一个部位增生减低或重度减低(如增生活跃,巨核细胞应明显减少,骨髓小粒成分中应见非造血细胞增多。有条件者应作骨髓活检等检查)。④能排除其他引起全血细胞减少的疾病,如阵发性睡眠性血红蛋白尿、骨髓增生异常综合征中的难治性贫血、急性造血功能停滞、骨髓纤维化、急性白血病、恶性组织细胞病等。⑤一般抗贫血药物治疗无效。

2.重型与非重型再障诊断标准

(1)重型再障:起病急,除有进行性贫血、严重出血和感染外,血象符合下列三项中两项:①网织红细胞<1%,绝对值<15×10^9/L;②中性粒细胞绝对值<0.5×10^9/L;③血小板<20×10^9/L。骨髓象显示多部位重度增生低下,三系造血细胞明显减少,非造血细胞增多,如增生活跃须有淋巴细胞增多,骨髓小粒非造血细胞及脂肪细胞增多。

(2)非重型再障:起病慢,贫血、感染、出血较轻;血红蛋白下降速度较慢,网织红细胞、白细胞、中性粒细胞及血小板计数常较急性再障高;骨髓象三系造血细胞减少,至少一个部位增生减低,如增生活跃,红系中常有晚幼红比例增加,巨核细胞明显减少。骨髓小粒脂肪细胞及非造血细胞增多。

【鉴别诊断】

1.阵发性睡眠性血红蛋白尿　阵发性睡眠性血红蛋白尿属于溶血性贫血,除全血细胞减少外,临床上常出现反复发作的血红蛋白尿、黄疸和脾大;酸溶血试验、蔗糖溶血试验和尿含铁血黄素试验均为阳性。临床上阵发性睡眠性血红蛋白尿和再障关系密切,两者可相互转化,也可同时存在。

2.骨髓增生异常综合征　临床上以贫血为主,或同时有出血及反复感染,周围血象可呈全血细胞减少,骨髓象呈增生明显活跃,病态造血是其特征,可见红细胞巨幼变,核浆发育不平衡,粒细胞系幼稚细胞常不减少,可出现淋巴样巨核细胞。

3.恶性组织细胞病　以异常组织细胞增生并广泛浸润为特点,多有不规则发热,黄疸,出血严重,肝、脾、淋巴结肿大,全血细胞减少,进行性衰竭,死亡率高。血象、骨髓象、淋巴结活检找到异常的组织细胞或多核组织细胞,即可确诊。

4.急性白血病　应与白细胞减少和骨髓增生低下的低增生性急性白血病相鉴别。由于全血细胞减少易被误诊为再障,但白血病有肝、脾、淋巴结肿大,胸骨压痛。血象和骨髓象显示原始和幼稚细胞明显增多,还可通过白血病的融合基因相鉴别。

(五)治疗

【对症及支持治疗】

1.预防和控制感染　注意环境及个人卫生,加强对口腔、皮肤、肛门和外阴的清洁护理,经常用消毒杀菌液漱口,重型再障患者需采取保护性隔离,减少感染机会;一旦出现感染,及时采取经验性广谱抗生素治疗,并积极查找致病菌,以便选择敏感的抗生素。

2.避免和控制出血　防止外伤及剧烈运动,不用抑制血小板功能的药物;一般出血时,可用止血敏、氨基己酸等常规止血药止血,鼻出血可行鼻腔填塞压迫止血,血小板<20×10^9/L 时,可输注血小板悬液。

3.纠正贫血　当血红蛋白低于 60 g/L,且对贫血难以耐受者,可输血,一般输注浓集红细胞。

【雄激素】

雄激素为治疗非重型再障的首选药物。雄激素可促进肾脏产生促红细胞生成素,刺激造血干细胞的增殖和分化,并具有雄性化和蛋白质同化作用。常用药物有:①司坦唑醇 2 mg,口服,3 次/d。②丙酸睾丸酮 50~100 mg,肌注,1 次/d。该药为油性制剂,不易吸收,注射部位可形成硬块,甚至发生无菌性坏死,故需深部分层肌肉注射,并注意轮换注射部位。③十一酸睾酮 40 mg,口服,3 次/d。④达那唑 0.2 g,口服,3 次/d。雄激素起效慢,疗程至少 6 个月以上,宜长期维持治疗。不良反应有女性男性化、肝功能损害、肝内胆汁淤积、水钠潴留等。

【免疫调节剂治疗】

1.抗淋巴/胸腺细胞球蛋白(ALG/ATG) 能抑制患者 T 淋巴细胞或非特异性自身免疫反应,解除骨髓抑制,恢复造血功能,用于重型再障。马抗淋巴细胞球蛋白 10~15 mg/(kg·d)或免疫抗胸腺细胞球蛋白 3~5 mg/(kg·d)连用 5 天;用药前应做过敏试验。常见不良反应有血清病、过敏反应、感染和出血,静脉滴注可发生静脉炎。

2.环孢素 3~5mg/(kg·d),口服,2~3 次/d,疗程一般长于 1 年。常见不良反应有肝、肾功能损害、牙龈增生和消化道反应等。

3.其他 如环磷酰胺、甲泼尼龙、CD_3单克隆抗体等。

【造血细胞生长因子】

主要用于重型再障。一般在免疫抑制剂同时或之后使用。常用药物有:①重组人红细胞生成素 50~100 U/(kg·d);②重组人粒系集落刺激因子(G-CSF)5 μg/(kg·d),皮下注射,患者偶有皮疹、低热、转氨酶升高、胃肠不适、骨痛等不良反应。

【造血干细胞移植】

同种异基因造血干细胞移植,是目前治疗造血干细胞缺陷所致重型再障的最佳方法,且能达到根治的目的。对年龄在 40 岁以下、无感染及其他并发症的重型再障患者,如有 HLA 相合供体,可考虑造血干细胞移植,移植后长期无病存活率可达 60%~80%。国内已开始应用异基因造血干细胞移植治疗严重再障,并有获得成功的报道。凡移植成功者则有希望治愈。

【中医中药治疗】

中医认为再生障碍性贫血是血症、亡血、虚劳所致,也与患者的肾脏有着密切的关系,即肾阴虚、肾阳虚、肾阴阳两虚三型。中医采用辨证施治、标本兼治的方法,具有较好的疗效。

(六)预防和预后

加强防护措施,避免接触对造血系统有害的化学物质和放射性物品;避免使用影响骨髓造血的药物。加强教育提高自我保护意识,避免滥用化学溶剂、染发剂;保护环境,防止有害物质污染环境。

如治疗得当,NSAA 患者多数可缓解甚至治愈,仅少数进展为 SAA 型。SAA 发病急、病情重、以往病死率极高(>90%);近 10 年来,随着治疗方法的改进,SAA 的预后明显改善,但仍有约 1/3 的患者死于感染和出血。

第二节　白血病

案例导入

患者，男，36岁，咽痛3周，发热伴出血倾向1周。3周前无明显诱因咽痛，服磺胺药后稍好转，1周前又出现发热39℃，伴鼻出血及皮肤出血点，咳嗽，痰中带血丝。在外院验血Hb 94 g/L，WBC 2.4×10⁹/L，血小板38×10⁹/L，诊断未明转院。病后进食少，睡眠差。既往健康，无肝肾疾病和结核病史。查体：T 38.8℃，P 98次/min，R 20次/min，Bp 120/80 mmHg，皮肤散在出血点和瘀斑，浅表淋巴结不大，巩膜无黄染，咽充血，扁桃体一度肿大，无脓性分泌物，甲状腺不大，胸骨有轻压痛，心界不大，HR 98次/min，律齐，无杂音，右下肺可闻及少量湿啰音，腹平软，肝脾未触及。查血Hb 90 g/L，WBC 2.8×10⁹/L，血小板30×10⁹/L。骨髓增生极度活跃，早幼粒91%，红系1.5%，全片见一个巨核细胞。大便隐血（-）。尿蛋白微量，红细胞较多。请思考：

（1）该患者最可能患了什么病？你诊断的依据是什么？

（2）应进一步做哪些检查？如何治疗？

一、概述

白血病（leukemia）是一种造血干细胞的恶性克隆性疾病。因白血病细胞自我更新增强、增殖失控、分化障碍、凋亡受阻，而停滞在细胞发育的不同阶段。在骨髓和其他造血组织中，白血病细胞大量增生累积，使正常造血受抑制并浸润其他器官和组织。临床上表现出不同程度的贫血、出血、感染及肝、脾、淋巴结肿大等浸润现象。

我国白血病发病率约为2.76/10万，在恶性肿瘤病死率中，男性居第6位，女性居第8位，在儿童及35岁以下成人中则居第一位。我国急性白血病比慢性白血病多见（约5.5∶1），其中急性髓细胞白血病最多（1.62/10万），其次为急性淋巴细胞白血病（0.69/10万），慢性髓细胞白血病（0.36/10万），慢性淋巴细胞白血病少见（0.05/10万）。男性发病率略高于女性（1.81∶1）。成人急性白血病中以急性髓细胞白血病最多见，儿童中以急性淋巴细胞白血病较多见。慢性髓细胞白血病随年龄增长而发病率逐渐升高，慢性淋巴细胞白血病发病在50岁以后才明显增多。

（一）病因

目前人类白血病的病因尚不完全清楚，以下5个方面与白血病的发生密切相关。

1.生物因素　人类T淋巴细胞病毒Ⅰ型（HTLV-1）是成人T细胞白血病（ATL）及淋巴瘤的病原体。1976年日本发现了ATL，并从ATL的恶变T细胞中分离出HTLV-1病毒，从患者血清中检出HTLV-1抗体，从而证实了HTLV-1是诱发人类ATL的病毒。HTLV-1具有传染性，可通过哺乳、性生活和输血传播。

2.物理因素　X、γ射线等电离辐射有致白血病的作用。一次大剂量或多次小剂量照射均可致白血病,日本广岛、长崎原子弹爆炸后,受严重辐射地区白血病的发病率是未受辐射地区的 17~30 倍,多次接受小剂量放疗的强直性脊柱炎和真性红细胞增多症,白血病的发病率明显高于对照组。研究表明,大面积和大剂量照射可使骨髓抑制和机体免疫力下降、基因突变、DNA 断裂和重组,导致白血病的发生。

3.化学因素　苯及其衍生物与白血病发生有关。有些药物可损伤造血干细胞引起白血病,如氯霉素、保泰松所致造血功能损伤者发生白血病的危险性显著增高。某些抗肿瘤的细胞毒药物,如氮芥、环磷酰胺、甲基苄肼等,都公认有致白血病的作用。化学物质所致的白血病以急性髓细胞白血病多见。

4.遗传因素　白血病患者中有白血病家族史者占 8.1%,单卵孪生子,如果一个人发生白血病,另一个人的发病率为 20%,比双卵孪生子高 12 倍。某些染色体有畸变、断裂的遗传性疾患,常伴有较高的白血病发病率,如 Down 综合征、先天性血管扩张红斑症等。

5.其他血液病　某些血液病最终可发展为白血病,如骨髓增生异常综合征、淋巴瘤、多发性骨髓瘤、阵发性睡眠性血红蛋白尿等。

（二）分类

1.按病情急缓和白血病细胞成熟程度分类

（1）急性白血病:起病急,病程短,骨髓和周围血中以异常的原始及早期幼稚细胞为主,原始细胞常超过 30%。

（2）慢性白血病:病程缓慢,骨髓及周围血中以异常的较成熟白细胞为主,伴有幼稚细胞。原始细胞一般不超过 10%~15%。

2.按增生细胞的类型分类

（1）急性白血病:分为急性淋巴细胞白血病（简称急淋,ALL）和急性髓细胞白血病（AML）,后者又称急性非淋巴细胞白血病（简称急非淋,ANLL）。

（2）慢性白血病:分为慢性粒细胞性白血病（简称慢粒,CML）,慢性淋巴细胞白血病（简称慢淋,CLL）,慢性粒-单核细胞白血病,慢性单核细胞白血病。

（3）少见类型白血病:包括嗜酸性粒细胞白血病、嗜碱性粒细胞白血病、组织嗜碱细胞白血病、浆细胞白血病、多毛细胞白血病、全髓白血病、成人 T 细胞白血病、混合细胞白血病等。

3.按外周血白细胞数量的多少分类

（1）白细胞增多性白血病:周围血液中白细胞总数显著增多,伴大量异常原始和幼稚细胞。

（2）白细胞不增多性白血病:周围血中白细胞数量不增多,甚至减少,血涂片中较难找到原始和幼稚细胞。

二、急性白血病

（一）FAB 分类

急性白血病目前常用的是法国、美国、英国（FAB）协作组提出的分类标准。

1.急性淋巴细胞白血病（ALL）分 3 型

（1）L_1 型:原始和幼淋细胞以小细胞（直径≤12 μm）为主;治疗反应较好。

（2）L_2 型:原始和幼淋细胞以大细胞（直径>12 μm）为主;治疗反应相对较差。

（3）L$_3$型：原始和幼淋细胞以大细胞为主，大小一致，胞浆嗜碱性，染色深，细胞内有明显空泡，呈蜂窝状，也称伯基特（Burkitt）白血病，治疗缓解率很低。

2.急性髓细胞性白血病（AML）分8型

（1）MO 急性髓细胞白血病微分化型：骨髓中原始细胞>30%，无嗜天青颗粒及 Auer 小体，核仁明显，光镜下髓过氧化物酶（MPO）及苏丹黑 B 阳性细胞<3%；在电镜下，MPO 阳性。

（2）M$_1$急性粒细胞白血病未分化型：骨髓中原始粒细胞占骨髓非幼红系细胞≥90%。

（3）M$_2$急性粒细胞白血病部分分化型：又分为两个亚型：①M$_{2a}$：骨髓中原粒细胞占非幼红细胞的30%~90%，单核细胞<20%，早幼粒细胞以下阶段>10%；②M$_{2b}$：骨髓中原始及早幼粒细胞增多，以异常的中性中幼粒细胞增生为主，其胞核常有核仁，有明显的核浆发育不平衡，此类细胞>30%。

（4）M$_3$急性早幼粒细胞白血病：骨髓中以颗粒增多的异常早幼粒细胞增生为主，占非幼红细胞>30%，其胞核大小不一，胞浆中有大小不等的颗粒，又分两个亚型：①M$_{3a}$：为粗颗粒型，嗜苯胺兰颗粒粗大，密集甚或融合；②M$_{3b}$：为细颗粒型，嗜苯胺兰颗粒密集而细小。

（5）M$_4$急性粒-单核细胞白血病：按粒细胞和单核细胞形态不同，可包括下列4种亚型：①M$_{4a}$：以原始和早幼粒细胞增生为主；②M$_{4b}$：以原始和幼单核细胞增生为主；③M$_{4c}$：原始细胞既有粒细胞，又有单核细胞形态特征；④M$_{4Eo}$：除上述特征外，有粗大颗粒、着色较深的嗜酸性粒细胞，占5%~30%。

（6）M$_5$急性单核细胞白血病：又可分两个亚型。①M$_{5a}$未分化型：骨髓原始单核细胞占非红系细胞的≥80%；②M$_{5b}$部分分化型：其骨髓中原始和幼稚单核细胞占非红系细胞的>30%，原单核细胞<80%。

（7）M$_6$急性红白血病：骨髓中有核红细胞≥50%，且常有形态学异常，骨髓非红系原始细胞≥30%。

（8）M$_7$急性巨核细胞白血病：骨髓中原始巨核细胞≥30%。

（二）临床表现

起病急缓不一，起病急者常以高热或严重出血为主要表现；起病缓慢者可表现为贫血、皮肤紫癜，拔牙后出血难止或月经过多。

1.贫血　常为首发症状，呈进行性加重，表现为面色苍白、头昏、乏力、气短、心悸等。由于正常红细胞生成减少、无效红细胞生成、溶血和出血所致。

2.出血　40%的患者以出血为早期表现，可出现在全身各部位，常表现为牙龈出血、鼻出血、皮肤瘀点、瘀斑、月经过多和阴道出血等，眼底出血可致视力障碍。M$_3$型白血病易并发DIC，从而出现全身广泛出血。颅内出血为常见死亡原因。血小板减少是出血的主要原因，但血小板功能的异常、凝血因子的减少、白血病细胞浸润和感染毒素对血管的损伤也可引起出血。

3.感染　多数有发热，伴有寒战、出汗和全身不适。以咽峡炎、口腔炎最常见。肺部感染、肛周炎也较常见，严重者可致败血症，常为致死原因之一。致病菌以革兰阴性杆菌最多见，如肺炎克雷白杆菌、铜绿假单胞菌、大肠杆菌等。近年来，革兰阳性菌感染呈上升趋势，如表皮葡萄球菌、溶血性链球菌、金黄色葡萄球菌等。真菌感染在中性粒细胞减少患者中也较普遍。病毒感染时，病情常较凶险。感染与白细胞减少、免疫功能缺陷、皮肤黏膜屏障破坏、肠道菌群失调和医院内感染等有关。

4.白血病细胞浸润的表现

(1)淋巴结和肝脾肿大:淋巴结肿大多见于急淋白血病。纵膈淋巴结肿大常见于 T 细胞急淋白血病。大部分急淋患者和少部分急非淋患者可有轻、中度肝脾肿大。

(2)骨骼和关节:胸骨下段压痛对本病具有诊断意义,提示骨髓腔内白血病细胞过度增生。白血病细胞浸润关节、骨膜或在髓腔内过度增殖可引起骨和关节疼痛,多见于儿童,疼痛部位多发生在四肢骨、关节,呈游走性,局部无红、肿、热现象,急淋较急非淋常见且显著。当骨髓坏死时,可出现骨骼剧痛。

(3)口腔和皮肤:多见于急性粒-单核细胞白血病和急性单核细胞白血病。白血病细胞浸润可致牙龈增生、肿胀;皮肤可出现蓝灰色斑丘疹,局部皮肤变硬、隆起,呈紫蓝色结节。

(4)眼部:粒细胞白血病形成的粒细胞肉瘤或绿色瘤,常累及骨膜,以眼眶最常见,可致眼球突出、复视,重者可出现眼肌瘫痪而失明。

(5)中枢神经系统白血病(CNSL):多见于急淋白血病的缓解期,尤其儿童。以蛛网膜及硬脑膜浸润最多见,临床上呈典型脑膜炎或颅内高压的表现,轻者表现为头痛、头晕,重者可出现呕吐、颈强直,甚至抽搐、昏迷但不发热,脑脊液压力增高。CNSL 是白血病髓外复发的主要根源。

(6)睾丸:多见于急淋白血病化疗缓解后的幼儿和青年。临床上表现为一侧睾丸无痛性肿大,但双侧都有白血病细胞浸润,是白血病髓外复发的另一根源。

(7)其他:心包膜、心肌及心内膜皆可被浸润,但有临床表现者较少见,可表现为心包积液、心律失常及心衰等。支气管及肺也可受到白血病细胞的浸润。

(三)实验室检查

1.血象　白细胞计数可升高、正常或降低。白细胞数超过 $100×10^9/L$,称为白细胞增多性白血病;低于 $1×10^9/L$,称为白细胞不增多性白血病,白细胞过高或过低均疗效不佳。外周血白细胞分类检查示原始和幼稚细胞增多,可达 30%～90%。可出现正常细胞性贫血和血小板减少。

2.骨髓象　骨髓检查是诊断急性白血病的主要依据。FAB 协作组提出原始细胞≥骨髓有核细胞的 30% 为急性白血病的诊断标准,WHO 分类将骨髓原始细胞≥20% 定为急性白血病的诊断标准。多数急性白血病骨髓增生呈明显或极度活跃,以原始细胞为主,而较成熟的中间阶段细胞缺如,并残留少量成熟粒细胞,即形成所谓"裂孔现象"。少数骨髓增生低下但原始细胞仍占 30% 以上者为低增生性急性白血病。根据骨髓的细胞形态学特征可进行白血病细胞的分型。细胞化学染色技术可辅助进行白血病的分型诊断。

3.血液生化　白血病患者血清尿酸和乳酸脱氢酶增高,血清和尿溶菌酶显著增高见于 M_3 和 M_4 型白血病,ALL 常降低;出现中枢神经系统白血病时,患者的脑脊液压力增高,白细胞数增多,蛋白增加,糖减少,涂片可发现白血病细胞。

4.免疫学检查　根据白血病细胞免疫学标志,不仅可区别急淋白血病与急粒白血病;还可区别 T 细胞和 B 细胞急淋白血病。

5.染色体和基因改变　多数白血病常伴有特异的染色体和基因改变,而特异性染色体改变已成为急性白血病诊断、分型、预后及检测微小残留病变的有效指标之一。

6.脑脊液检查　中枢神经系统白血病时脑脊液压力增高,白细胞数增多($>0.01\times10^9$/L)、蛋白增多(>450 mg/L)、糖减少、β_2微球蛋白增多,涂片中可找到白血病细胞。

（四）诊断

根据临床表现、血象和骨髓象,可确诊白血病。还应进一步准确地进行分类分型,有助于选择治疗方案和判断预后。

（五）治疗

急性白血病的治疗已有显著进展,包括一般治疗、化学治疗、造血干细胞移植和中医中药治疗等综合措施,以联合化疗为最主要的治疗手段。

【一般治疗】

1.防治感染　感染是白血病患者的主要并发症,也是死亡的主要原因,因此防治感染尤为重要。白血病伴有粒细胞减少者,应安置在消毒隔离病房或层流室,加强无菌护理,注意口腔、鼻咽部、肛门周围皮肤卫生等预防感染。一旦患者出现感染征象,应行细菌培养和药敏试验及影像学检查,以明确感染类型和部位。在病原菌未明的情况下,经验性联合应用广谱抗生素静脉给药治疗,待细菌培养结果查明后再作调整。经验用药常首选抗革兰阴性菌的氨基糖甙类或喹诺酮类,病情严重者可选用第三、四代头孢菌素类,用药 2~3 天无效者改用万古霉素。

2.控制出血　化疗使病情得到缓解是纠正出血最有效的方法,但化疗缓解前易发生血小板减少而出血,可口服安络血预防。有严重出血时可用糖皮质激素、输全血或血小板。急性白血病（尤其是早幼粒）,易并发DIC,一经确诊应迅速用肝素治疗,当DIC合并纤维蛋白溶解时,在肝素治疗的同时,给予抗纤维蛋白溶解药（如对羧基苄胺、止血芳酸等）。必要时可输注新鲜全血或血浆。

3.纠正贫血　严重贫血者可吸氧、输浓集红细胞使 Hb>80 g/L。因血小板数过低而引起出血,可输注血小板悬液。

4.防治高尿酸血症肾病　由于化疗使大量白血病细胞被破坏,血、尿中尿酸浓度增高,若积聚在肾小管,可导致肾小管阻塞而引起高尿酸血症肾病。应鼓励患者多饮水,严重者可 24 h 维持静脉输液,并口服碳酸氢钠碱化尿液。化疗期间,口服别嘌呤醇 0.1 g,3 次/d,可抑制尿酸合成。若患者出现少尿或无尿时,应按急性肾功能衰竭处理。

【化学治疗】

化学治疗是目前治疗急性白血病的重要手段,应用化疗药物尽快杀灭白血病细胞,使病情得到完全缓解。所谓完全缓解,即白血病症状和体征消失,血象和骨髓象恢复正常,血涂片中一般找不到白血病细胞,骨髓中原始细胞$<5\%$。

化学治疗分两个阶段进行:①诱导缓解:其目的是使患者的白血病细胞被大量杀灭,机体正常的造血功能得以恢复,获得完全缓解。化学治疗是此阶段治疗的基础和主要方法。②缓解后治疗:完全缓解后,应继续巩固、强化和维持化疗以消灭体内残存的白血病细胞,清除难治和复发的根源,争取患者长期无病生存和痊愈。此阶段的主要治疗方法是化学治疗和造血干细胞移植。

1.化疗的基本原则

（1）联合用药：将细胞周期特异性药物和非特异性药物联合以及作用于细胞周期不同阶段的药物联合，以增强药物的协同作用，尽最大限度地杀灭白血病细胞。

（2）早期足量：一旦确诊为急性白血病后，应尽早治疗，选择有效的化疗方案，采用足够剂量力争在短期内获得完全缓解。

（3）间歇用药：白血病细胞增殖周期约5天，所以化疗一个疗程须持续7~10天，每一疗程结束后，间歇2~3周再进行下一疗程。间歇是为了减轻化疗药物的毒性，使患者正常造血细胞和免疫功能得以恢复，使休眠期的白血病细胞进入增殖周期，有利于下一疗程化疗药物的杀灭。

（4）个体化：白血病是一种异质性疾病，个体差异大，医生应根据患者的年龄、性别、体质、对药物的耐受性、骨髓增生程度、白血病类型等实际情况选择与之相适宜的化疗方案。

2.急淋白血病的治疗

（1）诱导治疗：最常用VP（长春新碱和泼尼松）方案。此方案儿童初治缓解率较成人高。若治疗效果不好或成年患者，可使用DVP（柔红霉素、长春新碱和泼尼松）、DVLP（柔红霉素、长春新碱、左旋门冬酰胺酶和泼尼松）等方案。

（2）缓解后治疗：可每两个月左右用原诱导方案或其他更强的化疗方案强化1次，间歇期可用6-巯基嘌呤和甲氨蝶呤联合维持治疗，急淋巩固维持治疗一般需3年。

3.急性髓细胞白血病（急非淋）的治疗

（1）诱导治疗：DA（柔红霉素和阿糖胞苷）方案是治疗急粒白血病的标准方案。国内较常用HOAP（高三尖杉酯碱、长春新碱、阿糖胞苷和泼尼松）或HA（高三尖杉酯碱和阿糖胞苷）方案。M_3型白血病采取全反式维甲酸治疗。

（2）缓解后治疗：治疗原则为早期强化、定期巩固、不予长期维持。其治疗方法有：①用原诱导方案巩固4~6个疗程；②用中剂量阿糖胞苷为主的强化治疗；③用与原诱导方案无交叉耐药的新方案，每1~2个月化疗1次，共2年左右。

【免疫治疗】

本病虽经长时间的巩固强化治疗，但体内仍残留一定数量的白血病细胞，化疗不能达到将其彻底消灭的目的，依靠人体的免疫可能消灭这些残留的白血病细胞。近年来，免疫治疗已逐渐被临床应用，常用的药物有卡介苗、干扰素等。

【造血干细胞移植】

造血干细胞移植为白血病的有效治疗方法。根据干细胞的来源不同可分为：

1.骨髓移植　对ANLL疗效较好。①同基因骨髓移植，供者为同卵孪生子。②同种异基因骨髓移植，供者为HLA相合的同胞。应在第一次完全缓解期内进行，移植后5年无病存活率为50%。③自体骨髓移植，不需选择供者，易推广，但复发率高。

2.脐带血干细胞移植　脐带血含有丰富的造血干细胞，排斥反应率低，移植成功率高，来源丰富，可作为造血干细胞移植的重要手段。

3.胎肝干细胞移植　最为理想，采自同卵孪生子，不发生排斥反应，但复发率高，来源少。

本章小结

　　贫血是指外周血单位容积内血红蛋白浓度、红细胞计数和（或）血细胞比容低于人群正常值下限的一种临床症状。缺铁性贫血是体内贮存铁被用尽而引起的小细胞低色素性贫血，是全球最常见的营养性贫血，慢性失血是其最常见的病因。有贫血的一般症状及缺铁引起的特殊表现。治疗包括病因治疗和铁剂治疗。再生障碍性贫血是多种病因引起的骨髓造血干细胞衰竭及造血微环境损伤，导致以全血细胞减少为特征的一种综合征。重型再障起病急，除有进行性贫血、严重出血和感染外，血象明显下降，骨髓象显示多部位重度增生低下，三系造血细胞明显减少，非造血细胞增多。治疗采用免疫调节剂或造血细胞生长因子或造血干细胞移植。非重型再障起病慢，贫血、感染、出血较轻；血红蛋白下降速度较慢，网织红细胞、白细胞、中性粒细胞及血小板计数常较急性再障高；骨髓象三系造血细胞减少，至少一个部位增生减低。治疗以雄激素为首选药物。

　　白血病是一类造血干细胞的恶性克隆性疾病，是儿童及35岁以下成人死亡率居第一位的恶性肿瘤。按病程急缓和白血病细胞分化程度分为急性白血病和慢性白血病。急性白血病患者有贫血、出血、感染和白血病细胞浸润的表现，骨髓象中原始细胞≥骨髓有核细胞的30%。治疗包括一般治疗、化学治疗、造血干细胞移植和中医中药治疗等综合措施，以联合化疗为最主要的治疗手段。急淋白血病诱导缓解的基本方案是VP（长春新碱和泼尼松）方案，急非淋白血病诱导缓解的基本方案是DA（柔红霉素和阿糖胞苷）方案。

习题及复习思考题

一、选择题

1.临床上最常见的贫血类型是（　　　）。

A.再生障碍性贫血　　　　　　　B.缺铁性贫血　　　　　　　C.巨幼红细胞性贫血

D.溶血性贫血　　　　　　　　　E.地中海贫血

2.铁的吸收主要在（　　　）。

A.胃　　　　　　　　　　　　　B.十二指肠球部　　　　　　C.空肠

D.回肠　　　　　　　　　　　　E.十二指肠及空肠上段

3.有助于铁剂从胃肠道吸收的维生素是（　　　）。

A.维生素A　　　　　　　　　　B.维生素B　　　　　　　　C.维生素C

D.维生素D　　　　　　　　　　E.维生素E

4.缺铁性贫血最根本的治疗是（　　　）。

A.口服铁剂　　　　　　　　　　B.病因治疗　　　　　　　　C.注射铁剂

D.增加营养　　　　　　　　　　E.少量多次输血

5.铁剂在饭后服用的理由是( )。

A.减少铁剂对胃肠道的刺激　　　B.有助于铁的吸收　　　C.促进铁的消化

D.防止过敏反应　　　E.以上都不是

6.诊断再生障碍性贫血最有价值的是( )。

A.贫血、出血、感染　　　B.网织红细胞减少　　　C.全血细胞减少

D.骨髓非造血细胞增多　　　E.骨髓三系造血细胞均增生低下

7.再生障碍性贫血骨髓象检查不可能出现的是( )。

A.粒系、红系细胞减少　　　B.巨核细胞明显增多　　　C.骨髓增生低下

D.浆细胞增多　　　E.三系造血细胞均减少

8.下列哪项不是诊断再生障碍性贫血的依据？ ( )

A.贫血、出血、感染　　　B.全血细胞减少　　　C.脾脏肿大

D.网织红细胞减少　　　E.骨髓增生低下

9.再生障碍性贫血属于( )。

A.小细胞低色素性贫血　　　B.大细胞性贫血　　　C.单纯小细胞性贫血

D.正常细胞性贫血　　　E.以上都不是

10.缺铁性贫血属于( )。

A.小细胞低色素性贫血　　　B.大细胞性贫血　　　C.单纯小细胞性贫血

D.正常细胞性贫血　　　E.以上都不是

11.急淋白血病最常用的化疗方案是( )。

A.VP 方案　　　B.AP 方案　　　C.DP 方案

D.HOAP 方案　　　E.DA 方案

12.慢性再障首选的治疗为( )。

A.口服铁剂　　　B.口服叶酸　　　C.肌注维生素 B_{12}

D.脾切除　　　E.雄性激素

13.贫血病人皮肤及黏膜苍白,较为可靠的检查部位是( )。

A.面颊及口腔黏膜　　　B.手背及上腭　　　C.耳郭

D.颈部皮肤及舌面　　　E.睑结膜、指甲及口唇黏膜

14.缺铁性贫血最常见的病因是( )。

A.慢性胃炎　　　B.慢性感染　　　C.慢性溶血

D.慢性失血　　　E.慢性肝炎

15.体内贮存铁的形式主要是( )。

A.血红蛋白　　　B.血浆转铁蛋白　　　C.肌红蛋白

D.铁蛋白及含铁血黄素　　　E.含铁的酶

16.体内铁主要分布在( )。

A.肌红蛋白　　　B.血红蛋白　　　C.酶

D.铁蛋白　　　E.血浆转铁蛋白

17.铁蛋白和含铁血黄素贮存于( )。

A.胃壁细胞　　　B.中性粒细胞　　　C.淋巴细胞

D.肝、脾、骨髓的单核-巨噬细胞中　　　E.网状细胞

18.缺铁性贫血用铁剂治疗有效后,血象首先表现为(　　　)。

A.血红蛋白先上升　　　　　　B.网织红细胞先上升

C.血红蛋白与网织红细胞同时上升

D.出现幼稚红细胞　　　　　　E.出现幼稚粒细胞

19.最易引起再生障碍性贫血的药物是(　　　)。

A.氯霉素　　　　　　　　B.磺胺药　　　　　　　C.抗肿瘤药

D.保泰松　　　　　　　　E.他巴唑

20.我国成人白血病最常见的类型是(　　　)。

A.急淋白血病　　　　　　　　B.急粒白血病　　　　C.急单核白血病

D.慢粒白血病　　　　　　　　E.慢淋白血病

21.中枢神经系统白血病最常见于(　　　)。

A.急淋白血病　　　　　　　　B.急粒白血病　　　　C.急单核白血病

D.慢粒白血病　　　　　　　　E.慢淋白血病

22.急慢性白血病最主要的区别是(　　　)。

A.病程长短　　　　　　　　　B.出血程度　　　　　C.贫血程度

D.白血病细胞的分化程度　　　E.血白细胞数目的多少

二、简答题

1.简述缺铁性贫血的诊断依据与治疗原则。

2.简述再障的临床表现与诊断依据。

3.简述急性白血病的临床表现。

(岳新荣)

第七章　内分泌和代谢系统疾病

学习目标

- 深入了解甲亢和糖尿病的临床表现与诊断。
- 了解甲亢和糖尿病的病因与治疗。
- 一般了解甲亢和糖尿病的病理。

知识点

- 甲亢的病因分类;甲亢的病理;甲亢的临床表现;甲亢的诊断与治疗。
- 糖尿病的病因与分型;糖尿病的病理生理;糖尿病的临床表现;糖尿病的诊断与治疗。

第一节　甲状腺功能亢进

案例导入

患者,女,39岁,多食、多汗、易怒半年,劳累后心慌、气短2周。半年前无明显诱因出现易饥,食量增加,同时怕热多汗、话多、易怒、失眠,一直未做诊治。2周前开始出现劳累后心慌、气短。起病后大便每日2次,糊状便,体重减轻5 kg。近半年闭经。既往体健。查体:T 37 ℃,P 110 次/min,R 24 次/min,Bp 110/60 mmHg,发育正常,消瘦,自动体位,皮肤潮湿,浅表淋巴结不大,眼球突出,闭合障碍,唇无发绀,甲状腺Ⅱ度肿大,质软,无结节,两上极可及震颤,可闻血管杂音,无颈静脉怒张,双肺正常,心界稍向左扩大,HR 110 次/min,律不齐,心尖部可闻及2/6级收缩期杂音,腹软,无压痛,肝脾肋下未及,无移动性浊音,肠鸣音正常,双下肢不肿。请思考:

(1)该患者最可能患了什么病? 你诊断的依据是什么?

(2)应进一步做哪些检查? 如何治疗?

甲状腺功能亢进症(hyperthyroidism)简称甲亢,是指甲状腺腺体本身产生甲状腺激素过多而引起的甲状腺功能亢进。其病因主要是弥漫性毒性甲状腺肿(Graves病)、多结节性毒性甲状腺肿和甲状腺自主高功能腺瘤。本节重点阐述Graves病。

Graves病(简称GD),又称Basedow病、Parry病。GD是甲状腺功能亢进症的最常见病因,占全部甲亢的80%~85%。女性显著高发[女：男为(4~6)：1],高发年龄为20~50岁。临床主要表现为甲状腺毒症、弥漫性甲状腺肿、突眼。

(一)病因

1.遗传　本病有显著的遗传倾向,目前发现它与组织相容性复合体基因相关。

2.自身免疫　为GD最主要的病因。目前公认本病的发生与自身免疫有关,属于器官特异性自身免疫病。

3.环境因素　如细菌感染、性激素、应激等都对本病的发生和发展有影响。

(二)病理

甲状腺呈不同程度的弥漫性肿大。甲状腺滤泡上皮细胞增生,呈高柱状或立方状,滤泡腔内的胶质减少或消失,滤泡间可见不同程度的与淋巴组织生发中心相关的淋巴细胞浸润。这些淋巴细胞的构成特点是以T细胞为主,伴少数的B细胞和浆细胞。

Graves眼病的眶后组织中有脂肪细胞浸润,纤维组织增生,大量黏多糖和糖胺聚糖沉积,透明质酸增多,淋巴细胞和浆细胞浸润,同时眼肌纤维增粗,纹理模糊,肌纤维透明变性、断裂和破坏。胫前黏液性水肿者局部可见黏蛋白样透明质酸沉积,肥大细胞、巨噬细胞和成纤维细胞浸润。

(三)临床表现

【甲状腺毒症表现】

1.高代谢综合征　甲状腺激素分泌增多导致交感神经兴奋性增高和新陈代谢加速,患者常有疲乏无力、怕热多汗、皮肤潮湿、多食善饥、体重显著下降等。

2.精神神经系统　多言好动、紧张焦虑、焦躁易怒、失眠不安、思想不集中、记忆力减退,手和眼睑震颤。

3.心血管系统　轻者心悸、气短、心动过速;重者出现心动过速、心律失常、心脏增大和心力衰竭。

(1)心动过速:常为窦性,一般心率为90~120次/min,休息或者睡眠心率仍快,与代谢升高呈正相关,为本病的主要特征之一,是诊断和观察疗效的一个重要参数。

(2)心律失常:以房性期前收缩较为常见,可有阵发性或持久性心房颤动,偶为房室传导阻滞。

(3)心音和杂音:心尖部第一心音亢进,常有收缩期杂音,偶为舒张期杂音。

(4)血压变化:收缩压升高、舒张压正常或降低,脉压差增大,可有水冲脉与毛细血管搏动征。

4.消化系统　常有食欲亢进,多食消瘦。排便次数增多,大便一般呈糊状。重者可有肝肿大及肝功能损害,偶有黄疸。

5.肌肉骨骼系统　主要是甲状腺毒症性周期性瘫痪,在20~40岁亚洲男性好发,发病诱因包括剧烈运动、高碳水化合物饮食、注射胰岛素等,病变主要累及下肢,有低钾血症。病程呈自限性,甲亢控制后可以自愈。少数患者发生甲亢性肌病,肌无力多累及近心端的肩胛和骨盆带肌群。

6.造血系统　循环血淋巴细胞比例增加,单核细胞增加,但是白细胞总数减低。可伴发血小板减少性紫癜。

7.生殖系统　女性月经减少或闭经。男性阳痿,偶有乳腺增生。

【甲状腺肿大】

大多数患者有程度不等的甲状腺肿大。甲状腺肿为弥漫性、对称性,质地不等,无压痛。甲状腺上下极可触及震颤,闻及血管杂音。少数病例甲状腺可以不肿大。

【眼征】

GD 的眼部表现分为单纯性突眼和浸润性突眼两种类型。

1.单纯性突眼　病因与甲状腺毒症所致的交感神经兴奋性增高有关。常有下列眼征:①眼球轻度突出;②Stellwag 征:瞬目减少,炯炯发亮;③上睑挛缩,睑裂增宽;④von Graefe 征:双眼向下看时,由于上眼睑不能随眼球下落,显现白色巩膜;⑤Joffroy 征:眼球向上看时,前额皮肤不能皱起;⑥Mobius 征:双眼看近物时,眼辐辏不良。

2.浸润性突眼　也称 Graves 眼病(简称 GO),病因与眶周组织的自身免疫炎症反应有关。除上述眼征外,患者有畏光、流泪、眼部胀痛、刺痛、异物感,甚至有复视、视野缩小、视力减退。突眼度超过正常上限 4 mm。由于眼球高度突出,眼睑不能闭合,结膜和角膜经常暴露,易受外界刺激而发生结膜充血、水肿、角膜炎、角膜溃疡等,严重者会导致失明。

【特殊临床表现和类型】

1.甲状腺危象　也称甲亢危象,是甲状腺毒症急性加重的一个综合征,发生原因可能与血循环内甲状腺激素水平增高有关。多发生于较重甲亢未予治疗或治疗不充分的患者。常见诱因有感染、手术、创伤、精神刺激等。临床表现有:高热、大汗、心动过速(>140 次/min)、烦躁、焦虑不安、谵妄、恶心、呕吐、腹泻,严重患者可有心衰、休克及昏迷等。甲亢危象的诊断主要靠临床表现综合判断。临床高度疑似本症及有危象前兆者应按甲亢危象处理。甲亢危象的病死率在 20%以上。

2.甲亢性心脏病　甲亢患者心脏受累到何种程度才能诊断甲亢性心脏病,目前尚无统一标准。一般认为,甲亢伴有心律失常(主要为心房颤动)、心脏增大、心力衰竭、二尖瓣脱垂、心绞痛或心电图改变,而无其他心脏病时,有其中一项或一项以上者,可诊断甲亢性心脏病。甲亢控制后,心脏病有明显好转或消失。

3.淡漠型甲亢　多见于老年患者。起病隐袭,高代谢综合征、眼征和甲状腺肿均不明显。主要表现为明显消瘦、心悸、乏力、震颤、头晕、昏厥、神经质或神志淡漠、腹泻、厌食。可伴有心房颤动和肌病等,70%的患者无甲状腺肿大。临床中患者常因明显消瘦而被误诊为恶性肿瘤,因心房颤动被误诊为冠心病,所以老年人不明原因的突然消瘦、新发生心房颤动时应考虑本病。

4.T_3型甲亢　由于甲状腺功能亢进时,产生 T_3 和 T_4 的比例失调,T_3 产生量显著多于 T_4 所致。发病原因目前不明确,可能是甲状腺腺体内碘不足,致代偿性合成含碘少的 T_3,或在甲亢病程中 T_3 上升较多较快,而治疗中 T_4 下降较快所致。

5.妊娠期甲亢　妊娠期甲亢有其特殊性,妊娠期甲状腺激素结合球蛋白(TBG)增高,引起

血清 TT_4 和 TT_3 增高,因此妊娠期甲亢诊断应依赖血清 FT_4、FT_3 和 TSH;妊娠一过性甲状腺毒症,绒毛膜促性腺激素(HCG)在妊娠 3 个月达到高峰,它与 TSH 有相同的 α 亚单位、相似的 β 亚单位和受体亚单位,过量的 HCG 能刺激 TSH 受体,产生妊娠期甲状腺功能亢进症。

6.胫前黏液性水肿　与 GO 同属于自身免疫病,约 5% 的 GD 患者伴发本症,白种人多见。多发生在胫骨前下 1/3 部位,也见于足背、踝关节、肩部、手背或手术瘢痕处;偶见于面部,皮损大多为对称性。早期皮肤增厚、变粗,有广泛大小不等的棕红色或红褐色或暗紫色突起不平的斑块或结节,边界清楚,直径 5~30 mm 不等,连片时更大,皮损周围的表皮稍发亮,薄而紧张,病变表面及周围可有毳毛增生、变粗、毛囊角化,可伴感觉过敏或减退或伴痒感;后期皮肤粗厚如橘皮或树皮样,皮损融合,有深沟,覆以灰色或黑色疣状物,下肢粗大似象皮腿。

(四)辅助检查

【甲状腺激素测定】

1.血清总甲状腺素(TT_4)、血清总三碘甲状腺原氨酸(TT_3)　是判定甲状腺功能最基本的筛选指标。受血中甲状腺素结合球蛋白(TBG)的影响。

2.血清游离甲状腺素(FT_4)与游离三碘甲状腺原氨酸(FT_3)　FT_3、FT_4是甲状腺激素的活性部分,不受血中 TBG 变化的影响,直接反映甲状腺功能状态,其敏感性和特异性均明显超过 TT_3、TT_4。

3.血清反 T_3(rT_3)　rT_3无生物活性,是 T_4在外周组织的降解产物,其在血中浓度的变化与 T_3、T_4维持一定比例,尤其与 T_4变化一致,也可作为了解甲状腺功能的一个指标。部分甲亢患者初期或复发早期仅有 rT_3升高而作为较敏感的指标。

4.血清 TSH 测定　血清 TSH 是反映甲状腺功能最敏感的指标,它的改变发生在 T_3、T_4水平改变之前。甲亢患者 TSH 降低。

5.促甲状腺激素释放激素(TRH)兴奋试验　甲亢时血清 T_3、T_4增高,反馈抑制 TSH,所以 TSH 不受 TRH 兴奋。如静脉注射 TRH 200 μg 后 TSH 升高者,可排除甲亢;如 TSH 不增高则支持甲亢的诊断。

【甲状腺影像学检查】

1.甲状腺摄^{131}I 率　摄^{131}I 率正常值(盖革计数管测定)为 3 h 为 5%~25%,24 h 为 20%~45%,高峰在 24 h 出现。甲亢患者摄^{131}I 率 3 h>25%,24 h>45%,且摄取高峰前移。孕妇和哺乳期禁用。

2.甲状腺放射核素扫描　主要用于与甲状腺结节和肿瘤的鉴别。GD 的甲状腺放射核素扫描可见核素均质性的分布增强;结节性毒性甲状腺肿者可见核素分布不均,增强和减弱区呈灶状分布;甲状腺自主高功能腺瘤则仅在肿瘤区有核素增强,其他区域的核素分布稀疏。

3.甲状腺 B 超、CT、MRI　可根据需要选择。

【甲状腺自身抗体测定】

甲状腺自身抗体测定是鉴别甲亢病因、诊断 GD 的指标之一,新诊断的 GD 患者 75%~96% TSH 受体抗体(TRAb)阳性。TRAb 有两种类型,即 TSH 受体刺激性抗体(TSAb)和 TSH 受体刺激阻断性抗体(TSBAb)。

(五)诊断

甲亢的诊断程序是:首先确定是否为甲状腺功能亢进症,测定血清 TSH 降低及 TT_4、FT_4

（或 TT_3、FT_3）增高即可诊断；然后确定甲亢的病因是 GD 或结节性毒性甲状腺肿或甲状腺自主高功能腺瘤等。

1.甲亢的诊断　①高代谢症状和体征；②甲状腺肿大；③血清 TT_4、FT_4 增高，TSH 减低。具备以上 3 项诊断即可成立。应注意的是，淡漠型甲亢的高代谢症状不明显，仅表现为明显消瘦或心房颤动，尤其在老年患者；少数患者无甲状腺肿大；T_3 型甲亢仅有血清 T_3 增高。

2.GD 的诊断　①甲亢诊断成立；②甲状腺弥漫性肿大；③伴浸润性突眼；④TRAb 和 TSAb 阳性；⑤其他自身抗体阳性；⑥胫前黏液性水肿具备①、②项者诊断即可成立，其他 4 项进一步支持诊断。

（六）治疗

目前尚不能对 GD 进行病因治疗。针对甲亢有 3 种疗法，即抗甲状腺药物（ATD）、放射性 ^{131}I 治疗和手术治疗。ATD 的作用是抑制甲状腺合成甲状腺激素，^{131}I 和手术治疗则是通过破坏甲状腺组织、减少甲状腺激素的产生来达到治疗目的。

【抗甲状腺药物】

ATD 治疗是甲亢的基础治疗，但单纯 ATD 治疗的治愈率仅有 50% 左右，复发率高达 50%~60%。ATD 也用于手术和 ^{131}I 治疗前的准备阶段。常用的 ATD 分为硫脲类和咪唑类两类。硫脲类包括丙硫氧嘧啶（PTU）和甲硫氧嘧啶（MPU）等。咪唑类包括甲巯咪唑（MMI）和卡比马唑（CMZ）等。比较普遍使用的是 MMI 和 PTU。

1.适应证　①病情轻、中度患者；②甲状腺轻、中度肿大；③年龄<20 岁；④孕妇、高龄或由于其他严重疾病不适宜手术者；⑤手术前和 ^{131}I 治疗前的准备；⑥手术后复发且不适宜 ^{131}I 的治疗者。

2.剂量与疗程　以 PTU 为例，如用 MMI 则剂量为 PTU 的 1/10。①初治期：300~450 mg/d，分 3 次口服，持续 6~8 周，每 4 周复查血清甲状腺激素水平一次。临床症状缓解后开始减药。②减量期：每 2~4 周减量一次，每次减量 50~100 mg/d，3~4 个月减至维持量。③维持期：50~100 mg/d，维持治疗 1~1.5 年。

3.不良反应　①粒细胞减少：治疗前和治疗后定期检查白细胞是必需的，发现有白细胞减少时，应先使用促进白细胞增生药。外周血白细胞低于 $3×10^9/L$ 或中性粒细胞低于 $1.5×10^9/L$ 时应停药。②皮疹：可先试用抗组胺药，皮疹严重时应及时停药，以免发生剥脱性皮炎。③中毒性肝病：多在用药后 3 周发生，表现为变态反应性肝炎，转氨酶显著上升，肝脏穿刺可见片状肝细胞坏死，死亡率高达 25%~30%。

4.停药指标　主要依据临床症状和体征。目前认为 ATD 维持治疗 18~24 个月可停药。下述指标预示甲亢可能治愈：①甲状腺肿明显缩小；②TSAb（或 TRAb）转为阴性。

【^{131}I 治疗】

^{131}I 治疗的主要机制是利用甲状腺具有高度聚碘能力，甲状腺摄取 ^{131}I 后释放出 β 射线，破坏甲状腺组织细胞，达到治疗目的。

1.适应证　①成人 Graves 甲亢伴甲状腺肿大Ⅱ度以上；②ATD 治疗失败或过敏；③甲亢手术后复发；④甲状腺毒症心脏病或甲亢伴其他病因的心脏病；⑤甲亢合并白细胞和（或）血小板减少或全血细胞减少；⑥老年甲亢；⑦甲亢合并糖尿病；⑧毒性多结节性甲状腺肿；⑨自主功能性甲状腺结节合并甲亢。相对适应证：青少年和儿童甲亢，用 ATD 治疗失败、拒绝手术或有手术禁忌证。

2.禁忌证　妊娠和哺乳期妇女。

3.并发症　^{131}I 治疗甲亢后的主要并发症是甲状腺功能减退。

【手术治疗】

1.适应证　①中、重度甲亢,长期服药无效,或停药复发,或不能坚持服药者;②甲状腺肿大显著,有压迫症状;③胸骨后甲状腺肿;④多结节性甲状腺肿伴甲亢。手术治疗的治愈率为95%左右,复发率为 0.6%~9.8%。

2.禁忌证　①伴严重 GO;②合并较重心脏、肝、肾疾病,不能耐受手术;③妊娠初 3 个月和第 6 个月以后。

3.手术方式　通常为甲状腺次全切除术,两侧各留下 2~3 g 甲状腺组织。主要并发症是手术损伤导致甲状旁腺功能减退症和喉返神经损伤,有经验的医生操作时发生率为2%,普通医院条件下的发生率达到 10%左右。

【其他治疗】

1.碘剂　应用碘剂治疗 1~2 h 即可抑制 T_3、T_4 的释放,减少碘摄入量是甲亢的基础治疗之一,过量碘的摄入会加重和延长病程,增加复发的可能性。复方碘化钠溶液仅在手术前和甲状腺危象时使用。

2.β 受体阻断药　作用机制是:①阻断甲状腺激素对心脏的兴奋作用;②阻断外周组织 T_4 向 T_3 的转化。主要在 ATD 初治期使用,可较快控制甲亢的临床症状。通常应用普萘洛尔每次10~40 mg,每天 3~4 次。对于有支气管疾病者,可选用 $β_1$ 受体阻断药,如阿替洛尔、美托洛尔等。

【甲状腺危象的治疗】

1.针对诱因治疗　避免感染、手术、创伤、精神刺激等诱发因素。

2.抑制甲状腺激素合成　首选 PTU 600 mg 口服或经胃管注入,以后给予 250 mg 每 6 h 口服,待症状缓解后减至一般治疗剂量。

3.抑制甲状腺激素释放　口服 PTU 1 h 后,再加用复方碘口服溶液 5 滴、每 8 h 一次,或碘化钠 1.0 g 加入 10%葡萄糖盐水溶液中静滴 24 h,以后视病情逐渐减量,一般使用 3~7 天。如果对碘剂过敏,可改用碳酸锂 0.5~1.5 g/d,分 3 次口服。

4.β 受体阻断药　普萘洛尔 20~40 mg 每 6~8 h 口服一次,或 1 mg 稀释后静脉缓慢注射。

5.糖皮质激素　氢化可的松 50~100 mg 加入 5%~10%葡萄糖溶液静滴,每 6~8 h 一次。

6.其他　在上述常规治疗效果不满意时,可选用腹膜透析、血液透析或血浆置换等措施迅速降低血浆甲状腺激素浓度,高热者予物理降温,避免用乙酰水杨酸类药物。

【Graves 眼病的治疗】

1.轻度 Graves 眼病　病程一般呈自限性,不需强化治疗。治疗以局部和控制甲亢为主,如①畏光:戴有色眼镜;②角膜异物感:人工泪液;③保护角膜:夜间遮盖;④眶周水肿:抬高床头;⑤轻度复视:棱镜矫正;⑥强制性戒烟;⑦有效控制甲亢是基础性治疗,因为甲亢或甲减都可促进 Graves 眼病进展,所以甲状腺功能应维持在正常范围之内。

2.中度和重度 Graves 眼病

(1)糖皮质激素:泼尼松 40~80 mg/d,分次口服,持续 2~4 周。然后每 2~4 周减量 2.5~

10 mg/d。如果减量后症状加重,要减慢减量速度。糖皮质激素治疗需要持续 3~12 个月。

(2)放射治疗:有效率在 60%,对近期的软组织炎症和近期发生的眼肌功能障碍效果较好。本疗法可单独应用或与糖皮质激素联合使用,联合应用可增加疗效。

(3)眶减压手术:目的是切除眶壁和(或)球后纤维脂肪组织,增加眶容积。适应证:①视神经病变可能引起视力丧失;②复发性眼球半脱位导致牵拉视神经可能引起视力丧失;③严重眼球突出引起角膜损伤。并发症是手术可能引起复视或加重复视,尤其在手术切除范围扩大者。

(4)控制甲亢:近期有 3 项临床研究证实,甲亢根治性治疗可改善 Graves 眼病的治疗效果。

【妊娠期甲亢的治疗】

1.ATD 治疗　妊娠时可给予 ATD 治疗,因为 ATD 可通过胎盘影响胎儿的甲状腺功能,尽可能地使用小剂量的 ATD 实现控制甲亢的目的。首选 PTU,因该药不易通过胎盘。PTU 初治剂量 300 mg/d,维持剂量 50~150 mg/d 对胎儿是安全的。需密切监测。

2.产后 GD 治疗　在妊娠的后 6 个月,由于妊娠的免疫抑制作用,ATD 的剂量可以减少。分娩以后,免疫抑制解除,GD 易于复发,ATD 的需要量也增加。

3.手术治疗　发生在妊娠初期的甲亢,经 PTU 治疗控制甲亢症状后,可选择在妊娠 4~6 个月时做甲状腺次全切除。

4.哺乳期的 ATD 治疗　因为 PTU 通过胎盘和进入乳汁的比例均少于 MMI,故 PTU 应首选,一般认为 PTU 300 mg/d 对哺乳婴儿是安全的。

第二节　糖尿病

案例导入

　　患者,女,65 岁,多饮、多食、消瘦 6 个月。6 个月前无明显诱因出现烦渴、多饮,饮水量每日达 4 000 mL,伴尿量增多,食量增加但体重在 5 个月内下降了 5 kg,大便正常,睡眠差。既往 7 年来有时血压偏高,无药物过敏史,个人史和家族史无特殊。查体:T 36 ℃,P 78 次/min,R 18 次/min,Bp 160/100 mmHg,皮肤、浅表淋巴结未见异常,颈软,颈静脉无怒张,心肺无异常。腹平软,肝脾未触及,双下肢无水肿。查血 Hb 123 g/L,WBC 6.5×10^9/L,N 65%,L 35%,PLT 235×10^9/L。血糖 13 mmol/L,BUN 7.0 mmol/L。查尿:尿蛋白(+),尿糖(+++)。请思考:

　　(1)该患者最可能患了什么病?你诊断的依据是什么?

　　(2)应进一步做哪些检查?如何治疗?

糖尿病(diabetes mellitus,DM)是由多种因素引起的以慢性高血糖为特征的代谢紊乱疾病。胰岛素分泌缺陷和(或)胰岛素作用缺陷引起碳水化合物、蛋白质、脂肪、水和电解质等代谢紊乱。典型病例出现多尿、多饮、多食、疲乏、消瘦等症状,病情严重或应激时可发生酮症酸中毒、非酮症高渗性昏迷等。长期糖尿病可引起眼、肾、神经、心脏、血管等多个系统器官的慢性并发症，导致功能障碍和衰竭，使患者生活质量降低，寿命缩短，成为致残和病死的主要原因，因此应积极防治。

（一）病因与分型

目前国际上通用WHO糖尿病专家委员会提出的病因学分型标准（1999年）分4类：

1.1型糖尿病（T_1DM）　绝大多数T_1DM是自身免疫性疾病，遗传因素和环境因素（如风疹病毒、腮腺炎病毒、柯萨奇病毒和巨细胞病毒感染等）共同参与其发病过程。这些因素引起胰岛β细胞破坏，胰岛素绝对不足，有酮症酸中毒倾向。它分为免疫介导和特发性两个亚型。前者由胰岛β细胞发生介导的自身免疫性损伤而引起，能找到自身免疫的相关证据；后者很少见，主要来自某些人种（如美国黑人、南亚印度人），始终找不到自身免疫反应证据。

2.2型糖尿病（T_2DM）　占本病群体之大多数（95%），无胰岛β细胞的自身免疫损伤，但有胰岛素抵抗和胰岛素分泌缺陷。T_2DM是由多基因遗传及环境因素综合引起的，其发病的危险性随着年龄、肥胖以及缺乏体力活动而增长。

3.其他特殊类型的糖尿病　本型按病因及发病机制分为β细胞功能遗传性缺陷、胰岛素作用遗传性缺陷、胰腺外分泌疾病（胰腺炎、胰腺切除术后等）、内分泌疾病（胰升糖素瘤、库欣综合征等）、药物或化学药品所致糖尿病（噻嗪类利尿剂、苯妥英钠等）、感染（先天性风疹、巨细胞病毒等）、不常见的免疫介导糖尿病（僵人综合征、抗胰岛素受体抗体等）和其他可能与糖尿病相关的遗传性综合征8个亚型，临床上极为少见。

4.妊娠期糖尿病（GDM）　在确定妊娠后，若发现有各种程度的葡萄糖耐量减低或明显的糖尿病，不论是否用胰岛素或仅用饮食治疗，也不论分娩后这一情况是否持续，均认为是妊娠期糖尿病。

（二）临床表现

【基本临床表现】

糖尿病有"三多一少"的典型症状和其他症状。

1.多尿　因血糖过高，经肾小球滤过不能被肾小管完全重吸收，导致渗透性利尿。故血糖越高，尿糖越多，尿量也越多，每日尿量大多为3~5 L，甚至可达10 L以上。

2.多饮　为多尿所致。尿量越多，口渴越甚。

3.多食　因葡萄糖不能充分利用，使机体处于半饥饿状态，故患者有强烈饥饿感。

4.消瘦　进食虽多，因糖不能充分被利用，大量脂肪和蛋白质分解，消耗过多，使身体逐渐消瘦。

5.其他　软弱无力、头昏、嗜睡或失眠、肢酸腰痛、皮肤干燥和瘙痒，月经不调或阳痿等，也可有腹泻或便秘等胃肠功能失调表现。

【并发症】

1.急性并发症　糖尿病酮症酸中毒常见，其次为糖尿病高渗性昏迷，乳酸性中毒少见。详见下述。

2.感染　糖尿病患者常发生疖、痈等皮肤化脓性感染，可反复发生，有时可引起败血症或脓毒血症。皮肤真菌感染（如足癣、体癣）也常见。真菌性阴道炎和巴氏腺炎是女性患者常见并发症，多为白念珠菌感染所致。糖尿病合并肺结核的发生率较非糖尿病者高，病灶多呈渗出干酪性,易扩展播散,形成空洞。肾盂肾炎和膀胱炎多见于女性患者,反复发作可转为慢性。

3.慢性并发症 糖尿病的慢性并发症可遍及全身各重要器官,发病机制极其复杂,尚未完全阐明,认为与遗传易感性、胰岛素抵抗、高血糖、氧化应激等多方面因素的相互影响有关。

(1)大血管病变:与非糖尿病患者群相比较,糖尿病患者群中动脉粥样硬化的患病率较高,发病年龄较轻,病情进展较快。动脉粥样硬化主要侵犯主动脉、冠状动脉、脑动脉、肾动脉和肢体外周动脉等,引起冠心病、缺血性或出血性脑血管病、肾动脉硬化、肢体动脉硬化等。

(2)微血管病变:微血管是指微小动脉和微小静脉之间的毛细血管及微血管网。微血管病变是糖尿病的特异性并发症,其典型改变是微循环障碍和微血管基底膜增厚。微血管病变主要表现在视网膜、肾、神经和心肌组织,其中尤以糖尿病肾病和视网膜病为重要。①糖尿病肾病:常见于病史超过 10 年的患者,是 T_1DM 患者的主要死亡原因。在 T_2DM 其严重性仅次于心脑血管病。②糖尿病性视网膜病变:糖尿病病程超过 10 年,大部分患者合并程度不等的视网膜病变,是失明的主要原因之一。

(3)神经病变:①周围神经病变:最为常见,通常为对称性,下肢较上肢严重,病情进展缓慢。先出现肢端感觉异常,可伴痛觉过敏、疼痛,后期可有运动神经受累,出现肌力减弱甚至肌萎缩和瘫痪。腱反射早期亢进、后期减弱或消失,音叉震动感减弱或消失。电生理检查可早期发现感觉和运动神经传导速度减慢。②自主神经病变:也较常见,并可较早出现,影响胃肠、心血管、泌尿生殖系统功能。临床表现为瞳孔改变(缩小且不规则、光反射消失、调节反射存在)、排汗异常(无汗、少汗或多汗)、胃排空延迟(胃轻瘫)、腹泻(饭后或午夜)、便秘等,直立性低血压、持续心动过速等,以及残尿量增加、尿失禁、尿潴留、阳痿等。③颅神经:动眼神经和外展神经麻痹常见。

(4)糖尿病足:与下肢远端神经异常和不同程度周围血管病变相关的足部溃疡、感染和(或)深层组织破坏。轻者表现为足部畸形、皮肤干燥和发凉、胼胝(高危足);重者可出现足部溃疡、坏疽。糖尿病足是截肢、致残的主要原因。

(5)其他:糖尿病还可引起视网膜黄斑病(水肿)、白内障、青光眼、屈光改变、虹膜睫状体病变等其他眼部并发症。皮肤病变也很常见,某些为糖尿病特异性,大多数为非特异性,但临床表现和自觉症状较重。

(三)辅助检查

【糖代谢异常的检查】

1.尿糖测定 尿糖阳性是诊断糖尿病的重要线索。尿糖阳性只是提示血糖值超过肾糖阈,因而尿糖阴性不能排除糖尿病的可能。并发肾脏病变时,肾糖阈升高,虽然血糖升高,但尿糖阴性。妊娠期肾糖阈降低时,虽然血糖正常,尿糖可阳性。

2.血糖测定 血糖升高是诊断糖尿病的主要依据,又是判断糖尿病病情控制情况的主要指标。抽静脉血或取毛细血管血,可用血浆、血清或全血。如血细胞比容正常,血浆、血清血糖比全血血糖可升高 15%。诊断糖尿病时必须用静脉血浆测定血糖,治疗过程中随访血糖控制程度时可用便携式血糖计测定。

3.口服葡萄糖耐量试验(OGTT) 当血糖高于正常范围而又未达到诊断糖尿病标准时,须进行 OGTT。OGTT 应在清晨空腹进行,成人口服 75 g 无水葡萄糖或 82.5 g 含一分子水的葡萄糖,溶于 250~300 mL 水中,5~10 min 内饮完,空腹及开始饮葡萄糖水后 2 h 测静脉血浆葡萄糖。儿童服糖量按每公斤体重 1.75 g 计算,总量不超过 75 g。

4.糖化血红蛋白(GHbA$_1$) 由于红细胞在血循环中的寿命约为 120 天,因此,糖化血红蛋白反映患者近 8~12 周总的血糖水平,为糖尿病控制情况的主要监测指标之一。

【胰岛 β 细胞功能检查】

1.胰岛素释放试验 正常人空腹基础血浆胰岛素为 35~145 pmol/L。口服 75 g 无水葡萄糖(或 100 g 标准面粉制作的馒头)后,血浆胰岛素在 30~60 min 上升至高峰,峰值为基础值的 5~10 倍,3~4 h 恢复到基础水平。本试验反映基础和葡萄糖介导的胰岛素释放功能。胰岛素测定受血清中胰岛素抗体和外源性胰岛素干扰。

2.C 肽释放试验 基础值不小于 400 pmol/L,高峰时间同上,峰值为基础值的 5~6 倍。也反映基础和葡萄糖介导的胰岛素释放功能,C 肽测定不受血清中的胰岛素抗体和外源性胰岛素影响。

【并发症的检查】

根据病情需要选用血脂、肝肾功能等常规检查,急性严重代谢紊乱时做酮体、电解质、酸碱平衡检查,心、肝、肾、脑、眼科以及神经系统的各项辅助检查等。

【自身免疫标记的测定】

谷氨酸脱羧酶(GAD)抗体、胰岛素自身抗体(IAA)及胰岛细胞抗体(ICA)在 T$_1$DM 中常为阳性。

(四)诊断

首先确定是否患糖尿病,然后进行糖尿病分型诊断,并对有无合并症及伴发疾病作出判断。

1.诊断标准 目前国际上通用 WHO 糖尿病专家委员会提出的诊断标准(1999 年),其要点如下:症状加随机血糖≥11.1 mmol/L 或空腹血浆葡萄糖(FPG)≥7.0 mmol/L,可诊断为糖尿病。FPG<6.1 mmol/L 为正常;FPG≥6.1 mmol/L,但<7.0 mmol/L,可诊断为空腹血糖受损(IFG),需进行 OGTT。OGTT 中 2 h 血糖值(2 hPG)≥11.1 mmol/L 可诊断为糖尿病;2 hPG≥7.8 mmol/L,但<11.1 mmol/L 为糖耐量减低(IGT);<7.8 mmol/L 为正常。以上均系静脉血浆葡萄糖值。随机是指一天中的任意时间而不管上次进餐时间,空腹的定义为在采取血标本前至少 8 h 未进食。需重复一次确认,诊断才能成立。对于无糖尿病症状、仅一次血糖值达到糖尿病诊断标准者,须另一天再次证实。如复查结果未达到糖尿病诊断标准,应定期复查。IFG 或 IGT 的诊断应根据 3 个月内的两次 OGTT 结果,用其平均值来判断。

2.分型诊断 1 型和 2 型糖尿病的鉴别要点,见表 7.1。

表 7.1 1 型和 2 型糖尿病的鉴别要点

鉴别要点	1 型糖尿病	2 型糖尿病
起病年龄	多<25 岁	多>40 岁
起病方式	多急剧	缓慢
起病时体重	多正常或消瘦	多超重或肥胖

续表

鉴别要点	1型糖尿病	2型糖尿病
"三多一少"症状	常典型	不典型或无症状
急性并发症	易发生酮症酸中毒	酮症倾向小
慢性并发症		
心血管疾病	较少	>70%,主要死因
肾病	35%~40%,主要死因	5%~10%
脑血管疾病	较少	较多
胰岛素和C-肽测定	低下或缺乏	正常或升高
自身免疫标记	常阳性	多阴性
胰岛素治疗及反应	依赖外源性胰岛素 对胰岛素敏感	生存不依赖胰岛素 有胰岛素抵抗

3.并发症和伴发病的诊断 对糖尿病的各种并发症以及代谢综合征的其他组分,如经常伴随出现的肥胖、高血压、血脂异常等也须进行相应地检查和诊断,以便给予治疗。

（五）治疗

由于糖尿病的病因和发病机制尚未完全明了,目前缺乏有效的病因治疗。治疗目的是使血糖达到或接近正常水平,纠正代谢紊乱,消除症状,防止或延缓并发症,维持良好的社会活动能力,提高生活质量,延长寿命,降低病死率。治疗原则是早期治疗、长期治疗、综合治疗、治疗措施个体化。治疗要点是糖尿病健康教育、饮食治疗、运动疗法、药物治疗和血糖监测。

【糖尿病健康教育】

健康教育是重要的基本治疗措施之一。应对患者和家属耐心宣教,使其认识到糖尿病目前不能根治、需终身治疗;了解本病的基础知识和治疗控制要求,生活中应注意的事项,使用降血糖药物的注意事项,治疗药物的不良反应、预防及处理等;学会测定尿糖或正确使用便携式血糖计,掌握饮食治疗的具体措施和体育锻炼的具体要求,学会胰岛素注射技术,从而在医务人员指导下长期坚持合理治疗并达标;讲究个人卫生,预防各种感染;定期随诊,密切与医生配合,随时调整治疗方案。

【饮食治疗】

饮食治疗是另一项重要的基础治疗措施,应长期严格执行。对 T_1DM 患者,在合适的总热量、食物成分、规则的餐次安排等措施基础上,配合胰岛素治疗有利于控制高血糖和防止低血糖。对 T_2DM 患者,尤其是肥胖或超重者,饮食治疗有利于减轻体重,改善糖、脂代谢紊乱和高血压以及减少降糖药物剂量。

【运动疗法】

运动疗法能改善血糖控制,提高胰岛素敏感性。应进行有规律的合适运动,根据年龄、性别、体力、病情及有无并发症等不同条件,循序渐进和长期坚持。对大多数患者可采用散步、慢跑、太极拳、游泳等活动。

【口服降血糖药物】

1.磺脲类(SU)　此类药物直接刺激胰岛 β 细胞分泌胰岛素,故其降血糖作用必须依赖相当数量有功能的 β 细胞的存在。主要适用于无急性并发症的 T_2DM 病人。主要不良反应有过敏反应、粒细胞减少、肝细胞损害、低血糖等。第一代磺脲类药物(如甲苯磺丁脲、氯磺丙脲等)已很少应用,第二代磺脲类格列齐特 80~240 mg/d、格列本脲 2.5~20 mg/d、格列波脲 12.5~100 mg/d、格列吡嗪 2.5~30 mg/d、格列喹酮 30~180 mg/d,均分 1~2 次口服。

2.双胍类　该类药主要作用机制包括提高外周组织(如肌肉、脂肪)对葡萄糖的摄取和利用;通过抑制糖原异生和糖原分解,降低过高的肝葡萄糖输出;降低脂肪酸氧化等;提高葡萄糖的运转能力;改善胰岛素敏感性,减轻胰岛素抵抗。适用于 T_2DM 经饮食治疗和运动疗法不能获得良好控制者。常见不良反应为消化道反应。通常与磺脲类药合用。目前广泛应用的是二甲双胍,250~500 mg 口服,2~3 次/d。

3.格列奈类　此类药物也作用在胰岛 β 细胞膜上的钾通道,但结合位点与磺脲类不同,是一类快速作用的胰岛素促分泌剂,可改善早相胰岛素分泌。降血糖作用快而短,主要用于控制餐后高血糖。低血糖症发生率低、程度较轻且限于餐后期间。较适合于 T_2DM 早期餐后高血糖阶段或以餐后高血糖为主的老年患者。可单独或与二甲双胍、胰岛素增敏剂等联合使用。于餐前或进餐时口服。瑞格列奈每次 0.5~1.5 mg,口服,3 次/d。那格列奈每次 30~90 mg,口服,3 次/d。

4.α-葡萄糖苷酶抑制剂　主要作用是抑制餐后肠道对葡萄糖的吸收。作为 T_2DM 第一线药物,尤其适用于空腹血糖正常或不太高而餐后血糖明显升高者。常见不良反应为消化道反应,忌用于胃肠功能障碍者,也不宜用于孕妇、哺乳期妇女和 18 岁以下人群。可单独使用,也可与磺脲类药、双胍类药或胰岛素合用。单用本药不引起低血糖。常用药物为阿卡波糖(拜糖平),开始 25 mg,每日 3 次,在进第一口饭时服药,若无不良反应,渐增至 50 mg,每日 3 次,最大剂量 100 mg,每日 3 次;伏格列波糖 0.2 mg,口服,3 次/d。

5.噻唑烷二酮类　可增加胰岛素在外周组织的敏感性,减轻胰岛素抵抗,为胰岛素增敏剂。可单独或与其他降糖药物合用治疗 T_2DM 患者,尤其是肥胖、胰岛素抵抗明显者。常用药物有:罗格列酮,4 mg 口服,1~2 次/d;吡格列酮,15~30 mg 口服,1 次/d 等。本类药物的主要不良反应为水肿,有心力衰竭倾向或肝病者不用或慎用。单独应用不引起低血糖。

【胰岛素治疗】

1.适应证　①T_1DM;②糖尿病酮症酸中毒、高血糖高渗状态和乳酸性酸中毒伴高血糖;③各种严重的糖尿病急性或慢性并发症;④糖尿病面临手术、妊娠和分娩;⑤T_2DM β 细胞功能明显减退者;⑥某些特殊类型的糖尿病。

2.制剂类型　按作用起效快慢和维持时间,胰岛素制剂可分为短(速)效、中效和长(慢)效 3 类制剂。

3.使用原则　胰岛素治疗应在综合治疗基础上进行。胰岛素剂量取决于血糖水平、β 细胞功能缺陷程度、胰岛素抵抗程度、饮食和运动状况等。一般从小剂量开始,根据血糖水平逐渐调整。在治疗中既要强调高血糖的良好控制,又要避免低血糖的发生,还要注意延缓或减轻慢性并发症的发展。剂量未明的初治阶段,最好使用普通胰岛素。

4.剂量调节　在饮食治疗的基础上进行,目前主张 T_1DM 的首剂量为 0.5~1.0 U/(kg·d),T_2DM 的首剂量为 0.2~0.3 U/(kg·d),每日分早、中、晚餐前用速效胰岛素,以后每日视血糖或尿糖调整。无急性并发症的病人,开始应用胰岛素治疗的剂量,可根据餐前尿糖定性或血糖测定来决定,每"+"尿糖注射普通胰岛素 4 U。然后按餐前尿糖试验(餐前 1 h 排空膀胱,于注射胰岛素再排尿作尿糖试验)结果,调节胰岛素剂量。尿糖阴性,则剂量不变或减 4 U;尿糖阳性(+),增加 0~4 U;尿糖(++),增加 4~8 U,尿糖(+++),增加 8~12 U;尿糖(++++),增加 12~16 U。

采用强化胰岛素治疗方案后,有时早晨空腹血糖仍然较高,可能的原因为:①夜间胰岛素作用不足;②"黎明现象":即夜间血糖控制良好,也无低血糖发生,仅于黎明短时间内出现高血糖,可能由于清晨皮质醇、生长激素等胰岛素拮抗素激素分泌增多所致;③Somogyi 效应:即在夜间曾有低血糖,在睡眠中未被察觉,但导致体内胰岛素拮抗激素分泌增加,继而发生低血糖后的反跳性高血糖。

5.抗药性和不良反应

(1)低血糖反应:多见于 T_1DM 患者,尤其是接受强化胰岛素治疗者,多因胰岛素注射过量或注射后未进食导致。表现为心慌、出汗、流涎、面色苍白、软弱无力、手足震颤等交感神经兴奋症状和精神不集中、头晕、迟钝、视物不清、步态不稳甚至昏迷等。

(2)过敏反应:表现为注射部位瘙痒及荨麻疹样皮疹。出现全身性荨麻疹时,可伴恶心、呕吐、腹痛等症状。严重过敏性休克罕见。发生过敏反应后,应更换胰岛素制剂,并根据不同情况给予抗组胺药物、糖皮质激素及其他对症处理。

(3)脂肪营养不良:为注射部位皮下脂肪萎缩或增生,停止在该部位注射后可缓慢自然恢复,应经常更换注射部位以防止其发生。随着胰岛素制剂的改进,目前过敏反应和脂肪营养不良已甚少发生。

(4)胰岛素抗药性:人体多次接受胰岛素注射约 1 个月后,血中可出现抗胰岛素抗体。临床上只有极少数患者表现为胰岛素抗药性,即在无酮症酸中毒也无拮抗胰岛素因素存在的情况下,胰岛素需要量超过 100 U/d 或 200 U/d。此时应选用单组分人胰岛素速效制剂。

【胰腺移植和胰岛细胞移植】

治疗对象主要为 T_1DM 患者,目前尚局限于伴终末期肾病的 T_1DM 患者。单独胰腺移植或胰肾联合移植可解除对胰岛素的依赖,改善生活质量。胰岛细胞移植技术已取得一定进展,移植成功率有一定提高,但目前仍处于试验阶段。

(六)预防

应在各级政府和卫生部门领导下,发动社会支持,共同参与糖尿病的预防、治疗、教育、保健计划。以自身保健和社区支持为主要内容,制订、实施和评价各种综合性方案。预防工作分为 3 级:一级预防是避免糖尿病发病;二级预防是及早检出并有效治疗糖尿病;三级预防是延缓和(或)防治糖尿病并发症。提倡合理膳食,经常运动,防止肥胖。对 T_2DM 的预防,关键在于筛查出 IGT 人群,在 IGT 阶段进行干预处理,有可能使其保持在 IGT 或转变为正常糖耐量状态。

知识拓展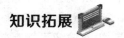

糖尿病酮症酸中毒

糖尿病酮症酸中毒(diabetic ketoacidosis，DKA)是糖尿病严重的急性并发症，一旦发生应积极治疗。T_1DM 患者有自发 DKA 倾向，T_2DM 患者在一定诱因作用下也可发生DKA。常见诱因有感染、胰岛素治疗中断或不适当减量、饮食不当、各种应激如创伤、手术、妊娠和分娩等，有时无明显诱因。

由于胰岛素的严重不足或不能发挥作用，糖代谢紊乱加重时，脂肪动员和分解加速，大量脂肪酸在肝经 β 氧化产生大量乙酰乙酸、β-羟丁酸和丙酮，三者统称为酮体。酮体为较强的有机酸，超过机体缓冲能力时，发生代谢性酸中毒，严重时可引起昏迷。除胰岛素的相对或绝对不足外，其他升糖激素(如胰高血糖素、儿茶酚胺、糖皮质激素、生长激素等)的增多在 DKA 的发生中也起着重要作用。

(七)临床表现

早期三多一少症状加重；酸中毒失代偿后，病情迅速恶化，疲乏、食欲减退、恶心呕吐，多尿、口干、头痛、嗜睡，呼吸深快，呼气中有烂苹果味；后期严重失水，尿量减少、眼眶下陷、皮肤黏膜干燥，血压下降、心率加快、四肢厥冷；晚期有不同程度意识障碍，反射迟钝、消失，昏迷。感染等诱因引起的临床表现可被 DKA 的表现所掩盖。少数患者表现为腹痛，酷似急腹症。

(八)辅助检查

1.血液检查　血糖显著增高，多在 16.7～33.3 mmol/L。血酮体增高，正常<0.6 mmol/L，>1.0 mmol/L 为高血酮，>3.0 mmol/L 提示酸中毒。血 CO_2CP 降低，轻者为 13.5～18.0 mmol/L，重者在 9.0 mmol/L 以下。血钠、血氯降低，血钾在治疗前大致正常，治疗后因尿量增多，可出现低钾血症。血尿素氮和肌酐常偏高。即使无合并感染，血白细胞数亦常升高，可达 $10×10^9$/L 或更高，中性粒细胞比例升高，为非感染性应激所致。

2.尿液检查　尿糖、尿酮体阳性或强阳性，可有蛋白尿和管型尿。当肾功能严重损害而肾阈增高时，尿糖和尿酮可减少或消失。

(九)诊断

根据有糖尿病史、诱发因素、原糖尿病症状急剧加重的表现，尿糖、尿酮体阳性，血糖、血酮体增高，血 CO_2CP 降低，DKA 的诊断并不困难。临床上对于原因不明的恶心呕吐、酸中毒、失水、休克、昏迷的患者，尤其是呼吸有酮味(烂苹果味)、血压低而尿量多者，不论有无糖尿病病史，均应想到本病的可能性。立即查末梢血糖、血酮、尿糖、尿酮，同时抽血查血糖、血酮、电解质、血气分析等以肯定或排除本病。

(十)治疗

本症的治疗原则是迅速补充胰岛素控制高血糖，纠正失水、酸中毒及电解质紊乱。同时积极寻找和消除诱因，防治并发症，降低病死率。

1.补液　这是抢救该症的首要、极其关键的措施。一般使用生理盐水，补量总量可按原体重10%计算，如无心力衰竭，开始补液速度应较快，前2 h 内输入1 000～2 000 mL，以补充血容量,改善周围循环和肾功能。以后根据血压、心率、每小时尿量、末梢循环情况以及必要时通过测量中心静脉压调整输液速度。再后的 4 h 内输入 1 000~2 000 mL,第 1 个 24 h 输入 4 000~5 000 mL,严重失水者输入 6 000~8 000 mL。如治疗前已有低血压或休克,快速输液不能有效升高血压,应输入胶体溶液,并采用其他抗休克措施;对伴有心脏病、心力衰竭者,应在中心静脉压监护下调节输液速度和输液量。

2.胰岛素治疗　一般采用小剂量胰岛素治疗方案,既能有效地抑制酮体生成,又能避免血糖、血钾和血浆渗透压降低过快带来的各种危险。以每小时每千克体重 0.1 U 加入生理盐水中持续静滴,血糖下降速度一般以每小时降低 3.9~6.1 mmol/L 为宜。在输液及胰岛素治疗过程中,需每 1~2 h 检测血糖、钾、钠和尿糖、尿酮体等。当血降至 13.9 mmol/L 时,改用 5% 葡萄液并加入普通胰岛素(按每 2~4 g 葡萄糖加 1 U 胰岛素计算)。尿酮体消失后,根据患者尿糖、血糖及饮食情况调节胰岛素剂量或改为每 4~6 h 皮下注射普通胰岛素 1 次,然后恢复平时的治疗。

3.纠正电解质紊乱及酸中毒　轻症患者经补液和使用胰岛素后,酸中毒可逐渐纠正,不必补碱。血 pH 值<7.1 时,或 CO_2CP 降至 4.5~6.7 mmol/L,可用 5% 碳酸氢钠 84 mL,用注射用水稀释成 1.25% 的溶液,静滴。DKA 时总体钾丢失较严重,但血清钾浓度改变不定,经胰岛素及补液治疗后可加重钾丢失,表现为低钾血症。一般在应用胰岛素后或患者有尿时即行补钾,每小时补氯化钾 1.0~1.5 g,24 h 内补充氯化钾总量为 3~6 g。补钾过程中,需定时监测血钾水平,心电图监护,结合尿量调节补钾速度。病情恢复后仍需继续口服钾盐数天。

4.处理诱因和防治并发症　如控制感染、纠正心力衰竭、改善肾功能、治疗脑水肿等。应有良好的护理,仔细的观察及准确的记录。

本章小结

甲亢是多种原因引起的甲状腺激素分泌过多所致的一组临床综合征,其病因较复杂,其中以 Graves 病最常见。目前公认 Graves 病是一种自身免疫性疾病,好发于青中年女性,临床主要表现有甲状腺毒症、弥漫性甲状腺肿、眼征等。血清 TSH 降低及 TT_4、FT_4(或 TT_3、FT_3)增高即可诊断甲亢。甲亢主要有 3 种治疗方法,即抗甲状腺药物治疗、放射性[131]I 治疗和手术治疗。

糖尿病是由多种因素引起的以慢性高血糖为特征的代谢紊乱疾病。胰岛素分泌缺陷和(或)胰岛素作用缺陷引起碳水化合物、蛋白质、脂肪、水和电解质等代谢紊乱。典型病例出现多尿、多饮、多食、疲乏、消瘦等症状,病情严重或应激时可发生酮症酸中毒、非酮症高渗性昏迷等。长期糖尿病可引起眼、肾、神经、心脏、血管等多个系统器官的慢性并发症。典型症状加随机血糖≥11.1 mmol/L 或空腹血糖≥7.0 mmol/L,可诊断为糖尿病。治疗措施包括糖尿病健康教育、饮食治疗、运动疗法、口服降糖药物治疗、胰岛素治疗等。

习题及复习思考题

一、选择题

1.下列各项中与 Graves 病的发病关系最密切的是(　　　)。

A.自身免疫 　　　　　　　　B.精神创伤 　　　　　　C.TRH 升高

D.TSH 升高 　　　　　　　　E.碘摄入过多

2.甲亢最具诊断意义的体征是(　　　)。

A.心动过速 　　　　　　　　B.弥漫性甲状腺肿伴血管杂音

C.浸润性突眼 　　　　　　　D.脉压差增大 　　　　　　E.双手细微震颤

3.甲亢并浸润性突眼,正确的是(　　　)。

A.甲亢越严重,突眼越明显 　　B.有甲亢一定有浸润性突眼

C.有突眼一定同时有甲亢

D.突眼程度与甲亢轻重无平行关系E.浸润性突眼度常小于 16mm

4.下列哪项不是甲亢的临床表现?(　　　)

A.表情淡漠 　　　　　　　　B.下肢黏液水肿 　　　　　C.低热

D.心律不齐 　　　　　　　　E.月经过多

5.下列哪一种抗甲状腺药物可抑制 T_4 在周围组织中转化为 T_3?(　　　)

A.甲基硫氧嘧啶 　　　　　　B.甲亢平 　　　　　　　　C.丙基硫氧嘧啶

D.他巴唑 　　　　　　　　　E.碳酸锂

6.14 岁的 Graves 病患者,首选治疗方法为(　　　)。

A.碘剂治疗 　　　　　　　　B.手术治疗 　　　　　　　C.抗甲状腺药物治疗

D.放射性[131]I 治疗 　　　　　E.免疫抑制剂

7.甲亢危象的治疗,错误的是(　　　)。

A.口服复方碘溶液,停用抗甲状腺药物 　B.纠正水电解质失衡,物理降温

C.心得安静脉注射 　　　　　　　　　D.糖皮质激素静脉点滴

E.防治感染

8.发生甲亢危象时,首先给予(　　　)。

A.碘化钠静脉注射 　　　　　　B.控制感染

C.抗甲状腺药物增量口服 　　　D.氢化可滴松静滴 　　　　E.心得安口服

9.甲亢所致的甲状腺肿大特征性的体征是(　　　)。

A.质地柔软 　　　　　　　　B.表面光滑 　　　　　　　C.弥漫性对称性肿大

D.有震颤和血管杂音 　　　　E.有结节

10.下列哪项不符合甲亢的心血管系统表现?(　　　)

A.心动过速 　　　　　　　　B.阵发性房颤 　　　　　　C.心脏收缩期杂音

D.心音增强 　　　　　　　　E.脉压变小

11.下列哪项符合糖尿病酮症酸中毒的临床特点?(　　　)

A.呼吸深大,呼气有烂苹果味   B.呼吸浅慢,不规则

C.呼吸不规则,口唇青紫   D.潮式呼吸

E.呼吸浅快,呼气有大蒜味

12.下列哪项不能作为糖尿病确诊的依据?(　　　)

A.多次空腹血糖≥7.0 mmol/L   B.尿糖(++)

C.两次餐后血糖≥11.1 mmol/L   D.两次 OGTT 2 h 血糖≥11.1 mmol/L

E.随机血糖≥11.1 mmol/L

13.糖尿病酮症酸中毒昏迷治疗的两项主要措施是(　　　)。

A.纠酸,补液   B.纠酸,小剂量胰岛素

C.补充足够的液体和电解质,胰岛素治疗   D.中枢兴奋剂,胰岛素

E.中枢兴奋剂,纠酸

14.关于 1 型糖尿病的特点,错误的是(　　　)。

A.多发生于青幼年   B.三多一少症状较明显

C.血中自身免疫抗体基本呈阴性   D.易发生酮症酸中毒

E.主要需要胰岛素治疗

15.关于 2 型糖尿病的特点,错误的是(　　　)。

A.起病较缓慢,多发于成年   B.一般无酮症酸中毒倾向

C.三多一少症状不明显或缺乏   D.一定需要胰岛素治疗

E.空腹血浆胰岛素可稍低、正常或高于正常

16.糖尿病患者的典型症状是(　　　)。

A.三多一少   B.酮症酸中毒   C.感染

D.糖尿病性肾病   E.高渗性昏迷

17.糖尿病酮症酸中毒的特征性表现为(　　　)。

A.昏迷   B.皮肤黏膜干燥   C.恶心、呕吐

D.CO_2 结合力下降   E.呼气有烂苹果味

18.糖尿病并发感染最多见的是(　　　)。

A.皮肤化脓性感染   B.胆道感染   C.肾盂肾炎

D.肺部感染   E.真菌性阴道炎

二、简答题

1.甲亢临床表现有哪些?

2.简述甲亢危象的抢救措施。

3.1 型糖尿病与 2 型糖尿病如何鉴别?

4.糖尿病有哪些慢性并发症?

5.糖尿病的诊断标准是什么?

(岳新荣)

第八章　神经系统疾病

📖 **学习目标**

- 深入了解脑血管病、帕金森病的临床表现、诊断、鉴别诊断及治疗。
- 了解脑梗死、帕金森病的临床特点和处理原则。
- 一般了解脑血管病、帕金森病的临床病因及分类。

📖 **知识点**

- 脑血管的解剖生理概要;急性脑梗死的临床特点;脑梗死的诊断与治疗;黑质的解剖生理概要;帕金森病的临床表现;帕金森病的诊断及治疗。

人脑血供非常丰富,左心室每分钟排血量为 5 000 mL,其中供应脑部的血液为 750 ~ 1 000 mL,占全身供血量的 20%。脑动脉系统具有以下特点:①脑动脉的主干及其主要分支均位于脑的腹侧面,然后再回绕到脑的背侧面。②脑动脉可分为皮质支和中央支(或回旋支与旁中央支)两类分支。皮质支与中央支之间吻合甚少,但皮质支与皮质支之间,中央支与中央支之间却存在较多的吻合,不过前者吻合丰富,后者吻合相对较差。③脑动脉为肌型动脉,管壁薄,血管周围没有支持组织。④脑动脉内膜厚,有发达的内弹力膜,但中膜和外膜较薄,仅含少量的弹力纤维,没有外弹力膜,因此,脑动脉几乎没有搏动。

脑动脉系统分为颈内动脉系和椎-基底动脉系,其分布范围为:以小脑幕为界,幕上部分为颈内动脉系统供血,幕下部分为椎动脉供血;以顶枕沟为界,脑前 3/5(大脑的前部和部分间脑)由颈内动脉供血,脑的后 2/5(大脑后部和部分间脑、脑干、小脑)由基底动脉系供应。颈内动脉的主要分支包括大脑中动脉、大脑前动脉;椎-基底动脉的主要分支有小脑后下动脉、小脑前下动脉、大脑后动脉及桥脑分支。

德国神经科医生科比尼安·布洛德曼(Korbinian Brodmann,1909)分区,将每个半球大脑皮质分为 52 个区。不同的皮质区具有不同的功能,如感觉、运动等,将这些具有一定功能的脑区称为"中枢",即大脑皮质功能定位。

大脑功能的正常运作,一方面需要大脑结构保持正常完整性,另一方面也需足够的供血供氧来保证其功能的正常实施。当脑循环出现障碍,导致大脑缺血缺氧出现时,则会导致其对应的区域功能出现障碍。

第一节　急性脑血管疾病

案例导入

　　患者,男,65 岁,因突发左侧肢体无力 6 h 入院。患者 6 h 前在家无明显诱因突发左侧肢体无力,症状持续存在并逐步加重,无肢体疼痛及麻木,无意识障碍,无吐词不清,无头痛,无恶心呕吐,无心慌胸闷,无发热等不适,在家休息后症状无缓解,遂来我院就诊。既往有高血压,糖尿病病史多年,未予以规律监测及治疗,有吸烟及饮酒病史,无肝肾病史,无结核及疫水接触史,无药物过敏史。查体:T 36.7 ℃,P 80 次/min,Bp 160/90 mmHg,神志清楚,双瞳孔等大等圆,光反射灵敏,发育营养正常,全身皮肤无黄染,无出血点及皮疹,浅表淋巴结不大,眼睑无浮肿,结膜无苍白,巩膜无黄染,颈软,甲状腺不大,心界大小正常,心率 80 次/min,律齐未闻及杂音,双肺清,未闻干湿啰音,腹平,肝脾未及,无包块,全腹未及压痛,左侧肢体肌张力降低,肌力 2 级,左侧巴彬斯基征阳性,感觉检查无异常,右侧肢体肌力肌张力正常,病理征未引出。辅助检查:急诊头颅 CT 未见出血征象。请思考:

　　(1)该患者最可能患了什么病? 你诊断的依据是什么?

　　(2)应进一步做哪些检查? 如何治疗?

　　脑梗死是缺血性卒中的总称,包括脑血栓形成、脑栓塞和腔隙性脑梗死等,是脑血液供应障碍引起的缺血、缺氧导致局限性脑组织缺血性坏死或脑软化。本节将重点讲述脑血栓形成。

　　脑血栓形成是指在颅内外供应脑部的动脉血管壁发生病理性改变的基础上,出现管腔狭窄、闭塞或是在血流缓慢、血液成分改变或血黏度增加等情况下形成血栓,致使血管闭塞,导致局部脑组织缺血缺氧,进而引起脑细胞坏死,出现相应的神经系统临床症状及体征。

(一)病因和发病机制

　　最常见的病因为动脉粥样硬化。由于动脉粥样硬化斑破裂或形成溃疡,血小板、血液中其他有形成分及纤维黏附于受损的粗糙的内膜上,形成附壁血栓,在血压下降、血流缓慢、血流量减少,血液黏度增加和血管痉挛等情况影响下,血栓逐渐增大,最后导致动脉完全闭塞。糖尿病、高血脂症和高血压等可加速脑动脉粥样硬化的发展。脑血栓形成的好发部位为颈总动脉、颈内动脉、基底动脉下段、椎动脉上段,椎-基底动脉交界处,大脑中动脉主干,大脑后动脉和大脑前动脉等。其他病因有非特异动脉炎、钩端螺旋体病、动脉瘤、胶原性病、真性红细胞增多症和头颈部外伤等。

(二)病理

　　梗塞后的脑组织由于缺血缺氧发生软化和坏死。病初 6 h 以内,肉眼尚见不到明显病变;8 h 至 48 h,病变部位即出现明显的脑肿胀,脑沟变窄,脑回扁平,脑灰白质界线不清;7~14 天脑组织的软化、坏死达到高峰,并开始液化。其后软化和坏死组织被吞噬和清除,胶质增生形成疤痕,大的软化灶形成囊腔。完成此修复有时需要几个月甚至1~2年。

因局部血液供应中断,引起脑组织肿胀,灰白质交界不清,叫作白色梗死;后由于脑梗死处血管壁损坏,当血栓溶解或侧支循环开放后血流恢复,血液从破损处流出,引起出血或渗血,称红色梗死。

(三)临床表现

【一般症状】

本病多见于50~60岁以上有动脉硬化的老年人,患者多伴有高血压、糖尿、高脂血症、房颤等卒中高危病史。常于安静时或睡眠中发病,出现偏瘫、偏身感觉障碍、失语、头昏头痛、恶心呕吐、共济失调等神经系统症状及体征,病情常在1~3天内逐渐达到高峰。有些患者病前已有一次或多次短暂缺血发作。重症患者还可出现意识障碍,颅内压增高,脑疝形成等严重表现,最终可导致患者死亡。

【脑的局限性神经症状】

变异较大,与血管闭塞的程度,闭塞血管大小、部位和侧支循环的好坏有关。

1.颈内动脉系统(前循环)

(1)大脑中动脉:最为常见。主干闭塞时出现对侧偏瘫、偏身感觉障碍和同向性偏盲,即为"三偏征"。侧视中枢受损时可出现双眼向对侧凝视,优势半球病变时可出现失语,非优势半球受损可出现体象障碍。中动脉表浅分支前中央动脉闭塞时可有对侧面、舌肌无力,主侧受累时可有运动性失语;中央动脉闭塞时可出现对侧肢体单瘫或不完全性偏瘫和轻度感觉障碍;顶后、角回或颞后感觉性失语和失用;豆纹动脉外侧支闭塞时可有对侧偏瘫。

(2)大脑前动脉:由于前交通动脉提供侧支循环,近端阻塞时可无症状;皮层支受累时,常侵犯额叶内侧面,瘫痪以下肢为重,可伴有下肢的皮质性感觉障碍及排尿障碍,优势半球受损可出现 Broca 失语;深穿支阻塞,影响内囊前支,常出现对侧中枢性面舌瘫及上肢轻瘫。双侧大脑前动脉闭塞时可出现精神症状伴有双侧瘫痪。

(3)颈内动脉:大脑中动脉及大脑前动脉均为颈内动脉分支,因此颈内动脉主干闭塞,可出现上述两者的综合表现。然而由于患者个体血管差异,其出现的临床症状及体征又可有不同。其中影响临床结局较大的因素为侧支循环情况。如果侧支循环代偿良好,患者甚至可在一侧颈内动脉闭塞后不出现任何临床症状,如果侧支循环代偿不良或无代偿,则会出现大脑中动脉及前动脉缺血的症状,其中以偏瘫、偏身感觉障碍、偏盲三偏征和精神症状为多见。主侧半还需病变尚有不同程度的失语、失用和失认,还出现病灶侧的原发性视神经萎缩,出现特征性的病侧眼失明伴对侧偏瘫称黑蒙交叉性麻痹,Horner 征,动眼神经麻痹和视网膜动脉压下降。由于颈内动脉闭塞引起颅内缺血范围大,侧支循环不良时,患者症状常较为严重,可出现意识障碍、脑水肿;更严重者可出现脑疝导致患者死亡。如颅外段动脉闭塞时,颈动脉可有触痛,呈条索状,搏动减退或消失,颈部可听到异常血管杂音。如侧支循环良好,临床上可不出现症状。多普勒超声扫描除可发现颈动脉狭窄或闭塞外,还可见到颞浅动脉血流量呈逆向运动。

2.椎-基底动脉系统(后循环)　包括椎动脉、基底动脉及其分支。椎动脉主要分支有小脑后下动脉,基底动脉分支主要有小脑前下动脉、小脑上动脉、基底动脉脑桥支及大脑后动脉。与前循环一样,椎-基底动脉系统病变的临床表现很大程度取决于侧支循环代偿的情况,侧支循环良好,一侧椎动脉或大脑后动脉闭塞时,可由对侧供血,不出现临床症状,如侧支循环代偿不良或无代偿则出现相应的临床症状。

(1)小脑后下动脉(Wallenberg)综合征(又称延髓背外侧综合征):小脑后下动脉是椎动脉颅内分支中最大的一支,主要供应区包括延髓背外侧区、第四脑室和小脑,此动脉在临床上是血栓形成和栓塞的好发部位,当其发生梗死可出现眩晕、眼球震颤,病灶侧舌咽、迷走神经麻痹,小脑性共济失调及 Hroner 征,病灶侧面部感觉减退或消失,对侧肢体感觉减退或消失。

(2)小脑前下动脉:为基底动脉主要分支之一,其供应区为小脑半球的前下面、脑桥背盖尾侧部、脑桥臂下部、小脑下脚、第四脑室外侧孔附近脉络丛。小脑前下动脉出现梗死,出现眩晕、眼球震颤,两眼球向病灶对侧凝视,病灶侧耳鸣、耳聋,Horner 征及小脑性共济失调,病灶侧面部感觉减退或消失,对侧肢体感觉减退或消失。

(3)大脑后动脉:为基底动脉的终末分支,主要负责大脑后 2/5 区域的供血,如果发生梗死表现为枕顶叶综合征,以偏盲和一过性视力障碍(如黑蒙等)多见,此外,还可有体象障碍、失认、失用等。如侵及深穿支可伴有丘脑综合征,有偏身感觉障碍及感觉异常以及椎体外系等症状。

(4)基底动脉-桥脑分支:可出现下列综合征:①桥脑旁正中综合征(Foville 综合征):病灶侧外展不能,两眼球向病灶对侧凝视,对侧偏瘫。②桥脑腹外综合征(Millard-Gubler 综合征):病灶侧周围性面瘫及外直肌麻痹,伴病灶对侧偏瘫,可有两眼向病灶侧凝视不能。③桥脑被盖综合征(Raymond-Cestan 综合征):病灶侧有不自主运动及小脑体征,对侧肢体及轻瘫和感觉障碍,眼球向病灶侧凝视不能。

(5)基底动脉主干病变:基底动脉主干闭塞可导致延髓梗死,延髓为生命中枢所在位置,体温、心率、觉醒等均由其调控,当患者出现基底动脉主干梗死时,除可能出现其分支梗死表现外,还有高热、昏迷、针尖样瞳孔、四肢软瘫及延髓麻痹。急性完全性闭塞时可迅速危及病人生命,个别病人表现为闭锁综合征。

【辅助检查】

(1)血尿常规、血沉、血糖、血脂及心电图应列为常规检查项目。有助于患者出现脑梗死的危险因素的诊断。

(2)头颅 CT 扫描:CT 的检查对于超急性脑梗死无法显影,但对于颅内出血却可即时显像。对于超急性期患者,行头颅 CT 检查鉴别出血有着重要意义。对于急性期患者,头颅 CT 在 24~48 h 病灶可表现为低密度影像。

(3)磁共振(MRI):头颅 MRI 检查较 CT 更为敏感及准确,尤其对于小脑及脑干梗死的识别比 CT 要高。随着磁共振技术的发展,DWI(弥散加权成像)序列的应用对于超急性期的脑梗死诊断有着重要的临床意义。

(4)正电子发射计算机断层扫描(PET),不仅能测定脑血流量,还能测定脑局部葡萄糖代谢及氧代谢,若减低或停止、提示存在梗塞。

(5)脑血管造影(DSA):DSA 目前为颅内血管狭窄及闭塞诊断的"金标准"。通过 DSA 检查可发现血管狭窄或闭塞的部位和程度。以进一步指导临床,进行药物或介入治疗。

(四)诊断

本病多因脑动脉硬化引起,其诊断要点为:中老年患者,具在高血压、糖尿病、高血脂、吸烟、肥胖等卒中危险因素；既往有短暂性脑缺血发作史；多在安静状态下发病，急性起病（相对出血性疾病起病较慢）；出现神经系统阳性症状及体征，同时该症状及体征可与某一脑血管供应区域病变相对应；头颅 CT 早期排除出血，24~48 h 见低密度病灶可支持诊断。PET 及 DWI 等检查有助于早期诊断。

（五）鉴别诊断

1.脑出血　多数患者既往有高血压病史，急性起病，多于活动时起病，可有头痛、恶心呕吐、视乳头水肿等颅高压表现，头颅 CT 可见出血病灶。

2.硬膜下血肿　多有头部外伤病史，病情进行性加重，出现急性脑部受压症状，头颅 CT 可见颅骨下方出血，成新月形改变。

3.颅内占位性病变　颅内肿瘤（尤其是瘤卒中）时也可急性发作，引起神经系统局灶性病变，出血类似脑梗死表现。通过头颅 CT 及 MRI 检测可见占位病变予以鉴别。

（六）治疗

脑血栓形成的治疗应根据病程不同，给予不同治疗方案，主要划分为急性期治疗及非急性期的二级预防。

【一般处理】

1.保持呼吸道通畅及吸氧　无低氧血症的患者不需常规吸氧，当血氧下降时应及时吸氧，维持氧饱和度>94%。气道功能严重障碍者应给予气道支持（气管插管或切开）及辅助呼吸。

2.心脏监测与心脏病变处理　脑梗死后 24 h 内应常规进行心电图检查，根据病情，有条件时进行持续心电监护 24 h 或以上，以便早期发现阵发性心房纤颤或严重心律失常等心脏病变；避免或慎用增加心脏负担的药物。

3.体温控制　对体温升高的患者应寻找和处理发热原因，如存在感染应给予抗生素治疗。对体温>38 ℃的患者应给予退热措施。

4.血压控制　准备溶栓者，血压应控制在收缩压<180 mmHg、舒张压<120 mmHg。缺血性脑卒中后 24 h 内血压升高的患者应谨慎处理。应先处理紧张焦虑、疼痛、恶心呕吐及颅内压增高等情况。血压持续升高，收缩压≥200 mmHg 或舒张压≥110 mmHg，或伴有严重心功能不全、主动脉夹层、高血压脑病的患者，可予降压治疗，并严密观察血压变化。可选用拉贝洛尔、尼卡地平等静脉药物，避免使用引起血压急剧下降的药物。卒中后若病情稳定，血压持续≥140/90 mmHg，无禁忌证，可于起病数天后恢复使用发病前服用的降压药物或开始启动降压治疗。卒中后低血压的患者应积极寻找和处理原因，必要时可采用扩容升压措施。可静脉输注 0.9%氯化钠溶液纠正低血容量，处理可能引起心输出量减少的心脏问题。

5.血糖　血糖超过 10mmol/L 时可给予胰岛素治疗。应加强血糖监测，血糖值可控制在 7.7~10 mmol/L。血糖低于 3.3 mmol/L 时，可给予 10%~20%葡萄糖口服或注射治疗。目标是达到正常血糖。

6.营养支持　正常经口进食者无须额外补充营养。不能正常经口进食者可鼻饲，持续时间长者可行胃造口管饲补充营养。

【急性期治疗】

以尽早改善脑缺血区的血液循环、促进神经功能恢复为原则。

1.溶栓及介入治疗

(1)静脉溶栓:对缺血性脑卒中发病 3 h 内和 3~4.5 h 的患者,应根据适应证和禁忌证严格筛选患者,尽快静脉给予 rtPA 溶栓治疗。使用方法:rtPA 0.9 mg/kg(最大剂量为 90 mg)静脉滴注,其中 10% 在最初 1 min 内静脉推注,其余持续滴注 1 h,用药期间及用药 24 h 内应严密监护患者。如没有条件使用 rtPA,且发病在 6 h 内,可严格选择患者考虑静脉给予尿激酶。使用方法:尿激酶 100 万~150 万 IU,溶于生理盐水 100~200 mL,持续静脉滴注 30 min,用药期间应严密监护患者。

(2)血管内介入治疗:静脉溶栓是血管再通的首选方法。静脉溶栓或血管内治疗都应可能减少时间延误。发病 6 h 内由大脑中动脉闭塞导致的严重卒中且不适合静脉溶栓的患者,经过严格选择后可在有条件的医院进行动脉溶栓或取栓。

2.抗血小板 对于不符合溶栓适应证且无禁忌证的缺血性脑卒中患者应在发病后尽早给予口服阿司匹林 150~300 mg/d。急性期后可改为预防剂量(50~150 mg/d)。溶栓治疗者,阿司匹林等抗血小板药物应在溶栓 24 h 后开始使用。

【非急性期二级预防】

当患者进入非急性期后,其病灶处因缺血缺氧已发生坏死的脑细胞出现液化,而后胶质增生,生理功能被破坏,进入慢性恢复期,此阶段治疗目标为促进病灶修复及吸收,让神经功能得到康复,同时预防卒中再发。

1.一般处理 积极控制可控的危险因素,包括长期降压,调脂治疗,有糖尿病的患者将控制血糖平稳,改变既往不良的生活习惯,如吸烟、高盐高脂肪饮食、作息不规律等,同时应予以适当锻炼及康复治疗,促进缺失的神经功能得到恢复。

2.抗血小板治疗 抗血小板治疗能显著降低缺血性脑卒中/TIA 患者再发风险。目前常用的抗血小板药物有阿司匹林、氯吡格雷、双嘧达莫和西洛他唑。阿司匹林(50~325 mg/d)或氯吡格雷(75 mg)单药治疗均可作为首选抗血小板药物;阿司匹林单药抗血小板治疗的最佳剂量为 75~150 mg/d。阿司匹林(25 mg)+缓释型双嘧达莫(200 mg)2 次/d 或西洛他唑(100 mg)2 次,均可作为阿司匹林和氯吡格雷的替代治疗药物。抗血小板药应在患者危险因素、费用、耐受性和其他临床特性的基础上个体化选择。发病 24 h 内,具有脑卒中高复发风险的轻型缺血性脑卒中患者(NIHSS 评分 ≤ 3 分),应尽早给予阿司匹林联合氯吡格雷治疗 21 天,但应严密观察出血风险,此后可单用阿司匹林或氯吡格雷作为缺血性脑卒中长期二级预防一线用药。发病 30 天内伴有症状性颅内动脉严重狭窄(狭窄率为 70%~99%)的缺血性脑卒中或 TIA 患者,应尽早给予阿司匹林联合氯吡格雷治疗 90 天。此后阿司匹林或氯吡格雷单用均作为长期二级预防一线用药。对于患者的二级预防用药,不推荐常规长期应用阿司匹林联合氯吡格雷抗血小板治疗。

(七)病程和预后

凡病情和动脉硬化轻、心功能良好和侧支循环较佳者,治疗后多数恢复较好,少数常遗留有不同程度的后遗症。年老体弱,严重糖尿病,有昏迷及合并症或反复发作者预后不佳。

第二节　帕金森病

案例导入

患者,男,60 岁,因步行缓慢 3 年,加重伴肢体不自主抖动 1 年入院。患者近 3 年来,无明显诱因出现步态迟缓,行走时下肢无力,偶有步行不稳感,无肢体麻木,无胸闷心慌,无肢体浮肿,未予以重视,近一年来,步行缓慢情况较前加重,以起步困难为主,伴有四肢不自主抖动,现为求进一步诊治入院。既往体健,无肝肾病史,无高血压,糖尿病病史,无卒中病史,无结核及疫水接触史,无药物过敏史。查体:T 36.7 ℃,P 72 次/min,Bp 100/70 mmHg,发育营养正常,全身皮肤无黄染,无出血点及皮疹,浅表淋巴结不大,呈面具面容,慌张步态,眼睑无浮肿,结膜无苍白,巩膜无黄染,颈软,甲状腺不大,心界大小正常,HR 72 次/min,律齐未闻及杂音,双肺清,未闻干湿啰音,腹平软,肝脾未及,四肢肌张力呈齿轮样增高,可见肢体不自主抖动,病理征未引出。请思考:

(1)该患者最可能患了什么病? 你诊断的依据是什么?

(2)应进一步做哪些检查? 如何治疗?

帕金森病(Parkison's disease,PD) 又名震颤麻痹,是一种老年人常见的原因不明的神经系统变性病,主要以选择性中脑黑质多巴胺神经元缺失、纹状体多巴胺含量显著减少而产生的一系列的临床表现:静止性震颤、肌强直、运动迟缓和姿势异常为主要临床特征症状群的神经系统疾病。

(一)病因

通常所称的震颤麻痹或 Parkinson 病,是指原发性者,是一种慢性进行性脑变性病,至今病因尚不明,有认为与年龄老化、环境因素或家族遗传因素有关。继发性者又称震颤麻痹综合征或 Parkinson 综合征,可因脑血管病(如腔隙梗塞)、药源性(如服用酚噻嗪类或丁酰苯类抗精神病药等)、中毒(一氧化碳、锰、汞等)、脑炎、脑外伤、脑肿瘤和基底节钙化等引起,还有少数震颤麻痹症状则为某些神经系统变性病的部分表现,如可见于进行性核上性麻痹、原发性直立性低血压等。

(二)病理

原发性震颤麻痹的病理改变主要在黑质和蓝斑,该处神经细胞严重缺失和变性,色素明显减少,胞浆内可见嗜酸性同心圆形玻璃样的包涵体,神经胶质细胞呈反应性增生。脑干网状结构,迷走神经背运动核等也可有类似变化,苍白球、壳核、大脑皮层等处神经细胞亦显减少,并可有老年性斑及 Alzheimer 神经缠结。

目前认为黑质神经细胞变性导致的多巴胺缺乏,是引起本病的病理化学改变的关键。多巴胺在黑质合成后,沿黑质纹状神经通路运送至新纹状体,对新纹状体具有抑制功能,因多巴胺的缺乏可致新纹状体运动功能释放,与此同时,对新纹状体具有兴奋功能的乙酰胆碱处于相对的优势。另外,多种神经递质(如去甲肾上腺素、五羟色胺、P 物质、γ-氨基丁酸等)的变化与失调对本病的症状也可产生复杂的影响。

(三)临床表现

本病多发生在 50 岁以后,3/4 的患者起病于 50~60 岁,有家族史者起病年龄较轻,本病起病隐袭,缓慢进行性加重,以震颤、肌强直、运动徐缓及姿势障碍"四主征"为临床主要表现。临床上将帕金森临床症状分为两大类,即运动症状及非运动症状。四主征为其运动症状,而其他的一些(如嗅觉减退、精神认识异常、自主神经功能障碍、睡眠障碍等)为其非运动症状,近十年来,帕金森的非运动症状越来越受到临床神经科医生的关注,非运动症状对于帕金森早期诊断有着重要的临床意义。

1.运动症状

(1)震颤:多自一侧上肢手部开始,以拇指、食指和中指的掌指关节最为明显,呈节律性搓丸样动作,4~6 次/s,乃由协调肌和拮抗肌有节律的交替收缩所引起。随病情的进展,震颤渐波及同侧下肢和对侧上下肢,通常有肢重于下肢,下颌、口唇、舌和头部的震颤多在病程后期出现。震颤大多数在静止状态时出现,随意活动时减轻,情绪紧张时加剧,入睡后则消失。

(2)肌强直:全身肌肉紧张度均增高。四肢因伸屈肌张力增高,致被动伸屈其关节时呈均匀一致的阻抗而称为铅管样强直,如伴有震颤则其阻抗有断续的停顿感,称齿轮样强直。面肌张力增高显得表情呆板呈面具状脸。眼肌强直可有眼球转动缓慢,注视运动时可出现黏滞现象。吞咽肌及构音肌的强直则致吞咽不利、流涎以及语音低沉单调。患者站立进呈低头屈背、上臂内收肘关节屈曲、腕关节伸直、手指内收、拇指对掌、指间关节伸直,髋及膝关节略为弯曲的特有姿势。

(3)运动徐慢:表现为随意运动始动困难、动作缓慢和活动减少。患者翻身、起立、行走、转弯都显得笨拙缓慢,穿衣、梳头、刷牙等动作难以完成,写字时笔迹颤动或越写越小,称书写过小征。面部表情肌肉运动减少,出现面部无表情,瞬目减少,称面具脸。

(4)姿势障碍:主要表现为患者平衡障碍。走路缓慢,步行时重心不稳,步伐碎小,脚几乎不能离地,行走失去重心,往往越走越快呈前冲状,不能即时停步,称慌张步态。行走时因姿势反射障碍,缺乏上肢应有的协同运动,出现转身困难。一些研究显示,患者在帕金森早期就开始出现躯体中外侧姿势控制障碍,并表现出比健康对照组更大的身体晃动,且其姿势控制也会随 PD 进展而变得更糟。因姿势控制障碍可能会给患者带来严重的后果,如侧向摔倒,甚至直接导致髋关节骨折等。

2.非运动症状 除运动症状外,绝大多数患者在病程中会出现精神行为异常,睡眠障碍,自主神经功能紊乱,感觉异常等在内的症候群,即非运动症状。相对于运动症状,临床医生对于非运动症状的识别及诊断率较低,导致患者诊疗延误,影响其生活质量及治疗效果。

(1)自主神经功能障碍:患者可出现汗液、唾液及皮脂分泌过多,面部潮红,直立性低血压等症状,有的还可出现大小便功能异常及性功能失常。

(2)精神症状和智能障碍:以情绪不稳、抑郁多见,15%~30%的患者有智能缺陷,以记忆力尤以近记忆力减退为明显,严重时可表现为痴呆。

(3)睡眠障碍:约 1/3 的患者可出现睡眠障碍,睡眠障碍可发生于运动症状之前,临床上可表现为多梦、说梦话、睡眠中舞动肢体、坠床等。

（4）感觉异常：其中以嗅觉障碍最为常见，80%～90%的病人可合并有嗅觉减退，因其可早于运动症状出现，所以患者早期嗅觉筛查对于帕金森早期诊断具有较大的临床价值。其他的感觉异常如视觉，前庭功能异常，痛觉异常等也可出现于帕金森患者。

3.辅助检查　部分患者脑电图见有异常，多呈弥漫性波活动的广泛性轻至中度异常。颅脑 CT 除脑沟增宽、脑室扩大外，无其他特征性改变。脑脊液检查在少数患者中可有轻微蛋白升高，倘有多巴胺代谢产物高香草酸和 5-羟色胺代谢产物 5-羟吲哚醋的含量降低，对临床症状尚不典型的早期患者可提供诊断线索。

（四）诊断与鉴别诊断

根据发病年龄及典型临床表现，诊断不难，但对临床症状不典型的早期患者，可被忽略。需与下列疾病相鉴别：

1.与继发性震颤麻痹综合征相鉴别

（1）脑血管性震颤麻痹综合征：多发生在腔隙梗塞或急性脑卒中之后，有高血压、动脉硬化表现以及椎体束征、假性球麻痹等，颅脑 CT 检查有助诊断。

（2）脑炎后震颤麻痹综合征：病前有脑炎历史，见于任何年龄，常见动眼危象（发作性双眼向上的不自主眼肌痉挛），皮脂溢出，流涎增多。

（3）药源性震颤麻痹综合征：有服用吩噻嗪类等抗精神病药或萝芙木类降压药等病史，在不同环节干扰了儿茶酚胺的代谢而引起的，停药后症状消失。

（4）中毒性震颤麻痹综合征：主要依据中毒病诊断，如病前有一氧化碳中毒等病史。

2.与各种原因引起的震颤相鉴别

（1）特发性震颤：震颤虽与本病相似，但无肌强直与运动徐缓症状，可有家族遗传史，病程良性，少数或可演变成震颤麻痹。

（2）老年性震颤：见于老年人，震颤细而快，于随意运动时出现，无肌强直。

（3）癔症性震颤：病前有精神因素，震颤的形式、幅度及速度多变，注意力集中时加重，并有癔症的其他表现。

3.与伴有震颤麻痹症状的某些中枢神经多系统变性病相鉴别　如肝豆状核变性，原发性直立性低血压，小脑桥脑橄榄萎缩症等。这些疾病除有震颤麻痹症状外，还具有各病相应的其他神经症状，如小脑症状、锥体束征、眼肌麻痹等。

（五）治疗

治疗方法和手段包括药物治疗、手术治疗、运动疗法、心理疏导及照料护理等。药物治疗为首选，且是整个治疗过程中的主要治疗手段；手术治疗则是药物治疗的一种有效补充。目前应用的治疗手段，无论是药物或手术治疗，只能改善患者的症状，并不能阻止病情的发展，更无法治愈。因此，治疗不仅要立足当前，并且需要长期管理，以达到长期获益。治疗原则应以达到有效改善症状、提高工作能力和生活质量为目标。我们提倡早期诊断、早期治疗，不仅可以更好地改善症状，而且可能会达到延缓疾病进展的效果。应坚持"剂量滴定"以避免产生药物的急性副作用，力求实现"尽可能以小剂量达到满意临床效果"的用药原则，避免或降低运动并发症尤其是异动症的发生率。

1.药物治疗　主要在提高脑内多巴胺的含量及其作用以及降低乙酰胆碱的活力，按照药物作用机制分为：抗胆碱能药物、多巴胺能药物、多巴受体激动剂、促多巴胺释放、单胺氧化酶

B抑制剂（MAO-B）、儿茶酚-氧位-甲基转移酶抑制剂（COMTI）。

（1）抗胆碱能药：此类药物有抑制乙酰胆碱的活力，相应提高脑内多巴胺的效应和调整纹状体内的递质平衡。适用于早期轻症患者的治疗和作为左旋多巴的辅助药物。常用药物有：安坦2~4 mg，2~3次/d；苯甲托品1~3 mg，2~3次/d；开马君2.5~5 mg，3次/d，有口干、眼花、恶心等副作用，有青光眼及严重前列腺增生忌用，有认知功能损害者慎用。

（2）多巴胺能药：借此类药物以补充脑内多巴胺的不足。外源性多巴胺不能进入脑内，但左旋多巴则可通过脑屏障，入脑后经多巴脱羧酶的脱羧转变成多巴胺，以补充纹状体内多巴胺的严重不足而发挥效用。复方左旋多巴则系左旋多巴与本身不能透过血脑屏障的脑外脱羧酶抑制剂的混合制剂，可减少左旋多巴的脑外脱羧，从而增加左旋多巴进入脑内的含量以减少左旋多巴的日剂量，减轻左旋多巴的周围性副作用。①左旋多巴：开始剂量为125~250 mg，3次/d，每隔3~5天增加250 mg，通常日剂量为3 g，一般不超过5 g，分4~6次于饭后服，日用剂量大小以疗效较明显而副作用较小为度。有效率约80%，对肌强直和运动徐缓较震颤效果为好。一般在用药后的前3~5年内疗效较满意，以后越来越差以致失效。②美多巴：又称苄丝肼多巴，是左旋多巴和脑外脱羧酶抑制剂甲基多巴肼的混合剂。美多巴"125"含左旋多巴100 mg和苄丝肼25 mg，相当于左旋多巴500 mg。第一周日服一片，以后每隔一周每日增加一片，一般日剂量为8片，分次服用。③信尼麦（Sinemet）：是左旋多巴和脑外脱羧酶抑制剂甲基多巴肼即卡比多巴的混合剂。两者分别以10∶1或4∶1的比例，有10/100、25/250、25/100 3种片剂，分母为左旋多巴含量，分子为甲基多巴肼含量均以mg计。信尼麦以10/100半片，3次/d开始，以后每2~3天增加1片，一日剂量为6~8片。顽固难治病例可用25/100片剂，日剂量不超过4片。左旋多巴和复方左旋多巴的副作用可分为周围性和中枢性两类。周围性副作用多发生在服药后近期，表现为中枢神经以外各系统的症状，如恶心、呕吐、厌食、肤痛、心悸、心律不齐、位置性低血压、尿失禁或尿潴留、血尿素氮增高等，因周围各组织中多巴胺过多引起。复方左旋多巴对周围性副作用相对较轻。中枢性副作用可有失眠、不安、抑郁、幻觉、妄想等精神症状；各种不随意运动，如舞蹈、手足徐动样动作以及运动症状波动现象等。后者可有开关现象（指突然的不能活动和突然的行动自如，可在几分钟至几十分钟内交替出现）。以上的神经症状多在长期治疗中出现，有的患者严重副作用而被迫停药。

应用左旋多巴或复方左旋多巴期间不宜与维生素B₆、A型单胺氧化酶抑制剂（如吩噻嗪类、萝芙木类）以及利眠宁、安定等药合用。服用时间应告知患者在餐前1 h或餐后2 h，以避免药物与食物中蛋白质相互作用，减低药效。凡有严重肝、肾、心脏功能障碍，精神病患者，青光眼，溃疡病时忌用。

（3）多巴胺能受体激动剂：此类药物直接作用于纹状体上的多巴胺受体而起到治疗作用，可与左旋多巴合用或在左旋多巴失效时应用。①溴隐亭：为一麦角多肽类药物，能选择地作用于D₂受体，增强多巴胺的作用。从1.25 mg 2次/d口服开始，3~7天后改为2.5 mg 2次/d。主要副作用有恶心、呕吐、厌食、便秘、倦睡、失眠、心慌、体位性低血压等。②培高利特：对D₁和D₂受体均有作用，在改善症状波动方面优于溴隐亭。培高利特有效剂量一般在0.375~1.5 mg/d，最大剂量不超过2 mg/d，应从小剂量起始，减轻患者不良反应，再逐渐增加剂量，常见的副作用有恶心、呕吐等。③吡贝地尔：为非麦角类多巴胺受体激动剂，作用于D₂和D₃受体，可单用或联合多巴制剂使用，对于震颤的改善较为明显。起始剂量50 mg/d，分2次口服，后可逐渐增加至150~250 mg/d，副作用主要为恶心、呕吐，偶有患者表现为精神症状。④普拉克索:选择性作用于 D_3 受体,起始量为 0.125 mg/次,每日 3 次,可逐渐增加到 1.0 mg,每日 3 次,普拉克索除改善患者运动症状外,对于帕金森合并抑郁患者同样有着直接及间接抗抑郁作用。

(4)促多巴胺释放药物:金刚烷胺,能加强突触前合成和释放多巴胺,减少多巴胺的重吸收,尚有抗胆碱能作用。可与抗胆碱能药或左旋多巴合用。本药服药后 1~10 天即可见效,但失效也快,几个月后 70%~80% 的患者疗效减退。副作用有恶心、失眠、头痛、精神错乱等,癫痫病人忌用,常用量为 100~150 mg,2 次/d。

(5)单胺氧化酶 B 抑制剂:可阻止多巴胺降解,增加脑内多巴胺含量,与多巴制剂联用时起到协同作用,可减少多巴制剂使用量,其代表药物有司来吉兰。常用剂量为 2.5~5 mg,每日 2 次,建议早上及中午服用,晚上服用可至患者失眠。禁与 5-羟色胺再摄取抑制剂联用。

(6)儿茶酚-氧位-甲基转移酶抑制剂:通过抑制左旋多巴在外周代谢,维持左旋多巴血浆浓度的稳定,加速通过血脑屏障,增加脑内纹状体多巴胺的含量。该类药物单用无效,必须联合多巴制剂使用。代表药物有:恩托卡朋,又称柯丹,每次 200 mg,每日 5 次。主要不良反应有运动障碍、恶心等;其他不良反应可见尿液颜色加深。

2.手术疗法　适用于症状局限于一侧或一侧症状相对较重,经药物治疗无效或难以忍受药物副作用,而年龄相对较轻的患者。可作脑立体定向手术破坏丘脑腹外侧核或苍白球,能缓解症状,但可复发,少数患者术后可引起轻偏瘫等并发症。另外,于丘脑底核安置电极行脑深部电刺激治疗,对震颤、强直、运动迟缓、异动症疗效显著。近年来,采取自体肾上腺髓质或胎儿黑质脑内移植术,以增加脑内多巴胺含量,其疗效尚在探索中。

本病除以上治疗外,应鼓励患者量力活动,并可配合体疗和理疗。晚期患者应加强护理和生活照顾,加强营养,防止并发症,延缓全身衰竭的发生。

本章小结

脑梗死是神经内科最常见疾病,根据其发病病因可归为:大动脉粥样硬化性脑梗死,心源性脑栓塞,小动脉闭塞性(腔隙性)脑梗死,其他原因脑梗死及不明原因脑梗死,其中前三者在临床最为常见。然而不论是何种类型的脑梗死,其导致的病理改变均是病灶部位缺血缺氧后导致的脑细胞坏死,从而出现神经功能缺失。只是病变出现在不同的血管部位,导致不同的临床症状及体征。临床的病因分型,可以让我们更清楚地认识疾病,以便于临床下一步治疗的实施。对于脑梗死患者而言,因其侧支循环的差异,导致同样部位的血管病变,也可出现不同的临床结局,同时通过对本章节的学习,也希望能够理解对于不同时期的梗死应设立不同的治疗目标及方法。总而言之,脑梗死患者的个体化治疗具有重大的临床意义。

帕金森是一种慢性进展性神经变性性疾病,目前尚无根治方法。对于患者早期进行诊断,早期治疗,可有效改善患者生活治疗,延缓病情的发展。在所有的治疗手段中,药物治疗为首选,但也需积极配合非药物治疗。治疗过程中应坚持剂量滴定,对于不同的患者应用适合于其的个体化治疗。

习题及复习思考题

一、选择题

1.何时做头部 CT 检查,诊断脑梗死阳性率较高( )。

A.发病 6 h 以后   B.发病 12 h 以后   C.发病 48 h 以后

D.发病 18 h 以后   E.发病 1 周以后

2.对急性脑梗死患者,下列哪种情况不适于溶栓治疗?( )

A.发病 6 h 内   B.CT 证实无出血灶   C.病人无出血素质

D.出凝血时间正常   E.头部 CT 出现低密度灶

3.下列哪根血管闭塞最容易导致偏瘫?( )

A.小脑后下动脉   B.大脑中动脉   C.脊髓前动脉

D.小脑前下动   E.大脑前动脉

4.患者,男,61 岁。3 天前睡觉醒后发现视野范围缩小。神志清楚,血压正常,心脏正常,右侧同向性偏盲,言语正常,肢体肌力正常,感觉正常( )。

A.脑血栓形成   B.脑出血   C.蛛网膜下腔出血

D.脑栓塞   E.脑膜炎

5.脑梗死临床表现中,不应有的症状或体征( )。

A.意识不清   B.肢体瘫痪   C.头痛

D.抽搐   E.脑膜刺激征

6.患者有偏瘫、偏身感觉障碍和偏盲,最可能有下述哪条血管闭塞?( )

A.大脑前动脉   B.大脑中动脉   C.大脑后动脉

D.内听动脉   E.脊髓前动脉

7.脑血栓形成的最常见病因是( )。

A.高血压   B.脑动脉粥样硬化   C.各种动脉炎

D.血压偏低   E.红细胞增多症

8.帕金森病病变部位( )。

A.红核   B.黑质   C.纹状体

D.丘脑   E.大脑皮层

9.帕金森定性为一种( )。

A.感染性疾病   B.变性性疾病   C.遗传性疾病

D.代谢性疾病   E.血管性疾病

10.帕金森的 4 主征不包括( )。

A.肌强直   B.静止性震颤   C.意向性震颤

D.姿势障碍   E.运动徐缓

11.下列哪种药物不是用于治疗帕金森病?( )

A.安坦   B.缬沙坦   C.吡贝地尔

D.普拉克索　　　　　　　　E.美多芭

12.下列说法错误的是(　　)。

A.无论早期还是中晚期帕金森患者均可用药物治疗

B.帕金森治疗的目的是减轻症状,改善患者生活治疗

C.药物疗效不好就应行手术治疗

D.司来吉兰单用有效

E.恩托卡朋单用无效

13.帕金森高发年龄段(　　)。

A.20~30　　　　　　　B.30~40　　　　　　　C.40~50

D.50~60　　　　　　　E.60~70

14.帕金森非运动并发症不包括(　　)。

A.嗅觉减退　　　　　　　B.认知减退　　　　　　C.精神行为异常

D.便秘　　　　　　　　　E.起步困难

二、简答题

1.大脑中动脉梗死的临床表现包括哪些?

2.脑梗死需要与哪些疾病相鉴别?如何鉴别诊断?

3.脑梗死急性期处理原则是什么?

4.帕金森病的临床表现包括哪些?

5.帕金森病需与哪些疾病相鉴别?如何鉴别诊断?

6.帕金森病治疗原则是什么?

（王　丹　刘昌晟）

第九章 自身免疫系统疾病

📖 **学习目标**

- 深入了解类风湿性关节炎的临床表现、诊断、鉴别诊断及治疗。
- 了解特殊类风湿性关节炎影像表现及特点。
- 一般了解类风湿性关节炎的病理和临床分期及特点。

📖 **知识点**

- 关节的解剖;风湿性关节炎的病因及病理变化;临床表现;影像学特点及药物治疗。

  风湿病是一种自身免疫性疾病,其自身抗体主要侵犯关节、骨骼、肌肉、血管及有关软组织或结缔组织。发病多较隐蔽而缓慢,病程较长,且具有遗传倾向。风湿性疾病患者的血液中多可检查出不同的自身抗体,可能与不同 HLA 亚型有关;对非甾类抗炎药(NSAID),糖皮质激素和免疫抑制剂有较好的短期或长期的缓解性反应。广义上认为,凡是引起骨关节、肌肉疼痛的疾病皆可归属为风湿。随着医学的发展,至今的风湿病分类包括了感染性、免疫性、代谢性、内分泌性、遗传性、退行性、肿瘤性、地方性、中毒性等多种原因引起的疾病。狭义上仅限于内科与免疫相关范畴的几十种疾病,类风湿性关节炎(Rheumatoid arthritis,RA)就是其中的一种。风湿性疾病是一常见病,但其中有些疾病相对少见。据我国不同地区流行病学的调查:类风湿关节炎(RA)患病率为 0.32%~0.36 %。

  类风湿性关节炎,主要因自身免疫性炎症,损伤骨关节致病,因此,在进行该病的学习之前,首先复习下关节及滑膜的基本解剖,有利于我们进行接下来的学习。

  关节主要结构包括关节面、关节腔和关节囊 3 个部分,是滑膜关节最基本结构(见图 9.1)。

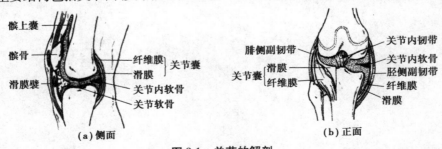

图 9.1 关节的解剖

1.关节面 构成关节各骨的邻接面,关节面上覆盖有一层透明软骨(少数为纤维软骨,如胸锁关节、下颌关节、骶髂关节等)称为关节软骨。软骨的形状与骨关节面的形状一致。关节软骨表面光滑,可减少摩擦,利于活动;且具有弹性,有缓冲运动时的冲击和震动的作用。

2.关节囊　是由跨过关节附于邻近骨独特的纤维组织所构成的膜性囊,密封关节腔。关节囊分为内、外两层,外层为厚而坚韧的纤维层,由致密结缔组织构成。纤维层增厚部分称为韧带,可增强骨与骨之间的连接,并防止关节的过度活动。内层为滑膜层,薄而柔软,由血管丰富的疏松结缔组织构成,含有平行和交叉的致密的纤维组织相贴,并移行于关节软骨的周缘,与骨外膜有坚固连接。滑膜形成皱褶,围绕着关节软骨的边缘,但不覆盖软骨的关节面。滑膜层产生滑膜液,可提供营养,并起润滑作用。

3.关节腔　关节囊与关节软骨面所围成的潜在性密封腔隙称为关节腔。腔内含有少量滑膜液,使关节保持湿润和滑润;腔内平时呈负压状态,以增强关节的稳定性。

类风湿性关节炎

案例导入

患者,女,50 岁,对称性多关节疼痛和肿胀 6 年。受累的关节包括双侧掌指、近端指间、腕、肘、膝和跖趾关节。病人感到非常疲倦,4 个指关节疼痛,并且 1 h 晨僵。既往无皮下结节、血管炎、肺间质性病变、浆膜炎、巩膜炎/巩膜外层炎,否认嗜酒、胃出血、乙型和丙型肝炎、结核病及肉芽肿病史。入院体检:双侧第三指近端指间关节变形,活动受限,伴有有压痛和滑膜炎、双侧第二至第五指掌关节有压痛。

化验:RF 阳性(102 U/mL)、IFANA 阴性、ESR 15 mm/h、血小板 254 000/uL、肝功能正常、肾功能正常、甲状腺功能正常、抗乙肝和丙肝抗体阴性、血清蛋白电泳正常。X 光检查示双侧第三指近端指间关节骨损坏。请思考:

(1)该患者最可能患了什么病? 你诊断的依据是什么?

(2)应进一步做哪些检查? 如何治疗?

类风湿关节炎(RA) 是一种病因不明的自身免疫性疾病,多见于中年女性,主要表现为对称性、慢性、进行性多关节炎。关节滑膜的慢性炎症、增生,形成血管翳,侵犯关节软骨、软骨下骨、韧带和肌腱等,造成关节软骨、骨和关节囊破坏,最终导致关节畸形和功能丧失。本病以双手、腕、膝、踝和足关节为主要侵犯部位,可伴有发热,贫血,皮下小结节及淋巴肿大等全身表现。

(一)病因

本病是一种抗原驱动、T 细胞介导及遗传相关的一种自身免疫性疾病,其具体病因尚不明确,可能与发病有关的因素有以下几点:

(1)感染:病灶与本病发病有关。以链球菌胞壁碎片水悬液注入鼠腹腔,可产生慢性关节炎,关节呈增殖性、炎性、糜烂性全滑膜炎。本病患者粪便可培养出大量产气荚膜杆菌。病人的关节滑膜中曾找到病毒颗粒,提示本病发病与感染有关。

(2)遗传:本病病人 HLA-DRwu 抗原检出率明显升高,提示发病与遗传有关。

(3)免疫机能紊乱:目前大量实验资料支持类风湿性关节炎是免疫系统调节功能紊乱所

致的炎症反应性疾病。因滑膜及其附近组织有淋巴细胞及浆细胞浸润。应用免疫荧光技术，在滑膜组织中发现有免疫球蛋白，补体及免疫复合物沉着。关节滑液中补体活性降低。滑膜液中存在沉淀素等。

当上述因素致使关节滑膜中产生抗原性变后，继而刺激关节滑膜中浆细胞产生抗体。抗原抗体复合物形成后，抗体性质转变为异体，刺激关节滑膜中浆细胞产生类风湿因子。抗原抗体复合物能促进吞噬和引起溶酶中酶的释放，滑膜细胞的溶酶体膜很易脆裂，其释放的酶导致关节组织损伤和发炎，进一步破坏骨和软骨，导致关节畸形。

（二）病理

类风湿性关节炎的基础病理改变是滑膜炎。其包括以下 4 个病理过程：衬里细胞层增厚间质层大量炎症细胞浸润，血管翳形成软骨和骨破坏，微血管新生，滑膜细胞表达多种激活抗原。急性期表现为滑膜水肿、充血、渗出及炎症细胞浸润；慢性期滑膜增生活跃，新生血管和纤维组织增生导致滑膜增厚，表面形成许多绒毛状突起，突向关节腔内或侵蚀长入的软骨和骨质。绒毛又名血管翳，早期以血管增生和炎性细胞浸润为特征，晚期以纤维增生为主，是造成关节破坏、畸形、功能障碍的病理基础。血管炎可发生在关节外的任何组织中，包括中小动脉及静脉，导致血管管腔狭窄和堵塞。类风湿结节是血管炎的一种表现，常见于关节伸侧受压部位的皮下组织，也可发生在任何内脏器官及组织。

（三）临床表现

类风湿性关节炎其临床表现以对称性、慢性、进行性多关节炎为特征，因个体差异，患病的病程和病情可有不同，有时伴有多系统损害。就此将其分为关节病变及关节外病变两部分临床表现。

1.关节病变表现　　关节的主要临床表现是因滑膜炎及关节结构破坏所致，滑膜炎经过治疗有一定的可逆性，一旦出现关节破坏则是不可逆的。因此，对于类风湿性关节炎患者早期识别、诊断及治疗，避免患者病情继续进展，防止关节出现不可逆损伤，有着重要的临床意义。

（1）晨僵：是指病变关节在夜间静止不动后，晨起时出现较长时间的受累关节僵硬和活动受限。95%以上的患者有关节晨僵。其主要由于滑膜炎出现后，引起关节腔内水肿液积聚所致。晨僵常是关节受累的第一个症状，大多出现在关节疼痛之前，病情严重时全身关节均可出现僵硬感。起床后经活动或温暖后晨僵症状可减轻或消失。晨僵常伴有肢端或指（趾）发冷和麻木感。如晨僵症状持续 6 周，每天持续 1 h 以上，对于诊断有意义。

（2）关节疼痛与压痛：受累关节多以远端关节为主，常呈对称性、多发性手和掌指关节，近侧指间关节及腕、膝、踝、肘、趾依次受累；常继发地累及手足的腱鞘和肌腱，肌肉和皮肤萎缩；绝大多数患者是以关节肿胀开始发病的。关节疼痛的轻重通常与其肿胀的程度相平行，关节肿胀越明显，疼痛越重，甚至剧烈疼痛。

（3）关节肿胀：是确定关节炎的主要体征。肿胀是由于关节腔内渗出液增多及关节周围软组织炎症改变而致，表现为关节周围均匀性肿大，手指近端指关节的梭形肿胀是类风湿患者的典型症状之一。受累关节的红、肿、热、痛等炎症表现；凡受累的关节均可出现肿胀，关节肿胀提示炎症较重。典型的表现为关节周围均匀性肿大，例如，近端指间关节的梭形肿胀。关节肿胀在四肢小关节最易检查出来，而肩髋等大关节肿胀却不易发现。局部淋巴结肿大；感神经紊乱，如手掌多汗及手掌红斑。

（4）关节畸形：病变晚期又有滑膜炎、软骨破坏、关节周围肌肉的萎缩及韧带牵拉的综合作用引起关节半脱位或脱位。重症患者关节呈纤维性或骨性强直失去关节功能,致使生活不能自理。典型畸形表现为腕关节尺偏畸形(双手掌指关节可向尺侧偏斜),手指的"天鹅颈"畸形(近端指间关节过伸,继发远端指间关节屈曲)和"纽扣花"畸形(近端指间关节屈曲位固定,远端指间关节过伸),握力减弱,足部呈外翻畸形,行走速度减慢等。

(5)特殊关节:颈椎的可动小关节及周围腱鞘受累,出现颈痛、活动受限,有时导致颈椎半脱位出现脊髓受压;腰椎及髋关节受累表现为局部痛和活动受限;颞下颌关节受累表现为讲话咀嚼时疼痛,严重者可出现张口受限。

(6)骨质疏松:在本病患者中常见,随着病程延长而发生率上升,其发生机制可能与成骨细胞功能减低,溶骨作用增加及钙质吸收减少有关。

(7)关节功能障碍:根据 ACR 1991 年关节功能将功能障碍分为 4 级,分别为:①Ⅰ级:能胜任日常生活中各项活动。②Ⅱ级:可进行一般的日常生活和某种职业工作,非职业活动受限。③Ⅲ级:生活自理,但职业和非职业活动受限。④Ⅳ级:生活不能自理,且丧失工作能力。

2.关节外病变表现 是类风湿性关节炎全身表现的一部分或是其并发症。本病的关节病变可以致残,但不会致死。而关节外表现常是本病致死的原因,因此,类风湿性关节炎患者的关节外症状更要引起医务人员的重视。

(1)类风湿结节:见于 15%～20% 的患者,多见于前臂常受压的伸侧面,如尺侧及鹰嘴处。在皮下摸到软性无定形活动小结或固定于骨膜的橡皮样小结。血清类风湿因子强阳性者皮下类风湿结节更常见。除有明显关节症状外,往往有其他全身并发症。如果无临床关节表现,而手部有多发性结节及类风湿因子阳性,则称为类风湿结节病。

(2)血管炎:类风湿性血管炎是本病的基本病变,除关节及关节周围组织外,全身其他处均可发生血管炎。表现为远端血管炎,皮肤溃疡,周围神经病变,心包炎,内脏动脉炎如心、肺、肠道、脾、胰、肾、淋巴结及睾丸等,肢端骨溶解症。血管炎为全血管炎,血管壁各层都有单核细胞浸润,活动性病变可见纤维蛋白样坏死。内膜增殖可导致血栓形成。较大血管受累时,与结节性多动脉炎相似。具有低补体血症者血管周围为中性粒细胞浸润,活动性病变可见纤维蛋白样坏死。内膜增殖可导致血栓形成。较大血管受累时,与结节性多动脉炎相似。具有低补体血症者血管周围为中性粒细胞浸润,正常补体血症者淋巴细胞浸润为主。血管炎是疾病严重的表现,常伴有高滴度类风湿因子,阳性率在 90% 以上,伴血补体降低,血小板增多。血管炎是循环免疫复合物沉积所致。

(3)心脏病变:心脏受累、心肌、瓣膜环或主动脉根部类风湿性肉芽肿形成,或者心肌、心内膜及瓣环淋巴细胞浸润或纤维化等。肉芽肿侵犯主动脉根部可引起主动脉狭窄,侵犯主动脉瓣环导致主动脉瓣关闭不全。侵及二尖瓣环可发生二尖瓣关闭不全或狭窄。肉芽肿发生在室间隔则发生完全性房室传导阻滞。局灶性心肌炎是心肌局灶性淋巴细胞、浆细胞及组织细胞浸润,心肌坏死。一般无临床病症,若为弥漫性病变,可致心力衰竭。冠状动脉炎,多浸润心肌内小动脉,淋巴细胞及浆细胞浸润,血管壁有纤维蛋白样坏死或纤维化病变,严重者可致心肌梗塞。慢性心内膜炎及心瓣膜纤维化,常与心肌炎或心肌肉芽肿并存。临床可疗闻及心脏杂音,多为瓣膜关闭不全所致。类风湿性心包炎,尸解发生率高达 30%～50%,但生前多无症状,极少数可发生心包填塞或演变为缩窄性心包炎。

(4)肺部损害:慢性纤维性肺炎较常见,肺小血管发生纤维蛋白样坏死及单核细胞浸润,发热、呼吸困难、咳嗽及胸痛。X 线检查从肺门向两侧肺野有扇形网状浸润。弥漫性肺间质纤维化,细支气管及肺泡区纤维化,病变发展则呼吸困难、紫绀及杵状指。结节性肺病,肺部小结节呈多发性,可互相融合成块状,也有单发性,肺部圆形结节,直径为 1~2 cm,后期可发生空洞或合并感染。类风湿性胸膜炎,尸解半数以上有粘连性胸膜炎,常见于严重晚期病人,也有在病变早期发生短暂胸膜炎者。发生胸膜炎者,90% 为男性,几乎都在 45 岁以上。胸膜炎有渗液时可感胸痛,闻胸膜磨擦音。常同时伴有弥漫性或结节性肺病。

(5)肾脏损害:可发生类风湿性间质性肾炎或因长期用药而导致肾脏损害。

(6)眼部表现:葡萄膜炎是幼年性类风湿性关节炎的常见病变,成人类风湿性关节炎常引起角膜炎。

(7)消化道损害:常致消化不良,也有发生溃疡病者,也有发生肠系膜动脉梗塞者。肝功异常可能是长期作用药所致。

(8)神经系统损害:滑膜炎导致神经受压是类风湿性关节炎患者出现神经系统病变的常见原因。最常受累的是正中神经、尺神经及桡神经,这些神经常因腕部局部关节病变及炎症引起的腕管综合征导致。同时多发性小血管炎导致血管神经单元受损也是其导致神经系统损害的原因之一。

(四)实验室及辅助检查

辅助检查有助于诊断,评价疾病的活动性及预后。

1.血液检查

(1)血常规:多数活动期患者有轻至中度正细胞低色素性贫血,白细胞数大多正常,有时可见嗜酸性粒细胞和血小板增多。

(2)血清免疫球蛋白及补体:IgG、IgM、IgA 可升高,血清补体水平多数正常或轻度升高。

(3)类风湿因子:60%~80%患者有高水平类风湿因子(RF),但 RF 阳性也见于慢性感染(肝炎、结核等)、其他结缔组织病和正常老年人。

(4)其他自身抗体:如抗角质蛋白抗体(AKA)、抗核周因子(APF)和抗环瓜氨酸多肽(CCP)等自身抗体对类风湿关节炎的诊断有较高的诊断特异性,但敏感性约 30%。

(5)急性期炎性反应物:C 反应蛋白(CRP)与病情活动指数、晨僵时间、握力、关节疼痛及肿胀指数相关,疾病缓解时 C 反应蛋白下降。血沉(ESR)也是反映病情活动指标之一,病情缓解时可恢复正常。但也有 5%的类风湿性关节炎患者在疾病活动期血沉不增快。

2.滑液检查　类风湿性关节炎患者的滑液多成炎性改变,白细胞总数增高,可达10 000 个/mm^2。在早期类风湿性关节炎患者,滑液内单核细胞占多数。补体 C_3 水平多下降,而 C_{3a} 和 C_{5a} 则可升高。滑液内可检测出类风湿因子、抗Ⅱ型胶原抗体及免疫复合物。

3.影像学检查

(1)X 线检查:为明确本病的诊断、病期和发展情况,在病初应摄包括双腕关节和手及(或)双足 X 线片,以及其他受累关节的 X 线片。RA 的 X 线片早期表现为关节周围软组织肿胀,关节附近轻度骨质疏松,继之出现关节间隙狭窄、关节破坏、关节脱位或融合。

(2)CT 检查:CT 检查对关节间隙的分辨能力优于 MRI,对于存在关节间隙、椎间盘、椎管及椎间孔病变的患者可选用 CT 检查。

(3)MRI 检查:MRI 能很好地分辨关节软骨、滑液及软骨下组织,对于早期发现关节破坏有意义。

4.关节镜检查　关节镜不仅对于诊断有价值,在腔镜下行滑膜切除术对于类风湿性关节的治疗也同样有着重要的临床价值。

5.针刺活检　操作简单,创伤小,可完成病理学检查,对于疾病的诊断及鉴别诊断有着重要的临床价值。

(五)诊断

1.诊断标准　类风湿关节炎的诊断主要依靠临床表现、自身抗体及 X 线改变。典型的病例按 1987 年美国风湿病学学会分类标准进行诊断。其诊断标准如下:

(1)晨僵:关节及其周围僵硬感至少持续 1 h(病程≥6 周)。

(2)3 个或 3 个区域以上关节部位的关节炎:医生观察到下列 14 个区域(左侧或右侧的近端指间关节、掌指关节、腕、肘、膝、踝及跖趾关节)中累及 3 个,且同时软组织肿胀或积液(不是单纯骨隆起)(病程≥6 周)。

(3)手关节炎:腕、掌指或近端指间关节炎中,至少有一个关节肿胀(病程≥6 周)。

(4)对称性关节炎:两侧关节同时受累(双侧近端指间关节、掌指关节及跖趾关节受累时,不一定绝对对称)(病程≥6 周)。

(5)类风湿结节:医生观察到在骨突部位,伸肌表面或关节周围有皮下结节。

(6)类风湿因子阳性:任何检测方法证明血清类风湿因子含量异常,而该方法在正常人群中的阳性率小于 5%。

(7)放射学改变:在手和腕的后前位相上有典型的类风湿关节炎放射学改变:必须包括骨质侵蚀或受累关节及其邻近部位有明确的骨质脱钙。

以上 7 条满足 4 条或 4 条以上并排除其他关节炎即可诊断为类风湿关节炎。以单关节炎为首发症状的某些不典型、早期类风湿关节炎,常被误诊或漏诊。对这些患者,除了血、尿常规、血沉、C 反应蛋白、类风湿因子等检查外,还可做核磁共振显像(MRI),以求早期诊断。对可疑类风湿关节炎患者要定期复查、密切随访。

2.活动性判断　判断类风湿关节炎活动性的项目包括疲劳的严重性、晨僵持续的时间、关节疼痛和肿胀的程度、关节压痛和肿胀的数目、关节功能受限制的程度,以及急性炎症指标(如血沉、C 反应蛋白和血小板)等。

3.缓解标准　类风湿关节炎临床缓解标准有:①晨僵时间低于 15 min;②无疲劳感;③无关节痛;④活动时无关节痛或关节无压痛;⑤无关节或腱鞘肿胀;⑥血沉(魏氏法)女性小于 30 mm/h,男性小于 20 mm/h。

符合 5 条或 5 条以上并至少连续 2 个月者考虑为临床缓解;有活动性血管炎、心包炎、胸膜炎、肌炎和近期无原因的体重下降或发热,则不能认为缓解。

(六)鉴别诊断

在类风湿关节炎的诊断过程中,应注意与骨关节炎、痛风性关节炎、反应性关节炎、银屑病关节炎和其他结缔组织病(系统性红斑狼疮、干燥综合征、硬皮病等)所致的关节炎相鉴别。

(1)骨关节炎:该病为退行性骨关节病,发病年龄多在 40 岁以上,主要累及膝、脊柱等负重关节。活动时关节痛加重,可有关节肿胀、积液。手指骨关节炎常被误诊为类风湿关节炎,尤其在远端指间关节出现赫伯登(Heberden)结节和近端指关节出现布夏尔(Bouchard)结节时易被视为滑膜炎。骨关节炎通常无游走性疼痛,大多数患者血沉正常,类风湿因子阴性或低滴度阳性。X 线示关节间隙狭窄、关节边缘呈唇样增生或骨疣形成。

（2）痛风：慢性痛风性关节炎有时与类风湿关节炎相似，痛风性关节炎多见于中老年男性，常呈反复发作，好发部位为单侧第一跖趾关节或跗关节，也可侵犯膝、踝、肘、腕及手关节，急性发作时通常血尿酸水平增高，慢性痛风性关节炎可在关节和耳郭等部位出现痛风石。

（3）银屑病关节炎：银屑病关节炎以手指或足趾远端关节受累为主，也可出现关节畸形，但类风湿因子阴性，且伴有银屑病的皮肤或指甲病变。

（4）强直性脊柱炎：本病主要侵犯脊柱，但周围关节也可受累，特别是以膝、踝、髋关节为首发症状者，需与类风湿关节炎相鉴别。该病具有以下特点：①青年男性多见；②主要侵犯骶髂关节及脊柱，外周关节受累多以下肢不对称关节受累为主，常有肌腱端炎；③90%～95%的患者 HLA-B27 呈阳性；④类风湿因子阴性；⑤骶髂关节及脊柱的 X 线改变对诊断极有帮助。

（5）结缔组织病所致的关节炎：干燥综合征、系统性红斑狼疮均可有关节症状，且部分患者类风湿因子阳性，但它们都有相应的特征性临床表现和自身抗体。

（6）其他：对不典型的以单个或少关节起病的类风湿关节炎要与感染性关节炎（包括结核感染）、反应性关节炎和风湿热相鉴别。

（七）治疗

目前，类风湿关节炎的治疗包括药物治疗、外科治疗和心理康复治疗等。

1.药物治疗　当前国内外应用的药物，以及植物药均不能完全控制关节破坏，而只能缓解疼痛、减轻或延缓炎症的发展。治疗类风湿关节炎的常用药物分为 5 大类，即非甾类抗炎药（NSAIDs）、改善病情的抗风湿药（DMARDs）、糖皮质激素、植物药及免疫生物治疗。

（1）NSAIDs：通过抑制环氧化合酶活性，减少前列腺素合成而具有抗炎、止痛、退热、消肿作用。由于 NSAIDs 使前列腺素的合成减少，故可出现相应的不良反应，如胃肠道不良反应：恶心、呕吐、腹痛、腹泻、腹胀、食欲不佳，严重者有消化道溃疡、出血、穿孔等；肾脏不良反应：肾灌注量减少，出现水钠潴留、高血钾、血尿、蛋白尿、间质性肾炎，严重者发生肾坏死致肾功能不全。NSAIDs 还可引起外周血细胞减少、凝血障碍、再生障碍性贫血、肝功损害等，少数患者发生过敏反应（皮疹、哮喘），以及耳鸣、听力下降，无菌性脑膜炎等。

近年来的研究发现环氧化酶有两种同功异构体，即环氧化酶-1（COX-1）和环氧化酶-2（COX-2）。选择性 COX-2 抑制剂（如昔布类）与非选择性的传统 NSAIDs 相比，能明显减少严重胃肠道不良反应。必须指出的是无论选择何种 NSAIDs，剂量都应个体化；只有在一种 NSAIDs 足量使用 1～2 周后无效才更改为另一种；避免两种或两种以上 NSAIDs 同时服用，因其疗效不叠加，而不良反应增多；老年人宜选用半衰期短的 NSAIDs 药物，对有溃疡病史的老年人，宜服用选择性 COX-2 抑制剂以减少胃肠道的不良反应。应强调，NSAIDs 虽能减轻类风湿关节炎的症状，但不能改变病程和预防关节破坏，故必须与 DMARDs 联合应用。

（2）DMARDs：该类药物较 NSAIDs 发挥作用慢，临床症状的明显改善需 1～6 个月，故又称慢作用药。它虽不具备即刻止痛和抗炎作用，但有改善和延缓病情进展的作用。目前，尚不清楚类风湿关节炎的治疗首选何种 DMARDs。从疗效和费用等考虑，一般首选甲氨蝶呤，并将它作为联合治疗的基本药物。①甲氨蝶呤（methotrexate，MTX）口服、肌注或静注均有效。口服60%吸收，每日给药可导致明显的骨髓抑制和毒性作用，故多采用每周一次给药。常用剂量为7.5～25 mg/周，个别重症患者可以酌情加大剂量。常见的不良反应有恶心、口炎、腹泻、脱发、皮疹，少数出现骨髓抑制，听力损害和肺间质变。也可引起流产、畸胎和影响生育力。服药期间，应定期查血常规和肝功能。②柳氮磺吡啶（sulfasalazine，SSZ）一般服用 4～8 周后起效。从小剂量逐渐加量有助于减少不良反应,使用方法:开始每日 250～500 mg,之后每周增加 500 mg,直至每日 2.0 g,如疗效不明显可增至每日 3.0 g,如 4 个月内无明显疗效,应改变治疗方案。主要不良反应有恶心、呕吐、厌食、消化不良、腹痛、腹泻、皮疹、无症状性转氨酶增高和可逆性精子减少,偶有白细胞、血小板减少,对磺胺过敏者禁用。服药期间应定期查血常规和肝功能。③来氟米特(leflunomide,LEF):剂量为 10～20 mg/d 治疗。主要不良反应有腹泻、瘙痒、高血压、肝酶增高、皮疹、脱发和一过性白细胞下降等,服药初期应定期查肝功能和白细胞。因有致畸作用,故孕妇禁服。由于来氟米特和 MTX 两种药是通过不同环节抑制细胞增殖,故二者合用有协同作用。服药期间应定期查血常规和肝功能。④抗疟药(antimalarials):有氯喹(250 mg 片)和羟氯喹(100 mg 片)两种。该药起效慢,服用后 3～4 个月疗效达高峰,至少连服 6 个月后才宣布无效,有效后可减量维持。用法为:氯喹 250 mg/d,羟氯喹 200～400 mg/d。本药有蓄积作用,易沉淀于视网膜的色素上皮细胞,引起视网膜变性而致失明,服药半年左右应查眼底。另外,为防止心肌损害,用药前后应查心电图,有窦房结功能不全,心率缓慢,传导阻滞等心脏病患者应禁用。其他不良反应有头晕、头疼、皮疹、瘙痒和耳鸣等。⑤青霉胺(D-penicillamine):250～500 mg/d,口服,见效后可逐渐减至维持量 250 mg/d。青霉胺不良反应较多,长期大剂量可出现肾损害(包括蛋白尿、血尿、肾病综合征)和骨髓抑制等,如及时停药多数能恢复。其他不良反应有恶心、呕吐、厌食、皮疹、口腔溃疡、嗅觉丧失、淋巴结肿大、关节痛、偶可引起自身免疫病,如重症肌无力、多发性肌炎、系统性红斑狼疮及天疱疮等。治疗期间应定期查血、尿常规和肝肾功能。⑥金诺芬(auranofin):为口服金制剂,初始剂量为 3 mg/d,2 周后增至 6 mg/d 维持治疗。常见的不良反应有腹泻、瘙痒、皮炎、舌炎和口炎,其他有肝、肾损伤、白细胞减少、嗜酸细胞增多、血小板减少或全血细胞减少、再生障碍性贫血。还可出现外周神经炎和脑病。为避免不良反应,应定期查血尿常规及肝、肾功能。孕妇、哺乳期妇女不宜使用。⑦硫唑嘌呤(azathioprine,AZA):口服后 50% 吸收。常用剂量 1～2 mg/(kg·d),一般 100 mg/d,维持量为 50 mg/d。不良反应有脱发,皮疹,骨髓抑制(包括血小板减少、贫血),胃肠反应有恶心、呕吐,可有肝损害,胰腺炎,对精子、卵子有一定损伤,出现致畸,长期应用致癌。服药期间应定期查血常规和肝功能等。⑧环孢素(cyclosporin,Cs):与其他免疫制剂相比,Cs 的主要优点为无骨髓抑制作用,用于重症类风湿关节炎。常用剂量 3～5 mg/(kg·d),维持量是 2～3 mg/(kg·d)。Cs 的主要不良反应有高血压、肝肾毒性、神经系统损害、继发感染、肿瘤以及胃肠道反应、齿龈增生、多毛等。不良反应的严重程度、持续时间均与剂量和血药浓度有关。服药期间应查血常规、血肌酐和血压等。⑨环磷酰胺(cyclophosphamide,CYC):较少用于类风湿关节炎,在多种药物治疗难以缓解病情的特殊情况下,可酌情试用。

(3)糖皮质激素:能迅速减轻关节疼痛、肿胀,在关节炎急性发作或伴有心、肺、眼和神经系统等器官受累的重症患者,可给予短效激素,其剂量依病情严重程度而调整。小剂量糖皮质激素(每日泼尼松 10 mg 或等效其他激素)可缓解多数患者的症状,并作为 DMARDs 起效前的"桥梁"作用,或 NSAIDs 疗效不满意时的短期措施,必须纠正单用激素治疗类风湿关节炎的倾向,用激素时应同时服用 DMARDs。激素治疗类风湿关节炎的原则是:不需用大剂量时则用小剂量;能短期使用者,不长期使用;并在治疗过程中,注意补充钙剂和维生素以防止骨质疏松。

关节腔注射激素有利于减轻关节炎症状,改善关节功能。但一年内不宜超过 3 次。过多的关节腔穿刺除了并发感染外,还可发生类固醇晶体性关节炎。

(4)植物药制剂:①雷公藤:雷公藤多甙 30～60 mg/d,分 3 次饭后服。主要不良反应是性腺抑制,导致精子生成减少男性不育和女性闭经。雷公藤还可以引起纳差、恶心、呕吐、腹痛、腹泻等,可有骨髓抑制作用,出现贫血、白细胞及血小板减少,并有可逆性肝酶升高和血肌酐清除率下降,其他不良反应包括皮疹、色素沉着、口腔溃疡、指甲变软、脱发、口干、心悸、胸闷、头疼、失眠等。②青藤碱:青藤碱 20 mg,饭前口服,每次 1~4 片,每日 3 次。常见不良反应有皮肤瘙痒、皮疹等过敏反应,少数患者出现白细胞减少。③白芍总甙:常用剂量为 600 mg,每日 2~3次。毒副作用小,其不良反应有大便次数增多,轻度腹痛,纳差等。

(5)免疫及生物治疗:免疫及生物制剂包括:针对细胞因子及细胞因子等的靶向分子免疫治疗。如 TNFa 抑制剂、IL-1 受体拮抗剂等。以去除血浆中异常免疫球蛋白及免疫细胞为主要目的的免疫净化法,如血浆置换、免疫吸附及去淋巴细胞治疗等。这些方法针对性感染类风湿性关节炎的发病及疾病进展,可能有较好的缓解病情作用。

2.外科治疗 类风湿关节炎患者经过内科积极正规或药物治疗,病情仍不能控制,为防止关节的破坏,纠正畸形,改善生活质量可考虑手术治疗。但手术并不能根治类风湿关节炎,故术后仍需内科药物治疗。常用的手术主要有滑膜切除术、关节形成术、软组织松解或修复手术、关节融合术。

3.心理和康复治疗 关节疼痛、害怕残废或已经面对残废、生活不能自理、经济损失、家庭、朋友等关系改变、社交娱乐活动的停止等诸多因素不可避免地给类风湿关节炎患者带来精神压力,他们渴望治疗,却又担心药物不良反应或对药物实际作用效果信心不足,这又加重了患者的心理负担。抑郁是类风湿关节炎患者中最常见的精神症状,严重的抑郁有碍疾病的恢复。因此,在积极合理的药物治疗同时,还应注重类风湿关节炎的心理治疗。另外,在治疗方案的选择和疗效评定上也应结合患者精神症状的改变。对于急性期关节剧烈疼痛和伴有全身症状者应卧床休息,并注意休息时的体位,尽量避免关节受压,为保持关节功能位,必要时短期夹板固定(2~3 周),以防畸形。在病情允许的情况下,进行被动和主动的关节活动度训练,防止肌萎缩。对缓解期患者,在不使患者感到疲劳的前提下,多进行运动锻炼,恢复体力,并在物理康复科医师指导下进行治疗。

(八)预后

目前尚无准确预测预后的指标,通常认为,男性比女性预后好;发病年龄晚者较发病年龄早者预后好;起病时关节受累数多或有跖趾关节受累、或病程中累及关节数大于 20 个预后差;持续高滴度类风湿因子阳性、持续血沉增块、C 反应蛋白增高、血中嗜酸性粒细胞增多均提示预后差;有严重周身症状(发热、贫血、乏力)和关节外表现(类风湿结节、巩膜炎、间质性肺病、心包疾病、系统性血管炎等内脏损伤)预后不良;短期激素治疗症状难以控制或激素维持剂量不能减至 10 mg/d 以下者预后差。

本章小结

在当今类风湿关节炎不能被根治的情况下,防止关节破坏,保护关节功能,最大限度地提高患者的生活质量,是我们的最高目标,因此,治疗时机非常重要。早期积极、合理使用DMARDs 治疗是减少致残的关键。尽管,NSAIDs 和糖皮质激素可以减轻症状,但关节炎症和破坏仍可发生或进展。现有的 DMARDs 有可能减轻或防止关节破坏的作用。治疗类风湿关节炎的原则是迅速给予 NSAIDs 缓解疼痛和炎症,尽早使用 DMARDs,以减少或延缓骨破坏。必须指出的是,药物的选择要符合安全、有效、经济和简便原则。同时根据患者情况,个体化联合非药物治疗以期获得最好疗效。

习题及复习思考题

一、选择题

1.类风湿关节炎下列关节外表现不常见的是(   )。

A.类风湿结节　　　　B.肾炎　　　　　　C.肺间质病变　　　　D.心包炎　　　　E.神经炎

2.下列哪个不是类风湿关节炎关节表现特点?(   )

A.关节晨僵　　　　B.不对称关节肿　　C.关节痛　　　　　D.关节压痛　　　E.关节畸形

3.类风湿关节炎晨僵时间一般大于(   )。

A.15 min　　　　　B.30 min　　　　　C.45 min　　　　　D.60 min　　　　E.120 min

4.下列哪项是类风湿关节炎的最早关节表现?(   )

A.关节晨僵　　　　B.关节肿　　　　　C.关节痛　　　　　D.关节压痛　　　E.关节畸形

5.下列哪个不是类风湿关节炎的关节痛特点?(   )

A.对称性　　　　　B.持续性　　　　　C.游走性　　　　　D.反复性　　　　E.时轻时重

6.下列哪个不是类风湿关节炎疾病活动指标?(   )

A.晨僵时间　　　　B.关节痛数　　　　C.关节肿数　　　　D.步行时间　　　E.关节畸形数

7.下列哪个不是类风湿关节炎特殊关节受累表现?(   )

A.张口困难　　　　B.颈痛　　　　　　C.臀及下腰部痛　　D.骶部痛　　　　E.肩部痛

8.类风湿关节炎活动期下列哪项不常见?(   )

A.轻至中度贫血　　B.血小板减少　　　C.血沉快　　　　　D.CRP 高　　　　E.RF 高

9.类风湿关节炎关节液特点(   )。

A.白细胞明显增高　　　　　　　B.中性粒细胞增高

C.单核细胞增高　　　　　　　　D.黏度差　　　　　　E.嗜酸性粒细胞增高

二、简答题

1.RA 早期诊断的主要途径有哪些?

2.RA 的药物治疗种类有哪几类? 各类列举一代表药物。

(王　丹　刘昌晟)

第十章 传染病

📖 **学习目标**

- 掌握病毒性肝炎的常见类型、临床表现、实验室检查要点及预防措施。
- 掌握艾滋病的概念、传播途径和预防措施。
- 熟悉病毒性肝炎病原学、流行病学特征、诊断方法及治疗要点。
- 熟悉艾滋病的临床特点、诊断、鉴别诊断。
- 了解病毒性肝炎的发病机制及预后。
- 了解艾滋病的病原学特点、病理变化及治疗方法。

📖 **知识点**

- 病毒性肝炎的抗原抗体系统;病毒性肝炎的传播途径;病毒性肝炎的预防与诊断;艾滋病的概念、发病机制;艾滋病的传播途径、临床特点;艾滋病的预防与诊断。

第一节 病毒性肝炎

案例导入

患者,男,27岁,因"发热、食欲减退3周伴皮肤黄染1周"入院。患者3周前无明显诱因出现发热,伴全身不适、乏力、食欲减退、及右上腹隐痛,无寒战、咳嗽等其他不适。1周前出现皮肤黄染,尿色黄,大便正常。查体:肝肋下3 cm,上腹部轻度压痛,皮肤巩膜黄染,余(−)。实验室检查:肝功能:ALT 900 U/L,总胆红素 120 μmol/L;白蛋白 45 g/L,球蛋白 30 g/L;血清标志物检测除抗-HAVIgM 阳性外,其余指标均为阴性。请思考:

(1)该患者可能诊断是什么?应进一步做哪些检查?

(2)如何预防该病?

病毒性肝炎(viral hepatitis)是由多种肝炎病毒引起的一组以肝脏损害为主的全身性传染病,目前按病原学分类有甲型、乙型、丙型、丁型、戊型及一些新型肝炎病毒。临床表现均以厌油、纳差、肝脏肿大及肝功能损害为主,部分患者会出现发热及黄疸。甲型和戊型主要表现多为急性感染,经粪-口途径传播;乙型、丙型、丁型多呈慢性感染,主要经血液、体液等途径传播,少数病例可发展为肝硬化甚至肝细胞癌。病毒性肝炎在我国和世界各地均有发病和流行,而且发病率近年来有增高的趋势。本病无性别差异,各年龄段均可发生,目前对慢性病毒性肝炎尚缺乏特效治疗的方法。

一、病原学

病毒性肝炎是由多种肝炎病毒引起的,以肝脏损害为主的全身性传染病。目前已确定的病毒性肝炎共有 5 型,分别为甲型肝炎(HA)、乙型肝炎(HB)、丙型肝炎(HC)、丁型肝炎(HD)、戊型肝炎(HE)。另外,还有新近发现肝炎病毒如庚型肝炎(HG)和输血传播肝炎病毒(TTV),考虑其导致肝炎。

二、流行病学

我国是病毒性肝炎的高发区:甲型肝炎人群流行率(抗 HAV 阳性)约 80%,HBsAg 携带者约 1.2 亿人,抗 HCV 阳性者约 3 000 万,丁型肝炎人群流行率约 1%,戊型肝炎约 17%。

(一)传染源

甲型肝炎和戊型肝炎的传染源是患者和隐性感染者。

甲型肝炎无病毒携带状态,传染源为急性期患者和隐性感染者,以后者为主。起病前 2 周至发病后 1 周随粪便排出 HAV 最多,传染性最强,起病 30 天后仍有少数患者排出 HAV。隐性感染者因无明显临床症状及肝功能损害而不易识别,作为传染源对人群的危害性更大。

乙型、丙型、丁型肝炎的传染源为急、慢性患者和病毒携带者。乙型肝炎患者和病毒携带者血液中 HBeAg、HBV-DNA 阳性时传染性最强,乙肝病毒携带者和慢性乙肝患者是乙型肝炎的主要传染源;丙型肝炎患者血清 HCV-RNA 阳性时具有传染性;急性感染 HDV 后,病毒血症可持续 5~25 天,此期传染性最强。庚型肝炎传染源为患者和病毒携带者。

(二)传播途径

甲型及戊型肝炎主要经消化道传播。主要为污染的水和食物传播,特别是水生贝类等是甲型肝炎暴发流行的主要传播方式,日常生活接触多表现为散在发病。饮用水源污染则是戊型肝炎暴发流行的主要传播方式。

乙型、丙型、丁型肝炎的主要传播途径有:①血液传播:输入含有病毒的血液、血制品或使用病毒污染的注射器材及医疗器械而导致传播,血液透析、内镜检查及器官移植等均可引起感染。②密切接触传播:经日常生活密切接触带病毒的体液(如唾液、尿液、精液、阴道分泌物、乳汁、胆汁、汗水、胸腔分泌物、羊水、月经血等)导致传播,性接触也可传播。③母婴传播:包括宫内感染、分娩时及分娩后传播。宫内感染约占 HBsAg 阳性母亲的 5%,分娩过程传播是母婴传播的主要方式,分娩后传播主要由于母婴之间密切接触。庚型肝炎传播途径与上述类似。

(三)易感人群

人对各型肝炎病毒普遍易感,感染后可获得一定程度的免疫力,但各型之间无交叉免疫。6 个月以下婴儿可通过胎盘从母体获得抗-HAV 而不易感,6 个月后血中抗 HAV 逐渐消失而成为易感者。甲型肝炎在幼儿、学龄前儿童发病多,绝大多数成年人血中均可检出抗 HAV,易感性低,但遇有暴发流行时各年龄组均可发病。HBV 的感染多发生在婴幼儿及青少年,随年龄增长经隐性感染而获得免疫力。感染后或接种疫苗后出现抗 HBs 者有免疫力。丙型肝炎多见于成人,以输血传播为多见。戊型肝炎以青壮年发病较多,儿童感染后多表现为隐性感染。庚型肝炎以多次接受血液、血制品、血液透析者为高危人群。

(四)流行特征

甲型肝炎多为散在性发病,秋冬季高发。乙型肝炎以散发为主,有地区性差异。按流行的严重程度分为低、中、高度 3 种流行地区。低度流行区以北美、西欧、澳大利亚为代表。中度流行区以东欧、地中海、日本、俄罗斯为代表。高度流行区以热带非洲、东南亚和中国为代表。在我国:①乡村高于城市,南方高于北方,西部高于东部;②有性别差异,男性高于女性,男女比例约为 1.4:1;③无明显季节性;④以散发为主;⑤有家庭聚集现象。此现象与母婴传播及日常生活接触传播有关;⑥婴幼儿感染多见。无明显季节性。丙型肝炎及庚型肝炎发病与输血和血液透析等关系密切。丁型肝炎的流行特征与乙型肝炎相似。戊型肝炎流行多发生于雨季或洪水后,是由于水源受到污染所致,散发多由于不洁食物引起。

三、发病机制与病理

(一)发病机制

病毒性肝炎引起肝损害的机制未完全明确,各型肝炎的发病机制也不相同。

1.甲型肝炎　HAV 经口感染后,侵入肠黏膜进入血流,引起短暂的病毒血症,然后进入肝细胞,在肝细胞内进行复制,后经胆汁排出体外。目前认为在感染早期,因 HAV 大量增殖,使肝细胞受到一定程度破坏,随后细胞免疫使肝细胞变性、坏死。在感染后期体液免疫也参与肝损伤,抗-HAV 产生后可能通过免疫复合物致肝细胞损伤。

2.乙型肝炎　HBV 侵入机体后,病毒迅速通过血流到达肝脏或肝外组织,如胰腺、胆管、脾、肾、淋巴结、骨髓等,并在肝细胞和肝外组织中复制。HBV 的复制并不直接导致肝细胞病变。肝细胞病变主要由细胞免疫反应所致。由于机体免疫反应不同,感染 HBV 后的临床表现和转归也各异。当机体免疫功能正常时,多表现为急性肝炎经过。大多数急性肝炎患者 HBV 能得以及时清除,并较快痊愈。当机体免疫功能低下、自身免疫反应产生、不完全免疫耐受等情况下,可导致慢性肝炎,当机体处于免疫耐受状态,如围生期获得 HBV 感染,不发生免疫应答,多成为无症状携带者。当机体免疫反应亢进,发生超敏反应时,产生大量的抗原-抗体复合物并激活补体系统,以及在大量肿瘤坏死因子、白细胞介素-1、内毒素等参与下,导致大片肝细胞坏死,发生重型肝炎。

3.丙型肝炎　HCV 进入人体后,首先引起病毒血症,病毒血症间断地出现于整个病程。目前认为 HCV 致肝细胞损伤有多种因素参与,其中免疫应答起重要作用。

丁型、戊型、庚型肝炎的发病机制尚未明确。

(二)病理变化

各型病毒性肝炎的基本病理变化都是以肝细胞的变性、坏死为主,同时伴有不同程度的炎细胞浸润、肝细胞再生和纤维组织增生。各型肝炎的基本病理改变以肝细胞变性、坏死、炎症细胞浸润、间质增生和肝细胞再生等为特征。

(三)病理生理

1.黄疸　黄疸主要为肝细胞性。是由于肝细胞的损伤使肝细胞摄取、结合及排泄胆红素功能障碍;同时肝细胞肿胀、汇管区炎症细胞浸润与水肿以及小胆管内的胆栓形成使胆汁排泄受阻而返流入血,也是黄疸形成的原因。

2.出血倾向 肝细胞坏死致凝血因子合成障碍、肝硬化时脾功能亢进使血小板减少、维生素 K 的吸收和利用障碍,重型肝炎时发生 DIC 均可导致出血。

3.腹水 肝细胞合成白蛋白减少,使血浆白蛋白明显降低、门静脉高压、肝淋巴液生成增多是腹水形成的重要原因。肝硬化和重型肝炎时,因肾皮质缺血,肾素分泌增多,致醛固酮分泌增加,导致水钠潴留。

4.肝性脑病 又称肝性昏迷,系严重肝病而引起。主要是以意识障碍为主的中枢神经功能紊乱,有急性与慢性脑病之分。前者多因急性肝功能衰竭后肝脏的解毒功能发生严重障碍所致;而后者多见于慢性肝功能衰竭和门体侧支循环形成或分流术后,来自肠道的有害物质,如氨、硫醇、胺、芳香族氨基酸等直接进入体循环至脑部而发病。

5.急性肾功能不全 重型肝炎时,由于内毒素血症、肾血管收缩、肾缺血、前列腺素 E_2 减少、有效血容量下降等因素导致肾小球滤过率和肾血流量降低,引起急性肾功能不全。

6.肝肺综合征 患者出现的肺水肿、间质性肺炎、盘状肺不张、胸腔积液和低氧血症等改变,统称为肝肺综合征。主要表现有低氧血症和高动力循环症,出现胸闷、胸痛、气促、发绀、呼吸困难、头昏等症状,严重者可致晕厥与昏迷。

四、临床表现

按临床经过可分为急性肝炎、慢性肝炎、重型肝炎、淤胆型肝炎、肝炎后肝硬化等。

潜伏期:甲型肝炎 2~6 周,一般为 4 周。乙型肝炎 4~24 周,平均 12 周。丙型肝炎 2~24 周,平均 40 天。丁型肝炎 4~20 周。戊型肝炎 2~9 周,平均 6 周。各型肝炎病毒均可引起急性肝炎,甲、戊型肝炎病程呈自限性,无慢性化,引起急性重型肝炎者极为少见。乙型 10% 转为慢性,丙型 50% 以上,丁型约 70% 转为慢性。

(一)急性肝炎

急性肝炎包括急性黄疸型肝炎和急性无黄疸型肝炎。各型病毒均可引起。

1.急性黄疸型肝炎 临床经过可分为 3 期,病程 2~4 月。

(1)黄疸前期:甲、戊型肝炎起病较急,有畏寒、发热(多为低热)、头痛及四肢疼痛等症状,类似感冒;乙型、丙型、丁型肝炎起病较缓,多无发热,部分乙型肝炎患者有皮疹、关节痛等血清病样表现。本期主要症状为全身乏力及突出的消化道症状,如食欲减退、厌油、恶心、呕吐、腹胀、腹泻、肝区疼痛,可有右季肋叩痛,本期末尿色加深呈浓茶样,肝功能检查示 ALT 升高。本期持续 5~7 天。

(2)黄疸期:尿色进一步加深,巩膜、皮肤出现黄染,约 2 周内达高峰。患者自觉消化道症状有所好转,发热消退,部分患者可有一过性大便颜色变浅、皮肤瘙痒、心动过缓等梗阻性黄疸表现。肝区疼痛,肝肿大、质软,有压痛及叩击痛。部分患者有轻度脾肿大。肝功能检查 ALT 和胆红素升高,尿胆红素阳性。本期持续 2~6 周。

(3)恢复期:症状逐渐消失,黄疸消退,肿大的肝脾回缩,肝功能恢复正常。本期持续 2~16 周,平均 1 个月。

2.急性无黄疸型肝炎 约占急性肝炎的 90%,本型除无黄疸外,其他临床表现与黄疸型相似但较轻。无黄疸型肝炎起病较缓,主要有全身乏力、食欲减退、恶心、腹胀、轻度腹泻及肝区疼痛等症状。肝肿大,质软,有轻压痛及叩痛。肝功能异常,以 ALT 增高较明显。因本型肝炎症状较轻,常被忽视。病程长短不一,但多数在 3 个月以内恢复。部分病例可反复发作或迁延不愈而发展为慢性。

(二)慢性肝炎

急性肝炎病程超过半年者;发病日期不明确或肝组织病理学及其他检查符合慢性肝炎表现者均为慢性肝炎。慢性肝炎仅见于乙、丙、丁 3 型肝炎。

1.轻度 临床症状、体征轻微,部分病例症状、体征缺如。有乏力、食欲减退、厌油、肝区不适、肝肿大、质软伴压痛等。实验室检查 1 或 2 项轻度异常:ALT≤正常值 3 倍;血清胆红素≤正常值 2 倍;血清白蛋白>35 g/L;A/G≥1.4;凝血酶原活动度(PAT)>70%。

2.中度 肝炎症状较明显,症状、体征、肝功能异常等介于轻、重度之间。

3.重度 肝炎症状明显,且出现肝病面容,肝掌,蜘蛛痣,肝脏质地中,脾大等,肝外损害表现如皮疹、脉管炎、关节炎、肾炎等。实验室检查:ALT>正常值 3 倍;血清胆红素>正常值 5 倍;血清白蛋白≤32 g/L;A/G<1;凝血酶原活动度 60%～40%。凡白蛋白、胆红素、凝血酶原活动度中任一项达到前述程度者即为慢性肝炎重度。

(三)重型肝炎(肝衰竭)

各型肝炎病毒感染均可导致重型肝炎。重型肝炎常因重叠感染、过度劳累、精神刺激、嗜酒、营养不良、妊娠、合并感染或使用损害肝脏药物而诱发。根据病理组织学特征和病情发展速度,肝衰竭可分为 4 类:

1.急性重型肝炎 即急性肝衰竭(ALF),也称暴发型肝炎。发病多有诱因,起病似急性黄疸型肝炎,病情发展迅速,多在 10 日内出现高热、极度乏力及严重消化道症状(如厌食、恶心、频繁呕吐等),并有嗜睡、烦躁、谵妄、昏迷及性格改变等神经、精神症状(肝性脑病)。黄疸迅速加深(血清胆红素可>正常值 10 倍)。肝脏进行性缩小。有出血倾向,PAT<40%。血氨增高,胆酶分离(胆红素明显升高,转氨酶轻度升高或正常)。中毒性鼓肠、肝臭,急性肾功能不全。患者多因发生肝肾功能衰竭、大出血、脑水肿及脑疝而死亡,病程不超过 3 周。

2.亚急性重型肝炎 又称亚急性肝坏死。急性黄疸型肝炎起病 10 天以上出现极度乏力、食欲明显减退、频繁呕吐、重度腹胀及腹水。出现黄疸进行性加深,有明显出血倾向,凝血酶原时间显著延长及凝血酶原活动度明显降低。肝功能严重损害。肝性脑病在此型中多出现于疾病后期。本型病程较长,常超过 3 周,可达数月。晚期可出现难治性并发症:脑水肿、消化道大出血、电解质紊乱及酸碱平衡失调、白细胞升高、贫血、低血糖、低胆固醇血症等,甚至出现肝肾综合征,一旦出现,预后极差。部分患者能够恢复,但容易发展为坏死后肝硬化。

3.慢加急性肝衰竭 是在慢性肝病基础上出现的急性肝功能失代偿。表现为黄疸、凝血障碍甚至腹水、肝性脑病等。

4.慢性重型肝炎 临床表现同亚急性重型肝炎,但有慢性肝炎、肝硬化病史及慢性 HBV 携带史和肝功能损害;或无肝病史及无 HBsAg 携带史,但有慢性肝病体征、影像学改变(如脾脏增厚)及生化检测改变者(如 A/G 比值下降或倒置)。本型预后差,病死率高。

(四)淤胆型肝炎

以肝内淤胆为主要表现的一种特殊临床类型,又称毛细胆管型肝炎。本型肝炎起病类似急性黄疸型肝炎,但自觉症状较轻。主要表现为较长期(持续 3 周以上,甚至数月或更长)肝内梗阻性黄疸,如皮肤瘙痒、粪便颜色变浅、肝肿大,肝功能检查血清胆红素明显升高,以直接胆红素升高为主,γ-谷氨酰转肽酶及碱性磷酸酶升高。

(五)肝炎肝硬化

凡慢性肝炎患者,具有肯定的门静脉高压表现(如食管、腹壁静脉曲张,腹水等),影像学检查发现肝脏缩小、脾肿大,门静脉及脾静脉明显增宽,并排除其他原因者,即为肝炎肝硬化。肝组织病理学表现为弥漫性肝纤维化及结节形成为确诊依据。

五、并发症

重型肝炎均可发生严重并发症,主要有:

1.肝性脑病　严重肝功能不全所引起以代谢失调为基础的神经精神综合征。常见诱因有上消化道出血、感染、高蛋白饮食、大量放腹水、使用镇静剂、大量排钾利尿等。

2.上消化道出血　病因主要有:凝血因子合成减少、血小板破坏增加;门脉高压所致胃底食道静脉曲张破裂等。

3.肝肾综合征　往往是严重肝病的终末期表现。诱因有上消化道出血、大量放腹水、大量利尿、严重感染等。

4.感染　重型肝炎易发生难于控制的感染,部位主要在胆道、腹膜、肺,病原菌主要是革兰阴性杆菌、真菌。

六、辅助检查

(一)常规检查

急性肝炎白细胞总数常稍低或正常,淋巴细胞相对增多,偶可见异型淋巴细胞。重型肝炎时白细胞总数及中性粒细胞可升高,红细胞下降,血红蛋白下降。尿胆红素和尿胆原的检测有助于黄疸的鉴别。肝细胞性黄疸时尿胆红素和尿胆原均为阳性,溶血性黄疸时尿胆红素呈阴性而尿胆原明显增加,梗阻性黄疸时尿胆红素呈强阳性而尿胆原减少或缺如。

(二)肝功能检查

1.血清酶测定

(1)ALT:ALT 在肝细胞中含量最高,是反映肝细胞功能的最主要指标。AST/ALT 的值有助于判断病情。急性肝炎时 ALT 明显升高,AST/ALT 常小于 1,严重肝细胞损伤时可大于 1。慢性肝炎和肝硬化时 ALT 轻度至中度升高或反复异常,AST/ALT 常大于 1。重型肝炎患者可出现"胆酶分离"现象,提示肝细胞大量坏死,预后差。

(2)AST:在肝细胞中,AST 含量不如 ALT 高,80%在肝细胞线粒体,20%在胞浆。肝病时血清 AST 升高,提示病情持久且较严重,通常与肝病严重程度呈正相关。急性肝炎时如 AST 持续在高水平,则提示有可能转为慢性肝炎。

(3)乳酸脱氢酶(LDH):肝病时可显著升高,但肌病时也可升高,不具有特异性,须结合临床。

(4)γ-GT:升高见于肝炎、肝癌患者、胆管炎症、阻塞等情况。

2.血清蛋白　急性肝炎时,血清蛋白可在正常范围。中度以上慢性肝炎、肝硬化、亚急性及慢性重型肝炎时白蛋白下降,球蛋白升高,出现 A/G 下降甚至倒置。

3.胆红素　血清胆红素含量是反映肝细胞损伤程度的重要指标。急、慢性黄疸型肝炎、活动性肝硬化时血清胆红素有不同程度的升高,重型肝炎时 TBil 常超过 171 μmol/L。直接胆红素在 TBil 中的比例反映胆道阻塞的程度。

4.凝血酶原活动度(PTA) PTA 可反映肝损伤的程度。小于 40% 是诊断重型肝炎的重要依据,也是判断重型肝炎预后的最敏感指标。

5.血氨 肝细胞功能下降时常出现血氨升高,见于重型肝炎,肝性脑病患者。

6.胆汁酸 血清中胆汁酸含量很低,升高见于肝内胆汁淤积、肝外胆管阻塞、急慢性肝炎、肝硬化等情况。

(三)病原学检查

1.甲型肝炎 血清抗 HAV-IgM 阳性具早期诊断价值,抗 HAV-IgG 是获得免疫力的标志,提示既往感染。粪便中检出 HAV 颗粒或抗原或 HAV-RNA 阳性,有确诊价值。

2.乙型肝炎

(1)HBsAg 与抗 HBs:HBsAg 阳性可诊断为 HBV 感染。HBsAg 无传染性,但因其常与 HBV 同时存在,故作为传染性标志之一。抗-HBs 阳性表示对 HBV 有免疫力。

(2)HBcAg 与抗 HBc:血清中的 HBcAg 用常规方法不能检出。抗 HBc-IgM 阳性提示 HBV 近期感染,且在体内复制,血液有传染性。高滴度的抗-HBc-IgG 表示现症感染;低滴度的抗 HBc- IgG 表示过去感染。

(3)HBeAg 与抗 HBe:HBeAg 阳性提示 HBV 在体内复制,传染性强,若持续阳性,表明肝细胞损害较重,且可转为慢性乙型肝炎或肝硬化。抗-HBe 阳性表示大部分乙肝病毒被清除,复制减少,传染性减低。急性期即出现抗 HBe 阳性者易进展为慢性乙型肝炎。

(4)HBV-DNA:HBV-DNA 阳性是 HBV 感染最特异和直接的指标,并表明 HBV 复制及有传染性。

3.丙型、丁型、戊、庚型肝炎 查到相应的抗原、抗体或病毒核酸,可作出相应肝炎病毒感染的诊断。

(四)肝组织病理检查

肝组织病理检查是明确诊断、衡量炎症活动度、纤维化程度的最可靠标准。

(五)甲胎蛋白(AFP)

AFP 含量有早期诊断肝癌临床意义;肝细胞修复和再生时也升高,急性重型肝炎 AFP 升高时,提示有肝细胞再生,对判断预后有帮助。

(六)影像学检查

B 型超声可反映肝脏表面变化、测量门静脉、脾静脉直径、脾脏大小、胆囊异常变化、腹水等。对肝硬化有较高的诊断价值。在重型肝炎中可动态观察肝脏大小变化。彩色超声可观察到血流变化。CT、MRI 的应用价值基本同 B 超。

(七)肝组织病理检查

对明确诊断、衡量炎症活动度、纤维化程度及评估疗效具有重要价值。还可检测病毒抗原或核酸,以助确定病毒复制状态。

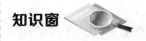

知识窗

乙肝的"大三阳、小三阳"

"大三阳"是指 HBsAg、抗 HBc 和 HBeAg 这 3 项指标阳性。"小三阳"是指 HBsAg、抗 HBc 和抗 HBe 这 3 项指标阳性。

以前认为"大三阳"表示乙肝病毒复制活跃,有传染性。"小三阳"则表示肝炎病情好转,乙肝病毒复制停止,传染性减弱。现在大量研究表明慢性乙肝病人出现由"大三阳"转向"小三阳"并不意味着乙肝病毒复制完全停止,大多数情况下只表示乙肝病毒复制减少。少数"小三阳"病人血清 HBV DNA 持续阳性,病毒复制活跃,病情较重,病情进展迅速,见于病毒变异。

七、诊断及鉴别诊断

(一)诊断

根据流行病学资料、临床表现、病原学、实验室检查、影像学检查等进行诊断。

1.流行病学资料

(1)甲型、戊型肝炎:目前是否有流行,有无使用被污染的水源及食物。易感者是否有流行区居住或旅行史,及进饮、进食污染水、食物史。冬春季节,儿童多见。戊型肝炎基本同甲型肝炎,暴发以水传播多见,多发生于夏秋季,青壮年多。

(2)乙型、丙型、丁型肝炎:有无不正规的输血、注射、输液史;易感者有输血、血制品史及不洁注射史、内镜检查史、手术史;或与 HBV 感染者密切接触史;或家庭成员有 HBV、HCV 感染者;静脉药瘾者;多个性伴侣者;血液透析;患儿母亲是否为 HBV,尤其是婴儿母亲是 HBsAg 阳性携带者或 HCV 感染者。乙型肝炎青少年多见,丙型肝炎成人多见。

2.临床表现

(1)急性肝炎:起病较急,常有发热、畏寒、乏力、纳差病初常有畏寒、发热等症状,及乏力、消化道症状(食欲减退、厌油、恶心、呕吐、腹胀、肝区痛等急性感染症状;肝大;可有腹痛、腹泻),伴肝区疼痛、肝肿大,ALT 显著升高。黄疸型肝炎血清胆红素>17.1 μmol/L,尿胆红素、尿胆原阳性。病程不超过尿胆红素及尿胆原阳性。病程在 6 个月以内。

(2)慢性肝炎:病程超过半年或发病日期不明确但有慢性肝炎症状、体征等改变者。自觉症状可不明显,但常有乏力、厌食腹胀及肝区不适等症状,有肝病面容、肝掌、蜘蛛痣、胸及腹壁浅静脉扩张、肝大质偏硬、脾大等体征。

(3)重型肝炎(肝衰竭):急性肝炎病情迅速恶化,主要表现为极度乏力、严重消化道症状、黄疸迅速加深,肝脏进行性缩小,出血倾向,凝血酶原时间延长,凝血酶原活动度<40%,出现肝性脑病、肝肾综合征、腹水等。在 2 周内出现以Ⅱ度以上肝性脑病为主肝衰竭症状,为急性肝衰竭;在 15 天至 26 周出现上述症状者为亚急性肝衰竭;在慢性肝病基础上出现的急性肝衰竭为慢加急性(亚急性)肝衰竭。在慢性肝炎、肝硬化基础上出现的肝衰竭为慢性肝衰竭。

(4)淤胆型肝炎:起病类似急性黄疸型肝炎。有肝内梗阻的表现,如黄疸显著并持续时间长,大便陶土色、皮肤瘙痒,血清直接胆红素明显增高,ALP 升高,尿胆红素明显增多,尿胆原减少或缺如等。

(5)肝炎肝硬化:多有慢性肝炎病史,有慢性肝病面容、肝掌、蜘蛛痣、脾大、水肿等体征,胃底食管下段静脉曲张、白蛋白下降、A/G 倒置等辅助检查结果。

3.病原学诊断

(1)甲型肝炎:有急性肝炎临床表现,并具备下列任何一项均可确诊为甲型肝炎:临床符合急性肝炎表现,粪便中检出 HAV、血清抗 HAV-IgM 阳性,可诊断为 HAV 近期感染;血清抗 HAV-IgG 阴性(急性期),阳性(恢复期);从粪便中检出 HAV 颗粒或抗原或 RNA,提示过去感染。

(2)乙型肝炎:临床符合急、慢性肝炎表现,有以下任何一项阳性可诊断。

1)慢性乙型肝炎:①HBeAg 阳性慢性乙型肝炎:血清 HBsAg、血清 HBV-DNA 和 HBeAg 阳性,抗 HBe 阴性,血清 ALT 持续或反复升高,或肝组织学检查有肝炎病变。②HBeAg 阴性慢性乙型肝炎:血清 HBsAg 和 HBV-DNA 阳性,HBeAg 持续阴性,抗 HBe 阳性或阴性,血清 ALT 持续或反复升高,或肝组织学检查有肝炎病变。

根据实验室及辅助检查结果,可进一步将上述两型慢性乙型肝炎分为轻度、中度和重度。

2)HBV 携带者:①慢性 HBV 携带者:血清 HBsAg 和 HBV-DNA 阳性,HBeAg 或抗 HBe 阳性,但 1 年内连续随访 3 次以上,血清 ALT 均在正常范围,肝组织学检查一般也正常。②非活动性 HBsAg 携带者:血清 HBsAg 阳性、HBeAg 阴性、抗 HBe 阳性或阴性,HBV-DNA 检测不到(PCR 法)或低于最低检测限,1 年内连续随访 3 次以上,血清 ALT 均在正常范围。

3)隐匿性慢性乙型肝炎:血清 HBsAg 阴性,抗 HBs、抗 HBe 和(或)抗 HBc 可为阳性但 HBV-DNA 阳性,并有慢性乙型肝炎的临床表现;只有 HBV-DNA 阳性,其余 HBV 血清学标志均为阴性。

(3)丙型肝炎:临床符合急、慢性肝炎表现,抗 HCV 阳性、HCV-RNA 阳性。

(4)丁型肝炎:临床符合急、慢性肝炎表现,除 HBV 感染标志阳性外,血清抗 HD-IgM 阳性或 HDAg 或 HDV-RNA 阳性。

(5)戊型肝炎:临床符合急性肝炎表现,血中 HEV-RNA 阳性或粪便中检出 HEV 颗粒。

(6)庚型肝炎:临床符合肝炎表现,HGV-RNA 阳性或抗 HGV-IgM、抗 HGV-IgG 阳性。

(二)鉴别诊断

1.其他原因引起的黄疸

(1)溶血性黄疸:常有药物或感染等诱因,除了黄疸,还有贫血、腰痛、发热、血红蛋白尿、网织红细胞升高,黄疸大多较轻,主要为间接胆红素升高。

(2)肝外梗阻性黄疸:常见病因有胆囊炎、胆石症、胰头癌、壶腹周围癌、肝癌、胆管癌等。有原发病症状、体征,有不同程度的肝内外胆管扩张,肝功能损害轻,以直接胆红素为主。

2.其他原因引起的肝炎

(1)其他病毒:巨细胞病毒,EBV 均可引起肝炎,主要根据病原学和血清学检查鉴别。

(2)感染中毒性肝炎:如肾综合征出血热、伤寒、钩端螺旋体病、急性血吸虫病、阿米巴病等。应根据原发病不同的流行病学史、临床特点和实验室检查进行鉴别。

(3)酒精性、药物性肝损害:有用药史,停药后肝功能可逐渐恢复,病原学检查阴性。有酗酒或使用损肝药物史,终止酗酒和停药后肝功能可逐渐恢复,还有如自身免疫性肝炎、脂肪肝及妊娠急性脂肪肝,肝豆状核变性等疾病需要鉴别。

八、预后

(一)急性肝炎

多数患者在 3 个月内康复。甲型肝炎预后良好,病死率约为 0.01%;急性乙型肝炎有 60%~90% 可完全康复,有 10%~40% 转为慢性或病毒携带;急性丙型肝炎易转为慢性或病毒携带;急性丁型肝炎重叠 HBV 感染时约有 70% 转为慢性;戊型肝炎病死率为 1%~5%,妊娠晚期合并戊型肝炎病死率为 10%~40%。

(二)慢性肝炎

预后视病情轻重,轻度慢性肝炎患者一般预后良好;中度慢性肝炎预后居于轻度和重度之间;重度慢性肝炎预后较差,约 80% 的患者 5 年内发展成肝硬化,少部分可转为 HCC。慢性丙型肝炎预后较慢性乙型肝炎稍好。

(三)重型肝炎

预后差,病死率为 50%~70%。急性重型肝炎(肝衰竭)存活者,远期预后较好,多不发展为慢性肝炎和肝硬化;亚急性重型肝炎(肝衰竭)存活者多数转为慢性肝炎或肝炎后肝硬化;慢性重型肝炎(肝衰竭)病死率最高,可达 80% 以上。年龄较小、治疗及时、无并发症者病死率较低。

(四)淤胆型肝炎

急性者预后较好,一般都能康复。慢性者容易发展成胆汁性肝硬化。

(五)肝炎肝硬化

静止性肝硬化可较长时间维持生命,活动性肝硬化预后不良,有的可发展成原发性肝癌。

九、预防与治疗

(一)预防

1.控制传染源　急性患者应隔离治疗至病毒消失,甲、戊型肝炎应自发病之日起,按肠道传染病隔离不少于 3 周,乙、丙、丁、庚型肝炎采用血液/体液和接触隔离,病情稳定后可以出院。慢性病人和病毒携带者应进行病毒复制指标评估,了解其传染性强弱,复制活跃者应积极给予抗病毒治疗。现症感染者不能从事饮食服务、食品加工、饮用水供应及幼托保育工作。严格筛查献血员,病毒性肝炎患者及带毒者不得献血。

2.切断传播途径

(1)甲型和戊型肝炎:搞好环境卫生,养成良好卫生习惯,加强粪便和水源管理,做好食品卫生和食具消毒等工作。

(2)乙、丙、丁型肝炎:采取主动和被动免疫阻断母婴传播。加强托幼保育单位及其他服务行业的监督管理,严格执行餐具、食具消毒制度。按规定消毒理发、美容、洗浴用具;养成良好的个人卫生习惯。提倡使用一次性注射用具,各种医疗器械及用具实行"一人一用一消毒"措施。对血、体液污染物应严格消毒。加强血制品管理,用最敏感的病毒检测方法检查血液。

3.保护易感人群

(1)甲型肝炎:对抗 HAV-IgG 阴性者进行减毒活疫苗(接种 1 针)或纯化灭活疫苗(接种 2 支,0 和 6 个月)接种;对近期密切接触甲型肝炎患者的易感者,可用人丙种球蛋白进行被动免疫预防注射。

(2)乙型肝炎:①乙型肝炎疫苗:是目前我国预防和控制乙型肝炎流行的最关键措施。易感者均可接种,新生儿应进行普种,现普遍采用 0、1、6 个月的 3 针接种程序,每次注射 10~20 μg(基因工程疫苗),抗 HBs 阳转率可达 90% 以上。抗 HBs 水平下降后(少于 10 mIU/mL)可加强注射一次。对上述接种程序无效的,可重复 3 针,并于 2 次接种后 1—2 月复查血清抗-HBsHBV。慢性感染母亲的新生儿出生后立即注射 HBIG 100~200 IU,3 天后进行乙型肝炎疫苗的 3 针接种程序,保护率可达 95% 以上。②HBIG:属于被动免疫。从人血液中制备。主要用于 HBV 感染母亲的新生儿及暴露于 HBV 的易感者,应及早注射,保护期约 3 个月。

目前对丙、丁、戊型肝炎尚缺乏特异性免疫预防措施。

(二)治疗

治疗原则:各型肝炎的治疗原则均以适当休息、足够营养为主,辅以适当药物,避免饮酒、过度劳累和使用损害肝脏药物。

1.急性肝炎　一般为自限性,多可完全康复。主要包括一般治疗及对症支持治疗。急性期应进行隔离,适当卧床休息,恢复期可逐渐活动,但不能过度劳累;饮食宜清淡易消化,补充适量维生素及充足的热量;避免二重损伤(饮酒和应用损害肝脏药物);辅以药物恢复肝功能及对症,但不能太多,以免加重肝脏负担。

急性丙型肝炎易转为慢性。可选用干扰素联用利巴韦林治疗 24 周。

2.慢性肝炎　采用综合性治疗方案,包括一般治疗和药物治疗两种。

(1)一般治疗:适当休息,重症患者应强调卧床休息。合理饮食,适当的高蛋白、高热量、高维生素、易消化;避免饮酒;心理辅导,使病人对该病有正确的观点,既不能过度治疗加重肝脏损伤,也不能延误治疗。

(2)药物治疗:

1)改善和恢复肝功能:①非特异性护肝药:维生素类、葡萄糖醛酸内酯等;②降酶药:五味子、山豆根、甘草提取物等;③退黄药物:丹参、茵栀黄、门冬氨酸钾镁、前列腺素 E1 等。如症状较轻、肝内淤胆严重、其他退黄药物无效、无禁忌证时还可选用皮质激素。

2)免疫调节:可用胸腺肽或胸腺素、转移因子、特异性免疫核糖核酸等。

3)抗肝纤维化:丹参抗纤维化作用有较一致共识。γ 干扰素在体外试验中抗纤维化作用明显。

4)抗病毒治疗:目的是抑制病毒复制,减少传染性;改善肝功能;减轻肝组织病变;提高生活质量;减少或延缓肝硬化、肝衰竭和 HCC 的发生。

干扰素 α(IFN-α):可用于慢性乙型肝炎和丙型肝炎的抗病毒治疗。

核苷类似物:包括核苷类似物和核苷酸类似物两类,目前仅用于乙型肝炎的抗病毒治疗,目前已批准临床应用的药物有拉米夫定、阿德福韦酯、恩替卡韦和替比夫定等。

其他抗病毒药:中药治疗 应结合临床,辨证选用。苦参素具有改善肝脏生化学指标作用,但其抗 HBV 的确切疗效尚需加以验证。

3.重型肝炎 主要是综合性治疗,包括一般和支持治疗、促进肝细胞再生、预防和治疗各种并发症等。有条件时可采用人工肝支持系统及肝移植。

4.淤胆型肝炎 早期治疗同急性黄疸型肝炎,黄疸不退者可加用激素治疗,口服泼尼松40~60 mg/d或静脉滴注地塞米松10~20 mg/d,2周后如血清胆红素显著下降,则逐步减量。

5.肝炎后肝硬化 参照慢性肝炎和重型肝炎的治疗,有脾功能亢进或门脉高压明显时可选用手术或介入治疗。

6.慢性乙型和丙型肝炎病毒携带者 可照常工作,但应定期检查,随访观察。

第二节 艾滋病

案例导入

患者,男,41岁,未婚;因"面部伤口不愈半年"入院,入院前半年患者因外伤造成面部受伤,反复治疗(具体不详)后不愈,遂入院。否认使用免疫抑制剂及激素病史,无糖尿病史;有冶游史。查体:生命体征平稳,左面部有2.5 cm×3 cm大小的溃烂面,心、肺、腹无阳性体征。请思考:

(1)该患者可能的临床诊断是什么?

(2)主要的诊断依据,需进一步做哪些检查?

艾滋病是获得性免疫缺陷综合征(acquired immunodeficiency syndrome,AIDS)的简称,是由人免疫缺陷病毒(Human immunodeficiency virus,HIV)引起的慢性传染病。HIV主要侵犯、破坏CD4$^+$ T淋巴细胞,导致机体出现获得性免疫功能受损乃至缺陷,最终并发各种严重机会性感染及恶性肿瘤。AIDS主要经性接触、血液及母婴传播。具有传播迅速、发病缓慢、病死率高的特点。

一、病原学

(一)形态、结构及分型

HIV是逆转录病毒科慢病毒属,为单链RNA病毒。HIV呈球形颗粒,直径为100~120 nm,由核心和包膜两部分组成。

HIV主要感染CD4$^+$ T细胞,还可感染单核-吞噬细胞、小神经胶质细胞等。目前发现的HIV有HIV-1型和HIV-2型两型,全球流行的主要毒株是HIV-1。HIV是一种变异型很强的病毒。根据变异后的病毒核酸序差异,将HIV-1分为3个亚型组13个亚型;HIV-2分为7个亚型。我国以HIV-1为主要流行株,少数为HIV-2型感染者。及时发现并鉴定HIV各种亚型对于追踪流行趋势、开发诊断试剂、及时做出诊断和新药研制、疫苗开发均具有重要意义。

（二）培养和消毒 HIV

对外界抵抗力低。对热敏感,100 ℃ 20 min 可将 HIV 完全灭活;56 ℃ 30 min 能使 HIV 在体外对人的 T 淋巴细胞失去感染性,但不能完全灭活血清中的 HIV。常用消毒剂(如 75%乙醇、0.2%次氯酸钠、漂白粉、0.5%来苏儿等)消毒 10 min 即可灭活 HIV;0.1%甲醛、紫外线和 γ 射线均不能灭活 HIV。

二、流行病学

（一）传染源

HIV 感染者和艾滋病病人是本病唯一的传染源。无症状而血清 HIV 抗体阳性的 HIV 感染者是最主要的传染源;血清病毒阳性而 HIV 抗体阴性的窗口期(通常为 2~6 周)感染者也是重要的传染源。

（二）传播途径

目前公认的传播途径:性接触、血液接触和母婴传播。HIV 主要存在于感染者和病人的血液、精液、阴道分泌物中,具有很强的传染性。乳汁、唾液、泪水、汗液和尿液中也含有病毒。

(1)性行为:与已感染的伴侣发生无保护的性行为,包括同性、异性和双性性接触。

(2)静脉注射吸毒:与他人共用被感染者使用过的、未经消毒的注射工具,是一种非常重要的 HIV 传播途径。

(3)母婴传播:在怀孕、生产和母乳喂养过程中,感染 HIV 的母亲可能会传播给胎儿及婴儿。

(4)血液及血制品　输入被 HIV 污染的血液或血液制品(包括人工授精、皮肤移植和器官移植)。

握手、拥抱、礼节性亲吻,共用厕所和浴室、共用办公室、公共交通工具、娱乐设施等日常生活接触不会感染 HIV。

（三）易感人群

人群普遍易感,15~49 岁发病者占 80%。高危人群为男性同性恋、静脉药瘾者、性乱者、血友病、反复接受输血或血制品者。儿童和妇女感染率逐年上升。

（四）流行状况

艾滋病至 1981 年发现以来,其感染呈逐年上升趋势,呈全球性。撒哈拉以南的非洲地区是艾滋病病毒感染者最多的地区。此外,拉丁美洲地区也是目前受艾滋病影响最严重的地区之一。亚洲地区艾滋病病毒感染者与全球感染者的比例由 10 年前的 10:1 上升至 5:1。东欧和中亚地区是艾滋病病毒感染者增加最快的地区。

艾滋病至 1985 年传入中国以来,感染率逐渐增加。中国卫生部、联合国艾滋病规划署(UNAIDS)和世界卫生组织(WHO)联合对 2011 年中国艾滋病疫情进行联合估计。估计结果显示,截至 2011 年年底,全国存活艾滋病病毒感染者和艾滋病病人约 78 万人,全人群感染率为 0.058%。存活的艾滋病病毒感染者和病人中,经异性传播占 46.5%,经同性传播占 17.4%,经静脉吸毒传播占 28.4%,经既往有偿采供血、输血或使用血制品传播占 6.6%,经母婴传播的占 1.1%。估计全国存活的艾滋病病人为 15.4 万人,2011 年当年新发艾滋病病毒感染者为 4.8 万人,2011 年当年艾滋病相关死亡为 2.8 万人。

三、发病机制与病理解剖

HIV 进入人体后，借助于易感细胞表面的受体（CD4 分子）进入细胞，并复制、繁殖、破坏 CD4$^+$ T 淋巴细胞，同时 HIV 感染骨髓干细胞使 CD4$^+$ T 细胞产生减少；CD4$^+$ T 淋巴细胞的极化群失衡；感染 B 细胞造成其功能异常；使自然杀伤细胞（NK 细胞）异常、数量减少；使 HIV/AIDS 患者易发生各种感染。异常免疫激活：HIV 感染后，免疫系统可出现异常激活 CD4$^+$、CD8$^+$ T 细胞表达 CD69、CD38 和 HKA-DR 等免疫激活标志物水平的异常升高。

AIDS 的病理特点是组织炎症反应少，机会性感染病原体多。病理改变主要在淋巴结和胸腺等免疫器官。淋巴结病变表现为反应性或肿瘤性病变，胸腺可萎缩、退行性或炎性病变。

四、临床表现

潜伏期平均 9 年，可短至数月，长达 15 年。根据我国有关艾滋病的诊疗标准和指南，将艾滋病分为急性期、无症状期和艾滋病期。

（一）急性期

在初次感染 HIV 的 2~4 周，临床常表现为发热，可伴有全身不适、头痛、咽痛、盗汗、恶心、呕吐、腹泻、肌痛、关节痛及神经系统症状等，查体可见皮疹和淋巴结肿大，一般临床症状轻微，持续 1~3 周后缓解。血清可检出 HIVRNA 及 P24 抗原。CD4$^+$ T 淋巴细胞计数一过性减少，同时 CD4/CD8 比例倒置，白细胞和（或）血小板可轻度减少。

（二）无症状期

从急性期过渡至此期或直接进入此期。此期持续时间一般为 6~8 年，无任何临床表现。此期 HIV 在感染者体内不断复制，CD4$^+$ T 淋巴细胞计数逐渐下降，具有传染性。

（三）艾滋病期

为感染 HIV 后的最终阶段。主要的临床表现为 HIV 相关症状、各种机会性感染及肿瘤。

1.HIV 相关症状 表现为持续一个月以上的发热，伴盗汗、腹泻；体重下降达 10% 以上；可有精神症状，如记忆力下降、性格改变、头痛等；持续性无痛性全身淋巴结肿大，其特点为：①持续 3 个月以上；②淋巴结直径≥1 cm，无压痛，无粘连；③除腹股沟以外有两个或两个以上部位的淋巴结肿大。

2.各种机会性感染及肿瘤 呼吸系统：肺孢子菌肺炎，巨细胞病毒、鸟分枝杆菌、念珠菌及隐球菌等引起的肺部感染，卡波西肉瘤也常侵犯肺部；中枢神经系统：可出现隐球菌脑膜炎、结核性脑膜炎、弓形虫脑病、各种病毒性脑膜脑炎等；消化系统：可出现白色念珠菌及巨细胞病毒等引起的食道炎，沙门氏菌、痢疾杆菌、空肠弯曲菌及隐孢子虫等引起的肠炎；若隐孢子虫、肝炎病毒及巨细胞病毒等还可引起肝损害，患者会出现血清转氨酶升高；口腔：可出现鹅口疮、舌毛状白斑、复发性口腔溃疡、牙龈炎等；皮肤：可出现带状疱疹、传染性软疣、尖锐湿疣、真菌性皮炎和甲癣等；眼部：可出现巨细胞病毒性和弓形虫性视网膜炎。卡波西肉瘤可侵犯眼睑、睑板腺、泪腺、结膜及虹膜等；肿瘤：患者易患恶性淋巴瘤、卡波西肉瘤等。卡波西肉瘤可浸润下肢皮肤、口腔黏膜、淋巴结和内脏。从而出现紫红色或深蓝色浸润斑或结节，可融合成片，表面溃疡并向四周扩散。

五、辅助检查

（一）一般检查和血生化检查

白细胞、血红蛋白、红细胞及血小板均可有不同程度减少。尿蛋白常阳性。可有血清转氨酶升高及肾功能异常等。

（二）免疫学检查

T 细胞总数降低，$CD4^+$ T 细胞减少。$CD4/CD8 \leqslant 1.0$。

（三）病原学检查

1. 分离病毒　可从患者血浆、单核细胞和脑脊液等中分离出 HIV。主要用于实验室研究。
2. 抗体检测　主要用 ELISA 法测血清 gp24 及 gp120 抗体，其阳性率可达 99%。同时测尿液、唾液或脑脊液抗 HIV 也可获阳性结果。
3. 抗原检测　可以用 EILISA 法测血清 HIVp24 抗原，对 HIV 感染的诊断有一定帮助。
4. 核酸检测　可测淋巴细胞 HIV RNA，或测血清 HIV RNA 与 HIV DNA。但试剂价格昂贵，并易出现假阳性。
5. 蛋白质芯片　近年蛋白芯片技术发展较快，有较好的应用前景。能同时检测 HIV、HBV、HCV 联合感染者血中 HIV、HBV、HCV 核酸和相应的抗体。

（四）其他检查

X 线检查有助于了解肺部并发肺孢子菌、真菌、结核杆菌感染及卡波西肉瘤等情况。痰、支气管分泌物或肺活检可找到肺孢子菌包囊、滋养体或真菌孢子。还可对血、分泌物、粪、脑脊液等进行涂片或培养找机会性感染病原菌。弓形虫、肝炎病毒及 CMV 感染可以 ELISA 法测相应的抗原或抗体。组织活检可确诊卡波西肉瘤或淋巴瘤等。

六、诊断和鉴别诊断

（一）诊断原则

结合流行病学史（包括不安全性生活史、输入未经抗 HIV 抗体检测的血液或血液制品、静脉注射毒品史、HIV 抗体阳性者所生子女或职业暴露史等）、临床表现和实验室检查等进行综合分析，慎重作出诊断。

（二）诊断标准

1. 急性期　近期内有流行病学史和临床表现，结合 HIV 抗体由阴性转为阳性即可诊断，或仅 HIV 抗体由阴性转为阳性即可诊断。
2. 无症状期　有流行病学史，结合 HIV 抗体阳性即可诊断，或仅实验室检查 HIV 抗体阳性即可诊断。
3. 艾滋病期　HIV 抗体阳性，$CD4^+$ T 淋巴细胞<200/mm^3可诊断艾滋病；或有流行病学史，HIV 抗体阳性，加以下各项中的任何一项者也可诊断为艾滋病：

（1）原因不明的持续不规则发热一个月以上，体温高于 38 ℃。

（2）慢性腹泻一个月以上，次数>3 次/d。

（3）6 个月内体重下降 10% 以上。

（4）反复发作的口腔白念珠菌感染。

（5）反复发作的单纯疱疹病毒感染或带状疱疹感染。

（6）肺孢子虫肺炎。

（7）反复发生的细菌性肺炎。

（8）活动性结核或非结核分枝杆菌病。

（9）深部真菌感染。

（10）中枢神经系统占位性病变。

（11）中青年人出现进行性痴呆。

（12）活动性巨细胞病毒感染。

（13）脑弓形虫病。

（14）马尔尼菲青霉菌感染。

（15）反复发生的败血症。

（16）皮肤黏膜或内脏的卡波西肉瘤、恶性淋巴瘤。

（三）鉴别诊断

该诊断主要与原发性和 $CD4^+$ T 淋巴细胞减少症相鉴别,通过无 HIV 感染流行病学资料及 HIV-1 和 HIV-2 病原学检测阴性等特点进行鉴别。

七、预防及治疗

（一）预防

1.管理传染源　本病是《传染病防治法》管理的乙类传染病。高危人群普查 HIV 感染有助于发现传染源。加强国境检疫。

2.切断传播途径　加强艾滋病防治知识宣传教育。高危人群用安全套。严格筛查血液及血制品,用一次性注射器。严格消毒医疗器械。规范治疗性病。对 HIV 感染的孕妇可采用产科干预(如终止妊娠、择期剖宫产等措施)加之抗病毒药物干预以及人工喂养措施。抗病毒药物干预孕产妇可用 AZT 加 NVP 方案、AZT 加 3TC 方案或 NVP 方案,新生儿可采用一次性服用NVP 方案以降低 HIV 母婴传播。注意个人卫生,不共用牙具、刮面刀等。

3.保护易感人群　重组 HIV-1 gp120 亚单疫苗或重组痘苗病毒表达的 HIV 包膜作为疫苗等均尚在研制中。

（二）治疗

1.抗反转录病毒治疗　是针对病原体的特异治疗,通过抑制病毒复制,保存和恢复免疫功能,降低病死率和 HIV 相关疾病的罹患率,提高患者的生活质量,减少艾滋病的传播。目前国际上有四类抗 HIV 的药物:核苷类反转录酶抑制剂(nucleoside reverse transcriptase inhibitor, NRTI)、非核苷类反转录酶抑制剂(non-nucleoside reverse transcriptase inhibitor,NNRTI)、蛋白酶抑制剂(protease inhibitor,PI)、进入和融合抑制剂(EI/FI)。目前国内有 3 类:NRTI、NNRTI和 PI。目前主张联合用药以减少耐药性的产生。

疗效判断:一般认为在 HAART 治疗开始第 4、8 ～ 12 周及 16 ～ 24 周分别检测血液中$CD4^+$ T细胞与病毒载量(VL)以评定疗效。

2.免疫治疗　采用 IL-2 与抗病毒药物同时应用有助于改善患者免疫功能。

3.治疗并发症　根据所感染的病原微生物的不同进行相应的治疗。

4.对症支持　加强营养支持治疗,部分病人可辅以心理治疗。

5.预防性治疗　CD4$^+$ T 细胞<0.2×10^9/L 者服复方磺胺甲噁唑,2 片/次,1 次/d,预防肺孢子菌肺炎。医务人员被污染针头刺伤或实验室意外,根据职业暴露后预防程序进行评估和用药预防。

本章小结

病毒性肝炎是由几种不同的嗜肝病毒(肝炎病毒)引起的,以肝脏细胞变性和坏死病变为主的一组感染性疾病,是法定乙类传染病,目前已确定的有甲型、乙型、丙型、丁型、戊型及庚型病毒性肝炎。具有传染性较强、传播途径复杂、流行面广泛、发病率高等特点;甲型和戊型主要经粪-口途径传播;乙型、丙型、丁型主要经血液、体液等途径传播。甲型和戊型病毒性肝炎主要表现为急性肝炎,乙型、丙型和丁型肝炎患者易演变成慢性,并可发展为肝硬化和原发性肝细胞癌。目前治疗以综合性治疗为主。其中,随着灭活疫苗在全世界的使用,甲型肝炎的流行已得到有效地控制。

艾滋病是由人免疫缺陷病毒(HIV)引起的慢性传染病。HIV 是逆转绿病毒科慢病毒属,为单链 RNA 病毒,HIV 主要侵犯、破坏 CD4$^+$ T 淋巴细胞,导致机体出现获得性免疫功能受损乃至缺陷,最终并发各种严重机会性感染及肿瘤;性传播和吸毒是主要的传播途径。患者主要死于各种机会性感染和恶性肿瘤;本病重在预防,尚无特效治疗手段,目前的主要治疗是抗反转录病毒治疗为主。

习题及复习思考题

一、选择题

1.急性乙型肝炎最早出现的血清学指标是(　　)。

A.HBsAg   B.抗 HBs   C.HBeAg

D.抗 Hbe   E.抗 HBc

2.乙肝患者下列指标代表病毒复制,但除外(　　)。

A.HBV-DNA   B.HBcAg   C.DNA-P

D.HBsAg   E.高浓度抗-HBcIgM

3.急性乙型肝炎病毒感染的窗口期(　　)。

A.HBsAg(−)　抗 HBs(+)　HBeAg(−)　抗-HBe(−)　抗 HBc(−)

B.HBsAg(+)　抗 HBs(−)　HBeAg(−)　抗-HBe(−)　抗 HBc(+)

C.HBsAg(−)　抗 HBs(−)　HBeAg(−)　抗-HBe(−)　抗 HBc(+)

D.HBsAg(+)　HBeAg(+)　抗-HBc(+)

E.HBsAg(+)　抗-HBe(+)　抗-HBc(+)

4.下列试验中,哪项不是反映肝损伤严重程度的指标?(　　)

A.ALT   B.胆红素   C.白蛋白

D.胆碱酯酶   E.凝血酶原活动度

5.下列错误的是(   )。

A.乙型与丁型肝炎病毒双重感染易致慢性化

B.重症型肝炎较多见于甲型肝炎

C.慢性丙型肝炎患者可发展为肝硬化及肝癌

D.戊肝患者进展为肝硬化者少见

E.我国婴幼儿期乙型肝炎病毒感染常致慢性乙型肝炎病毒携带

6.对 HBeAg 阳性母亲所生下的新生儿预防 HBV 感染最有效的措施是(   )。

A.丙种球蛋白   B.高效价乙肝免疫球蛋白   C.乙肝疫苗

D.乙肝疫苗+高效价乙肝免疫球蛋白   E.乙肝疫苗+丙种球蛋白

7.下列哪项提示甲肝新近感染?(   )

A.HBsAg   B.抗 HBs   C.HBeAg

D.HAVIgG   E.HAVIgM

8.HIV 不能通过下列哪种途径传播?(   )

A.性接触   B.输血   C.母婴

D.握手   E.共用注射器注射

9.HIV 主要感染下列哪种细胞?(   )

A.CD4$^+$ T 淋巴细胞   B.淋巴细胞   C.单核细胞

D.神经胶质细胞   E.皮肤上皮细胞

10.HIV 不可用下列哪种方法消毒?(   )

A.高压湿热消毒   B.75%的酒精   C.0.2%的次氯酸钠

D.焚烧   E.紫外线

11.有关 HIV 感染的正确概念是(   )。

A.HIV 只感染 CD4$^+$ T 淋巴细胞

B.HIV 侵入人体后不能刺激机体产生抗体

C.要是血清抗 HIV 阳性病人就无传染性

D.在血清中有抗体和病毒同时存在的情况下,此血清仍有传染性

E.抗 HIV 阳性的血液经过 56 ℃,30 min 处理后,仍然有传染性

12.HIV 抗体检查是诊断 HIV 感染的常用血清学方法,HIV 抗体阳性标准为(   )。

A.ELISA 检测 HIV 抗体连续两次阳性者

B.乳胶凝集试验和 ELISA 检查均阳性者

C.间接免疫荧光和 ELISA 检查均为阳性者

D.任何两种免疫学方法检查 HIV 抗体均阳性者

E.ELISA 连续两次阳性进一步免疫印迹法证实者

13.预防 HIV 感染的主要措施应当为(   )。

A.加强卫生宣传,养成良好的卫生习惯,防止病从口入

B.加强卫生宣传,消灭四害,搞好环境卫生

C.加强卫生宣传,搞好计划免疫,增强体质

D.加强宣传教育,严禁毒品注射,禁止性乱交,严格检查血液制品

E.加强卫生宣传,搞好环境卫生,保持室内能通风

二、简答题

1.简述病毒性肝炎的临床分型及其传播途径。

2.试述病毒性肝炎的主要临床表现。

3.简述常见病毒性肝炎抗原抗体诊断意义。

4.简述艾滋病的传播途径和预防措施。

5.说出艾滋病的临床分期及其表现。

6.简述艾滋病的致病机制。

（胡　浩　郭丽珊）

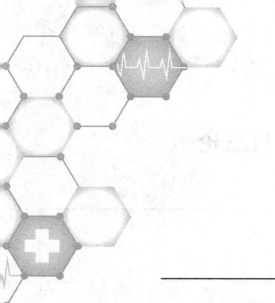

第二部分

外科学

第十一章 外科总论

📖 **学习目标**

• 掌握3种水钠失衡的特点、临床表现、诊断和治疗。

• 掌握高钾血症、低钾血症的概念、临床表现和治疗。

• 掌握休克的概念、临床表现、休克监测和治疗原则。

• 掌握感染的分类、临床表现和治疗原则,掌握一般性感染的特点和特异性感染的临床特点。

• 掌握创伤的分类、临床表现、开放性伤口的处理原则和清创的方法。

• 掌握肿瘤的概念、临床表现、诊断和治疗原则。

📖 **知识点**

• 体液失衡的概念、补液的基本原则;休克分类、临床表现和治疗原则;外科感染的分类和特点;创伤分类、临床表现、治疗原则;良、恶性肿瘤的鉴别。

第一节 水电解质及酸碱平衡失调

案例导入 📖

患者,男,35岁,体重63 kg。因腹部外伤术后引起小肠瘘。现病人主诉头晕、乏力、视物模糊。查体:P 120次/min,Bp 98/68 mmHg,四肢冷,尿量380 mL/24 h,血清钠129 mmol/L,血钾3.5 mmol/L。请思考:

(1)患者存在什么问题?

(2)失液总量是多少?

(3)如何选择液体种类?

一、概述

体液是由水分以及溶于其中的溶质,包括电解质和非电解质所形成的溶液。体液平衡是指体液在含量、分布和组成方面都相对地处于恒定状态,是一种动态的平衡。保持体液的动态平衡,是维持机体正常代谢、保证人体内环境稳定和器官功能正常运行的最基本条件。

人的总体液量受性别、年龄和胖瘦的影响而有差异。成年男性的总体液量一般为人体质量的60%。因女性体内脂肪较多,脂肪组织的含水量较少,仅为10%~30%,因此成年女性的总体液量较低,约占体重的50%。新生儿体内的脂肪很少,总体液量可高达体重的80%。体液分为细胞内液和细胞外液两部分。细胞内液量在男性约占体重的40%,绝大部分存在于骨骼肌群中。女性的肌肉不如男性的发达,故女性的细胞内液约占体重的35%,细胞外液量约占体重的20%。细胞外液又被毛细血管壁分成血浆和组织间液两部分,分别占体重的5%和15%。

正常人每日摄入和排出的水分量,虽然常有改变,但经过肾脏的调节,即当摄入量较少时,浓缩尿液节约水分;当摄入多时,经肾将多余部分排出体外,故体内含水量基本上是恒定的。水的来源:①直接摄入的水,成人每日入量2 000~2 500 mL,包括食物含水1 000~1 500 mL,直接饮水1 000 mL;②内生水,物质代谢大约300 mL。水排出途径较多,包括尿1 000~1 500 mL,粪150 mL,皮肤蒸发500 mL,呼吸350 mL,总计2 000~2 500 mL。

体液中的溶质可分为电解质和非电解质两类,凡是在溶液中能导电并产生正、负离子的物质叫作电解质,细胞内液中阳离子主要是钾,阴离子主要是蛋白质、磷酸根等;细胞外液中阳离子主要是钠,阴离子主要是氯和碳氨氢根离子等。细胞外液和细胞内液渗透压相同,一般为290~310 mmol/L。

钠是细胞外液中最重要的离子,具有维持细胞外液渗透压的重要作用,正常成人体内钠总量外每千克体重40~44 mmol,90~100 g,由于细胞外液的渗透压主要由钠维持,因此钠增多时细胞外液也增多,如超过正常会引起水肿,如减少过多可使血容量不足而发生周围循环衰竭。食物是钠的主要来源,一般成人每日从食物中摄入食盐6~10 g(含钠102~170 mmol),超过每日所需量4.5 g。一般成人每日需钠6~10 g。

钾是细胞内最重要的阳离子,全身98%的钾在细胞内,因此细胞内渗透压主要由钾维持。钾的作用有维持细胞酶、蛋白质和糖原的新陈代谢,维持细胞内外渗透压平衡和酸碱平衡,维持胃肠道的蠕动,维持神经肌肉和协调心肌活动。成人每日需钾盐3~4 g。

二、水钠代谢紊乱

(一)等渗性脱水

等渗性脱水又称急性缺水或混合性脱水,在外科临床上最为常见。因水和钠成比例地丧失,故血清钠仍在正常范围。

【病因】

①常见于消化液大量丧失时,如腹泻、呕吐、肠梗阻、肠道肿瘤等情况。②体液丧失于感染区域或软组织,如腹膜后感染、烧伤等。

【病理及病生】

等渗性缺水会造成细胞外液量迅速减少,包括循环血量。入球小动脉壁的压力感受器收到管内压力下降的刺激,以及肾小球滤过率下降所致的远曲肾小管液内钠的减少,引起肾素-

血管紧张素-醛固酮系统的兴奋,醛固酮的分泌增加。醛固酮促成远曲肾小管对钠的再吸收,因而随钠一同被再吸收的水量也有增加,使细胞外液量回升。

【临床表现】

缺水症状为尿少,舌干燥,眼球下限,皮肤松弛;缺钠症状为厌食、恶心、软弱无力。当损失体液达体重5%时,病人出现脉搏细速、肢端湿冷、血压不稳等血容量不足的症状。当损失达体重的6%~7%时,休克的表现将更严重,常伴发代谢性酸中毒。如丧失的主要为胃液,因氯的大量丧失,可伴发代谢性碱中毒。

【治疗】

针对细胞外液量的减少,以平衡盐溶液尽快补充血容量,常用的平衡盐有乳酸钠和复方氯化钠溶液(1.86%乳酸钠溶液1份和复方氯化钠2份)的混合液,以及碳酸氢钠与复方氯化钠(1.25%碳酸氢钠1份和复方氯化钠2份)的混合液。

补液量计算按照每丧失体重1%补液500~600 mL。如60 kg,有血容量不足之表现时,表示细胞外液已缺失达5%,需输入3 000 mL;如无血容量不足之表现,则可仅输入上述量的1/2~1/3,即1 500~2 000 mL。还应补充生理需要量(2 000 mL水,4.5 g钠盐,3 g钾和100 g糖)。

(二)低渗性脱水

低渗性脱水又称慢性缺水或继发性缺水。水和钠同时缺失,但缺水少于失钠,故血清钠低于正常范围,细胞外液呈低渗状态。

【病因】

①胃肠道消化液持续性丧失,如反复呕吐、胃肠道长期负压吸引或慢性肠梗阻;②大创面慢性渗液;③肾脏排出水和钠增多,如应用氢氯噻嗪等利尿剂时,未注意补充适量的钠盐。

【病理及病生】

缺钠以后,细胞外液的渗透压降低,水分一方面转入细胞内细胞水肿;同时由于渗透压感受器的反射,使垂体后叶释放抗利尿激素减少,从而减弱肾小管对水的回吸收,水分又从尿中排出,以致细胞外液减少、血容量也随之下降。

【临床表现】

低渗性缺水出于细胞外液渗透压低于正常,因此尽管机体缺水,患者却无明显口渴感,尿量减少也不明显。由于细胞外液大量丢失,典型的临床表现以循环血量不足和组织缺水为主。临床上根据缺钠程度不同,将低渗缺水分为轻、中、重3度,见表11.1。

表11.1 低渗缺水临床分度

程度	临床表现	血清钠/(mmol·L^{-1})	缺钠盐/(g·kg^{-1})
轻度	疲乏、头晕,直立性晕厥,尿量正常或增加	130~140	0.5
中度	恶心、呕吐、皮弹性减退、眼窝凹陷,血压下降,浅静脉塌陷,尿少	120~130	0.5~0.75
重度	以上症状加重,并出现休克、昏迷	<120	0.75~1.25

【治疗】

①治疗原发病;②轻、中度缺钠一般从静脉补充葡萄糖盐水即可。每千克体重失钠 0.5 g,先补给 1/2 的量,加上日需要量 4.5 g,其余 1/2 的量可在第二天补足。③重度缺钠者,为提高体液的渗透压,可给予高渗盐水(3%~5%氯化钠溶液)。补钠量可根据上述临床表现估计。

(三)高渗性脱水

高渗性脱水又称原发性脱水,水和钠同时缺失。由于缺水多于缺钠,故血钠增高,细胞外液呈高渗状态。

【病因】

①摄入水分不足,如禁食、神志不清、不能进食;②因口腔、咽喉或食管疾病所致进食障碍,如食管癌;③在"溶质性"利尿、尿崩时补水不足;④大面积烧伤、广泛创伤、大手术或高热引起的水分丧失增多。

【病理及病生】

高渗性脱水以水分丧失为主,钠盐损失较少,因而细胞外液中电解质浓度高于正常,渗透压增高。此时细胞内液的渗透压比组织液为低,故细胞内水分透过细胞膜向组织间隙渗出,而形成细胞内脱水。同时,高渗使抗利尿激素分泌增加,加强肾小管对水分的重吸收,因而可有尿少及比重增高现象。最后,细胞内缺水的程度超过细胞外液缺水的程度。脑细胞脱水会引致脑功能障碍。

【临床表现】

按照失水程度可分为轻、中、重 3 度,见表 11.2。

表 11.2　高渗性脱水临床分度

程度	症　状	缺水(占体重%)
轻度	口渴	2~4
中度	严重口渴、口干、尿少、尿比重高、皮肤弹力减退、软弱、烦躁	4~6
重度	除上述症状外,还有神志不清、躁动、昏迷、高热	>6

【治疗】

尽早去除病因,病人如能进食,给予饮水及进食,病情很快可以好转。如不能饮水或失水程度较重,可静脉输 5%葡萄糖溶液或 0.45%氯化钠溶液。①根据临床表现,按照体重百分比的丧失来估计,每丧失 1%补充 400~500 mL。②根据血钠公式算:补水量(mL)=[血钠测得值(mmoL)-血钠正常值(mmol)]×体重(kg)×4,当日先给予补水量的一半,余下的应在第二日补给。另外还应补给生理需要量 2 000 mL。

三、钾代谢紊乱

(一)低钾血症

血清钾低于 3.5 mmol/L 时,称为低钾血症。临床上较常见。

【病因】

①摄入不足：如手术后进食或长期不能进食。②自胃肠道丧失：如呕吐、腹泻、长期胃肠吸引或消化液经胃肠瘘丧失。③尿钾排出过多：应用利尿剂，尤其是噻嗪类药物。慢性心力衰竭，肝肾疾病等继发的醛固酮增多，酸中毒、创伤和严重的组织破坏后，长期使用皮质激素类药物等，致使尿钾排出过多。在输入大量不含钾的盐水后，细胞外液中 Na^+ 增多，促进 K^+ 从尿中排出。④钾在体内分布异常：如在输注大量葡萄糖液，尤其是与胰岛素合用或伴有碱中毒时，促使 K^+ 转入细胞内。

【临床表现】

主要为神经肌肉兴奋性降低，①肌无力最早出现，可出现四肢柔软无力，以后可延及躯干和呼吸肌，更后可有软瘫、腱反射减退或消失。②病人可有口苦、恶心、呕吐和腹胀等胃肠功能障碍。③心脏受累主要为传导和节律异常，心音低沉、心律不齐等。心电图改变为早期出现 T 波降低、变宽、双相或倒置，随后出现 ST 段降低、QT 间期延长和 U 波，如图 11.1 所示。④中枢神经抑制，可有嗜睡、淡漠等。另外，血清钾过低时，由于 K^+ 由细胞内移出，与 Na^+、H^- 交换增加，会发生碱中毒，病人出现碱中毒的一些症状，但尿呈酸性（反常性酸性尿）。

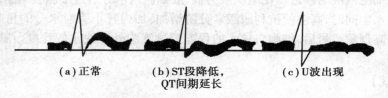

(a)正常　　　　(b)ST段降低，　　　　(c)U波出现
　　　　　　　　QT间期延长

图 11.1　低钾血症心电图变化

【治疗】

应及早去除缺钾的原因，治疗原发病。临床上缺钾的程度很难判断，虽可根据血钾测定结果计算补钾量，但与临床实际应用尚有较大距离，通常采取分次补钾边治疗、边观察的方法。外科的低钾患者常无法口服钾剂，需静脉补给。正常情况下细胞外液的钾就不多，要达到细胞内外的平衡需要有个过程，因此补钾要注意以下问题：

（1）争取口服：口服为最安全的补钾方法，以 10%氯化钾、枸橼酸酸钾或醋酸钾溶液口服，10 mL 日三次口服，手术后病人应争取早日进食。也可进食含钾丰富的水果和蔬菜，如橘子、香蕉、枣子、番茄、紫菜、海带等。

（2）浓度适宜：静脉输注液中含钾浓度一般不超过 0.3%，即 1 000 mL 液体内，加入 10%氯化钾不超过 30 mL。否则浓度过大易导致心脏骤停，且对静脉的刺激性大。

（3）见尿补钾：因钾主要经肾排泄，故尿少者不宜补钾，否则易引起高血钾的危险。宜先从静脉滴注生理盐水，待血容量恢复，尿量增加达每小时 40 mL 以上时，方可补钾。

（4）滴入勿快：氯化钾溶液进入血流后，须经 15 h 左右，方可建立细胞内外的平衡，故成人静脉滴入速度每分钟不宜超过 40~60 滴，否则有刺激静脉及导致高血钾的危险。

（5）控制总量：每天补钾总量要正确估计。对于一般术后禁食的病人，而无其他额外损失的，可给 10%氯化钾 20~30 mL。严重缺钾时，24 h 内也不宜超过 70~100 mL。

（6）补钾时间：一般为 3~5 天。

（7）备用钙剂：补钾时备用葡萄糖酸钙，一旦出现高钾所致的心律失常，立即静推 10%葡萄糖酸钙 10~20 mL。

（二）高钾血症

血钾高于 5.5 mmol/L 称为高钾血症。

【病因】

高钾血症最常见于急性或慢性肾功能衰竭。因钾潴留体内，排出困难，如一时补钾过多，但逾量不大和肾功能正常，多余的钾能迅速自尿中排出。如直接推注氯化钾，引起血钾突然升高，可发生心跳骤停。在外科，高钾血症多发生在缺氧、酸中毒、溶血、大面积组织损伤（挤压综合征）和脓毒性感染后，因为大量细胞和组织破坏，K^+ 由细胞内大量移出的缘故。

【临床表现】

由于高钾血症常继发于急性肾功能衰竭和酸中毒，故起临床表现易被原发征象所掩盖。

病人一般无特异性表现，有时有轻度神志模糊或淡漠，疲乏、手足感觉异常。严重高钾血症可有微循环障碍的表现，如皮肤苍白、发冷、青紫。尤其是血钾超过 7 mmol/L 时，可出现软瘫，先累及躯干，后波及四肢，最后影响呼吸肌而出现呼吸困难。早期血压升高，后期下降，脉率缓慢，心音远弱，或出现室性早搏，严重者出现心室颤动，导致心脏骤停。同时典型的心电图改变为：早期 T 波高而尖，QT 间期缩短，随后出现 QRS 波群增宽，如图 11.2 所示。

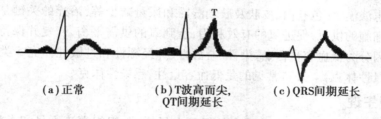

(a)正常　　　　　　(b)T波高而尖，　　　(c)QRS间期延长
　　　　　　　　　　QT间期延长

图 11.2　高钾血症心电图变化

【治疗】

（1）禁止一切钾的摄入：包括停用一切有钾的药物或溶液，避免进食含钾量高的食物，如牛奶、水果等。

（2）促使 K^+ 暂时转入细胞内：①静脉输入高渗葡萄糖液及胰岛素，可用 25%葡萄糖 2 00 mL，每 3~4 g 糖加入 1 U 胰岛素，作静脉滴注，可使 K^+ 转入细胞内，暂时降低血清钾浓度。必要时 3~4 h 重复给药。②静脉注射 5%碳酸氢钠溶液，碱化细胞外液，可增加肾小管的排钾作用，并使钾离子转入细胞内而降低血钾，可静脉注射 5%碳酸氢钠溶液 60~100 mL 后，再静脉滴注 100~200 mL。③肌肉注射丙酸睾丸酮或苯丙酸诺龙以促进蛋白质合成，使 K^+ 转入细胞内。

（3）对抗高钾所致的心律紊乱：可静脉注射 10%葡萄糖酸钙溶液 10~20 mL，钙对钾有拮抗作用，可缓解钾对心肌的毒性作用，必要时可重复使用。

（4）应用阳离子交换树脂促进钾的排出：每次 15 g，每日 4 次，可从消化道将钾排出体外。

（5）透析治疗：有腹膜透析和血液透析，一般用于上述疗法仍不能降低血清钾浓度时。

第二节　休　克

案例导入

患者,男,35岁,因"肝硬化、门脉高压症、食管下段和胃底贲门静脉曲张破裂出血"而急诊入院。查体:Bp 80/60 mmHg,P 100次/min,神清,面色苍白,出冷汗、兴奋、烦躁不安、脉搏细速,心肺未闻及明显异常,腹平坦,全腹轻压痛,反跳痛(−),肌紧张(−),肠鸣音活跃,余无明显异常。请思考:

(1)做出初步诊断,并估计失血量。

(2)提出诊断依据。

(3)治疗原则是什么?

休克(shock)是机体因各种原因引起有效循环血量锐减,组织灌流不足,导致细胞代谢紊乱和功能受损的病理过程,是一种多因素导致的临床综合征。机体组织氧供应不足和需求增加是休克的本质,产生炎性介质是休克的特征。其典型表现为脉率加快、脉搏细速、血压不稳、烦躁不安或神志淡漠、面色苍白、皮肤及肢端湿冷和尿量减少等,治疗的关键是早期诊断并尽早恢复对组织细胞的供氧,促进氧的有效利用,达到氧的供需平衡,恢复并保持细胞的正常功能。休克按病因分为低血容量性、感染性、心源性、神经源性和过敏性休克5类(损伤性、失血性归入低血容量性休克)。外科常见的是低血容量性、感染性休克。

一、病理生理

各类休克共同的病理生理基础是有效循环血量锐减,组织灌流不足和炎症介质的产生。病理生理变化主要为微循环的变化、代谢变化、炎症介质的释放和细胞功能损伤以及内脏器官的继发性损害。

(一)微循环障碍

该障碍主要包括3个阶段:

(1)微循环收缩期:休克早期,循环血量锐减,动脉血压下降,机体通过应激等一系列代偿机制进行调节和矫正:一方面使心跳加快,心排出量增加以维持循环的相对稳定;另一方面是外周血管阻力和回心血量增加,保证了心脑等重要生命器官的血液灌流。机体处于休克代偿期,此时因微循环内毛细血管的前括约肌收缩导致血液"少灌少流、灌少于流",组织处于缺血、缺氧状态。

(2)微循环扩张期:若休克持续,微循环变化继续发展,组织灌注不足进一步加重,细胞代谢紊乱,出现能量不足,乳酸类产物蓄积,舒血管物质(如组胺、缓激肽等)释放,导致毛细血管前括约肌失去对儿茶酚胺的反应能力而舒张,而后括约肌仍处于收缩状态,血液"灌而少流、灌大于流",大量血液滞留于开放的毛细血管网内,进一步减少循环血量,血压下降。此时机体代偿已不能保证心脑等重要器官的灌注。

（3）微循环衰竭期：滞留在微循环内的血液，黏稠度增加，在酸性环境中处于高凝状态，红细胞和血小板易发生聚集并在毛细血管内形成微血栓，甚至出现弥散性血管内凝血（DIC），为不可逆性失代偿期。血液"不灌不流"，细胞严重缺氧、缺乏能量致细胞内溶酶体膜破裂，释放多种酸性水解酶，造成细胞自溶并损害其他细胞，最终引起多器官功能衰竭（MOF），常导致患者死亡。

（二）代谢变化

（1）体液变化：休克反射引起肾上腺分泌醛固酮增加，机体排钠减少，以保留液体和补偿部分血量。同时，脑垂体后叶增加抗利尿激素分泌，而保留水分，增加血浆量。

（2）氧代谢异常引起代谢性酸中毒：细胞对氧的需求不能满足时，发生无氧代谢（糖酵解），产生少量 ATP 和较多丙酮酸和乳酸，造成高乳酸血症。

（3）能量代谢障碍：应激状态下抑制蛋白合成，促进蛋白分解；促进糖异生，抑制糖降解，使血糖升高。脂肪分解增强，成为机体获取能量的主要来源。

（三）炎症介质释放和细胞功能损伤

（1）严重创伤、感染、休克使机体应激反应呈"瀑布样"连锁放大效应，释放过量炎症介质等活性氧代谢产物，可引起脂质过氧化和细胞膜破裂。

（2）代谢性酸中毒和能量不足影响细胞各种膜功能，导致血钠降低，血钾升高，引起细胞外液减少和细胞肿胀死亡，大量钙离子引起溶酶体损伤，细胞自溶，产生各种毒性因子或产物，还破坏线粒体，影响能量生成。

（四）内脏器官继发性损害

微循环障碍持续存在和发展，组织器官缺血缺氧不能改善，细胞变性、坏死，常累及心、肺、脑、肝、肾、胃肠、胰腺等器官。其中心、肺、肾的功能衰竭则是造成休克死亡的三大主要原因。另外几个脏器同时或相继受损时，常出现多器官功能不全（MODS），甚至多器官功能衰竭（MOF）。

二、临床表现

（一）休克代偿期（或称休克早期）

低血容量休克时，如血容量丧失未超过20%（约800 mL），由于机体的代偿作用，病人中枢神经兴奋，交感神经活动增加，病理上处于微循环收缩期，患者出现烦躁不安，皮肤苍白，四肢厥冷，心率、呼吸加快，舒张压由于血管收缩而增高，但收缩压仅 80 ~ 90 mmHg，脉压<20 mmHg。中心静脉压尚可正常。尿量正常或减少。此期为休克救治的关键时期，若能及时诊断、积极治疗，休克多可较快纠正。否则，病情发展进入休克期。

（二）休克抑制期（又称休克期）

病理上处于微循环扩张期，严重时处于衰竭期。机体失代偿，患者神情淡漠，反应迟钝，意识模糊甚至昏迷；出冷汗，口唇、肢端紫绀，脉搏细速，呼吸困难，血压下降或测不出，尿少甚至无尿。还可出现 DIC 或 ARDS，甚至 MODS 或 MOF。

三、诊断

凡遇到严重损伤、大量出血失液、重度感染、过敏及有心脏疾患等病因，应注意休克的发生。结合上述临床表现及相关化验、检查结果一般不难做出诊断。关键是要早期发现，在休克代偿期及时确诊和抢救。在以下指标中第 1 条有两项,第 2 条有一项以上,即可诊断为休克。

(1)①脉搏细速(>100 次/min)或不能触知;②外周微循环障碍表现,如面色苍白、皮肤黏膜发绀、肢冷、外周静脉塌陷、意识障碍等;③尿量小于 30 mL/h。

(2)①血压<80 mmHg;②血压>80 mmHg,但脉压<20 mmHg、尿少等。

四、监测

休克的监测对早期诊断,判断病情程度,估计预后及指导救治均具有十分重要的意义。因为休克病人的抢救是否成功取决于两点:一是病情的严重程度;二是救治措施的有效程度。而这两点都必须通过对休克病人的监测进行了解。对休克病人的动态监测是了解病情变化和治疗效果的关键,是及时采取有效治疗措施的前提。

(一)一般监测项目

(1)意识状态:是脑组织血液灌注、供氧情况和全身循环状态的反映。烦躁、意识障碍提示脑组织缺血缺氧、脑水肿,脑细胞损害。

(2)皮肤温度和色泽:是体表灌流状态的反映。面色苍白、肢冷、出冷汗表示交感神经兴奋,微血管收缩;皮肤、口唇发绀,甲下毛细血管充盈和浅静脉充盈时间延长,皮肤紫纹表示微循环淤滞;皮肤出血、瘀斑常提示 DIC 可能。如患者四肢温暖,轻压指甲或口唇局部暂时缺血苍白,松压后色泽迅速恢复正常,表明休克好转。

(3)血压:强调动态观察比较。一般认为收缩压低于 90 mmHg,脉压低于 20 mmHg 时休克存在;血压回升,脉压增大是休克好转征象。

(4)脉率:脉率变化比血压敏感。当血压还较低,而脉率已恢复且肢体转暖时,常表示休克趋于好转。可用休克指数估计判断休克的有无及轻重:休克指数(SI)= 脉率/收缩压(mmHg)。正常 0.5 左右;大于 1.0~1.5 有休克;大于 2.0 重度休克。

(5)呼吸:呼吸深快提示代谢性酸中毒;呼吸频率>28 次/min,血氧饱和度(SPO_2)<90%,动脉血氧分压(PaO_2)<60 mmHg,吸入纯氧仍无改善,提示急性呼吸窘迫综合征(ARDS);呼吸由深快到浅快,再到潮式呼吸,提示脑水肿,颅内高压。

(6)尿量:是肾血流灌注情况的反映。尿量维持在 30 mL/h 以上时,表示休克纠正;尿量小于 25 mL/h、尿比重高则表示肾血管收缩或血容量仍不足;血压正常、尿量小于 20 mL/h、比重低而恒定在 1.010 左右、尿中管型细胞,可能发生急性肾功能衰竭(ARF)。故对休克者,应留置导尿管连续监测尿量。

(二)特殊监测项目

1.中心静脉压(CVP) 为接近心脏的上腔或下腔静脉压,取决于腔静脉的回心血量和右心室搏出量,反映右心前负荷及功能,间接反映左心功能和前负荷。正常为 50~100 Pa(5~10 cmH_2O)。CVP=血容量/心功×血管容量,即 CVP 与血容量成正比,与心脏功能及血管容量成反比。CVP<50 Pa,表示血容量不足或血管扩张;CVP>150 Pa 则表示心功能不全,应立即减慢输液及强心治疗。

2.肺动脉楔压(PAWP) 用 Swan-Ganz 肺动脉漂浮导管从周围静脉插入经右心进入肺支流,测定肺动脉压及导管尖端气囊充气后的肺动脉楔压。PAWP 可较 CVP 更早反映左心房压和左心室舒张末压,即能更早更准确地反映左心和肺循环的阻力,其正常值为 0.8~2.0 kPa。而肺动脉压的正常值为1.3~2.9 kPa。低表示血容量不足,高则表示心功能不全。

3.心搏出量、心脏指数及周围血管阻力　对判断中、重度休克患者的血流动力学分型及抢救治疗有很大的帮助。此项指标应在重症监护病房(ICU)中进行监测。

4.动脉血气分析　动脉血氧分压(PaO_2)正常值为 80~100 mmHg(10.7~13 kPa);动脉血二氧化碳分压($PaCO_2$)正常值为 36~44 mmHg(4.8~5.8 kPa)。休克时可因肺换气不足,出现体内二氧化碳聚积致 $PaCO_2$ 明显升高;相反,如患者原来并无肺部疾病,因过度换气可致 $PaCO_2$ 较低;若患者通气良好,但 $PaCO_2$ 仍超过 45~50 mmHg(5.9~6.6 kPa)时,常提示严重的肺泡功能不全;$PaCO_2$ 高于 60 mmHg(8.0 kPa),吸入纯氧仍无改善者则可能是 ARDS 的先兆。动脉血 pH 值正常为 7.35~7.45。通过监测 pH 值、碱剩余(BE)、缓冲碱(BB)和标准重碳酸盐(SB)的动态变化有助于了解休克时酸碱平衡的情况。

五、治疗

休克治疗的原则是尽早祛除病因,尽快恢复有效循环血量,纠正微循环障碍,恢复机体的正常代谢。同时要维护重要脏器功能,防止继发多器官功能障碍。

(一)具体治疗措施

(1)尽快控制出血、感染等原发病因:适当止痛,固定,采取休克体位(头和躯干抬高 20°~30°、双下肢抬高 15°~20°),保持呼吸道通畅,给氧。建立 2 条静脉通路以利于输液、用药及监测;留置导尿;注意保温。

(2)及时恢复有效循环血量、纠正缺氧:根据监测指标指导补充液体质、量及速度。先采用晶体液和胶体液,晶体首选平衡盐,胶体首选血浆,必要时成分输血。也有用3%~7.5%高渗盐溶液进行休克复苏治疗。

(3)积极处理原发病:一般在休克状态稳定后及时手术处理原发病变,但情况不允许时,要一边抗休克治疗,一边急症手术。

(4)纠正酸碱及水、电解质失衡:在代谢性酸中毒时,注意因过度换气导致呼吸性碱中毒,故休克早期不主张使用碱性药物。酸中毒的最后纠正依赖于休克的根本好转。成人休克中度以上一般应补充5%碳酸氢钠,可根据公式计算使用剂量。

(5)应用血管活性药物:在补足血容量情况下,适当应用血管活性药物以迅速提高血压,改善各脏器的血流灌注。

(6)其他药物应用:出现 DIC 征象时,应及时用肝素治疗,还可用抗纤维蛋白溶解药物防止纤维蛋白溶酶形成。皮质类固醇一般应用于感染性休克、休克合并 ARDS 等。

(二)加强营养代谢支持和免疫调节治疗

适当的肠内、外营养可减少组织分解。应用生长激素、谷氨酰胺,保护肠黏膜,防止肠道细菌移位。

(三)维护重要脏器功能

休克是一个序贯性连续发展的病理过程,在休克发展至一个或多个器官功能不全(MODS)或衰竭(MOF)时,救治非常困难,病死率很高。故在休克治疗的早期就应十分注意重要脏器功能支持。即使是休克合并 3 个器官以下的脏器衰竭,在有效治疗措施下,加强内脏功能支持,也可能使部分患者生存。

第三节　外科感染

案例导入

　　患者,男,无明显诱因突然出现右小腿前部片状红斑,并有局部烧灼痛,伴畏寒、发热、头痛。查体:右小腿胫前部有一约 3 cm×5 cm 片状红斑,边缘清楚,并略隆起,色鲜红,中间色较淡,有少许皮屑,手压可使颜色消退,放手后颜色很快恢复;右腹股沟区淋巴结肿大,压痛,但边界清楚,活动好;右足有足癣。既往有类似发作史。请思考:

　　(1)写出诊断及依据。

　　(2)如何治疗?

一、概述

　　外科感染一般是指需手术治疗的感染性疾病和发生在创伤、手术、介入性诊疗操作后并发的感染。尽管抗菌药物不断增多,但外科感染的发病率并未降低,仍占外科疾病的 1/3~1/2。外科感染具有以下特点:①多属几种需氧菌与厌氧菌的混合感染;②以内源性感染为主,病原菌多来自人体的正常菌群;③多数有明显的局部症状和体征,病变常导致组织结构破坏、修复、愈合并形成瘢痕;④常需外科手术治疗。

(一)病因

　　外科感染可由病原微生物和寄生虫引起,微生物以细菌最常见,其次有病毒和真菌等,其中外源性感染菌来自周围环境,致病力强。如金黄色葡萄球菌、溶血性链球菌、结核杆菌、厌氧梭状芽孢杆菌等;内源性感染菌为来自体内的条件致病菌,正常情况下,寄居在皮肤、口鼻咽腔、肠管、阴道、尿道等部位,一般情况下不致病,甚至有益无害,使微生物、宿主、环境三者保持生态平衡。在生态失调时,如致病微生物的数量与毒力增加或机体免疫力下降,可引起感染,常见有口鼻咽腔正常菌群所致的脑脓肿、肺脓肿、脓胸;肠管正常菌群所致的急性腹膜炎、急性阑尾炎、胆道感染、肝脓肿;皮肤正常菌群所致的烧伤及手术切口感染等,最后可引发全身性炎症反应,进而导致脓毒症。当众多的机体防御机制参与炎症过程,在及时有效的治疗下,可使入侵致病微生物局限化或被清除而痊愈。故外科感染虽由致病微生物侵入人体所引起,其发生和发展与致病微生物和机体免疫力有密切关系。

(二)分类

1.按致病菌特性分

　　(1)非特异性感染:又称化脓性感染或一般性感染。如疖、痈、丹毒、急性阑尾炎等,常见致病菌有葡萄球菌、链球菌、大肠杆菌。其特点是:同一种致病菌可引起几种不同的化脓性感染,而不同的致病菌又可引起同一种化脓性感染。有化脓性炎症的共同特征,即红、肿、热、痛,继而可形成脓肿,防治原则基本相似。

　　(2)特异性感染:如结核病、破伤风、气性坏疽、炭疽及放线菌病等。其特点是:一种疾病只能由一种致病菌所引起。各病的临床表现和防治原则截然不同。

2.按感染发生的情况分

（1）条件性（机会）感染：指平常为非致病或致病力低的病原菌，由于数量增多使毒性增大，或人体免疫力下降，趁机侵入而引起的感染。

（2）医院内感染：分交叉（外源性）感染和自身（内源性）感染两种，主要由条件致病菌引起，通常指在医院内发生的创伤和烧伤感染、呼吸系统和泌尿系统的感染。医务人员的无菌操作对院内感染有显著影响。

（3）二重感染也称菌群交替症：是在广谱抗菌药物治疗过程中，多数敏感细菌被抑制，耐药菌大量生长繁殖，导致机体菌群失调而产生的新感染。一般见于用药后20天内，好发于婴儿、年老体弱、有严重疾病、腹部大手术后和长期使用激素等免疫功能低下者。病原微生物主要为金黄色葡萄球菌、真菌及革兰阴性杆菌。常见于难辨梭状芽孢杆菌过度繁殖所致伪膜性结肠炎；还有白色念珠菌感染，少数病人可发生病死率颇高的真菌性败血症。

3.按感染的病程分　病程在3周内为急性感染，3周至2月为亚急性感染，超过2月为慢性感染。

（三）临床表现

1.局部症状　感染部位红、肿、热、痛和功能障碍是一般性感染的五大典型症状。感染局部症状的程度可随病变范围和位置深浅而异。病变范围小或位置较深时，局部症状则不明显，反之，病变范围大或位置表浅时，局部症状则较突出。

2.全身症状　感染轻，可无全身症状。感染较重的常有发热、头痛、全身不适、乏力、食欲减退等。一般均有白细胞计数增加和核左移。病情严重时，甚至出现白细胞降低和中毒颗粒。全身感染严重，易引起水电解质和酸碱平衡紊乱、感染性休克。病程长者，因营养消耗可出现贫血、消瘦或浮肿。

（四）诊断

根据病史、症状、体征和白细胞计数及分类进行综合判断，仍是感染的基本诊断方法。细菌培养阳性是诊断感染的金指标。但须时间较长，常常培养结果出来后，感染细菌又发生新的变化。波动感是诊断脓肿的主要依据。深部脓肿波动感常不明显，但表面组织常有水肿、局部有压痛，全身症状明显，可借助诊断性穿刺抽到脓液。将抽到的脓液行细菌培养和药物敏感试验，可为选择抗菌药物提供依据。为寻找或定位深部的感染灶，还可进行如超声波、X线、CT和MRI检查等辅助检查。

（五）治疗

原则上应大力增强人体的抗菌感染和组织修复能力，及时杀灭致病微生物，适时引流脓液或清除坏死组织。

1.局部疗法

（1）患部制动、休息：对感染的肢体，可抬高，必要时，可用夹板或石膏绷带固定，有利于静脉的回流，减轻疼痛，使炎症局限化或消肿。

（2）外用药：浅部感染早期或中期可外用。①2.5%碘酒；②2%鱼石脂软膏；③50%硫酸镁溶液浸浴；④0.25%普鲁卡因加青霉素80万U或庆大霉素16万U作病灶周围封闭；⑤中药外敷。已破溃的感染，则行引流和更换敷料。厌氧菌感染伤口可用3%过氧化氢溶液冲洗、浸泡。

(3)物理疗法:用热敷或湿热敷、红外线、超短波理疗,能改善局部血液循环,有促进感染的吸收或局限化作用。

(4)手术治疗:如脓肿的切开引流、清除切口的坏死组织及异物、切除坏死肠管及阑尾、清除结核病灶、气性坏疽紧急切开减张引流等,以减轻局部和全身症状,阻止感染继续扩散。

2.全身疗法　重症病人应加强全身重要脏器的监测及病程严重性评估。

(1)改善全身症状:目的是改善全身情况和增加免疫力。①确保病人充分休息,提供高能量、高蛋白、高维生素的易消化饮食;②维持水、电解质与酸碱平衡和营养代谢,少量多次输新鲜血,注射胎盘球蛋白、丙种球蛋白增强免疫力;③缓解症状,如有高热用冷敷或解热镇痛药物,体温过低注意保暖。

(2)抗菌药物的应用:抗菌药物合理应用,不仅提高了外科感染疾病的防治效果,而且增加了手术安全性。反之,不加选择地应用抗菌药物,可增加致病菌对药物的耐药性,出现毒副作用,引起二重感染,甚至危及生命。

抗生素使用的基本原则是"能不用尽量不用,能单用不联用,能窄谱不广谱,能口服不肌注,能肌注不静注以及合理的用药时间"。凡一些轻微的局部感染如毛囊炎、疖或表浅化脓性伤口可不用抗菌药物。对较严重、无局限化倾向的感染,需配合手术治疗的外科感染,如急性腹膜炎、肝脓肿、气性坏疽、手部感染等手术治疗的前后,应全身使用抗菌药物。抗菌药物的选择是根据感染部位、脓液性状、细菌培养和药敏试验、抗菌药物的抗菌谱及毒副作用和价格,参照病人的肝肾功能等选用抗菌药物。在治疗最初阶段,缺乏致病菌的详细资料,抗菌药物选择是经验性的,先按临床诊断、脓液性状,估计致病菌种类,选择适当抗菌药物。抗菌药物应用的时间,一般是体温正常、全身情况和局部感染灶好转后3～4天,即可考虑停药。但严重的全身感染如脓毒症,则应在1～2周后停药。

(3)应用抗菌药物的注意事项:①抗菌药物不能取代外科基本原则,如严格的无菌操作、正规的清创缝合、脓肿的及时切开和通畅引流、清除感染灶、术中仔细止血、清除异物坏死组织、尽量减少组织损伤和增强病人的全身免疫力。②抗菌药物的应用应有明确的指针,可用可不用的就不用,可用窄谱抗菌药物者就不用广谱,可用一种抗菌药物控制的感染,就不联合用药。应优选药物充足、价格较廉和副作用较小的抗菌药物。③全身情况不良的病人,应尽量选用杀菌性抗菌药物,以便能较快控制感染。④有时为提高局部药物浓度,尽可能减轻药物全身毒性反应和耐药菌株的产生,提高抗感染疗效,可采用抗菌药物局部应用,如急性乳腺炎的乳房后青霉素注射等。⑤要考虑抗菌药物的吸收、分布等特性。透过血脑屏障性能好的药物,如氯霉素、磺胺、青霉素、氯苄西林,可用于中枢感染。大环内酯类在胆汁中浓度高于血清,对治疗胆道感染有利。青霉素类、头孢菌素类、氨基甙类在尿液中浓度高,对敏感菌所致尿路感染只要低剂量就有效。⑥避免引起病原菌的耐药性。选用敏感率较高的抗菌药物,加强用药目的性,避免频繁的更换或中断抗菌药物及减少抗菌药物的外用等。⑦防止毒副作用和过敏反应的发生。不适当地增加剂量或增加给药次数,可导致药物蓄积中毒。氨基甙类和头孢菌素类不合理联用可导致肾毒性增强。为防止过敏反应发生,用药前应了解既往药物过敏史,某些抗生素需要做皮肤敏感试验。

二、皮肤和软组织的急性化脓性感染

(一)疖

疖为单个毛囊及其所属皮脂腺的急性化脓性感染,常扩展累及皮下组织。多由金黄色葡萄球菌、表皮葡萄球菌引起。疖常发生于毛囊和皮脂腺丰富的部位。如颈、头、面、背、腋、腹股沟及会阴和小腿。在全身免疫力减低时,多个疖同时或反复发生在身体各部,成为疖病。常见于营养不良、糖尿病、免疫缺陷等病人。

【临床表现】

病初局部出现红肿热痛的小结节,逐渐肿大呈丘状隆起。数日后中央因组织坏死、液化成脓,在顶端形成黄白色脓栓,在数日后,脓栓脱落,排除脓液后炎症消退而愈。疖一般无明显全身症状,全身免疫力减弱时,可致全身不适、畏寒、发热、头痛和厌食等毒血症状。面部特别是上唇周围和鼻部(鼻根部和两侧口角之间的区域称危险三角区)的疖,若被挤压,致病菌可致内眦静脉、眼静脉进入颅内,引起化脓性海绵窦静脉炎,可出现累及眼部及周围组织进行性红肿的大片硬结、结膜充血、眼球外凸、头痛、呕吐、寒战、高热甚至昏迷等,病情十分严重,死亡率很高。

【治疗】

早期病灶涂擦络合碘,外敷鱼石脂软膏、红药膏或金黄膏。患处以50%硫酸镁湿热敷或物理疗法(透热、红外线或超短波)。已有脓头时,可点涂石炭酸,有波动时,应及早切开引流。禁忌挤压,以免引起感染扩散。

危险三角区的疖,严禁挤压,卧床休息,少言语,进高营养饮食,全身使用有效抗菌药,力争消散吸收。疖病病人应加强全身支持疗法,提高免疫力,肌注丙种球蛋白,静脉使用抗菌药物,治疗糖尿病。

(二)痈

痈是临近多个毛囊及其所属皮脂腺、汗腺的急性化脓性感染,或由多个疖融合而成。金黄色葡萄球菌为主要致病菌。好发于颈项、背等皮肤厚韧处。多见于糖尿病等免疫力低下的成年病人。

【临床表现】

感染常从一个毛囊底部开始,沿阻力小的脂肪柱蔓延至深筋膜,并向四周扩散,波及临近脂肪柱,再向上侵及毛囊群,故病灶为多个脓头隆起的紫色浸润区,质地坚韧,界限不清,在中央部有多个脓栓,破溃后呈蜂窝状,以后中央坏死、溶解、塌陷,形成"火山口"状,而周围呈浸润性水肿。除局部剧痛或区域性淋巴结肿大、疼痛外,伴有明显全身症状,如寒战、高热、头痛、厌食、白细胞计数及嗜中性粒细胞数增加等。易并发全身化脓性感染。

【治疗】

适当休息和加强营养,必要时补液,联用有效抗菌药物,控制糖尿病,对于病情严重的病人,可考虑使用新鲜血浆、白蛋白等。

病程早期局部热敷,若感染灶中心坏死组织多,宜在局部浸润麻醉或全身麻醉下,作"十、十十"形切口,直达深筋膜,保留皮瓣,清除所有坏死组织,伤口内用纱布或碘仿纱布填塞止血。术后每日换药,伤口内也可用生肌散,以促进肉芽组织生长,如创面直径超过4 cm,需待肉芽组织生长良好,再植皮覆盖。有人主张深筋膜外完整切除病灶,肉芽组织长出后即植皮,可缩短疗程。唇痈禁忌手术,可外用5%收锁液、3%过氧化氢溶液或0.1%洗必泰液等湿敷,夹去脓栓及分离坏死组织,切忌挤压。

(三)急性蜂窝组织炎

急性蜂窝组织炎是皮下、筋膜下、肌间隔或深部蜂窝组织的急性弥漫性化脓性感染。炎症可由皮肤或软组织损伤后感染,也可由局部化脓性感染灶直接蔓延或经淋巴、血行播散引起。致病菌主要为溶血性链球菌,其次为金黄色葡萄球菌或厌氧菌。

【临床表现】

浅表感染:患处明显红肿,剧痛,并向四周迅速扩大,病变中央部位因缺血常有组织坏死。深层感染:患处红肿不明显,常只有局限水肿和深部压痛,全身感染中毒症状较重,有高热、寒战、头痛、全身乏力、白细胞计数及是中性粒细胞增加等。口底、颌下、颈部感染可使喉头水肿,压迫气管,出现呼吸困难,甚至窒息;如发生在胃肠道或泌尿道内容物污染的会阴部、腹部切口,多混有厌氧菌感染,全身症状重,局部产气有捻发音,有蜂窝组织和筋膜坏死,并伴进行性皮肤坏死,脓液恶臭,故也称捻发音性蜂窝组织炎。

【治疗】

休息,加强全身营养,足量应用有效抗菌药物控制感染。早期热敷,中药外敷或理疗。如仍不能控制扩散者,应做广泛多处切开引流。口底、颌下的急性蜂窝组织炎若经短期抗感染治疗无效,应尽早切开减张引流,以防喉头水肿,压迫气管窒息致死。对捻发音性蜂窝织炎应及早做广泛切开引流,清除坏死组织,并用3%过氧化氢溶液或0.02%高锰酸钾液湿敷。

(四)丹毒

丹毒是由β-溶血性链球菌从皮肤、黏膜的细小破损入侵皮肤及其网状淋巴管的急性炎症。好发于下肢及面部,蔓延迅速,但很少发生组织坏死或化脓。

【临床表现】

起病急,常有头痛、畏寒、发热。患处烧灼样痛,出现边界清、稍高出皮肤的鲜红色片状红斑,有时伴小水疱形成,手指轻压褪色,松手后很快复红。随着红肿区向外蔓延,中心区肤色变暗、脱屑,转为棕黄。区域淋巴结肿大疼痛。足癣和血丝虫感染可反复诱发下肢丹毒,重者因淋巴阻塞和淋巴淤滞发展成象皮腿。

【预防】

休息,抬高患肢。局部用50%硫酸镁溶液或70%酒精湿热敷。应用大剂量磺胺药或青霉素,并在全身或局部症状消失后继续应用3~5天,以免丹毒复发。应积极治疗存在的足癣、血丝虫病。还应防止接触性传染。由于不发生化脓,一般不需切开引流。

(五)脓肿

脓肿是化脓性感染区病变组织坏死液化形成的局限性脓液积聚,内含大量病原菌、嗜中性粒细胞和坏死组织,四周有完整的脓腔壁,常位于体表软组织内。一般继发于急性蜂窝织炎、急性淋巴结炎、疖等;也可发生于损伤后感染处,或远处感染灶经血流或淋巴转移而来。

【临床表现和诊断】

浅部脓肿局部常隆起,有红肿热痛和波动感,小的脓肿多无全身反应,大或多发的脓肿可有全身症状,如头痛、发热、食欲不振和白细胞总数及嗜中性粒细胞增高。检查有无波动感的方法(波动试验),如均有波动感即为波动试验阳性。于波动感或压痛明显处穿刺抽得脓液,即可确诊。

【治疗】

伴有全身症状时可予以全身支持、抗菌药物及对症处理。脓肿尚未形成时治疗同疖,如脓肿已有波动感或穿刺抽到脓液,应及时切开引流。切口应做在波动最明显处或脓肿低位;较大脓肿,术者应将手指伸入脓腔,分开间隔,变多房脓腔为单房,清除坏死组织后,以3%过氧化氢液和生理盐水冲洗,用计数无误的凡士林纱布顺序填塞脓腔,尾端置于切口外,如脓腔较大,尚可置外端固定的橡皮管引流,外加敷料、绷带包扎。术后敷料被脓性分泌物浸透应随时更换。

三、全身性外科感染

全身性外科感染可致全身炎症反应,全身炎症反应不仅可由感染及其致病菌的毒素作用引起,还可由严重创伤、休克、胰腺炎等非感染因素引起;而且其转归不但与原发打击因素的强度有关,同时还与机体自身对打击反应强度有关。不同的致病因素从对机体的损害,直至器官功能障碍,均存在一条共同通道,即造成机体发生过度全身炎症反应,如得不到有效控制,可因炎症介质过量释放而失控,引发级联或网络反应,导致全身炎症反应综合征(SIRS)、脏器受损和功能障碍,严重时可发生脓毒性休克,多器官功能障碍综合征甚至多器官功能衰竭。

(一)全身炎症反应综合征

感染和非感染的致病因素作用于机体均可引起全身炎症反应综合征(SIRS)。

【病因】

1.感染因素　各种病原菌所致感染为 SIRS 常见原因,其发生与病原菌的繁殖及其产生的内毒素和外毒素的毒性有密切关系,因感染引起的 SIRS 称为脓毒症。若原发病变未能控制,则 SIRS 的进一步恶化可导致 MODS、脓毒性休克,甚至死亡。

2.非感染因素　各种程度的损伤、休克、胰腺炎、自身免疫性疾病或缺血再灌注损伤等,所产生的变性坏死组织及其产物、缺氧、免疫复合物均激活炎症细胞,促使大量炎症介质释放入血,导致过度的全身反应即 SIRS,如进一步恶化也可发生 MODS,甚至死亡。

【诊断】

SIRS 诊断标准是指任何致病因素作用于机体所引起的全身性炎症反应,具备下列两项或两项以上的体征:①体温>38 ℃ 或<36 ℃;②心率>90 次/min;③呼吸>20 次/min 或 $PaCO_2$<32 mmHg;④外周血白细胞计数>$12×10^9$/L 或未成熟粒细胞>10%。

【防治】

防治 SIRS 的策略,除外科清除或引流病灶,应用抗生素控制感染和维护器官的功能外,重点应放在抑制激活的炎症细胞,从不同水平阻断过度释放的炎症介质,补充严重不足的内源性抑制物,调整机体的免疫状态,以缓和、局限机体的炎症反应,目前较有前途的方面有:①炎症介质拮抗剂的应用,如内毒素、TNF-α、IL-1 的单克隆抗体或受体拮抗剂等;②免疫调理治疗,如吲哚美辛等;③中药调理剂。此外还有糖皮质激素、IL-10、NO 抑制核转录因子,在分子水平中断细胞因子瀑布,清除细胞因子的血液净化治疗方法和通过细胞因子基因多态性找出高危病人,为个体化免疫调控打下基础等。

（二）脓毒症

脓毒症是有全身炎症反应，如体温、循环、呼吸等明显改变的外科感染的统称。当脓毒症合并有器官灌注不足表现，如低氧血症、乳酸酸中毒、少尿、急性神志改变等，则称为脓毒综合征。如血培养阳性，说明细菌已侵入血循环，称为菌血症。

【病因】

（1）严重创伤、烧伤、休克、外科大手术后，可使病人处于应激状态而释放大量炎症性介质，如再次出现致伤因素，如出血、感染作用于靶细胞而引起所谓级联反应，导致感染，可引起脓毒症。

（2）各种化脓性感染，如弥漫性腹膜炎、胆道或尿路感染，甚至局限性感染均可引起脓毒症。

（3）诱发因素：①机体免疫力低下，如年老体弱、营养不良、严重贫血和慢性疾病等；②长期使用糖皮质激素、免疫抑制剂、抗癌药物等；③长期使用广谱抗生素导致非致病菌或条件致病菌大量繁殖引发的感染；④局部病灶处理不当，伤口存留异物、死腔、引流不畅或清创不彻底等；⑤长期留置静脉导管所致静脉导管感染等。

【临床表现】

（1）原发感染灶表现：如弥漫性腹膜炎有畏寒发热、持续剧烈腹痛、腹胀和腹膜刺激征；尿道感染有发热、腰痛、尿道刺激症状和脓血尿等。结合仔细病史询问、体检和辅助检查多能发现感染灶。

（2）全身炎症反应的临床表现：骤起寒战高热，热型以弛张热多见，或有不规则热、稽留热，体温可达 40 ℃以上。老年人或免疫力低的病人可有体温不升（<36.5 ℃）。白细胞计数增加、中性粒细胞比例增高、核左移，严重时可有中毒颗粒；免疫力低者，白细胞计数可降低；心率快、呼吸加快。老年病人可仅有神志改变伴呼吸加快和呼吸性碱中毒。

（3）器官灌注不足及功能不全表现：如尿少、血乳酸水平增高，血肌酐水平升高；呼吸急促，血氧分压下降；神志改变，如烦躁、淡漠、谵妄、昏迷等；尚可有血小板减少、高胆红素血症。严重时可出现脓毒症休克及器官功能衰竭表现。

（4）常有肝脾肿大、皮下出血斑或黄疸，病程长时可有转移性脓肿。

【诊断】

在原发病变基础上，有全身炎症反应临床表现，证实有细菌存在或有高度可疑感染灶，脓毒症的诊断可确立。脓毒症的病情演变与宿主对炎症反应程度密切相关。

【治疗】

在加强重症监护下应用综合治疗措施，主要为处理原发灶，联合应用抗生素，增强机体全身免疫力和营养支持等。

（1）原发灶的处理：脓肿应及时切开，清除坏死组织，去除异物，敞开死腔，充分引流；手术去除病灶，拔出感染的导管等。对找不到病灶者，应全面检查，找出并清除全部病灶。

（2）联合应用有效抗生素：一般先依据原发感染灶诊断和分泌物性质，经验性选用广谱抗生素或联合应用两种抗生素；然后根据疗效、病情演变、细菌培养及药物敏感性测定，针对性调整或选用抗生素。对真菌性脓毒症应停用广谱抗生素，改用有效窄谱抗生素，并加用酮康唑或两性霉素 B 等抗真菌药物。

（3）全身营养支持疗法：输注新鲜血液、白蛋白及多种维生素，纠正低蛋白血症、贫血，处理原有的糖尿病、肝硬化、尿毒症及水电解质和酸碱失衡。

（4）防治肾、肝、心、肺等重要脏器功能不全。

（5）抑制或阻断过度释放的炎症介质，下调激活的炎症细胞，同时补充内源性抑制物或免疫调节剂等方法，目前虽备受关注，但对其确切疗效尚有待进一步临床验证。

四、有芽孢厌氧菌感染（破伤风）

破伤风是破伤风杆菌由皮肤或黏膜伤口侵入人体，在缺氧环境下生长繁殖，并分泌外毒素而引起的急性特异性感染。临床上以病人全身或局部肌肉持续性痉挛和阵发性抽搐为其特征。

【病因】

破伤风杆菌为革兰阳性厌氧梭状芽孢杆菌，其芽孢免疫力很强，广泛存在于自然界的泥土、灰尘、牲畜和人的粪便中。破伤风杆菌必须通过皮肤和黏膜伤口侵入人体，在缺氧的环境中方可生长繁殖，产生外毒素致病。因此，破伤风一般发生在战伤和交通、生产事故中，尤其是口小而深、血运差、有较多坏死组织、异物存留及引流不畅的伤口，也可见于消毒不严的接生、人工流产及产后感染，偶见于体内异物摘除术后、肛肠手术后或骨髓炎等病人。

【发病机制】

破伤风杆菌只有在伤口局部缺氧环境中繁殖，产生的外毒素有痉挛毒素和溶血毒素两种。具有高神经亲和力的痉挛毒素，经血液循环和淋巴系统，附和在血清球蛋白上达到脊髓前角灰质或脑干的运动神经核，使其不能释放抑制性递质甘氨酸或氨基丁酸，引起全身横纹肌的强直性收缩或阵发性痉挛。同时影响交感神经，导致大汗、血压不稳和心率增快等。而溶血毒素则能引起组织局部坏死和心肌损害。

【临床表现】

破伤风的潜伏期平均为 6～10 天，也有短于 24 h 或长达数月或数年者，或仅在摘除存留于体内多年的异物如弹片后才发病。新生儿破伤风一般在断脐带后 7 天左右发病，故俗称"七日风"。一般潜伏期越短，症状越重，死亡率也越高。

病人常先有乏力、头晕、头痛、咬肌紧张酸胀、烦躁不安、打哈欠等前驱症状。最初是咬肌，以后顺序发展为面肌、颈项肌、背腹肌、四肢肌群、膈肌和肋间肌的持续收缩和阵发性痉挛。病人开始咀嚼不便、张口困难，随后有牙关紧闭、苦笑面容、颈项强直、角弓反张，肢体可出现屈膝、弯肘、半握拳姿态。当膈肌、肋间肌收缩，则发生呼吸困难，甚至可致呼吸停止；若喉部肌肉痉挛，可引起窒息。任何轻微的刺激，如光线、声响、震动或触碰，均可诱发强烈的抽搐。每次发作持续数分钟，病人面色紫绀，呼吸急促，口吐白沫，流涎，磨牙，头频频后仰，四肢抽搐不止，全身大汗，非常痛苦。病情较重时，抽搐发作频繁，持续时间长，间歇期则短。发病期间，病人神志始终清楚，病程一般为 3～4 周。自第二周后，随病程的延长症状逐渐减轻。

少数局限性病人，临床经过很轻，仅表现为局部的肌肉抽搐和痉挛。

【并发症】

除可发生骨折、尿潴留、窒息和呼吸停止外，尚可发生下列并发症：①呼吸系统并发症：主要有呼吸困难，在此基础上可出现咳痰困难，呼吸道不畅，易继发肺不张和肺炎；②水电解质紊乱和酸碱失衡：呼吸道不畅，换气不足而致呼吸性酸中毒。肌痉挛、缺氧和禁食后体内代谢不全,使酸性代谢产物淤积,造成代谢性酸中毒。由于进食困难和补充不足,常有低血钾,由此引起腹胀。且多汗也可加重电解质失衡;③循环系统并发症:缺氧、中毒,可发生心动过速,久后可致心力衰竭,甚至发生休克或心脏停跳。

【诊断与鉴别诊断】

根据受伤史和典型临床表现,破伤风诊断一般不难,但需与下列疾病相鉴别:

1.化脓性脑膜炎 虽有角弓反张、颈项强直等体征,但无阵发性痉挛;病人有剧烈头痛、昏迷、高热和喷射性呕吐,脑脊液检查压力增高、白细胞计数增多。

2.狂犬病 有被疯狗或猫咬病史,以吞咽肌痉挛为主。听见水声或看见水,咽肌即发生痉挛、剧痛、喝水不能下咽,并流出大量唾液。

3.其他 如颞颌关节炎、癔病、腹膜炎等。

【预防】

最可靠的预防方法是注射破伤风类毒素。避免创伤、普及新法接生、正确及时处理伤口以及伤后采用被动免疫预防发病。

1.正确处理伤口 所有伤口都应清创。清除一切坏死及无活力的组织,清除异物,切开死腔,敞开伤口,充分引流。如接生消毒不严时,应用3%过氧化氢溶液清洗脐部,涂以碘酊消毒。

2.自动免疫 皮下注射破伤风类毒素3次,每次间隔3~6周,第一次0.5 mL,后两次各为1 mL,称基础注射。一年后再注射1 mL,作为强化注射。以后每五年强化一次,每次1 mL,可使人体有足够免疫力。如受伤,在注射0.5~1 mL,免疫力首次注射后10日内产生,30日后就能有效预防破伤风发生。

3.被动免疫 伤后尽早注射破伤风抗毒素(TAT)或破伤风免疫球蛋白(TIG)。适用于未注射过类毒素而有下列之一情况者:①污染明显的伤口;②小而深的伤口;③严重的开放性损伤,如开放性颅脑损伤、开放性骨折、烧伤等;④未能及时清创或处理欠妥的伤口;⑤因某些陈旧性损伤需施行手术,如异物摘除术等。伤后24 h内,皮下或肌肉注射TAT 1 500 U,血液中抗体达到有效预防浓度,一般仅维持10天左右,故对污染严重伤口必要时应重复注射。注射前应常规做过敏试验,阳性者需采用脱敏注射。

TIG的效价比TAT强10倍以上,免疫效能可维持3~4周,且无血清反应,不必做过敏试验,通常用250~500 U深部肌注。

【治疗】

治疗原则是:消除毒素来源,中和游离毒素,控制和解除痉挛,保持呼吸道通畅和预防并发症等。

1.消除毒素来源 有伤口者应在控制痉挛下,施行彻底清创,扩大伤口以利引流,清除坏死组织和异物,用3%过氧化氢或1:5 000高锰酸钾液冲洗、湿敷、伤口周围注射TAT 10 000 U。

2.中和游离毒素 TAT和人体TIG均不能中和与神经组织已结合的毒素,故应尽早使用。一般用TAT 2万~5万U加入5%葡萄糖溶液500~1 000 mL内静脉滴注;不能连续应用。新生儿破伤风可用2万U抗毒素静脉滴注,或做脐周注射。如可能宜首选TIG 3 000~6 000 U,一次深部肌注。

3.控制和解除痉挛 病人应住隔离单间暗室,避免光声等刺激。防止坠床或褥疮的发生。①病情较轻者,使用安定10 mg静脉注射,每日4次,或10%水合氯醛10~15 mL口服(尚可用

30~40 mL 保留灌肠),每 4 h 1 次。也可用苯巴比妥钠 0.2 g 肌肉注射,每天 3 次。②病情较重者,可用冬眠 1 号合剂加入 5% 葡萄糖液 500 mL 缓慢静脉滴注,每日 2 次。或静脉注射硫喷妥钠 0.1~0.25 g。必要时应做气管切开,以防喉头痉挛所致窒息。③抽搐严重,须早期做气管切开,并早期应用呼吸机支持呼吸。如仍不能解除抽搐,可采用强有力的麻醉剂控制抽搐。在控制呼吸条件下,可使用肌肉松弛剂,如氯化琥珀胆碱、氯化筒箭毒碱、三季铵酚、氨酰胆碱等。如并发高热,可加用氢化可的松 200~400 mg 静脉滴注,每日 1 次。

4. 保持呼吸道通畅 对病情严重者,应早期做气管切开术,保持呼吸道通畅,以免呼吸道并发症发生。病床旁应备有吸引器、人工呼吸机和氧气等,以便急救。

5. 抗生素的应用 大剂量青霉素和甲硝唑可抑制破伤风杆菌,并有助于其他感染的预防。青霉素钠 320 万 U,每 8 h 一次静脉滴注,同时给甲硝唑 1.0 g 静脉滴注。

6. 全身支持疗法 维护水、电解质平衡。对不能进食者,放置胃管管饲要素饮食,或用全胃肠外营养和输少量的新鲜血。

第四节 创 伤

案例导入

患者,男,24 岁,饮酒后驾驶摩托车与计程车对撞,伤后神志不清,呼吸急促,左大腿中段血流不止,全身多处软组织挫伤,路人拨打 120 后,医院急诊科即派车达到现场,经过急救处理后送到医院。请思考:

(1)如果你是急诊医师,如何做进一步检查?

(2)如何处理?

创伤是指机械力作用于人体所造成的损伤。

一、分类

软组织的创伤根据皮肤完整性可分为闭合伤和开放伤两类。

(一)闭合伤

受伤部位皮肤、黏膜仍保持完整,多由钝性暴力所致。

1. 挫伤 钝性暴力所致皮下组织、肌肉和小血管损伤。

2. 扭伤 外力使关节异常扭转引起关节囊、韧带、肌腱损伤,出现关节疼痛、肿胀和活动障碍。

3. 挤压伤 人体肌肉丰富部位,遭受重物较长时间、较大范围的挤压造成受压部位肌肉广泛缺血坏死,严重者可发生以肌红蛋白尿和高血钾为特征的急性肾衰竭及休克,临床称为挤压综合征。

4. 爆震伤 是由爆炸产生的冲击波造成的损伤,体表多无明显伤痕,可引起内脏损伤。

（二）开放伤

受伤部位皮肤、黏膜的完整性遭到破坏,有伤口和出血。

1.擦伤　皮肤被粗糙物摩擦,造成的浅层组织损伤。

2.刺伤　尖锐物体刺入人体所造成的损伤。

3.切割伤　由锐利器械所造成的损伤。

4.裂伤　钝物打击引起软组织、皮肤裂开。

5.撕脱伤　暴力的卷拉或撕扯,造成皮肤、皮下组织、肌肉、肌腱等组织的剥脱,损伤严重,出血多且易感染。

6.火器伤　由枪、炮等武器的发射物所致的损伤。

二、病理生理

1.局部反应　局部变化是在多种细胞因子参与下,发生的创伤性炎症反应、细胞增生和组织修复过程。

2.全身性反应　是因受到严重创伤,机体受刺激所引起的非特异性应激反应及代谢反应。

三、创伤的修复

1.创伤修复的基本过程

（1）伤口填充与炎症反应:伤后立即发生,持续3~5天。先由血凝块和纤维蛋白充填创腔,然后在炎性细胞和酶类物质的作用下清除受损和坏死组织。

（2）细胞增殖与肉芽形成:浅表的损伤一般通过上皮细胞的增殖、迁移,可覆盖创面而修复,但大多数软组织损伤需要通过肉芽组织生成的形式来完成。

（3）组织塑形:随着成纤维细胞合成胶原纤维的增多,伤口强度迅速增大并趋于稳定,肉芽组织变成坚韧的瘢痕组织。

2.创伤愈合类型

（1）一期愈合:组织修复以原来细胞为主,仅含少量纤维组织,创缘对合整齐、愈合快、功能良好。

（2）二期愈合:以纤维组织修复为主,愈合时间长、瘢痕明显、功能欠佳。

3.影响创伤修复的因素　主要有局部和全身两个方面。在局部因素中伤口感染是最常见的原因,其他有局部血循环障碍,局部制动不够,异物存留或失活组织过多等。全身性因素主要有营养不良,尤其是蛋白质、维生素C、铁、锌等元素缺乏,还包括激素、抗炎、抗肿瘤药物的应用。免疫功能低下疾病如糖尿病、尿毒症、肝硬化等。

四、临床表现

1.局部表现

（1）疼痛:疼痛对伤情判断有意义,因此在诊断明确前应慎用麻醉性止痛药。

（2）肿胀和瘀斑:是局部出血和（或）炎性渗出所致。

（3）功能障碍:组织结构破坏直接造成功能障碍,局部的疼痛也使活动受限。

（4）伤口与出血:见于开放性损伤,伤口内有出血、血块或异物。

2.全身表现　轻伤病人无明显的全身症状,较重者可出现①发热:并发感染时可出现高热。②生命体征的改变:当发生大出血和休克时,则血压降低、脉搏细速、呼吸加快。

3.并发症　重度创伤病人继发感染或伴有休克时,可诱发多系统器官功能障碍。

五、检查与诊断

对创伤病人的检查,首先要注意病人的生命体征,其次要检查受伤部位和其他方面的改变。病情严重时,需边检查边治疗,在病人意识障碍、病情不允许搬动或某一部位伤情重而掩盖其他部位的征象等情况下,需凭经验先做出初步诊断,然后仔细检查。创伤的诊断主要是明确损伤的部位、性质、程度、全身变化及并发症。因此需详细了解受伤史、仔细进行全身检查并借助于辅助检查才能得出全面、正确的诊断。

1.受伤史　首先了解受伤原因、时间和地点,对机械暴力损伤,还应了解暴力的大小、作用部位、作用方式及持续时间。其次了解伤后的表现及演变过程,还应了解伤后的处理情况,包括现场急救,所用药物及采取的措施等。

2.全身检查　首先要观察的是生命体征:①神志意识状态:是否有意识障碍,语言对答或对疼痛刺激是否出现反应迟钝;②呼吸:呼吸频率是否>25 次/min 或<15 次/min,是否有呼吸困难或发绀;③脉率:是否>100 次/min 或细弱、触摸不清;④血压:收缩压是否<90 mmHg 或测不出;⑤瞳孔:是否扩大、缩小或不等大等圆。其次可利用创伤严重度评分法对全身初步进行评定,如 CRAMS 评分法和 ISS 评分。CRAMS 评分是循环、呼吸、腹胸部、运动和语言几个英文的缩写;ISS 评分是将人体分为 6 个分区,依次为头颈部、面部、胸部、腹部和盆腔脏器、四肢和骨盆、体表等部位进行评分。

3.辅助检查

(1)实验室检查:血常规和血细胞比容可判断失血或感染情况;尿常规可提示泌尿系统损伤和糖尿病。

(2)影像学检查:X 线透视或摄片、B 超、CT、MRI、选择性血管造影等。

(3)穿刺和导管检查:胸、腹腔穿刺可证实有无内脏破裂、出血;导尿有助于计算尿量、了解尿道和膀胱有无损伤。

4.创伤的诊断和检查时注意事项

(1)发现危重情况如窒息、大出血等,必须立即抢救,不应单纯为了检查而延误抢救时机。

(2)检查步骤应有重点并简洁。

(3)应结合病史排除其他较隐蔽的损伤,切勿漏诊。

(4)接受多个患者,须重视不出声不呼唤的患者,因有窒息、深度昏迷和休克的患者已不能呼唤呻吟。

(5)难以确诊的损伤,应密切动态观察,争取尽早确诊。

六、治疗

1.全身治疗　积极抗休克、保护器官功能、加强营养支持、预防继发性感染等。

2.局部治疗

(1)闭合性损伤:如无内脏合并伤,大多不需特殊处理,可自行恢复。如骨折脱位,及时复位固定,逐步进行功能锻炼;如颅内血肿、内脏破裂等,应紧急手术。

(2)开放性损伤:清洁伤口及早清创缝合、应用抗生素,伤后 12 h 内使用破伤风抗毒素。

清创术又称扩创术,是用手术方法彻底地清理污染伤口,使之变为清洁伤口,以减少感染机会,为组织愈合创造良好条件,常可达到一期愈合。清创术应争取在伤后 6~8 h 内施行,但对污染较轻、头面部的伤口、早期已应用有效抗生素等情况,清创缝合的时限可延长至伤后 12 h。

清创的步骤为：

①清洗：先用无菌敷料覆盖伤口，用无菌毛刷和肥皂液清洗伤口周围皮肤；用无菌盐水反复冲洗伤口，冲出异物、血凝块和脱落的组织碎片。②常规消毒铺巾。③清理：由浅至深，清理伤口内的失活组织、血肿、异物、凝血块，修整创缘皮肤。④彻底止血，并再次用生理盐水、3%双氧水反复冲洗伤口。⑤彻底清创后，时间短、污染轻的伤口直接缝合。缝合后，消毒皮肤，包扎固定。

3.伤口拆线时间　缝线的拆线时间，可根据切口部位的张力情况、局部血液供应情况、病人的年龄、营养状态等来决定。一般头、面、颈部在术后 4～5 天拆线，下腹部、会阴部在术后 6～7天拆线，胸部、上腹部、背部、臀部在术后 7～9 天拆线，四肢手术 10～12 天拆线，减张缝合切口 14 天拆线。也可根据病人的实际情况采取间断拆线。

七、腹部创伤

（一）病因与分类

腹部损伤根据腹壁有无伤口分为开放性和闭合性两大类。开放性损伤常由利器或火器所致。常见受损内脏在闭合性腹部损伤中依次是脾、肾、小肠、肝、肠系膜等。

（二）临床表现

1.单纯腹壁损伤　在暴力打击部位的腹壁有局限性肿胀、疼痛和压痛，有时可见皮下瘀斑。开放性腹壁伤有伤口流血。

2.腹腔内脏器损伤

（1）实质性脏器破裂和血管损伤：肝、脾、肾等实质性脏器和大血管破裂时，主要表现为腹腔内出血，病人精神紧张、面色苍白、出冷汗、脉搏快而细弱、血压下降和尿少等失血性休克表现；腹部压痛、反跳痛和腹肌紧张不剧烈，但肝、肾、胰腺破裂时，因有胆汁、尿液或胰液进入腹腔，可出现明显的腹膜刺激征。

（2）空腔脏器破裂：胃肠道、胆囊、膀胱等空腔脏器破裂后，腹膜受化学性胃肠液、胆汁、尿液的强烈刺激发生腹膜炎，临床上以腹膜炎的表现为主。主要表现为持续性剧烈腹痛和全身中毒症状；重要的体征是明显的腹膜刺激征。

（三）辅助检查

1.实验室检查　实质性脏器破裂出血可有红细胞、血红蛋白、血细胞比容下降，白细胞计数则略见升高；空腔脏器破裂时，白细胞计数可明显上升。血尿是泌尿器官损伤的重要标志。胰腺损伤时多有血/尿淀粉酶值升高。

2.影像学检查　立位腹部平片可观察到膈下游离气体，及某些脏器的大小、形态和位置的改变。

3.诊断性腹腔穿刺及灌洗　诊断性腹腔穿刺对判断腹腔内脏器有无损伤和哪一类脏器损伤有很大帮助。

（四）治疗原则

对疑有内脏损伤者，应严密观察病情变化，以免延误抢救时机。对确认肝脾破裂致腹腔内进行性大出血者，在抗休克的同时紧急剖腹止血。空腔脏器穿破者，休克发生较晚，一般应在纠正休克的前提下进行手术。

八、烧伤

广义的烧伤是指由热力、电流、放射线以及某些化学物质作用于人体所引起的局部或全身损害,其中以热力烧伤最为常见。临床上也将经热液、蒸汽所致的烧伤称之为烫伤,是常见病之一,年发病率为总人口的 0.5%~1%。

(一)病理生理

1.急性体液渗出期(休克期) 较小面积的浅度烧伤,体液渗出主要表现为局部组织水肿,一般对有效循环血量无明显影响。大面积烧伤的热力作用,使毛细血管通透性增加,导致大量血浆外渗至组织间隙及创面,引起有效循环血量锐减,而发生低血容量性休克。体液渗出多自烧伤后 2~3 h 开始,6~8 h 最快,至 36~48 h 达到高峰。休克也是烧伤后 48 h 内导致病人死亡的主要原因。

2.急性感染期 创面从渗出逐渐转化为吸收为主,创面及组织中的毒素和坏死组织分解产物吸收入血,引起中毒症状。感染发生的主要原因有皮肤黏膜的受损,机体免疫功能的抑制,抗感染能力的下降和病人的体温成了细菌繁殖良好的培养基。感染一般在 3~5 天达到高峰。

3.修复期 组织烧伤后,在炎症反应的同时,创面已开始了修复过程。烧伤创面的修复时间与烧伤深度等多种因素有关。

(二)临床表现

1.烧伤面积

(1)中国新九分法:见表 11.3。

表 11.3 成人体表面积中国新九分法

部 位	成人各部位面积/%	小儿各部位面积/%
头 颈	9×1=9(发部 3 面部 3 颈部 3)	9+(12-年龄)
双上肢	9×2=18(双手 5 前双臂 6 双上臂 7)	9×2
躯 干	9×3=27(腹侧 13 背侧 13 会阴 1)	9×3
双下肢	9×5+1=46(双臂 5 双大腿 21 双小腿 13 双足 7)	46-(12-年龄)

(2)手掌法:以病人本人五指并拢的 1 个手掌面积约为 1%计算,适用于较小面积烧伤的估测或作为九分法的补充。

2.烧伤深度

(1)Ⅰ度烧伤:又称红斑性烧伤,烧伤仅伤及表皮浅层,再生能力强。表面红斑状、干燥,烧灼感,3~7 天脱屑痊愈。

(2)浅Ⅱ度烧伤:又称为水疱性烧伤,烧伤伤及表皮的生发层及真皮乳头层。局部红肿明显,因渗出较多,形成大水疱,内含淡黄色澄清液体,水疱皮如剥脱,创面红润、潮湿,疼痛剧烈。2 周左右愈合,有色素沉着。

(3)深Ⅱ度烧伤:也为水疱性烧伤,烧伤伤及真皮层,可有小水疱,疱壁较厚、基底苍白与潮红相间、创面湿润,痛觉迟钝,3~4周愈合,常有瘢痕增生。

(4)Ⅲ度烧伤:又称焦痂性烧伤,烧伤伤及皮肤全层,甚至达到皮下、肌肉及骨骼。痛觉消失,创面无水疱,呈蜡白或焦黄色甚至炭化成焦痂。

3.烧伤严重性程度 我国常用的分度法为:

(1)轻度烧伤:Ⅱ度烧伤面积<9%。

(2)中度烧伤:Ⅱ度烧伤面积10%~29%,或Ⅲ度烧伤面积<10%。

(3)重度烧伤:烧伤总面积30%~50%,或Ⅲ度烧伤面积10%~20%,或Ⅱ度、Ⅲ度烧伤面积不足上述百分比,但并发休克、呼吸道烧伤或合并较重的复合伤。

(4)特重烧伤:总面积>50%或Ⅲ度烧伤面积>20%,或已有严重并发症。

小儿由于生理上的特点,休克、全身性感染与病死率均明显高于成人,烧伤严重程度分类是:①轻度烧伤:烧伤总面积<10%,无Ⅲ度烧伤;②中度烧伤:烧伤总面积10%~29%,Ⅲ度烧伤<5%;③重度烧伤:烧伤总面积30%~49%,Ⅲ度烧伤5%~14%;④特重烧伤:烧伤总面积>50%,Ⅲ度烧伤>15%。

(三)治疗原则

小面积浅表烧伤的治疗原则是及早清创、保护创面,防治感染,促进愈合。

大面积深度烧伤的全身性反应重,其原则是:①早期及时输液,维持呼吸道通畅,积极纠正低血容量休克。②深度烧伤组织应早期切除,自体、异体皮肤移植覆盖。③及时纠正休克,控制感染。④重视形态、功能的恢复。

1.现场救护

(1)迅速脱离热源:如火焰烧伤应尽快灭火,脱去燃烧衣物,就地翻滚或跳入水池,熄灭火焰。切忌用手扑打火焰、奔跑呼叫,以免增加损伤。热液浸渍的衣裤,可冷水冲淋后剪开取下,以免强力剥脱而撕脱水疱皮。小面积烧伤立即用清水连续冲洗或浸泡,既可止痛,又可带走余热。酸、碱烧伤,即刻脱去或剪开沾有酸、碱的衣服,以大量清水冲洗为首选,且冲洗时间宜适当延长。如系生石灰烧伤,可先去除石灰粉粒,再用清水长时间地冲洗,以避免石灰遇水产热加重损伤。磷烧伤时立即将烧伤部位浸入水中或用大量清水冲洗,同时在水中拭去磷颗粒。电击伤时迅速使病人脱离电源,呼吸心跳停止者,立即行口对口人工呼吸和胸外心脏按压等复苏措施。

(2)抢救生命:是急救的首要原则,要配合医生首先处理窒息、心跳骤停、大出血、开放性气胸等危急情况。对头、颈部烧伤或疑有呼吸道烧伤时,应备齐氧气和气管切开包等抢救物品,并保持口、鼻腔通畅。

(3)预防休克:稳定病人情绪、镇静和止痛。合并呼吸道烧伤或颅脑损伤者忌用吗啡。伤后应尽早实施补液方案,尽量避免饮白开水。若病情平稳,口渴者可口服淡盐水。中度以上烧伤需转运者,须建立静脉通道,必要时按医嘱快速静脉输入平衡盐溶液1 000~1 500 mL及右旋糖酐500 mL,途中需持续输液。

(4)保护创面和保温:暴露的体表和创面,应立即用无菌敷料或干净床单覆盖包裹。

(5)尽快转送:大面积烧伤早期应避免长途转运,休克期最好就近抗休克或加作气管切开,待病情平稳后再转运。途中应持续静脉输液,保持呼吸道通畅。转运前和转运中避免使用冬眠药物和呼吸抑制剂。抬病人上下楼时,头朝下方;用汽车转运时,病人应横卧或取头在后、足在前的卧位,以防脑缺血。

2.静脉输液

(1)早期补液方案:常用的烧伤补液量计算公式:第1个24 h补液量＝体重(kg)×烧伤面积(%)×1.5 mL,另加每日生理需水量2 000 mL,即为补液总量。晶体和胶体溶液的比例一般为2∶1,特重度烧伤为1∶1,即每1%烧伤面积每千克体重补充电解质溶液和胶体溶液各0.75 mL。伤后第2个24 h补液量为第1个24 h计算量的一半,日需量不变。

举例:一烧伤面积60%、体重50 kg的病人,第1个24 h补液总量为:60×50×1.5＋2 000＝6 500 mL,其中胶体液为:60×50×0.5＝1 500 mL,晶体液为:60×50×1＝3 000 mL,水分为2 000 mL。第2个24 h,胶体液减半为750 mL,晶体液减半为1 500 mL,水分仍为2 000 mL。

(2)液体的种类与安排:晶体液首选平衡盐液,其次选用等渗盐水等。胶体液首选血浆,以补充渗出丢失的血浆蛋白。生理日需量常用5%～10%葡萄糖液补充。因为烧伤后第1个8 h内渗液最快,应在首个8 h内输入上述总量的1/2,其余在而后的16 h内输完。补液原则一般是先晶后胶、先盐后糖、先快后慢,胶、晶液体交替输入。

(3)观察指标:①尿量:如肾功能正常,尿量是判断血容量是否充足的简便而可靠的指标。成人每小时尿量大于30 mL,有血红蛋白尿时要维持在50 mL以上。②其他指标:病人安静,成人脉搏在100次/min(小儿140次/min)以下,心音强而有力,肢端温暖,收缩压在90 mmHg以上,中心静脉压0.59～1.18 kPa(6～12 cmH$_2$O),说明血容量已基本补足。

3.创面处理 某原则是保护创面,减轻损害和疼痛,防止感染和促进愈合。

(1)创面的早期处理:病人休克基本控制后,在良好的麻醉和无菌条件下应尽早进行简单性清创。清创顺序一般自头部、四肢、胸腹部、背部至会阴部顺序进行。

(2)包扎疗法:适用于四肢Ⅰ度、Ⅱ度烧伤。

(3)暴露疗法:适用于Ⅲ度烧伤、特殊部位(头面部、颈部或会阴部)及特殊感染(如铜绿假单胞菌、真菌)的创面、大面积创面。

(4)去痂、植皮:Ⅲ度烧伤创面应早期采取切痂、削痂并植皮。

(5)感染创面的处理:及时清除脓液及坏死组织,采用湿敷、半暴露(薄层药液纱布覆盖)、浸浴疗法清洁创面。

4.防治感染

(1)密切观察病情变化:密切观察生命体征、意识变化、胃肠道症状,注意是否存在脓毒症的表现。同时观察创面局部变化,如果创面水肿、渗出液增多、肉芽颜色转暗,创缘出现水肿等炎症表现,或上皮停止生长,原来干燥的焦痂变得潮湿、腐烂,创面有出血点等都是感染的现象。

(2)合理应用抗生素:做好创面细菌培养和抗生素敏感试验,合理选用抗生素。

(3)加强营养,维护器官功能:加强营养,补充高蛋白、高热量以及多种维生素,提高免疫力。

(4)严格遵守无菌原则:预防二重感染的发生。

第五节 肿 瘤

案例导入

患者,女,32 岁。自诉两周前无意中发现颈前肿块,无其他不适。来诊前一周突感肿块增大,吞咽稍有不适,查体:颈前偏左扪及一肿块约 3 cm×3 cm,质稍硬,表面光滑,边界清晰,随吞咽上下活边,无触痛。请思考:

(1)目前可能的诊断是什么?

(2)首先应做的检查是什么?

肿瘤又称新生物。在细胞生物学上认为,肿瘤是各种因素导致细胞异常增生所形成的新生物。在分子生物学上认为,肿瘤是细胞在基因水平上失去了对生长的正常调控所形成的新生物。肿瘤通常以形成肿块为主要临床特征的一种常见、多发病,可发生于任何年龄和身体任何部位。其发生原因乃各种因素(包括化学的、物理的、生物的外部因素和遗传、内分泌、免疫体内因素)综合作用的结果。

一、分类

按肿瘤细胞形态的特征和肿瘤对人体器官结构和功能的影响不同,一般分为良性肿瘤和恶性肿瘤两大类。

良性肿瘤一般称为"瘤",恶性肿瘤来自上皮组织者称为"癌",来自间叶组织者称为"肉瘤"。某些恶性肿瘤也可称"瘤"或"病",如恶性淋巴瘤、精原细胞瘤、白血病、何杰金氏病等。

各种肿瘤可以在"瘤""癌"或"肉瘤"之前冠以部位(器官)和/或组织(细胞)的名称,例如,肺癌、肝癌、胃癌等。同一器官可能有不同的组织细胞肿瘤,如肺癌包括鳞状上皮癌、腺癌和未分化型癌等;肝癌包括肝细胞癌、胆管细胞癌和来自其他器官转移癌等;甲状腺癌包括乳头状癌、滤泡型癌、未分化癌和髓样癌等。

二、临床表现

肿瘤因其细胞成分、发生部位和发展程度有所不同,可呈现多种多样的临床表现。一般而言,早期肿瘤很少有症状不明显,肿瘤发展后表现就比较显著。

(一)局部表现

1.肿块 为肿瘤细胞不断增殖所形成。常是病人就诊的主要原因,也是诊断肿瘤的重要依据。检查时,可在体表发现或在深部触及新生的肿物,也可发现器官(如肝、甲状腺)或淋巴结肿大。一般而论,良性肿瘤增长较慢,境界清楚,表面光滑,与基底组织无黏着(可活动)。恶性肿瘤增长较快,表面凸凹不平,与基底组织黏着而不易推移,有些边界不清楚。发生于体腔内深部器官的肿瘤,一般较难发现,当肿瘤引起压迫、阻塞或破坏所在器官而出现症状时,可通过进一步检查,发现肿块。

2.疼痛 良性肿瘤一般没有疼痛症状,恶性肿瘤晚期,由于肿瘤浸润生长过快,引起所在器官的包膜或骨膜膨胀紧张;或肿瘤造成空腔器官(如胃肠道、泌尿道)梗阻;或肿瘤浸润胸膜、腹膜后内脏神经丛等,均可发生疼痛,开始时多为隐痛、钝痛,常以夜间明显,逐渐加重。阵发性疼痛为肿瘤引起空腔器官梗阻所致;灼痛常为肿瘤并发感染的表现;放射痛可能为神经干受累的缘故,但疼痛部位常无明显触痛。

3.病理性分泌物　发生于口、鼻、鼻咽腔、消化道、呼吸道及泌尿生殖器官的肿瘤,一旦肿瘤向腔内溃破或并发感染时,可有血性、黏液血性或腐臭的分泌物由腔道排出。

4.溃疡　为恶性肿瘤表面组织坏死所形成。在体表或内窥镜观察下,恶性溃疡呈火山口状或菜花状,边缘可隆起外翻,基底凹凸不平,有较多坏死组织,质韧,易出血,血性分泌物有恶臭。

5.出血　来自溃疡或肿瘤破裂。体表肿瘤出血可直接发现,体内肿瘤少量出血表现为血痰、黏液血便或血性白带;大量出血表现为呕血、咯血或便血等。肿瘤一旦发生出血常反复不止。

6.梗阻　良性和恶性肿瘤都可能影响呼吸道、胃肠道、胆道或泌尿道的通畅性,引起呼吸困难、腹胀、呕吐、黄疸或尿潴留等。由恶性肿瘤引起的梗阻症状加重较快。

7.其他　如肺癌可引起胸水,胃癌和肝癌可引起腹水,骨肿瘤可引起病理性骨折等。

(二)全身改变

大多数恶性肿瘤发展到相当程度都有全身性改变。

1.乏力或(和)消瘦　原因可能是肿瘤生长较快而消耗较多能量,饮食减少,消化吸收不良,疼痛或精神因素妨碍休息。

2.发热　一般认为与肿瘤组织坏死后的分解产物被吸收,或并发感染有关。或因肿瘤代谢率增高所致。有些肿瘤发热原因不明。

3.贫血　可能与肿瘤出血或造血功能障碍有关。

4.恶病质　为晚期肿瘤全身衰竭表现。

临床上,某些恶性肿瘤的初发症状可能是上列任何一二项表现。因此,对病因不明的发热持续或反复出现的夜间疼痛、消瘦、无力、贫血或低热等,应充分重视并详细检查。

(三)肿瘤转移

恶性肿瘤生长较快、发展迅速,具有转移性特征,主要转移途径为:

1.直接浸润　即肿瘤从原发部位直接侵入周围组织器官,如胃癌侵犯横结肠;直肠癌侵犯膀胱等。

2.淋巴结转移　肿瘤细胞侵入淋巴管,循淋巴道累及区域淋巴结,形成转移癌,然后再转移到另一淋巴结,最后经胸导管或右淋巴导管进入静脉内。如胃窦部癌先转移至幽门上、下淋巴结,最后到左锁骨上淋巴结入锁骨下静脉。

3.血行转移　癌细胞直接侵入静脉或间接经淋巴道,再进入血循环。常见转移部位为肺、肝、骨、脑等。

4.种植性转移　胸、腹腔内器官原发部位肿瘤侵犯浆膜面,当癌细胞脱落后,再黏附于其他处浆膜面上继续生长,形成种植性癌结节,并可产生癌性胸、腹水(多为血性)。如胃癌侵犯浆膜后,癌细胞掉入盆腔,在膀胱(或子宫)直肠窝形成种植性转移癌。

三、病理分期

1.临床分期法　根据肿瘤是否有转移,邻近器官受累情况和患者全身情况,可将癌(或肉瘤)分为早、中、晚3期。

（1）早期：肿瘤小，局限原发组织层，无转移，症状不明显，患者一般情况好。

（2）中期：肿瘤较大，侵及所在器官的各层，有局部淋巴结转移而无远处转移。患者可有症状出现而一般情况尚好。

（3）晚期：肿瘤巨大，广泛侵犯所在器官并侵袭邻近器官组织，有局部或远处转移，症状重，患者一般情况差。

肿瘤的临床分期，对制订治疗方案和预后的推测有重要意义。一般来说，早、中期多采用手术治疗。早期疗效好，中期较差，而晚期患者虽采取多种治疗，预后还是很差的。

2.病理分期法　恶性肿瘤的细胞分化不良，根据细胞分化程度分级，以表示肿瘤的恶性程度。通常将癌分为Ⅰ、Ⅱ、Ⅲ级，或高分化、中等分化、低分化3级，其恶性程度依次增高。

3.TNM分期法　国际抗癌协会对各种常见肿瘤（乳癌、喉癌、子宫癌、胃癌等）进行统一分期，便于设计治疗方案和评价疗效，以探讨治疗规律，能客观地比较各国肿瘤治疗结果。TNM概括表示肿瘤范围，即T（原发肿瘤）、N（区域淋巴结）、M（远处转移）。

根据肿瘤大小和局限范围分为T_1、T_2、T_3、T_4，原位癌为Tis，未见原发肿瘤为T_0；根据临床检查所发现淋巴结波及范围为N_0、N_1、N_2、N_3，无法估计者为N_x；无远处转移用M_0表示，有远处转移为M_1。各种肿瘤的TNM分类标准，均有各专业会议协定。

四、诊断

肿瘤的诊断步骤和方法，与其他疾病基本相似。病史和体格检查为最基本、最重要的诊断手段，通过全面、系统的病史询问，详尽细致的查体，必要的体格检查及其他特殊检查，然后进行综合分析，在不影响肿瘤的发展和对病人不引起危害的情况下，应尽量获得病理的诊断。

（一）病史

对某些进行性的症状，如肿块、疼痛、病理性分泌物、出血、消瘦、黄疸等应深入询问，尤其中年以上患者更应警惕。同一器官发生的不同肿瘤，其好发年龄也不同，如乳癌多好发于经绝期前后的妇女，而乳腺纤维瘤则常见于20~30岁。病程长短常可提示肿瘤的性质。因此，病人所述症状，应逐一询问发生的时间、性质和变化程度。了解患者职业、生活环境、有无吸烟等嗜好，有无化学致癌物接触史及癌症家族史等。对曾在其他医疗单位进行过治疗的病人，应询问其治疗经过（包括手术情况和病理报告）。既往史中应详细询问与癌可能有一定关系的疾病，如胃溃疡、结肠息肉、肝硬变、乳头渗血、便血等。女性患者的妊娠、生产、哺乳等也应详细询问。

（二）体格检查

体格检查是肿瘤诊断的重要部分，应在全面、系统检查基础上，再结合病史进行重点器官的局部检查。表浅肿瘤容易发现，深部肿瘤仔细查体或借助其他必要的检查，方能确定。检查时必须注意鉴别是真正的肿瘤，或是其他非肿瘤病变（如炎症、寄生虫、器官肥大等）引起的肿块；是良性肿瘤还是恶性肿瘤。局部检查应注意：肿瘤的部位、形态、硬度、活动度及与周围组织关系，同时进行区域淋巴结检查。

（三）免疫学检查

由于癌细胞的新陈代谢与化学组成都和正常细胞不同，可以出现新的抗原物质。有些恶性肿瘤组织细胞的抗原组成与胎儿时期相似，如原发性肝癌病人血清中出现的甲胎蛋白

（AFP），AFP 的特异性免疫检查测定方法是肝癌最有诊断价值的指标。结肠癌的血清癌胚抗原（CEA）；胃癌的胃液硫糖蛋白（FSA）、胃癌相关抗原（GCAA）、a2 糖蛋白（a2GP）也可作为诊断参考。另一类免疫学检查是用放射免疫或荧光免疫技术检测激素，如绒毛膜上皮癌和恶性葡萄胎的绒毛膜促性腺激素。

（四）内窥镜检查

凡属空腔脏器或位于某些体腔的肿瘤，大多可相应的内窥镜检查。内窥镜有金属制和纤维光束两类。常用于鼻咽、喉、气管支气管、食管、胃十二指肠、胆道、胰、直肠结肠、膀胱、肾、阴道、宫颈等部位的检查。还可以检查腹腔和纵隔等。通过内窥镜可窥视肿瘤的肉眼改变、采取组织或细胞行病理形态学检查；或向输尿管、胆总管或胰管插入导管作 X 线造影检查。可大大提高肿瘤诊断的准确性。

（五）影像学检查

随着医疗诊断技术的发展，诊断仪器更新，各种影像学检查对肿瘤的诊断起着重要作用。包括 X 线透视、摄片、造影、断层扫描，超声波检查，放射性核素扫描以及选择性血管造影等等，都可为肿瘤提供确切的定位诊断。

（六）病理检查

1.细胞学检查　由于肿瘤细胞较正常细胞容易从原位脱落，故可用各种方法取得瘤细胞和组织颗粒，鉴定其性质。例如，用浓集法收集痰、胸水、腹水或冲洗液等细胞；用拉网法收集食管和胃的脱落细胞；用印片法取得表浅的瘤体表面细胞。还可用穿刺法取得比较深在的瘤细胞，进行细胞学检查。但在临床实践中发现有假阳性或阳性率不高的缺点，尚不能完全代替病理组织切片检查。

2.活体组织检查　通过各种内窥镜活检钳取肿瘤组织；或施行手术切取；或用针穿刺吸取等方法，进行活体组织检查，是决定肿瘤诊断及病理类型准确性最高的方法，适用于一切用其他方法不能确定性质的肿块；或已怀疑呈恶性变的良性肿瘤。该检查有一定的损伤作用，可能致使恶性肿瘤扩散，因此，需要时宜在术前短期内或手术中施行。

五、治疗

治疗肿瘤有手术、放射线、抗癌药物、免疫及中医治疗等多种方法，应根据肿瘤性质、发展程度和周身状态加以选择。目前普遍认为恶性肿瘤应以综合治疗效果最佳。

（一）良性肿瘤

对于生长缓慢、无症状，不影响劳动的良性肿瘤，可定期观察。如肿瘤增大妨碍功能，影响外观，均宜手术切除，且切除后很少复发。其手术指针为：①良性肿瘤易发生恶变倾向者；或已发生恶变者，应尽早手术，连同部分正常组织整块切除；②良性肿瘤出现危及生命的并发症者，应紧急手术治疗；③良性肿瘤对劳动、生活及外观影响较大；或并发感染者，应择期手术治疗。

（二）恶性肿瘤

根据肿瘤部位、组织来源、临床分期与病理学检查，选择相应有效合理的治疗方法。原则上可按以下几种方法处理：①早期或原位癌，可作局部疗法消除瘤组织，绝大多数可行切除术；有的可用放射治疗、电灼或冷冻等方法。②肿瘤已有转移，但仅局限于近区淋巴结时，以手术切除为主,辅以放射线和抗癌药物治疗。③肿瘤已有广泛转移或有其他原因不能切除者,可行姑息性手术,综合应用抗癌药物及其他疗法。

(三)手术治疗

手术治疗是治疗恶性肿瘤最重要的手段,尤对早、中期恶性肿瘤应列为首选方法,某些早期肿瘤经手术切除,可完全治愈、长期存活。常用手术种类如下:

1.根治性手术 适于早、中期癌肿。手术切除范围包括癌肿所在器官大部分或全部,并连同一部分周围组织或区域淋巴结的一次性整块切除。

2.姑息性手术 对较晚期的癌肿,病变广泛或有远处转移而不能根治切除者,采取旷置或肿瘤部分切除的手术,以达到缓解症状的目的。

无论根治性或姑息性切除术,均应考虑手术创伤对全身或肿瘤发展的影响,重视适应证选择,术前准备和术后处理。

(四)放射治疗

利用射线对组织细胞中 DNA 促使变化,染色体畸变或断裂,液体电离产生化学自由基,终于会引起细胞或其子代失去活力达到破裂或抑制肿瘤生长。分化程度低的细胞和分裂期的细胞对电离辐射比较敏感而容易失活,因此恶性肿瘤可用放射线治疗。临床上首选放射治疗的肿瘤有:鼻咽癌、早期喉癌、恶性淋巴瘤、尤文氏瘤、肺未分化癌等。射线对正常组织细胞有损害作用,尤其光辐射量增大时容易损害造血器官和血管组织,引起白细胞减少、血小板减少、皮肤黏膜改变,胃肠反应等。

(五)化学治疗

化学治疗又称抗癌药治疗。主要适用于中、晚期癌肿的综合治疗。临床上对绒毛膜上皮癌、急性淋巴细胞白血病、恶性淋巴瘤等化疗效果较好;对其他恶性肿瘤,化疗可辅助手术或放疗。纤维肉瘤、脂肪肉瘤等化疗不敏感。抗癌药主要通过影响核酸合成、影响蛋白合成、直接破坏 DNA 或影响体内激素平衡等方式达到治疗作用。按其对细胞增殖周期的影响,可分为周期非特异性药物和周期特异性药物。

抗癌药物给药途径一般是静脉点滴注或注射、口服、肌肉注射等全身用药方法。由于抗药物对正常细胞也有一定的损害,用药后可能出现各种不良反应,常见的有:骨髓抑制,恶心、呕吐、腹泻、口腔溃疡等胃肠道反应,肝肾毒性,心血管毒性及其他如毛发脱落等。

(六)免疫治疗

免疫治疗能过机体内部防御系统,经调节功能达到遏制肿瘤生长的目的。可分为主动、被动和过继免疫,并进一步分为特异性和非特异性两类。

(七)中医治疗

目前大多采用辨病与辨证相结合的方法。治则以清热解毒、软坚散结、利湿逐水、活血化瘀、扶正培本等,既可攻癌,又可扶正;既可缓解症状,又可减轻毒性作用等。同时也可用中药补益气血、调理脏腑,配合化疗、放疗或手术后治疗,可减轻副作用和改善全身状态。

以上各种治疗方法,各有其治疗效应,又各有不足之处。因此,多数恶性肿瘤需要综合治疗。施行综合治疗时,应根据肿瘤的性质和发展程度,选用最有效的疗法,同时须考虑此种疗法对整个机体的影响,并选用其他疗法辅助,取长补短和扬长避短,以提高治疗效果。

六、预后及预防

（一）预后

对肿瘤病人应定期随访。良性肿瘤手术切除后可获治愈，很少有再发。恶性肿瘤的预后较差。临床上通常用 3 年、5 年、10 年的生存率来表示成组病例的治疗效果。影响恶性肿瘤转归和预后的好坏取决于以下主要因素：

1.病期早晚　如胃癌一般 5 年生存率为 20%~30%，而早期胃癌可达 90% 以上。肝癌 5 年生存仅 20%，而小肝癌或亚临床肝癌切除后 5 年生存率达 72%。

2.组织学特点　同一组织来源的癌肿中，分化好，淋巴细胞浸润多者预后较好；反之预后较差，如胃癌中溃疡癌变预后最好，黏液癌和低分化癌预后最差。以不同癌比较，甲状腺癌、乳癌、宫颈癌预后较好，肺癌、肝癌预后较差。

3.治疗水平　与手术是否彻底，有无医源性播散，术后是否采取综合疗法等有关。

（二）预防

1.加强卫生宣传教育，普遍提高防癌意识　肿瘤的发生发展过程中，表现出的征兆，常常构成肿瘤的早期症状，应当大力开展宣传教育，提高人们的防癌意识，使之充分重视癌肿的早期信号。乳腺、皮肤、舌部或身体任何部位可触及的不消退肿块。疣或痣发生明显的变化。持续性消化不良。吞咽时胸骨后不适、食管内感觉异常、轻度哽噎感觉。耳鸣、听力减退，鼻塞不通气，鼻衄或伴头痛或颈部肿块。月经期外或经绝期后的阴道出血，特别在性交后的阴道流血。持续性干咳，痰中带血丝，声音嘶哑。大便习惯改变，便秘腹泻交替，大便带血，原因不明的血尿。久治不愈的创口、溃疡。不明原因的消瘦。

2.大力开展瘤普查工作，对提高早期肿瘤发现率有积极作用　如我国自 20 世纪 70 年代初采用甲胎蛋白普查以来，使肝癌诊断进入无症状的阶段，一些早期肝癌获得治愈的良好效果。

3.高度重视对癌前病变的治疗和随访　研究认为，良性疾病的癌变过程是细胞部分变质，从激发阶段到促进阶段的过程。良性细胞在致癌因素作用下，先变成潜伏的肿瘤细胞（激发阶段），其变化不是不可逆的。若继续受致癌因素的作用，潜伏的肿瘤细胞就会形成真正的肿瘤（促使阶段）。癌前病变近似激发阶段改变，应当及时治疗以免变成癌肿。

本章小结

体液失衡是外科病人常见的致病因素之一，以水钠失衡和钾的代谢异常为主。根据疾病的发展，3 种类型的脱水可相互转化，因此治疗过程中，去病因是治本，根据临床表现，定性、定量、定速给予补液治疗是治标。

休克的根本问题是有效循环血量的锐减，导致组织血流灌注不足。以低血容量性休克和感染性休克最为常见。其临床表现与休克的主要病理生理改变微循环障碍密切相关。去病因治疗和补充血容量是休克治疗的关键。

外科感染占外科病人的绝大多数。各种微生物侵入机体可引起局部或全身炎症反应。抗生素治疗是其主要治疗方法。一般性感染在临床表现和治疗上具有共性，而特异性感染因致病微生物不同,其临床表现和治疗方法也各不相同。

各种不同的严重创伤都会引起伤者一系列的应激反应,导致伤者全身各系统器官的复杂变化。要认识这些复杂变化,就必须密切结合基础医学进行创伤的病理、病理生理、生化、免疫、代谢等方面的研究。学习和掌握创伤的理论和技术,有助于全面提高外科学的基础知识。

肿瘤是目前临床上的常见病和多发病。病因机制复杂,临床表现以肿块为主要特征。肿瘤的治疗以手术为中心的综合治疗为主,但要注意抓住两个问题:第一,肿瘤是一种慢性病;第二,肿瘤是一种全身性疾病。

思考题

1.患者,男,13岁。两天前自觉乏力、头晕、头痛,咀嚼费力,但尚可进食,进而出现张口困难,颈部活动不灵活,昨日出现四肢抽搐,无畏寒发热、恶心呕吐。追问病史10天前在玩耍时曾被竹签刺伤了足底,自行拔除后未予其他处理,伤口现已愈合。查体:神清,烦躁不安,无"恐水症"。"苦笑"面容,张口困难,颈项强直,四肢肌张力增高,碰触后出现肌肉抽搐,肌肉痉挛,颅神经检查未见异常,四肢肌力及感觉正常,腱反射正常。请思考:

(1)可能诊断是什么?

(2)需与哪些疾病相鉴别?

(3)如何处理?

2.患者,男,45岁,因车祸导致腹痛8 h急诊入院。查体:血压80/60 mmHg,脉搏100次/min,神清,面色苍白,四肢湿冷,心肺听诊未闻及异常,腹平坦,全腹均有压痛,反跳痛(+),肌紧张(+),肠鸣音弱,入院诊断为急性弥漫性化脓性腹膜炎。请思考:

(1)补充诊断是什么?

(2)诊断依据是什么?

(3)治疗原则是什么?

习题及复习思考题

一、选择题

1.低钾血症的最早的临床表现为(　　　)。

A.肌无力　　　　　　　　B.腱反身减退或消失　　　　C.心脏传导阻滞

D.厌食、腹胀、肠麻痹　　E.反常酸性尿

2.低渗性缺水常无(　　　)。

A.缺水　　　　　　　　　B.缺钠　　　　　　　　　　C.口渴感

D.血容量减少　　　　　　E.少尿

3.正常血钾浓度是(　　　)。

A.5.5~6.5 mmol/L　　　　B.3.5~5.5 mmol/L　　　　　C.3.5~4.5 mmol/L

D.4.0~6.0 mmol/L　　　　　　　E.5.0~7.0 mmol/L

4.休克的根本问题是(　　)。

A.组织、细胞缺氧　　　　　B.低血压　　　　　　　C.尿少

D.心功能不全　　　　　　　E.以上都不是

5.诊断休克的主要依据是(　　)。

A.低血压　　　　　　　　　B.尿少　　　　　　　　C.脉快

D.临床表现　　　　　　　　E.以上都不是

6.破伤风病人,最先受累的肌肉是(　　)。

A.面肌　　　　　　　　　　B.背腹肌　　　　　　　C.四肢肌

D.嚼肌　　　　　　　　　　E.以上均不是

7.为提高脓毒症血培养阳性率,抽血时间最好选择在(　　)。

A.发热开始上时　　　　　　B.发热最高峰时　　　　C.寒战结束时

D.预计发生寒战、发热前　　E.寒战初起时

8.深部脓肿的主要诊断依据是(　　)。

A.局部皮肤潮红　　　　　　B.局部有波动感　　　　C.局部压痛明显

D.试验穿刺抽到脓液　　　　E.有全身症状

9.恶性肿瘤的诊断,最重要的依据是(　　)。

A.病理学检查　　　　　　　B.血清酶学及免疫学检查　C.病程短,发展快

D.肿块质硬,固定　　　　　E.剧烈疼痛,消瘦

10.癌和肉瘤的主要不同点在于(　　)。

A.病人年龄　　　　　　　　B.肿块质地　　　　　　C.组织来源

D.转移途径　　　　　　　　E.生长方式

11.患者,男,20岁,体重60 kg,双上肢及躯干深Ⅱ度烧伤。该病人第1个24 h需要补液的总量约(　　)。

A.4 000 mL　　　B.5 000 mL　　　C.6 000 mL　　　D.7 000 mL　　　E.8 000 mL

12.烧伤病人补液首选的晶体溶液是(　　)。

A.生理盐水　　　　　　　　B.平衡盐溶液　　　　　　C.5%葡萄糖盐水

D.5%NaHCO₃溶液　　　　　E.10%葡萄糖溶液

13.患者,男,20岁,头面颈部、双手及右前臂深Ⅱ度烧伤,其烧伤面积约为(　　)。

A.14%　　　　　B.17%　　　　　C.20%　　　　　D.27%　　　　　E.30%

14.某病人双手烧伤,局部有水疱,基底红润,肿胀剧痛,估计烧伤深度为(　　)。

A.Ⅰ度　　　　　B.浅Ⅱ度　　　　C.深Ⅱ度　　　　D.Ⅲ度　　　　　E.Ⅳ度

15.患儿,男,6岁,在玩耍时不慎被砸碎的玻璃划破手臂,伤口深、出血多,压迫止血后6 h来医院就诊。查体发现一长约2 cm的伤口,边缘整齐,无明显污染。此时采取的处理方法是(　　)。

A.清创后一期缝合　　　　　B.清创后二期缝合　　　　C.清创后不缝合

D.伤口冷敷　　　　　　　　E.控制感染,加强换药

16.清创最好在伤后多长时间内进行? (　　)

A.1~2 h　　　　　B.2~4 h　　　　C.4~6 h　　　　D.6~8 h　　　　E.10~12 h

17.可判断内脏受损破裂情况的是( )。

A.胸腹腔穿刺　　　　　　　B.留置导尿　　　C.放置胃管

D.膀胱灌洗　　　　　　　　E.中心静脉穿刺

18.容易引起高钾血症和急性肾衰竭的创伤是( )。

A.挫伤　　　　B.挤压伤　　　　C.扭伤　　　　D.裂伤　　　　E.火器伤

二、简答题

1.简述低钾血症的病因、临床表现和补钾原则。

2.休克的一般监测项目有哪些？低血容量性休克时,如何补充血容量？

3.试述抗生素的使用原则和注意事项。

4.腹部空腔脏器损伤和实质性脏器损伤的临床表现各是什么？

5.简述良性肿瘤和恶性肿瘤的区别。

（许　杰　詹海燕）

第十二章　外科无菌技术及手术基本操作

📖 **学习目标**

- 掌握无菌术、除菌、消毒及灭菌的概念。
- 熟悉常用的物理灭菌法和化学消毒法。
- 掌握手术人员的术前准备及患者手术区域的皮肤准备、消毒及手术室的无菌管理。
- 熟悉外科常用器械的功能特点,并掌握其使用方法。
- 掌握常用手术基本操作技术。

📖 **知识点**

- 无菌术、灭菌法和消毒法的概念;常用的灭菌法和消毒法及特点;手术人员术前准备的方法;病人手术区的消毒铺巾;术中无菌原则;手术基本技术。

第一节　外科无菌技术

微生物普遍存在于人体和周围环境中,可通过空气、接触等多种途径进入伤口或组织,引起感染。无菌术就是针对这些感染途径所采取的一系列综合预防措施。它主要通过各种无菌设施、设备,利用除菌、消毒、灭菌技术,根据无菌操作规范及管理制度等环节控制来实现的。

无菌术是外科的一项最基本、最重要的操作规范,为实施外科手术的基础,是手术成功的重要条件。灭菌法是指用物理的方法杀灭一切活的微生物,包括具有顽强抵抗力的芽孢。用于灭菌的物理方法有高温、火烧、紫外线和电离辐射等,其中以高温蒸气灭菌应用最为普遍。消毒主要是通过化学药物杀灭有害的微生物,而不能杀死所有微生物,所以又称抗菌法。用于灭菌的化学药品以碘伏、酒精、碘酒、甲醛、环氧乙烷及戊二醛等为常见,称为化学灭菌剂。多用于手术野、术者手臂皮肤、不耐高温的器械物品以及手术环境的准备。除菌是指通过刷洗、隔离、滤过的方式减少微生物的散布,为下一步进行消毒和灭菌做准备,是无菌技术的第一步。

一、无菌术的方法及应用

（一）灭菌法

1.高压蒸气法　是最为普遍应用，效果可靠的灭菌方法，适用于耐高温、高压、耐湿的物品，如布类物品、敷料、金属器械、橡胶、乳胶、硅胶、水溶液制剂、玻璃及搪瓷制品等的灭菌。其特点是先抽吸灭菌器内的空气，使其称为真空状态，然后将蒸气注入，可以保证容器内的蒸气分布均匀，通过蒸气进入灭菌室内产生高温高压而发挥灭菌作用，同时可缩短灭菌时间，减少物品损害。灭菌器压力 104.0~137.3 kPa、温度达 121~126 ℃、维持 30 min，即能杀灭包括具有顽强抵抗力的细菌芽孢在内的一切细菌。不同物品灭菌所需时间略有不同，金属器械所需时间为 10~15 min，橡胶类、玻璃及搪瓷制品为 15 min，瓶装溶液类为 20~40 min，敷料类30~45 min。

高压蒸气灭菌的注意事项：①高压蒸气灭菌器应有专人负责，定期检查、监测，以防发生意外；②灭菌前，打开所需灭菌贮槽或盒的通气孔，灭菌完毕，关闭贮槽或盒的通气孔；③灭菌包裹大小适中，体积不超过 40 cm×30 cm×30 cm，包扎不宜过紧，排列不宜过密，各包裹间要有间隙，布类物品应放在金属类物品之上；④灭菌前，包内及包外要预置专用的灭菌指示纸带，当灭菌压力、温度及时间达到规定条件后，指示纸带显示黑色条纹，表示已达到灭菌要求；⑤易燃、易爆物品（如碘仿、苯类）禁用此法，油纱，锐利器械（如剪刀、刀片等）也不宜用此法；瓶装液体需用纱布包扎瓶口，如用橡皮塞，应插针头排气；⑥已灭菌物品应标明灭菌日期、有效期，并与未灭菌物品分开放置；⑦灭菌后的物品在未污染及干燥条件下，有效为 14 天，过期应重新灭菌。

2.煮沸法　适用于耐热、耐湿物品如金属器械、玻璃、搪瓷及橡胶类制品等的灭菌。待灭菌的物品在水中煮沸至 100 ℃，持续 15~20 min，能杀灭一般细菌，接触肝炎患者的器械物品应煮沸 30 min，杀灭细菌芽孢需煮沸 1 h 以上。如在水中加碳酸氢钠，使成 2% 碱性溶液，沸点可提高到 105 ℃，灭菌时间可缩短至 10 min，并可防止金属物品生锈。高原地区宜用压力锅来煮沸灭菌。海拔每增高 300 m，灭菌时间延长 2 min。压力锅的蒸气压力一般为 127.5 kPa，温度最高可达 124 ℃左右，10 min 可达到灭菌效果。

煮沸灭菌的注意事项：①灭菌时，物品必须完全浸泡于沸水中；②缝线和橡胶类应于水煮沸后放入，持续 10 min 即可取出；③玻璃类物品需用纱布包裹，玻璃注射器应将内芯拔出，分别用纱布包好，放入冷水中逐渐煮沸；④煮沸灭菌器灭菌时应将锅盖盖上，以保持沸水温度；⑤灭菌时间应从水煮沸后计算，若中途放入其他物品，灭菌时间则应重新计算；⑥锐利器械（如刀、剪、缝针等）不宜用煮沸法灭菌，以免利刃变钝。

3.火烧法　是在金属或搪瓷盆中倒入适量 95% 酒精，点火直接燃烧灭菌物品（如金属器械），产生灭菌效果。其温度很高，灭菌效果可靠，但其对器械损害较大只应在急需的情况下使用，一般不宜采用。

4.紫外线法　适用于手术室、换药室和隔离病房等环境的灭菌。通过直接照射杀灭悬浮于空气中和依附于物体表面的微生物，如细菌、真菌、支原体和病毒等。

（二）消毒法

消毒通常是用化学消毒剂浸泡、擦拭或熏蒸来达到减少病原微生物的目的，一般不能杀灭细菌芽孢。常用的化学消毒剂有碘酊、酒精、碘伏、戊二醛、甲醛等。凡不适于物理方法（热力）灭菌而能耐湿的物品，如锐利的刀、剪、缝针等金属器械、光学仪器（胃镜、膀胱镜等）、塑料导管、皮肤黏膜等均可采用此法消毒。化学消毒法可分为浸泡法、擦拭法、熏蒸法 3 种。

常用化学消毒剂及其用法有以下几种：

（1）75%酒精：能使微生物的蛋白变性、凝固，可杀灭多种细菌及真菌。刺激性较小，常用于皮肤的消毒、脱碘及金属、锐利器械的浸泡，浸泡时间 30 min。

（2）碘伏：是碘和聚维酮的络合物，有 0.5%和 1%浓度，刺激性小，用于皮肤和黏膜的消毒以及器械的浸泡。

（3）2%戊二醛溶液：为广谱、高效、快速消毒剂，刺激性和腐蚀性小，结核、肝炎患者用过的胃镜、肠镜、气管镜，需浸泡 45 min，灭菌需 10 h，每周更换药液 1 次。

（4）0.1%洗必泰溶液：刺激性小，抗菌作用强，用于黏膜的消毒和金属器械的浸泡，浸泡时间 30 min。

（5）10%甲醛溶液：因其沸点较低，常采取熏蒸的方式对树脂类、塑料类、有机玻璃类制品等物品进行消毒。具有强烈的刺激性。

注意事项：①应根据消毒物品的种类及病原微生物的特性，选择使用合适的消毒剂，并严格掌握消毒剂的有效浓度、消毒时间及使用方法；②浸泡消毒时，物品应洗净擦干，打开轴关节，将物品浸没于溶液中，管腔物品内的气体应排空；③消毒剂应检测定期浓度，按有效期限及时更换，挥发性大的消毒剂应加盖；④中途加入消毒物品，先前浸泡的器械需重新计算浸泡时间；⑤浸泡过的物品，使用前需用无菌等渗盐水冲洗干净，使用后要经过预处理才能再次消毒。

二、手术人员及患者手术区的准备

（一）手术人员的准备

手术人员的准备工作包括一般准备，手、手臂皮肤的准备以及穿无菌手术衣和戴无菌手套等。

1.一般准备　手术人员进手术室前，在更衣室换穿手术室专用鞋和清洁手术衣，以免将外部灰尘带入手术室内。取下手上的饰物，修剪指甲，去除甲下积垢。戴好帽子、口罩，口罩必须遮盖住鼻孔与口，帽子应完全遮盖头发。洗手衣下襟扎在裤内，上衣袖口平上臂上 1/3。有上呼吸道感染、手臂皮肤破损及感染者，不宜参加手术。

2.手臂皮肤的准备　手和手臂皮肤的准备称为洗手法，包括洗手和药液消毒。其目的是清除手和手臂皮肤表面的暂居细菌及部分常驻细菌，防止术后感染。肥皂洗手法（肥皂刷洗酒精浸泡法），已沿用多年，近年来，多数医院开始应用新型消毒剂消毒手、手臂。现将手、手臂皮肤准备常用的几种方法介绍如下：

（1）肥皂刷手法：首先进行一般性洗手，用肥皂搓洗手指、手掌、手背及前臂、肘部和上臂下 1/2 处的皮肤，用流水将皂沫冲净，然后用清洁小毛巾擦干。再取无菌洗手刷，蘸灭菌肥皂乳刷洗手和手臂，从指尖至肘上 10 cm 处，双手交替自远端到近端上行刷洗。刷洗时适当用力，不得遗漏任何部位，特别是甲缘、甲沟，刷手臂时，保持各指屈曲，使皮纹消失，刷洗约 3 min。刷洗完毕后，用流水冲净手和手臂上的皂沫，冲洗时略屈肘，双手抬起朝上，肘部在下，不得使肘部的水流向手部。再取一把无菌刷蘸灭菌肥皂乳刷洗，方法同上。连续刷洗 3 遍共约 10 min。取一条无菌小毛巾对折成三角形，将底边放于一手腕部，尖端指向手部，另一手抓住下垂两角，拉紧毛巾旋转，逐渐向上移动至肘上擦干手及手臂。再将小毛巾翻面对折，用同样的方法擦干另一手臂。不得将小毛巾向手部倒退移动，抓巾的手不能接触小毛巾已使用过的部分。最后将手和手臂浸泡在盛有 70%酒精的泡手桶内 5 min，浸泡范围应超过肘上 6 cm。

注意手及手臂不可触及桶边和未经消毒灭菌的物品,否则,应重新洗手。

(2)消毒液外科洗手法:先用肥皂乳彻底清洗双手、前臂至肘上10 cm,清水冲净后,用消毒液继续刷洗,由指尖、指缝、手掌、手背、手腕、前臂、肘部、上臂的顺序,采取分段刷洗,双臂交替刷洗2~3 min后,清水冲净,无菌巾擦干,最后在双手及手臂上涂抹消毒液,稍干后即可穿手术衣,戴手套。注意双手始终保持拱手位。

3.穿无菌手术衣、戴无菌手套

(1)穿无菌手术衣:取出无菌手术衣,站在较宽敞的地方,使手术衣内面对向自己身体,用手提取衣领两角轻轻抖开,勿触碰到其他物品或地面。将手术衣轻轻向前上方抛起,两手顺势伸入衣袖内,向前上伸两臂,双手穿出袖口。巡回护士从术者身后提起两侧衣内领角向后轻拉,协助穿好手术衣。术者两手从身前交叉提起腰带中段向后传递,手不超过腋中线,巡回护士在术者身后将腰带系好。

(2)戴无菌干手套:其原则是没有戴手套的手只能接触手套的内面,戴了手套的手只能接触手套的外面。具体方法是:穿好无菌手术衣后,用少量无菌滑石粉涂擦双手,使之干燥光滑,一次性手套无须涂擦滑石粉。用右手捏住左手套翻折部(手套内面),将左手插入手套内戴好,再用戴好手套的左手插入右手手套的翻折部内(手套外面),戴好右手套。双手分别将手套翻折面拉上盖住手术衣袖口。戴手套时,戴好手套的手不可触及另一手的皮肤。最后用无菌等渗盐水冲净手套外面的滑石粉。

注意事项:①取手术衣时应整件一次性拿起,不能只抓衣领将手术衣拖出无菌区;②穿衣时,双手不能高举过头顶或伸向两侧,碰触到未消毒或灭菌的物体;③未戴手套的手不能触及手术衣的正面,更不能将手插入胸前衣袋里;④传递腰带时,不能与协助穿衣人员的手相接触。⑤等待手术时,双手应拱手置于胸前或放置于胸前的衣袋里,切不可双手下垂或交叉置于腋下;⑥穿好手术衣,戴好手套后,术者腰以上、肩以下、两侧腋前线至胸前区为无菌区,背部、腰以下及肩以上都应视为非无菌区,不能接触。

(二)手术区域的准备

1.手术前的一般准备 手术前1日给患者备皮,剃净拟作切口周围15 cm范围内的毛发,并用肥皂水洗净皮肤。若皮肤上留有油脂或胶布粘贴残迹需用乙醚或松节油擦去,洗净再剃除毛发。手术无菌要求高时,须术前3日开始,连续消毒皮肤并用无菌棉垫包扎。术前1日患者沐浴更衣。

2.手术区皮肤的消毒

(1)常用消毒剂:有2.5%~3%碘酊、1%碘伏或70%酒精等。目前临床多使用刺激性小,灭菌效果好的1%碘伏消毒。黏膜、婴幼儿皮肤、颜面部皮肤、肛门、外生殖器等处,宜采用刺激性小,作用持久的消毒剂,如0.5%碘伏涂擦3遍。

(2)消毒方法:术着洗手消毒后,用卵圆钳夹持消毒剂浸过的棉球或纱布块,自手术区切口区开始由内向外环形涂擦,或从上至下、由清洁区到相对不洁区平行或叠瓦形涂擦,不可来回乱擦。接触污染部位的棉球或纱布,不可再涂擦已消毒的部位。会阴、肛门及感染伤口的手术消毒应自清洁区域开始。消毒后,用过的钳不可放回手术器械台。消毒范围根据不同的手术可有差异,一般包括手术切口周围15 cm以上的区域。

3.铺无菌巾、单 先铺4块小无菌巾,铺巾顺序为先铺相对不洁区(如会阴、下腹部),然后铺对侧、清洁侧,最后铺术者侧。铺巾后,用布巾钳固定无菌巾的四个交叉处。然后根据手术部位的具体情况,再铺中单或大单。铺大布单时,先展开上端盖过麻醉架,再展开下端盖住患者身体两侧及足端,大单两侧和尾部应垂下超过手术床边30 cm。

注意事项:①铺巾前,应先确定手术切口的部位,外露切口皮肤范围不可过大,行探查性手术时还需考虑延长切口。已铺好的皮肤巾不得随意移动,必须移动时,只能由切口处向外移,而不能向内移;②铺巾时,双手只能接触手术单的边角部,手不得低于手术台面,不可接触未经消毒灭菌的物品;③铺切口四周的小无菌巾时,应将其折叠1/3。手术野四周及托盘上的无菌单至少要有4~6层,手术野周边至少要有两层以上。无菌单被污染应当即更换;④铺巾后,铺巾者要再次用70%酒精浸泡手臂3 min或用1%碘伏涂擦手臂后再穿无菌手术衣、戴无菌手套。

三、手术室的无菌管理

手术室的无菌管理与手术的成功与否有着密切关系,也是医疗机构院内感染管理水平高低的标志之一。手术室的布局应符合院内感染管理规范,要配置必要的消毒、灭菌设备与设施,建立健全完善的无菌工作制度,手术室的工作人员及外科医师必须经过严格的无菌培训,具有高度的无菌意识,所有进入手术室的人员必须自觉遵守无菌原则,服从管理。

(1)手术室划分为有菌区和无菌区,有菌区和无菌区应严格分界,人流、物流要分开,并有醒目的标志。有菌区包括卫生通道、办公及辅助用房等,无菌区主要指手术间,手术间布局力求简洁,所有物品摆放位置均应固定。手术时,可区分为"相对无菌区"及"绝对无菌区",麻醉师及摆放麻醉器械区及巡回护士活动区可视为"相对无菌区",铺好消毒单的手术台及器械台面应视为"绝对无菌区",手术只能在无菌区操作,接触非无菌区即为污染。

(2)各专科手术间应相对固定,无菌手术间和有菌手术间要相对分开,应根据不同类型的手术合理安排手术间。同一手术间连台内手术时,应先安排无菌手术,后安排污染或感染手术。不得在同一个手术间内同时进行无菌和污染手术。

(3)进入手术室的所有人员必须更衣,换穿手术衣、鞋、帽及戴口罩。患急性感染性疾病尤其是上呼吸道感染者不得进入手术室。手术患者术前应在病区更衣,运送患者的推车应在隔离区更换。

(4)严格落实卫生清洁处理及消毒检测制度。每日必须做好手术室的清洁卫生。手术完毕后及时清洁或消毒手术间,彻底洗刷地面、清除污液、敷料及杂物等,打开窗户通风1 h。清洗器械,分别打包,消毒、灭菌。特殊感染手术的废弃物须装入有明显标志的塑料袋内,封闭运送,集中处理。

(5)手术室物品柜应清洁通风,专人保管;无菌包按顺序排列,标记清楚;浸泡器械消毒液量足够,按规定时间更换;手术室空气定期消毒;定期对手术室空气、物品、消毒液及手术医生、器械护士手指做细菌培养并记录通报。

(6)参观手术人数应予限制,参观者只允许在指定区域活动,不得触碰手术者,不得离无菌区太近或过高。参观感染手术后,不得再进入其他手术间。手术间内的人员应尽量减少在室内说话和活动。

(7)手术人员的头部不可过分接近手术野,身体的有菌区域不得与其他手术人员身体的无菌区相碰触。同侧手术人员如需调换位置,一人应先退后一步,转过身背对背地进行交换。对侧更换位置,需绕过器械台时,应面对器械台,不得背向器械台。传递手术器械时,应在手术台的平面上进行,不得在手术人员背后传递器械物品。坠落到手术台平面以下的器械物品均应视为有菌。术中不应开窗通风或使用电风扇。

（8）术中应保持无菌巾、单干燥，如被浸透失去无菌隔离作用，应加盖无菌巾单覆盖。衣袖被浸湿或污染时应更换手术衣或加戴无菌袖套。手套破损或被污染，应立即更换。

（9）手术开始前要清点器械、敷料，手术结束时，检查胸、腹等体腔，待核对器械、敷料数无误后，方可关闭切口，以免异物遗留体腔内，产生严重后果。

（10）术中保持安静，不可闲谈与大声喧哗。口罩潮湿后要更换，出汗较多时，应将头偏向于一侧，由其他人代为擦去，以免汗液落于手术野。

第二节　手术基本操作

手术是外科治疗的主要手段，而外科手术基本操作是完成手术的必备条件。外科手术基本功是指消毒、无菌、切开、止血、结扎、缝合、分离、暴露等基本操作。所有的手术都是建立在外科手术基本操作之上的。外科手术操作以熟悉各种手术器械的结构特点和基本性能为根本，其熟练程度则体现在"稳、准、轻、快、细"5个方面。

一、常用器械及其使用方法

（一）手术刀

普通手术刀由刀柄和可拆卸的刀片组成，用于切开和分离组织。刀柄及刀片种类很多，其末端都标有号码（见图12.1）。刀片根据刀刃形状分为圆刃、弯刃、球头、三角刀片。装卸刀片时，用持针钳夹持刀片前1/3背部，使刀片的窗口对准刀柄前部的刀槽，稍用力向后拉动即可装上，夹持刀片尾端背部，稍用力提取刀片向前推即可卸下。可根据不同的手术要求，选用不同的手术刀。

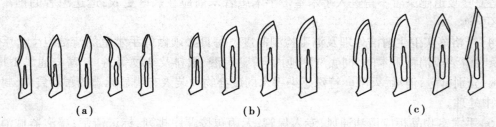

（a）　　　　　　　（b）　　　　　　　（c）

图 12.1　各种手术刀片

正确的执刀方式有以下4种（见图12.2），即执弓式、执笔式、握持式及反挑式。

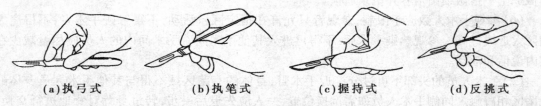

（a）执弓式　　　（b）执笔式　　　（c）握持式　　　（d）反挑式

图 12.2　手术刀的执刀方法

1.执弓式　是常用的一种执刀方式，姿势如同拉提琴，动作范围广而灵活，用力主要在腕部。适用于切开较长的皮肤切口和组织（见图12.2（a））。

2.执笔式 姿势如同用笔写字,操作灵活,其力量主要在手指。适用于小切口及精细组织的解剖与显露,如分离血管、神经及切开腹膜等(见图12.2(b))。

3.握持式 全手握持刀柄,拇指与食指紧捏刀柄刻痕处。此法控刀比较稳定,适用于范围广、坚厚组织的切开(见图12.2(c))。

4.反挑式 是执笔式的一种转换形式,刀刃向上挑开组织,以免损伤深部组织和器官。(见图12.2(d))。

刀的传递:传递手术刀时,传递者应握住刀柄与刀片衔接处的背部,将刀柄尾端送至术者手里,不可将刀刃指向术者以免造成伤害。

（二）手术剪

手术剪有弯、直两种,每种又有尖头、圆头和长柄、短柄之分(见图12.3(a))。弯剪前端薄而尖、刃锐利,用于分离、解剖和剪断组织。直剪头圆而钝、刃较粗,用于剪断缝线、敷料及引流物等。正确的执剪姿势为拇指和无名指分别扣入剪刀柄的两环,中指放在无名指环的剪刀柄上,食指压在轴节处起稳定和导向作用(见图12.3(b))。使用手术剪时,应保护好剪刀的锋利。

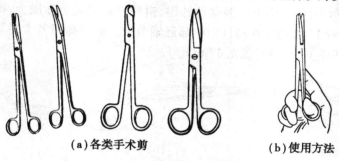

（a）各类手术剪　　　　　（b）使用方法

图 12.3　各类手术剪及剪刀的使用方法

（三）血管钳

血管钳又称止血钳,主要用来止血、分离、解剖、夹持组织、牵引缝线等。不应使用血管钳夹持皮肤、脏器及脆弱组织,以免损伤。常用的血管钳有直血管钳和弯血管钳,血管钳的握持方法与手术剪相同。开放血管钳时,将拇指和无名指各套入一环口,缓缓张开钳口(见图12.4)。

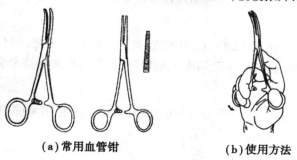

（a）常用血管钳　　　　　（b）使用方法

图 12.4　常用血管钳和血管钳的使用方法

（四）手术镊

手术镊主要用于夹持或提拉组织、缝针、敷料或协助其他器械操作。手术镊分为有齿镊和无齿镊。有齿镊又称组织镊,持物牢固,但对组织有损伤,适用于提起皮肤、筋膜等坚韧组织。无齿镊(平镊、敷料镊)对组织损伤轻,适用于对肠壁、血管、神经及黏膜等的夹持。正确的持镊姿势是拇指对食指与中指,把持两镊脚的中上部,稳而适度用力地夹持组织(见图12.5)。

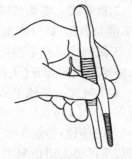

图12.5 手术镊的使用方法

(五)持针钳

持针钳又称持针器,简称针持。用来夹持缝针。持针钳前端的齿槽床短,柄长,咬合面上有交叉齿纹,并有凹槽,利于夹持缝针,保持稳定,不易滑脱。使用时将持针钳的前中1/3交界处夹住缝针的中、后1/3交界处,缝针穿线后,线对齐1/3(3个1/3)后,将缝线重叠部分放入钳嘴里。常用的执持针钳方法如图12.6所示。

1.指套法 拇指、无名指套入钳环内,以手腕力量控制持针钳(见图12.6(a))。

2.掌指法 拇指套入钳环内,食指压在钳的前半部做支撑引导,其余3指固定另一钳环于手掌中,拇指行上下开闭活动,控制持针钳的张开与合拢(见图12.6(b))。

3.掌握法 也称满把抓,用手掌握拿持针钳,钳环紧贴于大鱼际肌上,拇指、中指、无名指及小指分别压在钳柄上,食指压在持针钳中部近轴节处。利用拇指及大鱼肌和掌指关节活动推展、张开持针钳柄环上的齿扣(见图12.6(c))。

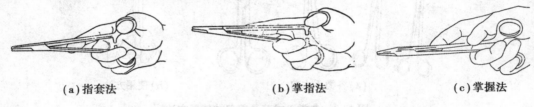

(a)指套法　　　　　　　(b)掌指法　　　　　　　(c)掌握法

图12.6 持针器的使用方法

(六)卵圆钳

卵圆钳又称环钳、海绵钳、持物钳或敷料钳。分为有齿纹、无齿纹两种,有齿纹的用以夹持、传递已消毒的器械、缝线、缝针、敷料、引流管等,及手术野皮肤的消毒。无齿纹的用来夹持脏器,协助显露。钳夹组织时勿过紧,免致脏器损伤。

(七)组织钳

组织钳又称鼠齿钳(见图12.8),前端稍宽,有一排细齿似小耙,闭合时互相嵌合,弹性好,对组织的压榨较血管钳为轻,故一般用来夹持软组织,也可用来夹持牵引皮瓣。

(八)布巾钳

前端弯而尖,似蟹的大爪,能交叉咬合(见图12.9)。主要用来固定铺盖于手术切口周围的消毒巾,以防术中移动或松开。

(九)牵引钩

牵引钩又称拉钩或牵开器(见图12.10),在手术中用以牵开组织,暴露手术野,便于探查和操作。有手持拉钩和自动拉钩之分。手持拉钩可随需要,随时变换牵引的位置、方向和力量。自动拉钩多用于位置较固定,牵引力需很大的手术中,如胸、腹及盆腔手术等。

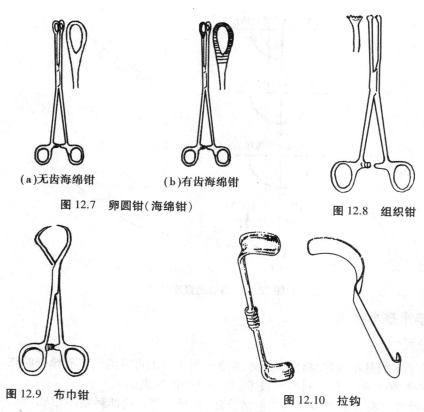

（a）无齿海绵钳　　　（b）有齿海绵钳

图 12.7　卵圆钳（海绵钳）

图 12.8　组织钳

图 12.9　布巾钳

图 12.10　拉钩

（十）缝针与手术用缝线

1.缝针　是用于缝合或贯穿结扎各种组织的器械。有直针、弯针及圆针、三角针之分。直针适于缝合宽敞部位，如胃肠道黏膜层。弯针应用较广，几乎所有组织和器官均可选用大小、弧度不同的弯针做缝合。三角针的针尖锐利，用于缝合皮肤、韧带、软骨和瘢痕等坚韧组织，但不宜用于颜面皮肤的缝合。圆针用于缝合一般软组织，如胃肠壁、血管、筋膜、膜腹及神经等（见图 12.11）。

2.手术缝线　用于缝合组织和结扎血管。缝线要求有一定的张力、组织反应小、无毒、不致敏、无致癌性，易灭菌和保存。分为可吸收和不可吸收两类。可吸收缝线如羊肠线，多用于不宜残留异物的部位，如泌尿系内层黏膜、胆道及子宫肌层等。宜连续缝合，以免线结太多，发生异物反应。使用前应用盐水浸泡，待略软后用，但不可浸泡时间过长，以免肠线肿胀易断。不能钳夹、扭折肠线。结扎时应作三重结，剪线时线头应略留长，以防滑脱。胰腺手术时，不宜使用肠线，以免被胰液消化，引发出血或吻合口破裂。手术多用不吸收线，其组织反应小，质地柔软，打结方便，不易滑脱，抗张力较强，价格低，可经高压蒸气灭菌。但其在组织内成为永久性异物，伤口感染后易形成窦道。缝线常用数字标注型号以表示粗细及张力强度，数字越大表示缝线越粗，张力强度越大。显微外科无损伤缝线多为 0 号以下，最细为 12-0 号。

目前已有多种粘合材料替代缝针和缝线应用于临床，具有使用方便、快捷，反应轻、愈合后瘢痕小的优点。

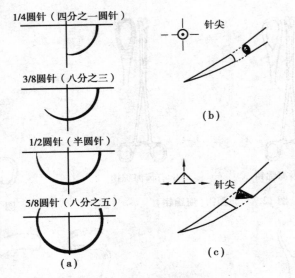

图 12.11　缝针的弧度及针尖

二、手术基本操作

（一）结扎

结扎是手术的基本操作，贯穿于手术的全过程。牢固可靠的结扎有赖于熟练、正确的打结技术。要正确、熟练地掌握外科打结技术，须经过严格的训练。

1.结的种类　有方结、外科结、三重结、假结和滑结等。后两种很不牢固，张力大时易于滑脱，不应在手术中出现。

（1）方结：是外科手术中最常用的打结方式，由方向相反的两扣组成。结扎后，线圈内张力越大，结扎就越紧，不易松开或滑脱，多用于一般血管和各种缝合后的结扎。

（2）外科结：打第一个线扣时线在圈内绕两次，增加线间的摩擦面及摩擦系数，打第二个线扣时就不易滑脱和松动，牢固可靠。用于大血管或组织张力较大部位的结扎。

（3）滑结：作方结时，由于不熟练，双手用力不均匀形成，极不牢固，应注意避免，特别是在结扎大血管时不得出现滑结。

2.打结方法　可分为单手打结法、双手打结法及器械打结法。

（1）单手打结法：简单、迅速，两手均可进行，在手术中最常用。打结时，一手持线，另一手打结，主要靠拇、食、中三指配合完成"持线""挑线""勾线"等动作。此法适合于各部位的结扎。

（2）双手打结法：较单手打结法更为可靠，不易滑脱，所需的线较长，便于作外科结。常用于手术野深部或组织张力较大处的结扎。

（3）器械打结法：术中常用血管钳或持针钳打结，适用于深部或手术野狭小处的结扎，缝线过短时也可用此法打结。

3.注意事项

（1）第一个结与第二个结的方向必须相反，拉线时应尽量保持两手着力点与结扣三点在一直线上，用力要均匀，避免用力向上提，造成结扎点撕脱。

（2）打第二个结时，第一个线结不能松扣。术野狭窄部位打结时，可用一手指按线结近处，缓慢、均匀用力，徐徐拉紧。避免用力过猛或突然用力扯断缝线。

（3）打完第一个结后，若组织张力大时，可由助手用血管钳或镊协助固定线结部位，但不可扣紧扣齿，以免伤线，待收紧第二个结扣时，再移去血管钳或镊。结扎较大血管时可在结扎处再缝扎一针加强，以防滑脱。

（4）应尽量在直视下打结。结扎组织不可过多。

（二）缝合

缝合是将切开、切断或外伤断裂的组织、器官重新对合或重建，为愈合和功能恢复创造条件。不同部位的组织、器官，用不同的方法缝合。缝合常用工具是持针钳、镊子、缝针及缝线。目前，吻合器、封闭器，医用粘胶，皮肤拉链等使用也比较广泛。

1.缝合的步骤（见图 12.12）

（1）进针：缝合时，左手持镊，提起皮肤边缘，右手持持针器，用腕臂力由外旋进，顺针的弧度刺入皮肤，经皮下从对侧切口皮缘穿出。

（2）夹针：缝针出皮肤后，用镊子夹住缝针并固定。

（3）拔针：用持针器夹住缝针夹断，顺着针的弧度向外拔出。

（4）出针：针完全拔出时，可用手捏住针体，将线带出，由助手打结。

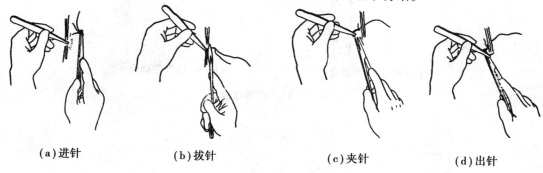

（a）进针　　　　（b）拔针　　　　（c）夹针　　　　（d）出针

图 12.12　缝合的步骤

2.常用缝合方法

（1）单纯间断缝合：每缝一针单独打结，操作简单，应用最多。常用于皮肤、皮下、肌腱、腱膜等组织的缝合。方法：一手持有齿镊，提起皮肤边缘；另一手执持针钳，距皮缘约 0.5 cm 处垂直进针，穿过皮肤、皮下组织全层，从对侧切口皮缘 0.5 cm 处穿出打结。缝合完毕后用有齿镊整理皮肤边缘使之整齐（见图 12.13）。

（2）单纯连续缝合：第一针缝合后打结，不剪断缝线，连续用该线缝合完整个创口，结束前的一针将重线尾拉长留在对侧，形成双线与重线尾打结。多用于较长伤口的缝合，如腹膜和胃肠道后壁内层吻合。优点是打结少，操作省时；缺点是一旦缝线一针不紧，则整个创口松动，甚至裂开（见图 12.14）。

（3）"8"字缝合：由两个交叉的间断缝合组成，包括内 8 字缝合和外 8 字缝合。此法操作省时，缝扎牢固，常用于张力较大的筋膜、肌腱、韧带的缝合及较大血管的止血（见图 12.15）。

（4）连续锁边缝合：也称毯边缝合，缝合中每针将线交错，常用于胃肠道断端的关闭或整张游离植皮的边缘固定，此法操作省时，止血效果好（见图 12.16）。

（5）间断垂直褥式内翻缝合：又称为伦伯特氏缝合法，简称垂直内翻缝合。常用于胃肠道吻合时缝合浆肌层（见图 12.17）。

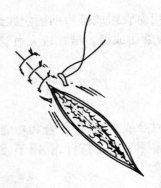

图 12.13　单纯间断缝合

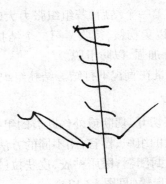

图 12.14　单纯连续缝合

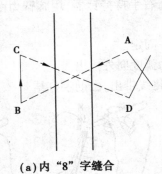

（a）内"8"字缝合

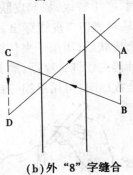

（b）外"8"字缝合

图 12.15　"8"字缝合

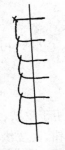

图 12.16　连续锁边缝合

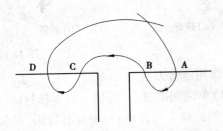

图 12.17　间断垂直褥式内翻缝合

（6）间断水平褥式内翻缝合：又称为何尔斯得氏缝合法,多用于胃肠道缝合浆肌层（见图 12.18）。

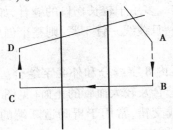

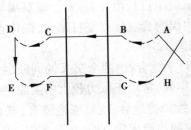

图 12.18　间断水平褥式内翻缝合

（7）间断垂直褥式外翻缝合（见图12.19）。

（8）间断水平褥式外翻缝合（见图12.20）。

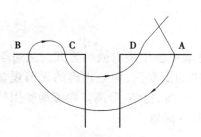

图12.19　间断垂直褥式外翻缝合

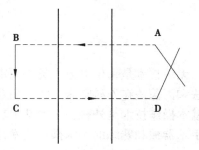

图12.20　间断水平褥式外翻缝合

（9）连续皮内缝合：是用可吸收缝线在皮内作间断或连续缝合，此法不需拆线，切口遗留疤痕小（见图12.21）。缝合要领：从切口的一端进针，然后交替经过两侧切口边缘的皮内穿过，一直缝到切口的另一端穿出，最后抽紧，两侧可做蝴蝶结或用纱布小球垫。

（10）荷包缝合：以创口为中心，连续环形缝合一周，结扎后将之内翻包埋。此法缝合后表面光滑，可减少组织粘连，有利于愈合。常用于关闭胃肠道、处理阑尾残端、固定造瘘管等（见图12.22）。

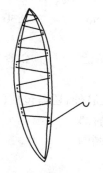

图12.21　连续皮内缝合

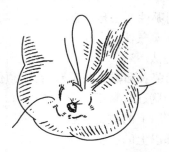

图12.22　荷包缝合

3.缝合的技巧和注意事项

（1）准确把握进针点，不得反复进针、退针。缝合创面或伤口时对合要良好。应认清组织，按组织的解剖层次由深至浅对位缝合，不卷入或缝入其他组织，不留死腔或空隙。

（2）根据缝合部位不同，缝合时进出针的创缘距及针间距大小要适宜，要整齐美观，均匀一致。

（3）结扎缝线时应松紧适宜，以切口边缘紧密贴合为度，过紧影响血供及切割组织，过松易留有缝隙，影响组织愈合。伤口张力大时宜行减张缝合。

（4）选用合适的缝合材料。无菌切口或污染较轻的伤口用丝线，血管、神经的吻合选择相应型号的无损伤针线，颜面部伤口缝合宜选用细针细线。

（5）皮肤缝合时应避免皮缘内翻或外翻。吻合肠道及空腔器官浆膜层时须内翻缝合。

（6）转针的技巧：首先控制好针，拔针力量要松紧适当，钳齿扣而不闭，以免松脱或转不动；其次要利用针钳间的摩擦力，利用针尾为支点，转针时，注意弯针的弧度，同时需要腕力的配合。

本章小结

无菌技术是每位医务人员必须掌握的基本技术,是避免感染最有效的方式。通过学习抗菌法和灭菌法在外科临床上的应用及其对预防伤口感染的重要性,树立正确的无菌观念。外科基本操作技术是外科医生的基本功。包括切开、缝合、止血、打结、分离。熟练地使用外科各种手术器械和熟练的手术操作技术是外科手术成功的根本保障。

习题及复习思考题

一、选择题

1.手术区皮肤消毒范围要包括手术切口周围至少( )的区域。

A.15 cm   B.10 cm   C.8 cm   D.12 cm   E.30 cm

2.下列哪种方法是消毒法?( )

A.高压蒸气法   B.40%甲醛蒸气箱熏蒸法   C.煮沸法

D.火烧法   E.以上均不是

3.穿无菌衣和戴无菌手套后,必须保持的无菌地带除双上肢外,还需包括( )。

A.整个胸、腹、背部   B.整个颈、胸、腹、背、肩部

C.腰部以上的前胸和后背   D.腰部以上的前胸和侧胸

E.腰部以上的前胸和背部

4.横结肠造瘘术后患者行瘘口关闭术,手术区皮肤消毒涂擦消毒剂的顺序是( )。

A.由手术区中心向四周涂擦   B.由手术区外周向瘘口周围涂擦

C.由手术区的上方向下方涂擦   D.由手术区一侧向另一侧涂擦

E.以上均不对

5.内窥镜以下列哪种方法消毒为宜?( )

A.0.1%新洁尔灭溶液浸泡   B.70%酒精   C.器械溶液

D.甲醛蒸气熏蒸   E.以上均可

二、简答题

1.高压蒸气灭菌法有哪些注意事项?

2.外科无菌术的目的和原则是什么?

(许 杰 胡勇军)

第十三章　神经外科常见疾病

第一节　颅内压增高和脑疝

案例导入

患者,女,30岁,头枕部摔伤后头痛、伤处流血1 h,伴呕吐3次入院。患者1 h前不慎摔倒,枕部着地,当即昏迷约40 min,伤处流血,醒后对伤情记忆不清,伴头痛、呕吐3次。查体:生命体征平稳,神清嗜睡,右枕部可见0.5 cm×2 cm的裂口,余神经系检查阴性。头颅CT示双额极少许混杂密度影,蛛网膜下腔少许高密度影,头颅X线片示右枕骨骨折。

请思考:

(1)该患者发生了何种颅脑损伤?应立即采取何种抢救措施?用何种药物?

(2)目前的治疗措施有哪些?

颅腔容纳着脑组织、脑脊液和血液3种内容物,儿童颅缝闭合后或成人的颅腔容积是固定不变的,为1 400~1 500 mL。颅腔内容物对颅腔壁产生的压力,称为颅内压(ICP)。成人的正常ICP为0.7~2.0 kPa(70~200 mmH$_2$O),儿童的正常颅内压为0.5~1.0 kPa (50~100 mmH$_2$O)。

神经外科疾病包括有颅脑损伤、脑肿瘤、脑出血、脑积水和颅内炎症等许多常见疾病。颅内压增高是各种颅脑疾病中所共有的征象,由颅内压增高导致的脑疝是神经外科疾病引起死亡的最重要原因,因此了解颅内压的调节和颅内压增高发生机制是学习和掌握神经外科疾病的重点和关键。

由于各种原因使颅腔内容物体积增加或颅腔容积缩小,成人颅内压持续超过 2.0kPa(儿童超过 1.0kPa)以上,从而引起的相应的临床病理综合征,称为颅内压增高。

(一)颅内压增高的原因

颅腔内容物的体积增大、颅内出现占位性病变或先天性畸形等使颅腔的容积相对变小都可引起颅内压增高。

1.颅脑损伤　颅脑损伤继发颅内血肿、脑水肿是外伤性颅内压增高最常见原因。

2.颅内占位性病变　颅内肿瘤、脑寄生虫病患者一般都会出现颅内压增高症状,其出现症状与占位体积、部位、性质和生长速度等因素有关。

3.颅内感染　感染引起的脑脓肿、脑水肿、脑积水均可引起颅内压增高。

4.脑血管疾病　多种原因引起的脑出血、高血压脑病等都可造成颅内压增高。

5.颅脑先天性疾病　婴幼儿先天性脑积水、颅底凹陷和狭颅症也可以引起颅内压增高。

(二)临床表现

1.头痛　以胀痛和撕裂痛为多见,程度不同,早晨或晚间较重,多在额部及颞部,可从颈枕部向前方放射至眼眶。头痛程度随颅内压的增高而进行性加重,用力、咳嗽、弯腰或低头活动时常使头痛加重。

2.呕吐　当头痛剧烈时,可伴有恶心和呕吐。呕吐呈喷射性,易发生于饭后,有时可导致水、电解质紊乱和体重减轻。

3.视神经乳头水肿　这是颅内压增高的重要客观体征,表现为视神经乳头充血,边缘模糊不清,中央凹消失,视盘隆起,静脉怒张。

以上三者是颅内压增高的典型表现,称为颅内压增高"三主征"。

4.脑疝形成　当颅内病变所致的颅内压增高达到一定程度时,某分腔的压力大于邻近分腔的压力,脑组织从高压力区向低压力区移位,导致脑组织、血管及颅神经等重要结构受压和移位,被挤入硬脑膜的间隙或孔道中,从而出现一系列严重临床症状和体征,称为脑疝。脑疝常见类型包括小脑幕切迹疝和枕骨大孔疝。

脑疝早期的生命体征变化:脉搏缓慢、呼吸慢而不规则、血压升高,即库欣反应(Cushing 反应)。同时可出现嗜睡,反应迟钝等意识障碍表现,病情加重可出现昏睡、昏迷,伴有瞳孔散大、对光反应消失、脑疝发生,出现去大脑强直。

5.其他症状和体征　头晕、猝倒、头皮静脉怒张。在小儿患者可有头颅增大、颅缝增宽或分裂、前囟饱满隆起。

(三)诊断

通过全面而详细地询问病史和认真的神经系统检查和出现典型的内压增高"三主征"即可作出初步诊断。如小儿的反复呕吐及头围迅速增大,成人进行性剧烈的头痛、进行性瘫痪及各种年龄病人的视力进行性减退等都应考虑有颅内占位性病变的可能。

疾病早期可以及时地做以下辅助检查,发现颅内占位性病变协助诊断:电子计算机 X 线断层扫描(CT);磁共振成像(MRI);脑血管造影;头颅 X 线摄片。

腰椎穿刺虽然可以直接测定颅内压,但在颅内压增高时腰穿测压有一定的危险性,有时可引发脑疝,故应当慎重进行。

（四）治疗原则

1.一般处理　凡有颅内压增高的病人,应留院密切观察神志、瞳孔、血压、呼吸、脉搏及体温的变化,有条件时可作颅内压监护。意识不清及咳痰困难者要考虑作气管切开术,以保持呼吸道通畅并给予氧气吸入;限制水的摄入,一般每天摄入量控制在1 500 mL左右;频繁呕吐者应暂禁食;不能进食的病人应予补液以维持电解质及酸碱平衡;对便秘患者用缓泻剂来疏通大便;不可作高位灌肠,以免颅内压骤然增高。

2.病因治疗　颅内占位性病变首先应考虑做病变切除术;若有脑积水可行脑脊液分流术;颅内压增高已引起急性脑疝时,应进行紧急抢救或手术减压处理。

3.降低颅内压治疗　适用于颅内压增高但暂时尚未查明原因或虽已查明原因但仍需要非手术治疗的病例。

（1）脱水疗法:若有意识障碍或颅内压增高症状较重的病例,则宜选用静脉或肌肉注射药物。首选脱水剂为20%甘露醇。其他常用的可供注射的制剂有:甘油果糖注射液、呋塞米注射液、20%人血白蛋白注射液等。

（2）激素应用:地塞米松、氢化可的松、泼尼松可减轻脑水肿,有助于缓解颅内压增高。

（3）冬眠低温疗法或亚低温疗法:有利于降低脑的新陈代谢率,减少脑组织的氧耗量,防止脑水肿的发生与发展,对降低颅内压也起一定作用。

（4）辅助过度换气:目的是使体内CO_2排出。当动脉血的CO_2分压每下降1 mmHg时,可使脑血流量递减2%,从而使颅内压相应下降。

4.抗生素治疗　控制颅内感染或预防感染,可根据致病菌药物敏感试验选用适当的抗生素。

5.对症治疗　疼痛者可给予镇痛剂,但应忌用吗啡和哌替啶等类药物,以防止对呼吸中枢的抑制作用,而导致病人死亡。有抽搐发作的病例,应给予抗癫痫药物治疗。烦躁病人给予镇静剂。

第二节　颅脑损伤

颅脑损伤多见于交通、工矿事故,自然灾害,爆炸,火器伤,坠落,跌倒以及各种锐器钝器对头部的伤害,常伴随身体其他部位的损伤。颅脑损伤可分为头皮损伤、颅骨损伤与脑损伤,其中重要的是脑损伤。

（一）头皮损伤

头皮一般分皮肤、皮下组织、帽状腱膜、帽状腱膜下层、骨膜共5层。头皮血供丰富,伤后失血较多,但愈合能力和抗感染能力较强。

1.头皮血肿　多因钝器伤所致,按头皮血肿的位置可分为皮下血肿、帽状腱膜下血肿和骨膜下血肿,见表13.1。

表13.1　3种头皮血肿比较

血肿类型	临床特点	处理措施
皮下血肿	血肿体积小,位于头皮损伤中央,中心软,周围硬	可自行吸收,一般无须处理
帽状腱膜下血肿	血肿范围广,可蔓延全头,张力低,波动感明显	无菌穿刺抽血,加压包扎止血
骨膜下血肿	血肿范围不超过颅缝,张力高,常伴有颅骨骨折	无菌穿刺抽血,加压包扎止血

2.头皮裂伤　可由锐器或钝器伤所致,创缘整齐或不规则,处理时需着重检查有无颅骨和脑损伤,由于头皮血管丰富,出血较多,可引起失血性休克,头皮裂伤本身需要压迫止血,其一期清创缝合的时限原则上允许放宽至 24~72 h。

3.头皮撕脱伤　是最严重的头皮损伤,多因发辫受机械力牵扯,使大块头皮自帽状腱膜下层或连同颅骨骨膜被撕脱所致,创面大,出血多,可导致失血性或疼痛性休克。现场应立即采用有效的方法压迫止血,到医院后在防治休克的前提下行清创术,再根据不同的情况选择原位缝合或行植皮术,术后注意抗休克、抗感染和创面的观察处理。

（二）颅骨损伤

颅骨骨折指颅骨受暴力作用所致颅骨连续性中断。颅骨骨折按骨折部位分为颅盖骨折与颅底骨折;按骨折形态分为线形骨折、凹陷性骨折和粉碎性骨折;按骨折与外界是否相通,分为开放性骨折与闭合性骨折。颅盖骨折易形成血肿,颅底骨折易造成脑脊液漏。开放性骨折和累及气窦的颅底骨折有可能发生颅内积气、颅内感染或骨髓炎。颅骨骨折的重要性在于可能同时并发的脑膜、血管及脑的损伤。

1.颅盖骨骨折　颅盖部的线形骨折发生率最高,主要靠颅骨 X 线摄片或头颅 CT 确诊。颅盖部的凹陷性骨折好发于额骨及顶骨,成人凹陷性骨折多为粉碎性骨折,婴幼儿可呈"乒乓球"凹陷样骨折。

颅盖骨单纯线形骨折本身不需特殊处理,但应警惕是否合并脑损伤;骨折线通过脑膜血管沟或静脉窦所在部位时,要警惕硬脑膜外血肿的发生,需严密观察或 CT 检查。

2.颅底骨折　以线性骨折为主,多为颅盖骨折延伸到颅底,也可由间接暴力所致。根据发生部位可分为:

（1）颅前窝骨折:累及眶顶和筛骨,可有鼻出血、眶周广泛淤血斑（"熊猫眼"征）以及广泛球结膜下淤血斑等表现。若脑膜、骨膜均破裂,则合并脑脊液鼻漏。若筛板或视神经管骨折,可合并嗅神经或视神经损伤。

（2）颅中窝骨折:可合并脑脊液鼻漏、耳漏;常合并 7~8 对颅神经损伤;若骨折伤及颈内动脉海绵窦段,可发生致命性的鼻出血或耳出血。

（3）颅后窝骨折:累及颞骨岩部后外侧时,多在伤后 1~2 天出现乳突部皮下瘀血斑（Battle 征）。若累及枕骨基底部,可在伤后数小时出现枕下部肿胀及皮下瘀血斑;可合并脑神经（第 9~12 对脑神经）损伤。

颅底骨折的诊断及定位,主要依靠受伤史及三大临床表现:①脑脊液漏;②迟发性的局部瘀血;③相应的颅神经损伤症状来确定。CT 检查不但对眼眶及视神经管骨折的诊断有帮助,还可了解有无脑损伤。

颅底骨折本身无须特别治疗,着重于观察有无脑损伤及处理脑脊液漏、脑神经损伤等合并症。①合并脑脊液漏时应视为开放性颅脑损伤,需给予抗生素预防颅内感染,不可堵塞或冲洗,不做腰穿,取头高位卧床休息,避免用力咳嗽、打喷嚏。绝大多数漏口会在伤后 1~2 周内自行愈合。如超过 1 个月仍未停止漏液,可考虑行手术修补硬脑膜,以封闭漏口。②对伤后视力减退,疑为碎骨片挫伤或血肿压迫视神经者,应争取在 12 h 内行视神经探查减压术。

（三）脑损伤

脑损伤按损伤的时机可分为原发性和继发性损伤两大类。原发性脑损伤指暴力作用于头部时立即发生的脑损伤，主要有脑震荡、脑挫裂伤及原发性脑干损伤等。继发性脑损伤指受伤一定时间后出现的脑受损病变，主要有脑水肿和颅内血肿。脑水肿继发于脑挫裂伤；颅内血肿因颅骨、硬脑膜或脑的出血而形成，与原发性脑损伤可相伴发生，也可单独发生。

脑损伤按伤后脑组织与外界相通与否，可分为开放性脑损伤和闭合性脑损伤两类。前者多由锐器或火器直接造成，皆伴有头皮裂伤、颅骨骨折和硬脑膜破裂，有脑脊液漏；后者为头部接触较钝物体或间接暴力所致，可不伴有头皮或颅骨损伤，或虽有头皮、颅骨损伤，但脑膜完整，无脑脊液漏。

1.脑震荡　表现为头颅受到外界暴力作用后立即发生的一过性的脑功能障碍，无肉眼可见的神经病理改变，显微镜下可见神经组织结构紊乱。主要症状是受伤当时立即出现短暂的意识障碍，可能神志不清或完全昏迷，常为数秒或数分钟，一般不超过半小时。清醒后大多不能回忆受伤当时乃至伤前一段时间内的情况，称为逆行性遗忘。此后可能出现头痛、头昏、恶心、呕吐等症状，短期内可自行好转。神经系统检查无阳性体征，脑脊液检查无红细胞，CT检查颅内无异常发现。治疗原则：脑震荡无须特殊治疗，应卧床休息1~2周，给予镇静剂等对症处理，病人多在2周内恢复正常。

2.脑挫裂伤　脑挫伤指暴力作用头部后，脑组织遭受破坏较轻，软脑膜尚完整者；脑裂伤指软脑膜、血管及脑组织同时破裂，伴有外伤性蛛网膜下腔出血。两者常同时存在，故合称为脑挫裂伤。其临床表现包括：

（1）意识障碍：是脑挫裂伤最突出的症状，伤后立即出现昏迷。

（2）局灶症状与体征：脑皮质功能区受损时，伤后立即出现相应的神经功能障碍症状或体征。

（3）头痛、呕吐：与颅内压增高或外伤性蛛网膜下腔出血有关。合并蛛网膜下腔出血时可有脑膜刺激征阳性，脑脊液检查有红细胞。

（4）颅内压增高：与脑疝因继发脑水肿和颅内出血引起颅内压增高。

（5）CT或MRI检查：可显示脑挫裂伤的部位及范围。

脑挫裂伤一般采用保持呼吸道通畅，防治脑水肿，加强支持疗法和对症处理等非手术治疗。当病情恶化出现脑疝征象时，需手术开颅行减压术或局部病灶清除术。

3.颅内血肿　外伤性颅内血肿是颅脑损伤中最常见最严重的继发性脑损伤，其严重性在于可引起颅内压增高而导致脑疝；早期及时处理，可在很大程度上改善预后。按血肿的来源和部位可分为硬脑膜外血肿、硬脑膜下血肿及脑内血肿等。

（1）硬脑膜外血肿：当颅盖特别是颞部受到直接暴力损伤，出血易积聚于硬脑膜与颅骨内板之间，形成硬脑膜外血肿。血肿绝大多数属急性型，出血来源以脑膜中动脉最常见，可在6~12 h或更短时间内出现症状；颅骨X线摄片发现骨折线跨过脑膜中动脉沟，应高度重视有硬脑膜外血肿可能。

当原发性脑损伤很轻(脑震荡或轻度脑挫裂伤),最初的昏迷时间很短,而血肿的形成又不是太迅速时,则在最初的昏迷与脑疝的昏迷之间有一段意识清楚的"中间清醒期"(即昏迷—清醒—昏迷过程),为典型的硬膜外血肿表现。

CT 检查:若发现颅骨内板与脑表面之间有双凸镜形或弓形密度增高影,可有助于确诊。

(2)硬脑膜下血肿:出血积聚于硬脑膜下腔,是颅内血肿中最常见者,常呈多发性或与别种血肿合并发生。由于多数有脑挫裂伤及继发的脑水肿同时存在,故病情一般多较重。如脑挫裂伤较重或血肿形成速度较快,则表现为意识障碍进行性加深,无中间清醒期或意识好转期表现,颅内压增高与脑疝的其他征象也多在 1~3 天内进行性加重。

CT 检查:颅骨内板与脑表面之间出现高密度、等密度或混合密度的新月形或半月形影,可有助于确诊。

(3)脑内血肿:指脑实质内的血肿,临床表现以进行性意识障碍加重为主,与急性硬脑膜下血肿甚相似,其意识障碍过程受原发性脑损伤程度和血肿形成的速度影响。

CT 检查:在脑挫裂伤灶附近或脑深部白质内见到圆形或不规则高密度血肿影,同时可见血肿周围的低密度水肿区。

颅内血肿一经确诊原则上手术治疗,手术清除血肿,并彻底止血。同时需行降低颅内压治疗及营养神经、保护脑功能、对症等治疗。

4.开放性脑损伤 与闭合性脑损伤比较,除了损伤原因不同,有创口、可存在失血性休克、易招致颅内感染,需清创、修复硬脑膜使之成为闭合性脑损伤,其脑损伤的临床表现、诊断与处理原则与闭合性脑损伤无大区别。

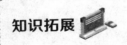

知识拓展

Glasgow 昏迷评分法

昏迷时间在 30 min 以内,处于 13~15 分者定为轻度;昏迷时间为 30 min 至 6 h,处于 9~12 分为中度;昏迷超过 6 h 处于 3~8 分为重度(见表 13.2)。

表 13.2 Glasgow 昏迷评分法

睁眼反应		言语反应		运动反应	
能自行睁眼	4	能对答,*定向正确	5	能按吩咐完成动作	6
呼之能睁眼	3	能对答,*定向有误	4	刺痛时能定位,手举向疼痛部位	5
刺痛能睁眼	2	胡言乱语,不能对答	3	刺痛时肢体能回缩	4
不能睁眼	1	仅能发音,无语言	2	刺痛时双上肢呈过度屈曲	3
		不能发音	1	刺痛时四肢呈过度伸展	2
				刺痛时肢体松弛,无动作	1

本章小结

颅内压增高是神经外科最常见的临床病理综合征,脑疝是颅内压增高最严重的后果,是神经外科疾病引起死亡的最重要原因。因此对颅内压增高及时诊断和正确处理,十分重要,了解颅内压的调节和颅内压增高发生机制是学习和掌握神经外科学的基础。脑疝危象,可使病人长期昏迷或因呼吸循环衰竭而死亡,是神经外科临床中必须紧急处理的情况。

创伤中颅脑损伤发生率高,伤死率突出。颅脑损伤中对预后决定性作用的是脑损伤的程度及其处理效果。区别原发性和继发性脑损伤有重要临床意义:前者无须开颅手术,其预后主要取决于伤势轻重;后者因产生颅内压增高或脑压迫而造成危害,尤其是颅内血肿往往需及时开颅手术,其预后与处理是否及时、正确有密切关系,尤其是原发性脑损伤并不严重者,因此,继发性脑水肿和颅内血肿形成具有更为重要的临床意义。严密的观察患者病情的变化,适时地选择最佳治疗方法,是提高颅脑损伤诊治水平的关键。

习题及复习思考题

一、选择题

1.急性颅内压增高的主要临床表现是(　　　)。
A.肢体偏瘫　　　　B.头痛、呕吐　　　C.意识障碍　　　　D.少尿或无尿　　　E.视网膜出血

2.较大的头皮血肿的治疗措施是(　　　)。
A.热敷　　　　　　　　　　　B.加压包扎　　　　　　　　　　C.冷敷
D.穿刺抽出积血后加压包扎　　E.清创缝合

3.防止脑水肿最常见的脱水剂是(　　　)。
A.20%甘露醇　　　　　　　　B.5%葡萄糖溶液　　　　　　　C.25%山梨醇
D.10%葡萄糖溶液　　　　　　E.5%葡萄糖盐水溶液

4.颅内压增高的三主征是(　　　)。
A.血压升高、脉缓有力、呼吸深慢　　B.眩晕、呕吐、共济失调
C.头痛、呕吐、视乳头水肿　　　　　D.昏迷、一侧瞳孔散大,对侧肢体痉挛性瘫痪
E.头痛、颈项强直、克尼格征阳性

5.颅脑损伤病人出现中间清醒期提示有(　　　)。
A.脑挫裂伤　　　　　　　B.脑震荡　　　　C.硬脑膜外血肿
D.颅底骨折　　　　　　　E.脑内血肿

6.患者,女,50岁,突然摔倒后昏迷约10 min,随即清醒,出现头痛、恶心、呕吐,并伴有逆行性健忘,检查无异常,考虑是(　　　)。
A.脑震荡　　　　　　B.颅内血肿　　　C.脑挫裂伤　　　　D.脑内血肿　　　　E.脑疝

7.以下不是颅内压增高常见的原因为( )。

A.颅脑损伤　　　　B.颅内肿瘤　　　　C.感染　　　　　　D.脑寄生虫病　　　E.脑萎缩

二、填空题

1.Glasgow 评分清醒评分_____,昏迷在_____分以下;最低为_____分。

2.颅内血肿包括_____、_____、_____。

3.库欣反应,表现为"两慢一高"_____、_____、_____。

三、名词解释

1.逆行性遗忘　　　　2.中间清醒期　　　　3.脑震荡

四、简答题

1.简述脑脊液漏病人的处理原则。

2.简述颅内压增高病人的治疗原则? 急性脑疝的处理原则是什么?

3.颅内血肿的主要临床表现有哪些?

(夏　岚)

第十四章　心胸外科常见疾病

第一节　胸部损伤概述

案例导入 📖

患者,男,25 岁,建筑工人,2 h 前从高处坠落,急诊时发现面色苍白,神志不清,双瞳孔等大等圆,呼吸急促,左胸部有一长约 4 cm 的伤口,左胸塌陷,有反常呼吸,R 40 次/min,脉搏细弱,Bp 60/45 mmHg。胸片检查示左胸第 3～9 肋骨骨折,第 4～8 肋骨多处骨折,左下胸积液影。诊断性胸穿抽出 50 mL 不凝固血。请思考:

(1)患者目前的可能诊断是什么?

(2)急救措施有哪些?

　　骨性胸廓起到保护胸内脏器,参与呼吸的作用。正常双侧均衡的胸膜腔负压可维持纵隔位置居中和使肺部的扩张。在暴力作用下,胸部的骨性胸廓的完整性受损,使得胸腔积气或积液,或者使胸腔内心肺等脏器发生损伤,可引起明显的呼吸循环功能障碍。胸部损伤无论在平时或战时,其发生率、死亡率或危害程度都较高,在创伤中具有重要地位。

一、分类

根据损伤是否穿破胸壁全层(包括胸壁),胸膜腔与外界有无沟通,胸部损伤可分为闭合性胸部损伤和开放性胸部损伤。

闭合性胸部损伤多因暴力挤压、撞击或钝性伤所致。其特点是壁层胸膜保持完整,胸膜腔不与外界相通。轻者可引起胸壁软组织挫伤或单纯肋骨骨折,重者多伴有多根多处肋骨骨折或胸骨骨折,并常合并胸腔其他内脏器官损伤,可导致气胸、血胸,有时还会造成心脏挫伤、裂伤而产生急性心包填塞。当胸部遭受暴力挤压时,骤升的胸内压会使上腔静脉压力急剧升高,导致上半身毛细血管扩张和破裂出血,称为创伤性窒息。此外,当高压气浪或水浪冲击胸部时,可引起肺爆震伤。

开放性胸部损伤多由火器或锐器伤所致,其特点是胸膜腔与外界相通。可以引起开放性气胸或(和)血胸,影响呼吸和循环功能。

闭合性或开放性胸部损伤,无论是否穿破膈肌,这类胸和腹连接部同时累及的多发性损伤称为胸腹联合伤。

二、临床表现

1.胸痛　常位于受伤处,在深呼吸和咳嗽时加剧,尤以肋骨骨折时为甚。

2.呼吸困难　形成呼吸困难常见的原因有:胸痛导致胸廓运动受限,呼吸浅快;多根多处肋骨骨折形成胸壁软化,引起胸廓反常呼吸运动,由此致缺氧和二氧化碳潴留,呼吸困难加剧;气胸、血胸后使伤侧肺受压萎陷;气管、支气管内有异物、分泌物或血液阻塞气道,以及外伤后肺水肿、肺挫伤引起肺瘀血,导致通气和换气功能障碍。

3.咯血　提示肺或支气管有损伤,轻者痰中带血,重者大量咯血且出现较早,肺爆震伤常咯出泡沫样血痰。

4.休克　常见导致休克的原因有:①胸腔内大量出血,血容量急剧减少;②心包腔内出血,可引起急性心包填塞;③大量积气特别是张力性气胸,严重影响肺功能与静脉血液向心回流,致使回心血量减少。

5.体征　根据损伤性质和伤情轻重局部体征有所不同,可有皮肤青紫、胸壁血肿、皮下气肿、骨摩擦音、胸廓变形、胸壁软化及反常呼吸运动等;若伤口与胸膜腔相通,则可听到随呼吸出现的气体响声;叩诊:气胸呈鼓音,血胸呈浊音,听诊:呼吸音可有减弱或消失。

三、治疗原则和紧急处理措施

胸部损伤的处理原则是维持胸膜腔内的负压,维持胸廓的稳定性。胸部损伤的紧急处理包括院前急救处理和院内急诊处理两部分。

1.院前急救处理　包括基本生命支持与严重胸部损伤的紧急处理。其原则为:维持呼吸通畅、给氧,控制外出血、补充血容量,镇痛、固定长骨骨折、保护脊柱(尤其是颈椎),并迅速转运;威胁生命的严重胸外伤需现场施行急救处理。张力性气胸应放置有单向活瓣的胸腔穿刺针或紧急行胸腔闭式引流。开放性气胸需迅速包扎和封闭胸部吸吮伤口,转化为闭合性气胸后再安置胸腔穿刺针或行胸腔闭式引流。多根多段肋骨骨折伴有大面积胸壁软化形成连枷胸有呼吸困难者,应予以人工辅助呼吸。

2.院内急诊处理　下列情况时应行急诊开胸探查手术:①胸膜腔内进行性出血;②心脏大血管损伤;③严重肺裂伤或气管、支气管损伤;④食管破裂;⑤胸腹联合伤;⑥胸壁大块缺损;

⑦胸内存留较大的异物。

急诊室开胸手术：院前急救使具有严重生理紊乱的创伤病人能送达医院。进入急诊室，濒死病人的意识丧失、叹息呼吸、血压消失、脉搏细弱、尚有心电活动；重度休克病人尚有神志，动脉收缩压<10.7 kPa（80 mmHg）。濒死与重度休克者往往需要最紧急的手术处理，于是提出了急诊室开胸手术的概念。急诊室开胸探查手术指征：①穿透性胸伤伴重度休克者；②穿透性胸伤濒死者，高度怀疑存在急性心脏压塞。手术抢救成功的关键是迅速缓解心脏压塞、控制出血、快速补充血容量和及时回收胸腔或心包内失血。

第二节　肋骨骨折

一、概述

暴力直接作用于肋骨，可使肋骨向内弯曲折断，前后挤压暴力使肋骨腋段向外弯曲折断。肋骨骨折在胸部损伤中较为常见。肋骨骨折较多发生在中、老年人，儿童少见，这多与骨质脆性随年龄增长而增加有关。已有恶性肿瘤转移的肋骨，因骨质破坏也容易发生病理性骨折。

直接或间接暴力均可引起肋骨骨折。直接暴力引起的骨折多发生在肋骨直接受伤部位，骨折断端向内，易刺破脏层、壁层胸膜或血管而产生气胸、血胸或血气胸。间接暴力使胸廓前后方受挤压，易致肋骨角或肋骨外侧处的骨折。第1~3肋骨粗短，有锁骨、肩胛骨保护，不易发生骨折。一旦骨折常表明创伤严重，应注意有无合并锁骨、肩胛骨骨折和颈部、腋部血管神经损伤之可能。第4~7肋骨长而薄，且前后固定，暴露广，故最常发生骨折。第8~10肋前端肋软骨形成肋弓与胸骨相连，第11~12肋前端游离形成浮肋，均不易骨折。多根多处肋骨骨折将使骨折处胸壁失去整体胸廓支撑而致使该处胸壁软化，产生浮动胸壁，出现反常呼吸运动，即吸气时软化区胸壁内陷，呼气时外突，与正常胸壁呼吸运动相反，称为连枷胸。

二、临床表现

受伤处胸壁疼痛，尤其在深呼吸、咳嗽或转动体位时加重。伤处局部明显压痛，可产生骨擦感，间接挤压前后胸时可引起骨折部位剧痛（胸廓挤压试验阳性）。多根多处肋骨骨折的病人，可有胸廓变形，若有大面积的胸壁软化，可出现气短、紫绀或呼吸困难。连枷胸的反常呼吸运动可使伤侧肺受到塌陷胸壁的压迫，呼吸时两侧胸腔压力不均衡会造成纵隔扑动，影响肺通气，导致体内缺氧和二氧化碳滞留，影响呼吸和循环功能。若伴有广泛肺挫伤、挫伤区域的肺间质或肺泡水肿将导致氧弥散障碍，出现低氧血症。骨折断端向内移位可刺破胸膜、肋间血管和肺组织，产生血胸、气胸、皮下气肿或咯血。

三、诊断

根据受伤史和临床表现，肋骨骨折的诊断并不困难。胸部 X 线照片是肋骨骨折的重要检查方法，不仅可以明确骨折的诊断，还可以判断有无气胸、血胸等合并伤。胸部 X 片可显示肋骨骨折断裂线和断端错位，但不能显示前胸肋软骨骨折。胸部 CT 扫描对有无并存肺挫伤有诊断价值。动脉血气分析对了解病情的严重程度有帮助。

四、治疗

处理原则包括镇痛、保持气道通畅、固定浮动胸壁、纠正呼吸循环功能障碍及肺部并发症的防治。镇痛的方法包括镇痛药物的应用、使用病人自控止痛装置、肋间神经阻滞、骨折痛点封闭、胸廓固定等。鼓励病人咳嗽排痰，早期下床活动，减少呼吸系统的并发症。固定胸廓、纠正反常呼吸运动的方法因肋骨骨折的损伤程度与范围不同而异。

1.闭合性单根肋骨骨折　骨折两断端因有上、下完整的肋骨和肋间肌支撑，较少错位和重叠，多能自行愈合。固定胸廓的主要目的是为减少肋骨断端活动、减轻疼痛，可采用宽胶布条、多带条胸布或弹性胸带固定胸廓。对于胸壁软化范围小且反常呼吸运动不严重的胸背部、胸侧壁多根多处肋骨骨折的病人，此方法也适用。

2.闭合性多根多处肋骨骨折　出现的连枷胸病人，应充分予以镇痛、维持气道通畅、处理软化胸壁、消除反常呼吸运动、改善呼吸和循环功能。常用的局部处理方法有：

（1）包扎固定法：即在胸壁软化部位用厚辅料覆盖，再用胸带或胶布加压固定。多适用于较小区域的胸壁软化或现场急救。

（2）牵引固定法：适用于较大区域的胸壁软化、反常呼吸运动明显的连枷胸病人，或包扎固定效果不佳者。于伤侧胸壁放置牵引支架，在体表用巾钳抓持游离段肋骨，固定在牵引支架上，作伤侧胸壁外固定，消除胸壁反常呼吸运动。

（3）内固定：对于肋骨错位严重及大面积胸壁软化的病人，可以开胸或使用电视胸腔镜导入钢丝，固定肋骨两断端或软化区肋骨。

3.开放性肋骨骨折　胸壁伤口需尽早彻底清创，去除骨折碎片，并固定胸廓。如胸膜已穿破，需作胸膜腔引流术。如合并胸内脏器损伤需行剖胸探查术。术后使用抗生素，预防感染。

第三节　气　胸

由于肺组织、气管、支气管破裂，空气逸入胸膜腔或胸壁伤口穿破胸膜，造成胸膜腔内积气称为气胸。气胸可以分为闭合性气胸、开放性气胸和张力性气胸 3 类。

一、闭合性气胸

闭合性气胸多为肋骨骨折断端刺破肺表面，空气进入胸膜腔所致。气胸形成后，肺裂口自行封闭，或受积气压迫而闭合，不再继续漏气，称为闭合性气胸。胸腔内压力仍低于大气压。

（一）临床表现与诊断

临床症状与胸膜腔内积气的量和速度有关，轻者可无明显症状，重者有明显呼吸困难。体检可见伤侧胸廓饱满，呼吸活动度降低，气管向健侧移位，叩诊伤侧胸部呈鼓音，听诊呼吸音降低。胸部 X 线检查显示不同程度的肺萎陷和胸膜腔积气，或伴纵隔移位，有时伴少量胸腔积液。

（二）治疗

闭合性气胸积气量较少的病人，勿需特殊处理，积气一般可在 1~2 周内自行吸收。大量气胸需进行胸膜腔穿刺，抽尽积气或闭式胸腔引流，促使肺尽早膨胀，同时使用抗生素预防胸膜腔内感染。

二、开放性气胸

创伤暴力造成胸壁部分缺损,使胸膜腔与外界大气相交通,外界空气随呼吸自由进出胸膜腔,形成开放性气胸。空气出入量与伤口大小密切相关,伤口大,空气出入量多,胸腔内压力几乎等于大气压。

(一)病理生理

大量空气进入胸膜腔,伤侧胸膜腔负压消失,伤侧肺受压完全萎陷,丧失呼吸功能。伤侧胸内压显著高于健侧,纵隔向健侧移位,致使健侧肺扩张受限。吸气时大量气体进入患侧,压力明显高于健侧,纵隔向健侧进一步移位;呼气时空气由伤口排出体外,两侧胸膜腔压力差缩小,纵隔向伤侧移回。这种由于两侧胸膜腔内压不均衡出现周期性变化,导致纵隔随呼吸运动而左右移位的现象,称为纵隔扑动。胸膜腔内负压的消失,以及纵隔摆动引起心脏大血管移位(尤其是腔静脉的扭曲),严重影响静脉回心血流,使回心血量减少,引起循环功能障碍。

(二)临床表现与诊断

伤情多较严重,常危及生命。患者多有明显呼吸困难、烦躁不安、口唇发绀、颈静脉怒张等,严重者有休克。伤侧胸壁可闻及气体进出胸腔发出吸吮样声音,称为胸部吸吮伤口。气管向健侧移位,叩诊伤侧胸部呈鼓音,听诊呼吸音消失。胸部 X 线检查可见伤侧胸腔大量积气或积血,肺受压萎陷,纵隔移向健侧。

(三)治疗

开放性气胸的急救处理原则:将开放性气胸立即变为闭合性气胸,赢得挽救生命的时间,并迅速转送至医院。使用无菌敷料(如凡士林纱布、棉垫、清洁衣物、毛巾等)在伤员呼气末封闭伤口,并加压包扎,然后穿刺胸膜腔,抽气减压暂时缓解呼吸困难。转送至医院后按闭合性气胸进一步治疗:给氧,补充血容量,纠正休克;清创缝合伤口,并作闭式胸腔引流;给予抗生素,鼓励病人咳嗽排痰,预防感染;如疑有胸腔内脏器损伤或进行性出血,则需行开胸探查术。

三、张力性气胸

气管、支气管或肺受伤时,伤处形成单向活瓣,致使吸气时空气进入胸膜腔,呼气时活瓣闭合不能排出,形成张力性气胸。气体随每次吸气进入胸膜腔并积累增多,导致胸膜腔压力高于大气压,故又称为高压性气胸。伤侧肺严重萎陷,纵隔显著向健侧移位,健侧肺受压,腔静脉回流障碍,可迅速引起呼吸循环功能紊乱甚至衰竭。若未及时诊断和正确治疗,可很快致死。

(一)临床表现与诊断

张力性气胸病人表现为极度呼吸困难、烦躁、意识障碍、发绀甚至休克。高压气体经支气管、气管周围疏松结缔组织或壁胸膜裂伤处,进入纵隔或胸壁软组织,可形成纵隔气肿或面、颈、胸部的皮下气肿。体检可见伤侧胸部饱满,肋间隙增宽,呼吸运动减弱,叩诊呈鼓音,听诊呼吸音消失。胸部 X 线检查显示伤侧胸腔严重积气,肺可完全萎陷、纵隔向健侧移位,可有纵隔和皮下气肿。胸腔穿刺有高压气体外推针筒芯。不少病人有脉细快,血压降低等循环衰竭表现。

(二)治疗

张力性气胸是可迅速致死的危急重症。紧急抢救原则是立即排气,迅速降低胸膜腔内的压力。可使用粗注射器针在伤侧锁骨中线第 2 肋间刺入胸膜腔排气减压,并在外接上单向活瓣装置(如在针柄部外接剪有小口的橡胶手套、柔软塑料袋、气球等),使胸腔内高压气体易于排出,而外界空气不易进入胸腔。伤员送达医院后需进一步处理,在局部麻醉下于伤侧锁骨中线第2或第3肋间作闭式胸腔引流,并使用抗生素预防感染。待漏气停止24~48 h后,经X线检查证实肺已膨胀,可拔除胸腔引流管。持续大量漏气且伤员体征无明显改善,胸部X线显示伤侧肺未能复张,则需考虑开胸探查手术。

四、胸腔闭式引流术

胸膜腔闭式引流术是胸外科最常采用的手术之一。胸部外伤、胸膜肺部疾病或胸外科手术之后,常常会发生胸膜腔积液、积脓、积气或积血,及时通过胸膜腔引流,可以排出这些积气和积液,促使肺复张,控制胸膜腔感染,预防胸膜粘连;并通过对引流物性质、数量的观察,判断胸内脏器的病理改变和治疗效果(见图14.1)。

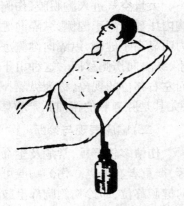

图 14.1 胸膜腔闭式引流术

(一)适应证

(1)各种胸腔手术之后。

(2)支气管胸膜瘘、食管-胃吻合口瘘、食管破裂。

(3)胸部外伤伴大量胸膜腔积气。

(4)血胸。

(5)急性化脓性脓胸、结核性脓胸并发感染,经反复胸腔穿刺抽脓效果不佳者。

(二)定位

气胸引流一般在前胸壁锁中线第2肋间隙,血胸则在腋中线与腋后线第6~8肋间隙。局限性脓胸,可以X线、B超定位。

(三)操作方法

病人取半卧位,常规消毒铺巾,用0.5%~1%的普鲁卡因或利多卡因在局部胸壁全层作局部浸润麻醉,切开皮肤,用血管钳钝性分离肌层直达胸膜腔,经肋骨上缘置入带侧孔的胸腔引流管。引流管的侧孔应深入胸腔内2~3 cm。用7号丝线缝合切口,并固定引流管。引流管外接封闭式引流装置。

(四)术后注意事项

(1)确保管道系统密封不漏气,严防引流管脱出。

(2)保持引流管通畅,避免引流管受压、折叠、扭曲,定时挤压近端引流管,以防血凝块、纤维素块或脓栓堵塞,保持引流通畅。注意观察水柱高度,以及水柱是否随呼吸而波动。

(3)观察引流物的性质、引流量和速度。一般病人每日记录一次,怀疑胸腔内进行性出血的病人,则每小时记录一次。

(4)观察有无漏气及其程度。

(5)每24 h更换引流瓶内液体一次,更换液体时,先用血管钳夹住引流管近端,后拔开瓶塞,以防空气进入胸膜腔。

(6)拔管时间不做硬性规定。不论何种原因作的胸腔闭式引流术,都需体检和X线检查证实胸腔内已无积气、积液,肺已经复张。

第四节 血 胸

胸膜腔积血称为血胸,是胸外伤后常见的并发症,与气胸可同时存在。胸腔积血主要来源于心脏、胸内大血管及其分支、胸壁血管、肺组织裂伤、膈肌或心包血管出血。

一、病理生理

血胸引起的一系列病理生理改变与胸腔内出血量和速度有关。胸腔少量出血时,由于肺、心包和膈肌运动所起的去纤维蛋白作用,使得血液不凝固,而大量胸腔内出血可引起急性循环血量减少,导致休克。此外,胸腔内积血还可压迫肺组织使其萎陷,减少呼吸面积,纵隔向健侧移位,影响静脉回心血量,导致急性呼吸循环功能紊乱。大量而迅速的胸腔内出血,使肺、心包和膈肌运动所起的去纤维蛋白作用减弱或失效,胸腔内积血可发生凝固,形成凝固性血胸。凝血块机化后形成纤维板,附着于肺脏层胸膜表面,形成纤维胸,限制肺的膨胀而影响呼吸功能。胸腔内积血有利于侵入的细菌迅速滋生繁殖,导致脓胸的发生。

二、临床表现与诊断

血胸的临床表现与出血量、出血速度和个人体质有关。根据出血量,血胸可分为:①少量血胸,胸腔积血量<0.5 L;②中量血胸,胸腔积血量在 0.5~1.0 L;③大量血胸,胸腔积血量>1.0 L。少量血胸多无明显症状和体征,中量和大量血胸可有不同程度的烦躁不安、面色苍白、脉搏细速、血压下降等低血容量休克表现;并有伤侧呼吸运动减弱、肋间隙饱满、气管向健侧移位、伤侧叩诊浊音和呼吸音减低等胸腔积液的体征。胸部 X 线检查显示肋膈角变钝,气管与纵隔向健侧移位,若合并气胸则显示液平面。胸膜腔穿刺抽出血性液体可明确诊断,但出血量较大时,因血胸凝固,往往抽不出血液。

持续大量出血所致胸膜腔积血称为进行性血胸。以下征象提示进行性血胸:①持续性脉搏加快、血压进行性下降,或虽经积极抗休克和补充血容量血压仍不能维持;②闭式胸腔引流量每小时超过 200 mL,持续 3 h;③实验室检查显示血红蛋白量、红细胞计数和红细胞压积进行性降低;④引流胸腔积血的血红蛋白量和红细胞计数与周围血相接近,且迅速凝固。

三、治疗

1.非进行性血胸 根据积血量的多少,采用胸腔穿刺或闭式胸腔引流术治疗,及时排出积血,促使肺膨胀,改善呼吸功能,并使用抗生素预防感染。

2.进行性血胸 在防治低血容量性休克的同时及时行开胸探查术。

3.凝固性血胸 应待伤员情况稳定后尽早手术,清除血块,剥除胸膜表面血凝块机化而形成的包膜。

4.感染性血胸 按脓胸处理。及时改善胸腔引流,排尽感染性积血积脓。若效果不佳或肺复张不良,应尽早手术清除感染性积血,剥离脓性纤维膜。

本章小结

胸部损伤是一种严重的创伤,占创伤的 8%~12%,且常合并颅脑及腹部损伤,死亡率较高,80%的患者因呼吸和循环衰竭在院前死亡。其主要处理原则是维持胸膜腔内的负压,维持胸廓的稳定性。胸部损伤常导致气胸、血胸或血气胸。主要处理方法是及时通过胸膜腔闭式引流,可以排出这些积气和积液,促使肺复张,控制胸膜腔感染,预防胸膜粘连或者采取剖胸探查术。

思考题

1.患者,男,19 岁,学生,被抢劫时小水果刀刺伤左前外侧胸壁约 30 min,自行前来急诊,诉头昏,出汗,虚弱和气促。查体:Bp 83/45 mmHg。P 110 次/min,皮肤和黏膜苍白,左前外侧胸壁伤口为利器伤,约 1.3 cm 宽,位于左锁骨中线第 4 肋间水平,无明显血流流出,胸部听诊左侧呼吸音降低,叩诊呈浊音。床边 EKG 显示各导联低电压。请思考:

(1)急诊诊断是什么?

(2)紧急处理措施有哪些?

2.患者,男性,45 岁,司机。于 2 h 前开车时,因急刹车由于未系安全带在惯性作用下该病人左胸部撞在方向盘上,当时病人感觉左前胸部剧烈疼痛,在深呼吸、咳嗽时或变换体位明显加剧。查体:T 36.8 ℃,P 85 次/min,R 19 次/min,Bp 130/90 mmHg。神志清楚,步入诊室,回答切题。颈部气管居中,胸部无明显畸形,皮下无明显气肿,心肺听诊未见异常,左胸壁第 5~6 前肋局部稍肿,有按压痛,挤压左胸部前后局部疼痛加重,可扪及骨摩擦感。腹部检查未见异常。请思考:

(1)该患者的诊断是什么?

(2)需做哪些检查?其治疗原则是什么?

习题及复习思考题

一、选择题

1.较常见的肋骨骨折是( )。

A.第 1~3 肋 B.第 4~7 肋 C.第 8~10 肋 D.第 11~12 肋 E.第 7~10 肋

2.胸部外伤后迅速出现呼吸困难。查体:神志清楚,口唇发绀,气管左移,右胸叩诊鼓音,听诊右肺呼吸音消失,心率 140 次/min,Bp 75/60 mmHg。首选的急救措施是( )。

A.输血补液,维持循环稳定 B.胸膜腔穿刺减压

C.镇静止痛 D.立即剖胸探查

E.端坐位,吸氧

3.关于张力性气胸,下列说法错误的是(　　　)。

A.外界大气与胸膜腔短暂相通,气体不能自由出入

B.外界大气与胸膜腔持续相通,气体能自由出入

C.外界大气与胸膜腔间断相通,气体不能自由出入

D.胸膜腔内持续高压状态

E.胸膜腔内逐渐出现高压状态

4.关于血胸的治疗,下列哪项是错误的?(　　　)

A.少量血胸不需穿刺抽吸

B.积血量较多时应早期胸穿或闭式引流

C.肺损伤不严重也应作病肺切除

D.进行性血胸应剖胸探查

E.凝固性血胸应在出血停止数日后剖胸清除血块

5.胸部损伤的外科治疗原则首先是(　　　)。

A.纠正酸碱失衡　　　　　　　　B.维持营养供给

C.头部降温,预防脑水肿　　　　　D.维持呼吸循环功能稳定

E.止痛、吸氧、补液

二、简答题

1.剖胸探查的指征是什么?

2.胸膜腔闭式引流术的适应证有哪些?置管位置有何要求?有哪些注意事项?

(许　杰)

第十五章　普外科常见疾病

📖 **学习目标**

- 掌握急腹症的鉴别诊断要点。
- 掌握急性阑尾炎的临床表现、诊断、鉴别诊断和治疗。
- 熟悉特殊类型急性阑尾炎的临床特点和处理原则。
- 掌握肠梗阻的分类、病理生理、诊断及治疗原则。
- 掌握胆石症的分类、临床表现、诊断和治疗。
- 掌握急性胆囊炎和重症胆管炎的临床表现和治疗原则。
- 掌握胃十二肠溃疡穿孔的临床表现和治疗。
- 掌握胃癌、大肠癌的病因、临床表现和治疗。
- 掌握乳癌的病因、病理、临床表现和治疗。

📖 **知识点**

- 急腹症的病因和鉴别诊断;急性阑尾炎的临床特点、诊断与治疗;肠梗阻的分类、病理生理、临床表现和治疗原则;胆石症的临床表现和治疗;急性胆囊炎的临床表现;胃十二指肠溃疡的诊断;胃肠癌的分期和临床表现;乳腺癌的病因、临床表现和治疗。

第一节　急腹症

案例导入 📖

　　患者,男,48 岁,3 h 前进餐时突起上腹部剧烈疼痛,伴恶心呕吐少量酸性胃内容物。起病后腹痛呈持续性,疼痛范围很快扩散到右下腹和全腹部,活动时腹痛加剧,伴大汗淋漓和头晕眼花,自服"胃药"无明显好转,即来医院。患者5年来反复出现上腹不适,反酸,易饥饿,过度饥饿或夜间腹部不适较明显,服"胃药"后或进食后症状缓解。3天前喝酒后腹痛不断加剧,睡眠也欠佳,体检发现患者消瘦,面色苍白,大汗淋漓,痛苦面容,呼吸急促,腹式呼吸消失,全腹肌紧张,呈板状腹,明显压痛反跳痛,以右上腹部最为明显。移动性浊音(+),肝浊音界缩小,肠鸣音消失。请思考:

(1)本病最可能的诊断是什么?

(2)治疗原则是什么?

外科急腹症是指以急性腹痛为主要表现,以发病急、病情重、变化多、进展迅速为主要特点,需要早期诊断和紧急处理的腹部外科疾病。

一、病因及腹痛的分类

(一)病因

1.感染性疾病　如急性胆囊炎、胆管炎、胰腺炎、阑尾炎、急性盆腔炎、急性胃肠炎、大叶性肺炎等。

2.出血性疾病　肝脾破裂、腹腔内动脉瘤破裂、肝癌破裂、异位妊娠或巧克力囊肿破裂出血。

3.空腔脏器梗阻　如肠梗阻、肠套叠、结石或蛔虫症引起的胆道梗阻、泌尿系结石等。

4.缺血性疾病　如肠扭转、肠系膜动脉栓塞、肠系膜静脉血栓形成、卵巢或卵巢囊肿扭转。

(二)分类

1.内脏痛　内脏性疼痛是由内脏神经感觉纤维传入引起的疼痛。其特点是:

(1)内脏感觉纤维分布稀少,纤维较细,兴奋的刺激阈较高,传导速度慢,支配的范围又不明显。

(2)疼痛特点:痛觉迟钝,对刺、割、灼等刺激不敏感,一般只对较强的张力(牵拉、膨胀、痉挛)及缺血、炎症等刺激较敏感。

(3)疼痛过程:缓慢、持续,常伴有焦虑、不安、恐怖等情绪反应。

(4)痛感弥散,定位不准确。

2.躯体性疼痛　其特点是对各种疼痛刺激表现出迅速而敏感的反应,能准确反映病变刺激的部位,常引起反射性腹肌紧张。

3.牵涉性疼痛　又称放射痛,指某个内脏病变产生的痛觉信号被定位于远离该内脏的身体其他部位,如急性胆囊炎出现右上腹或剑突下疼痛的同时常伴有右肩背部疼痛;急性胰腺炎的上腹痛同时可伴有左肩至背部疼痛等。

(三)不同病理类型外科急腹症的特点

1.炎症性病变

(1)一般起病缓慢,腹痛由轻至重,呈持续性。

(2)体温升高,血白细胞及中性粒细胞增高。

(3)有固定的压痛点,可伴有反跳痛和肌紧张。

2.穿孔性病变

(1)腹痛突然,呈刀割样持续性剧痛。

(2)迅速出现腹膜刺激征,容易波及全腹,但病变处最为显著。

(3)有气腹表现:如肝浊音界缩小或消失,X线见膈下游离气体;有移动性浊音,肠鸣音消失。

3.出血性病变

(1)多在外伤后迅速发生,也见于肝癌破裂出血。

(2)以失血表现为主,常导致失血性休克,可有不同程度的腹膜刺激征。

(3)腹腔积血在500 mL以上时可叩出移动性浊音。

(4)腹腔穿刺可抽出不凝固性血液。

4.梗阻性病变

(1)起病较急,以阵发性绞痛为主。

(2)发病初期多无腹膜刺激征。

5.绞窄性病变

(1)病情发展迅速,常呈持续性腹痛阵发性加重或持续性剧痛。

(2)容易出现腹膜刺激征或休克。

(3)可有黏液血便或腹部局限性固定性浊音等特征性表现。

二、临床表现

(一)病史

急性腹痛常有诱发因素,如暴饮暴食、酗酒、劳累、饥饿、外伤等,腹痛的部位和性质对于推测病变器官有一定的价值。患者既往疾病史和手术史对腹痛的诊断可提供参考依据。育龄妇女的月经史、停经史对于腹痛的鉴别诊断有重要意义。

(二)腹痛症状

1.外科腹痛特点 一般先有腹痛,后出现发热等伴随症状。

(1)胃十二指肠穿孔:突发性上腹部剧烈刀割样疼痛且拒按,腹肌紧张,腹部呈板状。

(2)胆道系统结石或感染:急性胆囊炎、胆石症病人为右上腹疼痛,呈持续性,伴右侧肩背部牵涉痛;胆管结石及急性胆管炎病人有典型的Charcot三联征,即腹痛、寒战高热和黄疸;急性梗阻性化脓性胆管炎病人除有Charcot三联症外,还可有精神神经症状和休克,即Reynolds五联征。

(3)急性胰腺炎:为上腹部持续性疼痛,伴左肩或左侧腰背部束带状疼痛。

(4)肠梗阻、肠扭转和肠系膜血管栓塞:肠梗阻、肠扭转时多为中上腹部疼痛,呈阵发性绞痛,随病情进展可表现为持续性疼痛、阵发性加剧,伴呕吐、腹胀和肛门停止排便、排气;肠系膜血管栓塞或绞窄性肠梗阻时呈持续性胀痛,呕吐物、肛门排出物和腹腔穿刺液呈血性液体。

(5)急性阑尾炎:具有转移性右下腹痛和右下腹固定点压痛伴呕吐和不同程度发热。

(6)内脏破裂出血:外有外伤史,突发性上腹部剧痛,腹腔穿刺液为不凝固的血液。

(7)肾或输尿管结石:上腹部和腰部钝痛或绞痛,可沿输尿管行径向下腹部、腹股沟区或会阴部放射。

2.内科腹痛的特点　一般先发热或先呕吐,后才腹痛,或呕吐腹痛同时发生,腹痛多无固定部位。

（1）急性胃肠炎:表现为上腹部或脐周隐痛、腹胀或绞痛。

（2）心肌梗死:部分心肌梗死病人表现为上腹部胀痛,伴恶心和呕吐;严重者可出现心力衰竭、心律失常和休克。

（3）腹型过敏性紫癜:除皮肤紫癜外,以腹痛为常见表现,呈脐周、下腹或全腹的阵发性绞痛。

3.妇科急腹症其特点

（1）以下腹部或盆腔内痛为主。

（2）常伴有白带增多、阴道流血,或有停经史、月经不规则,或与月经周期有关。

（3）妇科检查可明确疾病诊断。

（三）伴随症状

1.呕吐　机械性肠梗阻因肠腔积液与痉挛,呕吐可频繁而剧烈;腹膜炎致肠麻痹,其呕吐呈溢出性。幽门梗阻时呕吐物无胆汁;高位肠梗阻可吐出大量胆汁;粪臭样呕吐物提示低位肠梗阻;血性或咖啡色呕吐物常提示发生肠绞窄。

2.腹胀　腹胀逐渐加重,应考虑低位肠梗阻,或腹膜炎病情恶化而发生麻痹性肠梗阻。

3.排便改变　肛门停止排便排气,是肠梗阻典型症状之一;腹腔脏器炎症疾病伴有大便次数增多或里急后重感,考虑盆腔脓肿形成;果酱样血便或黏液血便是肠套叠。

4.发热　腹痛后发热,表示有继发感染。

5.黄疸　可能系肝胆疾病或继发肝胆病变。

6.血尿或尿频尿急尿痛　应考虑泌尿系损伤、结石或感染等。

（四）体格检查

1.腹部检查　应按视、听、触、叩 4 个方面和先后顺序进行。

（1）视诊:有无切口瘢痕,腹部是否对称,有无腹胀,腹式呼吸是否存在,有无胃肠型蠕动波。注意两侧腹股沟区有无肿物。

（2）听诊:腹部听诊有助于对胃肠蠕动功能作出判断,要注意肠鸣音有无、频率和音调的改变。腹痛伴肠鸣音活跃、音调高、音响较强、气过水声,提示有机械性肠梗阻。肠鸣音消失是肠麻痹的表现,多见于急性腹膜炎、肠系膜缺血性疾病、绞窄性肠梗阻晚期。低钾血症时肠鸣音减弱或消失。幽门梗阻或胃扩张时有振水音。

（3）触诊:是最重要的检查方法。手法要轻柔,应重点检查腹膜刺激征、腹部压痛、肌紧张、反跳痛的部位、范围和程度,肝脾有无肿大,有无异常的肿块。腹部压痛最明显的部位往往是病变所在之处,如阑尾炎压痛点可早于腹痛出现于右下腹。腹肌紧张为腹膜炎的客观体征,轻度肌紧张多为早期炎症或腹腔内出血刺激引起的;明显肌紧张常因较重的炎症刺激所致,如肠穿孔等;腹壁呈"板状"强直多见于胃、十二指肠穿孔或胆道穿孔;结核性腹膜炎可揉面感。

应注意老年人、衰弱者、小儿、经产妇、肥胖者及休克病人,腹膜刺激征程度常较病理改变程度为轻。

（4）叩诊:全腹鼓音可以是肠梗阻,也可以是弥漫性腹膜炎。肝浊音界减小或消失示腹腔内有大量游离气体,多为胃肠穿孔。腹腔有多量积液或积血时,腹部移动性浊音呈阳性。

2.直肠检查　急腹症病人应常规施行直肠指诊。检查时应注意肛门是否松弛、直肠温度、直肠内有无肿物、触痛、指套有无血迹和黏液等。盆位阑尾炎可有右侧盆腔触痛,直肠膀胱陷凹处积脓或积血可有饱满、触痛及波动感。

3.全身检查　包括病人的血压、体温、脉搏、呼吸、意识状态、有无休克、脱水等,并注意病人的姿势、表情、体位。脉速、血压下降,说明有血容量不足可能;胆道疾病可有巩膜及皮肤黄染。此外,还应注意病人的其他全身表现。

三、辅助检查

1.实验室检查

(1)血常规:腹腔内出血常表现为血红蛋白和血细胞比容降低;腹腔内感染病人的白细胞及中性粒细胞计数多升高。

(2)尿常规:泌尿系结石病人的尿液中有红细胞;梗阻性黄疸病人的尿胆红素检测为阳性。

(3)粪常规:急性胃肠炎病人的粪便镜检可见大量红、白细胞;消化道疾病者的粪便隐血试验多呈阳性表现。

(4)血、尿淀粉酶:急性胰腺炎病人可见血、尿淀粉酶值升高。

(5)肝功能:胆道梗阻和急性胰腺炎病人常有肝功能的损害。

2.影像学检查　包括腹部 X 线、B 超、CT 和 MRI 检查。

(1)X 线检查:①X 线透视和平片:消化道穿孔可见膈下游离气体;机□部平片可见肠管内存在多个气液平面,麻痹性肠梗阻时可见普遍扩张的□性造影剂造影:有助于明确部分消化道梗阻的部位和程度。③钡剂灌肠□可见典型的鸟嘴征,肠套叠时可见杯口征。

(2)B 超检查:有助于了解有无腹腔内实质性脏器损伤、破裂和占位□

3.内镜检查　根据急腹症的特点,采用不同种类的内镜检查。

4.诊断性穿刺

(1)腹腔穿刺:用于不易明确诊断的急腹症。若抽出不凝固性血液□若是混浊液或脓液,多为消化道穿孔或腹腔内感染;若系胆汁性液体,常□的淀粉酶测定结果阳性即为急性胰腺炎。

(2)阴道后穹隆穿刺:异位妊娠破裂时经阴道后穹隆穿刺可抽得不□的阴道后穹隆穿刺液则为脓性。

四、治疗原则

(1)对诊断尚未明确的急腹症病人应做到"四禁",即禁食,禁用吗啡□忌给病人灌肠和用热水袋热敷,禁服泻药。

(2)急腹症病人需禁食禁水,常需要胃肠减压。

(3)合理的抗生素应用,控制和预防感染。

(4)对急腹症病人应改善全身情况,建立静脉通道,补充血容量,积□情况改善后,根据病情采取适当治疗措施。有时病情严重,发展迅速,需在□腹手术。

第二节　急性阑尾炎

案例导入

　　患者,女,26岁,因腹痛、腹泻、发热、呕吐20 h入院。于入院前24 h,在路边餐馆吃饭,半天后,出现腹部不适,呈阵发性并伴有恶心,自服654-2等对症治疗,未见好转,并出现呕吐胃内容物,发热,体温37~38.5 ℃,来我院急诊,查便常规阴性,按"急性胃肠炎"予颠茄、黄连素等治疗,晚间,腹痛加重,伴发热38.6 ℃,腹痛由胃部移至右下腹部,夜里再来就诊,查血象WBC 21×10⁹/L,急收入院。既往体健,无肝肾病史,无结核及疫水接触史,无药物过敏史。查体:T 38.7 ℃,P 120 次/min,Bp 100/70 mmHg,发育营养正常,全身皮肤无黄染,无出血点及皮疹,浅表淋巴结不大,眼睑无浮肿,结膜无苍白,巩膜无黄染,颈软,甲状腺不大,心界大小正常,HR 120 次/min,律齐未闻及杂音,双肺清,未闻干湿啰音,腹平,肝脾未及,无包块,全腹压痛以右下腹麦氏点周围为著,无明显肌紧张,肠鸣音10~15 次/min。辅助检查:Hb 162 g/L,WBC 24.6×10⁹/L,中性分叶86%,杆状8%,尿常规(-),大便常规:色黄,WBC(-),RBC(-),肝功能正常。请思考:

　　(1)该患者最可能患了什么病？你诊断的依据是什么？

　　(2)应进一步做哪些检查？如何治疗？

　　急性阑尾炎(acute appendicitis)是外科最多见的急腹症,是阑尾的急性化脓性感染。可发生在任何年龄,但以青少年多见,随着外科诊疗技术和抗生素的应用等方面的进步,绝大多数病人可早就医、早确诊、早手术,以达到良好的治疗效果。但仍然有少数患者病情变化复杂,在诊断或手术中遇到困难,引起严重的并发症或因症状不典型而导致误诊误治,因此不可忽视。

（一）阑尾的解剖生理概要

　　阑尾是位于右髂窝部、盲肠末端后内侧的一条蚓状盲管,长5~10 cm,直径0.5~0.7 cm。阑尾起于盲肠的根部,附于盲肠后内侧壁的3条结肠带会合点上。沿升结肠纵行走向的3条结肠带向顶端追踪,可追寻到阑尾基底部,其腹壁体表投影点约在脐与右髂前上棘连线中外1/3交界处,通常称为麦氏(Mc Burney)点,此点是选择阑尾手术切口的标记点。但阑尾尖端可因游移而指向多个方位,以盲肠内侧位、下位、外侧位及后位较多见;少数可随盲肠异位到右肋缘下、左上腹和左下腹。个别阑尾可部分或全部在膜腹外,极少数阑尾可退化缺如或过长。

　　阑尾的血运由阑尾动脉供给,阑尾动脉为肠系膜上动脉的回结肠动脉的无侧支的终末分支。易因血运障碍,而导致阑尾坏死。阑尾静脉与动脉伴行,最终回流进入门静脉。阑尾炎症时,菌栓脱落可引起门静脉炎和细菌性肝脓肿。阑尾的淋巴管与系膜内的血管伴行,引流到回结肠淋巴结。阑尾的神经由交感神经纤维经腹腔丛和内脏小神经传入,其传入的脊髓节段在第10、11胸节,当阑尾炎发病初始阶段,常有脐周及上腹部痛,属于内脏性的牵涉痛。

阑尾组织结构与结肠相似,阑尾上皮细胞能分泌少量黏液,其黏膜和黏膜下层有丰富的淋巴组织。现在认为,阑尾是一个淋巴器官,参与 B 细胞的产生和成熟,具有一定的免疫功能。

(二)病因

1.阑尾管腔阻塞　是急性阑尾炎发病最常见的原因。管腔阻塞多由淋巴滤泡增生引起,约占 60%,其次是粪石、异物、炎性狭窄、肿瘤等病因。阑尾管腔变细,开口变小,阑尾卷曲,而造成阑尾管腔阻塞,腔内黏液积聚,腔内压力增高,从而加重炎症。

2.细菌入侵　常见致病菌为大肠杆菌和厌氧菌。阑尾管腔阻塞,使细菌繁殖,分泌内毒素和外毒素,损伤黏膜上皮,导致细菌入侵阑尾肌层。阑尾壁间质压力升高,影响其动脉血流,从而造成阑尾缺血,最终造成梗塞,甚至坏疽。

3.胃肠道疾病影响　胃肠道疾病(如肠炎、血吸虫病等)可直接延及阑尾,或引起阑尾壁肌肉痉挛,发生血供障碍而致炎症。

4.其他　阑尾过长、过度扭曲、管腔狭小、血运不佳等阑尾畸形病变都是阑尾炎的可能病因。胃肠道功能的紊乱也可诱发阑尾炎症。

(三)临床病理分型及转归

根据阑尾炎临床过程和病理变化,可将阑尾炎分为 4 种病理类型:

1.急性单纯性阑尾炎　属病变早期或轻型阑尾炎,病变仅限于黏膜及黏膜下层,阑尾外观轻度肿胀,浆膜表面充血失去光泽,表面有少量纤维性素渗出物。

2.急性化脓性阑尾炎　一般由单纯性阑尾炎发展而来,阑尾肿胀、充血,表面覆盖纤维素性渗出物,管壁各层有小脓肿形成,腔内有积脓。阑尾周围的腹腔内有稀薄脓液,从而形成局限性腹膜炎。

3.坏疽性及穿孔性阑尾炎　阑尾管壁坏死或部分坏死,呈暗紫色或黑色。穿孔部位多位于阑尾根部和近端。穿孔如果未被包裹,感染扩散,可引起急性弥漫性腹膜炎。

4.阑尾周围脓肿　阑尾化脓坏疽或穿孔后,如被大网膜将阑尾包裹形成粘连,成为炎性肿块或阑尾周围脓肿。

(四)临床表现

1.症状

(1)腹痛:转移性右下腹痛是急性阑尾炎的典型症状。腹痛常开始于脐周或上腹部,呈阵发性,程度较轻。6~8 h 后逐渐转移并固定于右下腹部,呈持续性且逐渐加重。80%的患者有典型的转移性右下腹痛,一部分患者发病时即出现右下腹疼痛。阑尾的位置不同,腹痛的部位也有所变化,如盆位阑尾炎腹痛在耻骨上区,肝下区阑尾炎腹痛在右上腹,盲肠后位阑尾炎腹痛在右腰部。

(2)胃肠道症状:病变早期可出现厌食、恶心、呕吐,有的病人可发生腹泻。盆位阑尾炎或盆腔积脓时,炎症刺激直肠和膀胱,可引起排便疼痛、里急后重等。弥漫性腹膜炎可致麻痹性肠梗阻,腹胀、排气排便减少。

(3)全身症状:早期有头痛乏力。病情重时可出现中毒症状、心率增快、低热。阑尾化脓或坏疽时可出现明显的发热和全身中毒症状。如发生门静脉炎时可出现寒战、高热和轻度黄疸。

2.体征

（1）腹部体征：右下腹固定压痛是急性阑尾炎最常见最重要的体征。压痛点常在麦氏点，因阑尾位置不同而发生改变，但压痛点始终在固定位置上。当炎症扩散到阑尾以外时，压痛范围也扩大，仍以阑尾部位最为明显。有反跳痛、腹肌紧张、肠鸣音减弱或消失，常提示阑尾已化脓、坏疽或穿孔。

（2）其他体征：①结肠充气试验：病人取仰卧位，检查者先用一手压住降结肠，另一手压近侧结肠，并逐渐向近侧结肠移动，结肠内压力增高，气体冲击盲肠和阑尾，引起右下腹痛加重为阳性。②腰大肌试验：病人取左侧卧位，使右大腿后伸，引起右下腹痛加剧者为阳性。提示阑尾位置在盲肠后位或腹膜后位近腰大肌处。③闭孔内肌试验：病人取仰卧位，使右髋、右大腿及膝关节前屈 90° 并被动内旋，引起右下腹疼痛加剧者为阳性。提示阑尾靠近闭孔内肌。④直肠指检：压痛常位于直肠右前方，阑尾穿孔时直肠前壁压痛广泛。阑尾周围脓肿时，有时可触及波动感的痛性包块。盆位阑尾炎时，也可有触痛。

3.辅助检查　实验室检查可见白细胞计数及中性粒细胞增高，一般为 $10 \times 10^9 \sim 20 \times 10^9 /L$。白细胞升高不明显者，多为单纯性阑尾炎或老年病人。如尿中出现少数红细胞，则应考虑炎性阑尾在输尿管或膀胱附近，明显血尿说明有泌尿系统的原发病变。影像学检查如腹部平片可见盲肠扩张和液气平面，偶尔可见钙化的粪石和异物影，可协助诊断；B 超如发现肿大的阑尾或脓肿，有助于急性阑尾炎的诊断和鉴别诊断；当诊断不肯定时可考虑用 CT、诊断性腹腔穿刺或腹腔镜等进一步确诊。

（五）诊断与鉴别诊断

根据转移性右下腹痛、右下腹固定压痛、体温及白细胞计数升高，多数急性阑尾炎可确诊。有许多急腹症的症状和体征与急性阑尾炎很相似，需要与其鉴别：

1.内科疾病

（1）急性肠系膜淋巴结炎：儿童常见。多有上呼吸道感染史，先发热后有右下腹痛，腹部压痛范围大并且不固定，可随体位发生改变。

（2）右侧肺炎、胸膜炎：有上呼吸道感染史，发热、胸痛、咳嗽、气促，胸部听诊可闻啰音、摩擦音等，胸部 X 线检查可确诊。

（3）急性胃肠炎：有不洁饮食史，表现为恶心呕吐、腹痛腹泻等消化道症状较重。常有阵发性绞痛，无右下腹固定压痛和腹膜刺激征。粪检可见脓细胞、食物残渣等。

2.妇科疾病

（1）右侧输卵管妊娠破裂：有停经史及阴道不规则出血史，其表现为突然下腹痛，急性失血，检查时宫颈举痛，附件肿块，阴道后穹隆饱满且穿刺有不凝固血等。妊娠试验阳性。

（2）卵巢滤泡或黄体破裂出血：卵巢滤泡破裂多见于未婚青年，在月经后 12~14 日发生；黄体破裂多见于已婚女性，在月经后 18~20 日发生，也可见于妊娠早期。腹痛突然发生，一般开始较剧烈，其后逐渐减轻。出血量多时可有腹腔内出血表现，腹腔穿刺可为阳性。

（3）卵巢囊肿蒂扭转：突发腹部绞痛，腹部或盆腔检查中可扪及有压痛性肿块。妇检时见肿块与子宫相连，触及宫颈时疼痛加重，B 超有助于诊断和鉴别诊断。

（4）急性输卵管炎和急性盆腔炎：双下腹均有压痛，腹痛压痛点较低，直肠指诊盆腔有对称性压痛，一般有脓性白带，阴道后穹隆穿刺的脓液涂片细菌呈阳性。

3.外科疾病

（1）胃、十二指肠溃疡穿孔：多有溃疡史，腹痛剧烈呈刀割样。穿孔溢出的胃内容物常沿升结肠旁沟流至右下腹，易误认为急性阑尾炎的转移性腹痛。但腹痛最明显部位仍在上腹或右上腹，可出现腹膜刺激症状。X线检查可见隔下游离气体，有助于鉴别诊断。

（2）右侧输尿管结石：多为突发的右下腹阵发性剧烈绞痛，向会阴部、右腰及外生殖器放射。右下腹无显著压痛，仅有沿右侧输尿管走行区有压痛。尿检中可见多个红细胞。B超或X线检查可见结石影。

（3）急性胆囊炎、胆石症：多与进油腻饮食有关，疼痛在右上腹并向肩背部放射，为持续性腹痛伴阵发加剧，右上腹有压痛、反跳痛、肌紧张，无右下腹转移性痛，有时可触及肿大胆囊，B超有助于诊断。

（4）其他：还应同其他一些疾病进行临床鉴别，如盲肠癌、Mecker憩室炎或穿孔、小儿肠套叠等。

（六）治疗

急性阑尾炎早期可行非手术治疗，一经确诊化脓或坏疽，应尽早行阑尾切除术，以免造成感染扩散或转为慢性脓肿。

1.急性阑尾炎的非手术治疗　适用于急性单纯性阑尾炎、轻症化脓性阑尾炎和阑尾周围脓肿。如急性阑尾炎发病超过72 h，阑尾及盲肠组织变脆，网膜与肠管发生粘连，炎症常趋局限化，手术操作困难，并发症多且严重，最好采用非手术治疗。并发腹膜炎、阑尾周围脓肿和化脓性门静脉炎时，估计急诊手术困难，可经非手术治疗炎症消退3个月后再择期手术。

主要措施包括：卧床休息，病情较重时取半卧位；禁食或进流质饮食，根据病情需要行胃肠减压；通过静脉补液，维持营养和体液平衡；选择有效抗生素及加强对症处理。按照急腹症处理原则，使用解痉止痛药物。阑尾周围脓肿张力较大时，在B超引导下直接穿刺抽脓或置管引流，并可进行脓腔冲洗或注药。

2.手术治疗

（1）手术适应证：①急性化脓性、坏疽性阑尾炎；②急性阑尾炎并发弥漫性腹膜炎；③小儿、老年人或妊娠期急性阑尾炎；④慢性复发性阑尾炎、慢性阑尾炎急性发作或反复发作；⑤非手术治疗期间，急性阑尾炎病情加重；⑥阑尾周围脓肿形成，全身中毒征象严重。

（2）手术方式：①阑尾切除术：是阑尾炎手术的主要术式，适于急性单纯性阑尾炎、轻型化脓性阑尾炎和无急性发作的慢性阑尾炎，腹腔污染较轻而局限者。②阑尾切除及腹腔引流术：适于各种类型阑尾炎伴发严重腹膜炎，且可完整切除阑尾的情况。③阑尾周围脓肿切开引流术：适于阑尾炎引起组织坏死，形成局限性脓肿，阑尾无法切除时。④腹腔镜阑尾切除术：适于急性单纯性阑尾炎、未穿孔的急性阑尾炎及非急性发作期的慢性阑尾炎。

3.中医中药治疗　治则主要采用通里攻下、清热解毒、活血行气等。临床上可选用大黄牡丹汤加减辨证治疗。

（七）并发症

1.急性阑尾炎的并发症

（1）阑尾周围脓肿：是阑尾炎未经及时治疗的后果。脓肿可在阑尾周围，也可在盆腔、膈下、肠间隙等处。表现为压痛性肿块,麻痹性肠梗阻和全身中毒感染症状。B超、CT检查可协助定位确诊。由于炎症粘连较重,手术可加重损伤或致感染扩散,可行中医中药治疗,并在3个月左右择期手术切除阑尾,防止复发。

（2）内、外瘘形成:少数阑尾周围脓肿可向腹腔蔓延,穿透肠管,甚至穿破膀胱、阴道或腹壁,形成各种内瘘或外瘘。

（3）门静脉炎:阑尾静脉中的感染性血栓可沿肠系膜上静脉至门静脉,导致门静脉炎。表现为寒战、高热、肝大、黄疸等症,甚至可致感染性休克,治疗延误可发展为细菌性肝脓肿。

2.阑尾炎手术后的并发症

（1）切口感染:是阑尾炎手术最常见的术后并发症。以穿孔性或化脓性阑尾炎术后多见。其临床表现为术后2~3天体温升高,切口红肿,压痛,甚至脓液溢出。术中可加强切口保护,冲洗,消灭无效死腔等措施预防。早期可加强换药,使用有效抗生素,一旦确定形成脓肿,及时拆线引流。

（2）出血:术中阑尾系膜血管结扎不紧,导致脱落,引起腹痛、失血性休克等症状。关键是预防,避免松脱。一旦出现应立即输血输液,再次手术止血。

（3）粘连性肠梗阻:为阑尾炎术后较常见并发症,与阑尾炎症重、术后活动少、手术损伤有关。表现为腹痛、腹胀、恶心呕吐、肛门停止排气排便等机械性肠梗阻症状。术后早期下床活动可预防,一旦出现,可行非手术治疗,必要时手术解除梗阻。

（4）阑尾残株炎:由于手术阑尾切除不够,残留超过1cm以上,术后可出现炎症复发,仍表现为阑尾炎症状。可再次手术切除。

（5）粪瘘:少见。与阑尾残端缝线脱落,盲肠组织水肿,手术缝合损伤有关。多表现为阑尾周围脓肿症状,一般经非手术治疗可治愈。

（八）特殊类型的阑尾炎

1.小儿急性阑尾炎　患儿不能提供病史,其大网膜发育不全,对炎症局限能力有限。其临床特点:①病情发展迅速且重,早期就可出现高热、呕吐等症状。②右下腹体征不典型、不明显,但局部压痛和肌紧张明显。③穿孔率、并发症和死亡率均高。诊断小儿急性阑尾炎须仔细耐心,一旦确诊,应尽早手术,并配合输液和应用广谱抗生素等。

2.妊娠期急性阑尾炎　妊娠中期子宫增大迅速,阑尾被增大的子宫推动移位,使压痛点也随之升高。腹膜刺激征不明显;大网膜难以包裹炎症阑尾,致使炎症不易被局限而在腹腔内扩散。导致诊断困难,炎症发展易引起流产或早产。

一经确诊应早期行阑尾切除术。围手术期应加用黄体酮;术中操作宜轻柔,尽量减少对子宫刺激,术后尽量不用腹腔引流;术后间断给氧并使用广谱抗菌药物,尽量少用镇痛剂。临产期并发阑尾穿孔,应会同产科医师处理,原则上先做腹膜外剖宫产术,然后剖腹切除阑尾,以避免宫腔感染。

3.老年人急性阑尾炎　老年人对疼痛感知迟钝,腹肌薄弱,防御力低,因此主诉不强烈,体征不典型,临床表现轻而病理改变重,体温和白细胞升高均不明显,容易延误诊断和治疗。加之老年人血管硬化,阑尾动脉也随之发生改变,容易导致阑尾缺血坏死。另外,老年人常伴有心血管病、肾功能不全等,使病情更趋复杂。一旦确诊应及时手术。同时注意处理原发疾病。

第三节　肠梗阻

案例导入

　　患者,男,40岁,持续性脐周痛,阵发性加剧,肛门停止排气排便2天,伴呕吐,呕吐物为食物。一年前曾行阑尾切除术。查体:一般情况好,T 37.5 ℃,P 84 次/min,Bp 120/80 mmHg,腹部轻度膨隆,未见肠型,右下腹手术切口愈合良好,肠鸣音亢进,偶闻气过水声,腹部无明显压痛,未扪及肿块,无腹外疝。腹部立位平片检查:结肠内有气体存在,小肠部分肠袢充气扩张,但不明显。入院后予胃肠减压、输液等治疗,病人曾排便1次,排气多次。但病人在入院后第3天,突然腹痛加剧,为阵发性绞痛,呕吐剧烈,呕吐物为咖啡色。进一步体检:腹部不胀,但右下腹明显压痛,似可扪及一肠袢,且有压痛。腹腔穿刺抽出血性液体少许。复查腹部平片示空肠、回肠换位。请思考:

　　(1)请作出最可能的诊断并提出诊断依据。

　　(2)应如何治疗?

一、概述

　　各种原因导致肠内容物不能正常运行、顺利通过肠道时,称为肠梗阻,是外科常见的急腹症之一。肠梗阻不但可引起肠管本身解剖与功能上的改变,还可导致全身性生理上的紊乱,临床病情多变,发展迅速,若处理不及时常危及病人的生命。

(一)病因与分类

【按肠梗阻发生的基本原因分类】

　　1.机械性肠梗阻　　最常见。是由于机械因素引起肠腔狭小、肠内容物通过发生障碍所致。主要原因有:

　　(1)肠腔堵塞:如寄生虫、粪块、胆石、异物等。

　　(2)肠管受压:如粘连带压迫、肠扭转、嵌顿疝或肿瘤压迫等。

　　(3)肠壁病变:如先天性肠道闭锁、炎症性狭窄、肠肿瘤、肠套叠等。

　　2.动力性肠梗阻　　肠壁本身无器质性病变,梗阻原因是由于神经抑制或毒素刺激引起肠壁肌肉功能紊乱,致肠内容物不能正常运行。可分为麻痹性与痉挛性两类。前者是由于严重的神经、体液和代谢改变所致肠管丧失蠕动功能,常见于急性弥漫性腹膜炎、低钾血症、腹部大手术、腹膜后血肿或感染等;后者比较少见,是由于肠壁肌肉异常收缩所致,可见于急性肠炎、肠道功能紊乱或慢性铅中毒等。

　　3.血运性肠梗阻　　由于肠系膜血管受压、栓塞或血栓形成,使肠管血运障碍,继而发生肠麻痹,肠内容物不能正常运行。随着人口的老龄化,动脉硬化等疾病增多,现本病已不属少见。

【按肠壁血运有无障碍分类】

　　1.单纯性肠梗阻　　肠内容物通过受阻,而无肠管血运障碍。

2.绞窄性肠梗阻　肠管出现血运障碍并可引起肠坏死、肠穿孔的肠梗阻,可因肠系膜血管或肠壁小血管受压、栓塞或血栓形成等引起。可引起肠坏死与穿孔。

除上述分类外,还可按梗阻发生的部位分为高位(空肠上段)和低位(回肠末段和结肠)肠梗阻;根据梗阻的程度又可分为完全性和不完全性肠梗阻;按梗阻发展过程的快慢分为急性和慢性肠梗阻。当一段肠袢两端完全阻塞,称为闭袢性肠梗阻,如肠扭转等。

上述肠梗阻的类型并非固定不变,某些类型的肠梗阻在一定条件下可以相互转换。若早期明确诊断和及时治疗,梗阻可以缓解和治愈。若延误诊断和治疗,不完全性肠梗阻可发展成完全性肠梗阻;单纯性肠梗阻可转变为绞窄性肠梗阻;机械性肠梗阻可出现麻痹性肠梗阻的临床表现。因此必须强调认真观察病情,重视早期诊治。

(二)病理生理

肠梗阻发生后,肠管局部和机体全身将出现一系列复杂的病理和病理生理变化。

【肠管局部的病理生理变化】

其基本过程包括梗阻以上肠段蠕动增强、肠腔扩张、肠腔内积气和积液、肠壁充血水肿,血供受阻时则坏死、穿孔。

机械性肠梗阻出现后,梗阻以上肠段蠕动增强,肠腔因气体和液体的积贮而膨胀;梗阻以下肠管则空虚或仅存少量积气或粪便。扩张肠管与塌陷肠管交界处即为梗阻所在,这对术中寻找梗阻部位至关重要。肠管膨胀又可影响肠壁微循环,抑制肠液的吸收,从而加剧气、液的聚积。梗阻时间越长、部位越低,肠膨胀越显著。随着梗阻近端肠管迅速膨胀,肠壁变薄,肠腔压力不断升高,可使肠壁血运障碍;最初主要表现为静脉回流受阻,肠壁瘀血、水肿,失去正常光泽,呈暗红色;随着肠腔压力继续升高,继而出现动脉血供受阻,肠壁失去活力,肠管呈紫黑色;又由于肠壁缺血和通透性增加,腹腔内出现带有粪臭的渗出物;最终肠管可因缺血坏死、破溃穿孔。

【全身性病理生理改变】

1.水、电解质、酸碱失衡　急性肠梗阻发生后,由于不能进食及频繁呕吐,使水分和电解质大量丢失,尤以高位肠梗阻时为甚。低位肠梗阻时,呕吐发生迟,病人体液的丢失主要是由于充血、水肿的肠壁无法正常回吸收胃肠道分泌的大量液体;同时由于组织缺氧、毛细血管通透性增加,血浆渗出,致使大量液体自肠壁渗透至肠腔和腹腔,即体液丢失在第三间隙而不能被机体利用。体液的丢失多伴随电解质的丢失,高位肠梗阻病人因严重呕吐丢失大量胃酸和氯离子,可引起代谢性碱中毒。低位小肠梗阻时,钠、钾离子的丢失多于氯离子;在脱水和缺氧的状态下,组织灌注不良易导致酸性代谢产物积聚引起严重的代谢性酸中毒。严重的体液丢失和酸碱平衡失调,可导致血容量不足和微循环改变甚至障碍。严重的缺钾可加重肠腔膨胀,并可引起肌无力及心律失常。

2.感染和中毒　梗阻 $12\sim48\,h$ 后,由于梗阻以上的肠腔内细菌大量繁殖并产生多种毒素以及肠壁血运障碍致通透性增加,细菌和毒素可以透过肠壁进入腹膜腔引起腹腔内感染,经腹膜吸收可引起严重腹膜炎、全身性感染和中毒。

3.血容量下降,甚至出现休克　肠梗阻时大量血浆渗出至肠腔和腹膜腔内,若发生肠管绞窄,同时伴有血液的丢失,而此时肝合成蛋白的能力下降等,均可导致血浆蛋白的减少和血容量下降。严重的脱水、血液浓缩、血容量减少、体液失衡、细菌感染和中毒等均可引起休克。尤其当绞窄性肠梗阻,肠管坏死、穿孔出现腹膜炎时,导致严重的全身中毒,最终可引起低血容量性休克和中毒性休克。

4.呼吸和循环功能障碍　肠腔大量积气、积液引起腹内压升高,膈肌上抬,影响肺的通气及换气功能;腹内压的增高阻碍了下腔静脉回流,心输出量减少,致循环、呼吸功能障碍;而大量体液的丧失、血液浓缩、电解质紊乱、酸碱平衡失调以及细菌的大量繁殖、毒素的释放等均可导致微循环障碍,严重者还可致多系统器官功能障碍甚至衰竭。

（一）临床表现

共同的典型临床表现是腹痛、呕吐、腹胀及肛门停止排气排便。

【症状】

1.腹痛　单纯性机械性肠梗阻由于梗阻部位以上肠管强烈蠕动,表现为阵发性腹部绞痛,疼痛多位于腹中部,也可偏于梗阻部位;疼痛发作时可伴有肠鸣,病人自觉腹内有"气块"窜动,并受阻于某一部位,即梗阻部位,有时可见肠型和肠蠕动波;当肠管平滑肌过度疲劳而呈暂时性弛缓状态,腹部绞痛也随之消失。随着病情的进一步发展,可演变为绞窄性肠梗阻,表现为腹痛间歇期不断缩短或呈持续性剧烈腹痛。麻痹性肠梗阻的腹痛特点为全腹持续性胀痛或不适。肠扭转所致闭袢性肠梗阻多表现为突发性腹部持续性绞痛伴阵发性加剧。肠蛔虫堵塞所致肠梗阻多为不完全性,以阵发性脐周痛为主。

2.呕吐　根据梗阻部位不同,呕吐出现的时间和性质各异。梗阻部位越高,呕吐出现越早、越频繁。在肠梗阻早期,呕吐多为反射性,呕吐物以胃液及食物为主。高位肠梗阻早期即发生呕吐且频繁,呕吐物主要为胃及十二指肠内容物等,量较少。低位肠梗阻呕吐出现较迟而少,呕吐物可呈粪样,量较大;结肠梗阻时,到晚期才出现呕吐。若吐出蛔虫,多为蛔虫团引起的肠梗阻。麻痹性肠梗阻时呕吐呈溢出性,出现也较迟。绞窄性肠梗阻呕吐物多呈血性或棕褐色液体,是肠管血运障碍的表现。

3.腹胀　其程度及特点与梗阻部位有关。高位肠梗阻由于呕吐频繁,腹胀较轻;低位肠梗阻腹胀明显。单纯性肠梗阻的病人多为对称性腹部隆起;腹部隆起不均匀对称,是肠扭转等闭袢性肠梗阻的特点;麻痹性肠梗阻则腹胀明显,为均匀性全腹胀。

4.肛门停止排气排便　完全性肠梗阻者多停止排便排气。但在高位肠梗阻早期,由于梗阻以下肠腔内仍残存粪便和气体,可自行或在灌肠后排出,故不应据此排除肠梗阻的存在。不完全性肠梗阻可有多次少量排便、排气。某些绞窄性肠梗阻如肠套叠、肠系膜血管栓塞或血栓形成,可有血性肛门排出物。

【体征】

1.局部

（1）视诊:机械性肠梗阻常可见腹部膨隆、肠型和蠕动波;肠扭转时可见不对称性腹胀;麻痹性肠梗阻则腹胀均匀。

（2）触诊:单纯性肠梗阻因肠管膨胀可有轻度压痛,无明显的腹膜刺激征;绞窄性肠梗阻可有固定压痛和腹膜刺激征,或可触及有压痛的包块;蛔虫性肠梗阻时常在腹中部扪及条索状团块。

（3）叩诊:麻痹性肠梗阻多呈全腹鼓音;绞窄性肠梗阻可因腹腔渗液出现移动性浊音。

（4）听诊:机械性肠梗阻者肠鸣音亢进,有气过水声或金属音;麻痹性肠梗阻者肠鸣音减弱或消失。

2.全身 单纯性肠梗阻早期多无明显全身性改变,晚期或绞窄性肠梗阻时可有唇干舌燥、眼窝凹陷、皮肤弹性差、尿少或无尿等脱水征;严重时可出现脉搏细速、血压下降、面色苍白、四肢发凉等中毒和休克征象。

（四）辅助检查

1.实验室检查 单纯性肠梗阻早期变化不明显。肠梗阻后期,可因脱水和血液浓缩,血红蛋白值及血细胞比容升高,尿比重增高;绞窄性肠梗阻时,可有明显的白细胞计数及中性粒细胞比例增加,呕吐物及肛门排出物检查见大量红细胞或隐血试验阳性。合并电解质酸碱失衡时可有血清钠、钾、氯及血气分析的变化。

2.X线检查 一般在肠梗阻发生 4~6 h 后,立位或侧卧位 X 线透视或摄片可见胀气肠袢及数个阶梯状排列的气液平面,但无此征象者也不能完全排除肠梗阻的可能。由于肠梗阻的部位不同,X 线表现也各有特点:空肠梗阻时黏膜的环状皱襞可显示"鱼肋骨刺"状改变;回肠扩张的肠袢多,可出现阶梯状的液平面;结肠胀气位于腹部周边,并显示结肠袋形;肠扭转时可见孤立、突出的胀大肠袢;结肠梗阻时还可考虑进行钡剂灌肠检查,可显示结肠梗阻的部位与性质。

（五）诊断

1.是否有肠梗阻 根据腹痛、呕吐、腹胀、肛门停止排气排便这四大症状,腹部肠型或蠕动波、肠鸣音亢进等体征,以及腹部 X 线检查结果,一般可作出判断。

2.是机械性肠梗阻还是动力性肠梗阻 麻痹性肠梗阻与机械性肠梗阻的主要区别是肠鸣音,机械性肠梗阻肠鸣音多高亢,而麻痹性肠梗阻肠鸣音多减弱或消失。

3.是单纯性还是绞窄性梗阻 绞窄性肠梗阻时,全身中毒症状较重,预后严重,必须及早进行手术治疗。有下列情况之一者,应考虑绞窄性肠梗阻的可能:

（1）腹痛发作急骤,起始即为持续性剧烈疼痛,或在阵发性加重之间仍有持续性疼痛。肠鸣音可不亢进。有时出现腰背部痛,呕吐出现早、剧烈而频繁,吐后疼痛多不减轻。

（2）病情发展迅速,早期出现休克,抗休克治疗后改善不显著。

（3）有明显腹膜刺激征及感染中毒表现,如体温 $\geq 38\ ^{\circ}\text{C}$、脉率增快超过 100 次/min、白细胞计数增高超过 $18 \times 10^9/\text{L}$。

（4）腹胀不对称,腹部有局部隆起或触及有压痛的肿块。

（5）呕吐物、胃肠减压抽出液、肛门排出物或腹腔穿刺抽出液为血性。

（6）经积极非手术治疗而症状体征无明显改善者。

（7）腹部 X 线检查见孤立固定的突出胀大肠袢,或有假肿瘤状阴影;或肠间隙增宽,提示有腹腔积液。

4.是高位还是低位梗阻 梗阻位置较高时,呕吐发生较早且频繁,腹胀不明显;梗阻位置较低时,腹胀显著,但呕吐相对少见。在小肠梗阻时,X 线显示为阶梯状液气平面;结肠梗阻时,X 线显示为肠管的扩张与积气。

5.是完全性还是不完全性梗阻 完全性肠梗阻时,肛门完全停止排气排便;部分梗阻时,肛门可有少量排气排便。

6.病因 应根据年龄、病史、体征、X 线检查等几方面分析。在临床上粘连性肠梗阻最为常见,多发生在以往有过腹部手术外伤史或腹膜炎病史的病人。嵌顿性或绞窄性疝是常见的肠梗阻原因,所以机械性肠梗阻的病人应仔细检查各可能发生腹外疝的部位。结肠梗阻多系肿瘤所致,需特别提高警惕。新生婴儿以肠道先天性畸形为多见。2 岁以内小儿则肠套叠多见。蛔虫性肠梗阻常发生于儿童。老年人则以肿瘤及粪块堵塞为常见。

（六）治疗

治疗肠梗阻的治疗原则是矫正全身生理紊乱和尽快解除梗阻。

1.基础疗法

（1）禁饮食、胃肠减压:是治疗肠梗阻的重要方法之一,通过胃肠减压吸引出肠腔内的积气、积液,可以减轻腹胀,降低肠腔内压力,改善肠壁血液循环,减少肠腔内的细菌和毒素吸收,有利于改善局部和全身情况。

（2）纠正水、电解质紊乱及酸碱失衡:无论采用手术或非手术治疗,纠正水、电解质紊乱及酸碱失衡是极重要的措施。补液的量与种类取决于病情,包括呕吐情况、皮肤弹性、血液浓缩程度、尿量和尿比重、血清电解质及血气分析结果等。最常用的是静脉输注葡萄糖溶液、平衡盐溶液;根据病情适当补钾,在高位小肠梗阻以及呕吐频繁的病人尤为重要。在单纯性肠梗阻晚期和绞窄性肠梗阻,需补充血浆、全血或血浆代用品,以补偿丧失至肠腔或腹膜腔内的血浆和血液。

（3）防治感染和中毒:根据细菌培养和药敏试验结果合理选择抗生素,对于预防细菌感染有一定的积极作用。尤其对单纯性肠梗阻晚期,特别是绞窄性肠梗阻以及手术治疗的病人均应使用。

（4）对症支持治疗:禁食期间,应提供病人代谢所需的营养物质,保证热量的供应。腹胀影响呼吸功能者,病人宜吸氧。根据病情给予生长抑素类药物以减少胃肠液的分泌量。此外,还可应用镇静剂、解痉剂等一般对症治疗,止痛剂的应用则应遵循急腹症治疗的原则。

2.解除梗阻 分手术治疗和非手术治疗两大类。

（1）非手术治疗:适用于单纯性粘连性肠梗阻、麻痹性或痉挛性肠梗阻、蛔虫或粪块堵塞引起的肠梗阻、肠结核等炎症引起的肠梗阻。

明确诊断后可根据不同病因确定治疗方案。如蛔虫引起的肠梗阻可口服或通过鼻饲管灌注植物油、氧气驱虫、服用驱虫药物等;粪块堵塞引起的肠梗阻可予液体石蜡口服或经鼻肠管内注入;动力性肠梗阻可应用针刺疗法、腹部按摩等;由肠套叠所致肠梗阻可予低压灌肠治疗;由肠扭转所致肠梗阻可经乙状结肠镜插管,腹部按摩及颠簸疗法等各种复位法。

（2）手术治疗:各种类型的绞窄性肠梗阻、肿瘤及先天性肠道畸形引起的肠梗阻,以及非手术治疗无效的病人,适应手术治疗。手术原则和目的是在最短时间内,以最简单的方法解除梗阻或恢复肠腔的通畅。具体手术方法应根据梗阻的病因、性质、部位及病人全身情况而定。①单纯解除梗阻的手术:如粘连松解术、肠套叠或肠扭转复位术、肠切开取异物术等。②肠排列术:小肠粘连广泛或多次手术多次梗阻,为防止术后再次粘连梗阻,可行肠排列术。③肠切除肠吻合术:对局部肠袢已失活坏死、肠管肿瘤、炎症性狭窄,则可行肠切除肠吻合术。④肠短路吻合术:当引起梗阻的原因不能简单解除或不能切除时,可作梗阻近端与远端肠袢的短路吻合术,如晚期肿瘤已浸润固定、肠粘连成团等。⑤肠造口或肠外置术:主要适用于急性结肠梗阻。如肠梗阻部位的病变复杂、腹腔污染严重或病人情况差、不能耐受复杂手术时,可行梗阻近端肠管肠造口术以减压,缓解症状,改善全身状况,以后再行二期手术解决肠病变。

二、粘连性肠梗阻

粘连性肠梗阻是肠梗阻最为常见的一种,占各类肠梗阻的 40%~60%。

(一)病因与病理

肠粘连和腹腔内粘连带形成可分为先天性和后天性两种。先天性者较少见,因发育异常或胎粪性腹膜炎所致;后天性者多见,常因腹部手术、炎症、损伤、出血、异物等引起。临床上以腹部手术后发生的粘连性肠梗阻最多见。

肠粘连必须在一定条件下才会引起肠梗阻。常见于肠袢间紧密粘连成团或固定于腹壁,使肠腔变窄或影响了肠管的蠕动和扩张;肠管因粘连牵扯扭折成锐角;粘连带压迫肠管;肠袢套入粘连带构成的环孔;或肠袢以粘连处为支点发生扭转等。在上述病变基础上,加之饮食不当、剧烈活动、体位突然改变或肠功能紊乱等诱发因素,可导致肠梗阻的发生。粘连性肠梗阻多发生于小肠,引起结肠梗阻者少见。广泛粘连所致梗阻多为单纯性和不完全性,局限粘连所致梗阻可引起闭袢性肠梗阻或绞窄性肠梗阻。

(二)临床表现与诊断

急性粘连性肠梗阻主要为小肠机械性肠梗阻的表现。病人多有腹部手术、损伤或感染的病史,以往有慢性肠梗阻症状或多次急性发作史者多为广泛粘连引起的梗阻;若突然出现急性梗阻症状,腹痛较重,并有腹膜刺激征,应警惕绞窄性肠梗阻的可能。加上腹部 X 线检查可见多个阶梯状液平面和扩张肠管,诊断往往即可确立。

腹部术后早期发生的粘连性肠梗阻应与术后肠麻痹恢复期的肠蠕动功能失调相鉴别,后者多发生在术后 3~4 天,肛门排气排便后症状自行消失。术后早期发生有梗阻除肠粘连外,也与术后早期肠管炎性反应引起的局部肠动力性障碍有关;若早期出现绞窄性肠梗阻,多与手术范围广致肠扭转或内疝有关。

(三)预防

粘连的形成本身是机体对损伤的一种炎症反应,是愈合机制的一部分,抑制它的发生也将影响愈合、修复。腹腔内的粘连的产生除了一些不可避免的因素外,还有一些可避免的因素。可通过减少组织损伤,减轻组织炎症反应,预防粘连引起的肠梗阻。常用的方式有:①清除手套上的滑石粉,不遗留线头、棉花纤维、切除的组织等异物于腹腔内,减少肉芽组织的产生;②减少缺血组织,不作大块组织结扎;③注意无菌操作技术,减少炎性渗出;④保护肠管浆膜面,防止损伤与干燥;⑤清理腹腔积血、积液,必要时放置引流;⑥及时治疗腹腔内炎性病变,防止炎症扩散;⑦术后早期活动和促进肠蠕动及早恢复,均有利于防止粘连的形成。此外,尚可试用链激酶、透明质酸酶、透明质酸钠尿激酶、右旋糖酐及聚乙烯吡咯酮,腹腔内放置氟碳乳剂Ⅲ型、重组的组织纤溶酶原激活物、α-球蛋白或光反应性透明质酸酶及硫酸软骨素等方法,有一定的预防肠粘连效果。

(四)治疗

因为手术不可避免地造成新的粘连,故粘连性肠梗阻首选非手术治疗。治疗要点是区别单纯性还是绞窄性,是完全性还是不完全性。

1.非手术治疗　适用于单纯性、不完全性肠梗阻。治疗包括禁食、胃肠减压,纠正水、电解质、酸碱平衡失调、营养支持、防治感染和中医中药治疗等。术后早期发生的肠梗阻,多为炎症、纤维素性粘连所引起,在明确无绞窄的情况下,经非手术治疗后可以吸收而症状消失。

2.手术治疗　粘连性肠梗阻频繁发作或经非手术治疗未见好转甚至加重,或怀疑为绞窄性肠梗阻时,需及早手术治疗,以免发生肠坏死。虽然手术后可形成粘连,引起肠梗阻,但非手术治疗难以消除造成梗阻粘连的情况下,手术仍是有效的方法。手术方法应按粘连的具体情况而定。

(1)粘连带切断和分离术:粘连带和小片粘连可施行简单的切断和分离。

(2)小肠插管内固定排列术:适用于广泛粘连屡次引起梗阻者。

(3)肠吻合术:一组肠袢紧密粘连成团引起梗阻而不能分离者,切除此段肠袢作一期肠吻合;无法切除者行梗阻部分近、远端肠侧侧吻合的短路手术。

三、肠扭转

肠扭转是一段肠袢沿其系膜长轴旋转而造成的肠内容物通过障碍。因肠系膜血管同时受压,因而极易发展为绞窄性肠梗阻。常见的肠扭转有部分小肠、全部小肠和乙状结肠。肠扭转属闭袢性肠梗阻,其系膜根部以顺时针方向旋转为多见,轻度扭转者在360°,严重者可达720°。肠扭转是一种严重的机械性肠梗阻,可在短期内发生肠管缺血、坏死,死亡率较高。

(一)病因

1.解剖因素　如肠袢及其系膜过长、系膜根部附着处过窄或粘连收缩靠拢、术后粘连、梅克尔憩室、先天性中肠旋转不全或游离盲肠等因素。

2.物理因素　肠内容物质量骤增,如饱食后大量食物进入肠腔、肠腔内蛔虫团、肠管肿瘤、乙状结肠内积存大量粪便,是易发生肠扭转的潜在因素。

3.动力因素　强烈的肠蠕动以及突然改变体位等诱发因素致肠袢发生扭转。

(二)临床表现

1.小肠扭转　急性小肠扭转多见于青壮年,常有饱餐后剧烈活动史等诱发因素,发生于儿童者常与先天性肠旋转不良等有关。表现为突然发作的剧烈腹部绞痛,多在脐周,呈持续性疼痛伴阵发性加剧;由于肠系膜受牵拉,腹痛可向腰背部放射,病人不能平卧,常取胸膝位或蜷曲侧卧位。呕吐频繁,腹胀不明显或某一部位不对称性腹胀。有时腹部可扪及有压痛的扩张肠袢,易发生休克。腹部X线检查符合绞窄性肠梗阻的表现,如空肠与回肠换位征,或排列成多种形态的小跨度蜷曲肠袢等特有的征象。

2.乙状结肠扭转　多见于男性老年人,有习惯性便秘,或以往有多次腹痛发作经排便排气后缓解的病史。临床表现除有腹部持续性胀痛外,呕吐一般不明显,左侧腹膨胀较明显,可见肠型,腹部压痛及肌紧张不明显。若作低压灌肠,往往灌入不足500 mL。腹部X线平片检查,可见巨大马蹄状的双腔充气肠袢,圆顶向上;钡剂灌肠X线检查时,见钡剂在结肠扭转部位受阻,钡影尖端呈"鸟嘴"状。

(三)治疗

肠扭转是一种严重的机械性肠梗阻,常可在短时期内发生肠绞窄、坏死,死亡率为10%~40%,死亡的主要原因常为就诊过晚或治疗延误,一般应及时手术治疗。手术方法包括:

1.肠扭转复位术　将扭转的肠袢按其扭转的相反方向回转复位。复位后如肠系膜血液循环恢复良好,肠管未失去生机,则还需要解决预防复发的问题,如为移动性盲肠引起的盲肠扭转,可将其固定于侧腹壁;过长的乙状结肠可将其平行折叠,固定于降结肠内侧,也可行二期手术将过长的乙状结肠切除吻合。

2.肠切除吻合术　适用于已有肠坏死的病例。小肠作一期切除吻合。乙状结肠切除坏死肠段后将断端作肠造口术,之后再二期手术作肠吻合术。

早期乙状结肠扭转,可在乙状结肠镜明视下,将肛管通过扭转部进行减压,并将肛管保留2~3日。但这些非手术疗法,必须在严密的观察下进行,一旦怀疑有肠绞窄,必须改行手术治疗。

四、肠套叠

一段肠管及其系膜套入其相连的肠管腔内称为肠套叠,以小儿最多见,尤其是 2 岁以下小儿。按照发生的部位可分为回盲部套叠(回肠套入结肠)、小肠套叠(小肠套入小肠)与结肠套叠(结肠套入结肠)等型。

(一)病因与病理

肠套叠分为原发性肠套叠和继发性肠套叠。

原发性肠套叠多见于婴幼儿,最常见回肠末端套入结肠,约 80% 发生于 2 岁以下的儿童。主要由于肠蠕动正常节律紊乱,肠壁环状肌持续性痉挛引起如小儿腹泻或食物性质的改变可能引起肠蠕动节律失调。

继发性肠套叠多见于成人,往往因肠腔内或肠壁器质性病变使肠蠕动节律失调,近段肠管连同病变被套入远段肠管。

肠套叠在肠管套入同时肠系膜亦套入,结果不仅发生肠腔梗阻,肠管壁可因肠系膜血管受压而出现缺血、坏死。

(二)临床表现

肠套叠是小儿肠梗阻的常见病因。其典型症状是腹痛、黏液血便和腹部肿块。临床表现为突然发作剧烈的阵发性腹痛,病儿阵发哭闹不安、面色苍白、出汗,间歇期可安静如常。伴有呕吐和果酱样血便。腹部检查常可在脐的右上方扪及腊肠样肿块,表面光滑、稍可活动、具有一定压痛,而右下腹扪诊有空虚感。随着病程的进展逐步出现腹胀和其他肠梗阻症状。空气或钡剂灌肠 X 线检查,可见空气或钡剂在结肠受阻,呈"杯口"状或"弹簧"状阴影;小肠套叠钡餐可见肠腔呈线状狭窄,而远端肠腔扩张。

除急性肠套叠外,尚有慢性复发性肠套叠,多见于成人,其发生原因常与肠息肉、肿瘤等器质性病变有关。表现为不完全性梗阻,故症状较轻,可表现为阵发性腹痛发作,便血不多见。由于套叠可自行复位,所以发作过后检查常为阴性。

(三)治疗

1.非手术治疗　肠套叠早期可用空气(或氧气)、钡剂灌肠复位,疗效可达 90% 以上。一般空气压力先用 60 mmHg,经肛管灌入结肠内,在 X 线透视再次明确诊断后,继续注气加压至 80 mmHg 左右,直至套叠复位。

2.手术治疗　以下情况应行手术治疗:肠套叠非手术疗法不能复位者;病程已超过 48 h 者;怀疑有肠坏死者;空气灌肠复位后出现腹膜刺激征及全身情况恶化者。术前应纠正脱水或休克。

手术方法有手术复位、肠切除吻合术。术前应纠正脱水或休克。术中若无肠坏死,可轻柔挤压复位;对手术复位失败,肠壁损伤严重或已有肠坏死者,可行一期肠切除吻合术。如果病儿全身情况不良,可在切除坏死肠管后行断端外置造口,以后再行二期肠吻合术。成人肠套叠多有引起套叠的病理因素,一般主张手术为宜。

第四节　胆石症

案例导入

　　患者,女,50岁,反复发作右上腹痛2年。近2年来在油腻饮食后出现右上腹剧烈疼痛,伴发热,恶心呕吐,在当地医院行输液,抗生素治疗缓解。其后反复发作几次,均与油腻饮食有关。既往体健,无手术史。查体:T 37 ℃,P 80 次/min,Bp 110/80 mmHg。自主体位,皮肤黏膜无黄染,浅表淋巴结不大,心肺(-)。腹平软,未见肠型及蠕动波,肝脾肋下未及,右上腹深压痛,墨菲氏征(-),肠鸣音正常。WBC $8×10^9$/L;B超提示:胆囊6.5 cm×3 cm大小,壁欠光滑,囊内可见多个大小不等强回声光团,后方有声影,胆总管不扩张。请思考:

　　(1)该患者的初步诊断及诊断依据?

　　(2)为鉴别诊断,下一步的检查措施有哪些? 如何治疗?

一、概述

　　胆道系统包括肝内和肝外胆管、胆囊及肝胰壶腹括约肌(Oddi 括约肌)。胆道可分为肝内和肝外两大系统。肝内胆管起始于肝内毛细胆管,汇集成小叶间胆管、肝段、肝叶胆管和肝内左右肝管。肝外胆管包括肝外左右肝管、肝总管、胆囊、胆囊管和胆总管。胆道系统具有分泌、贮存、浓缩和输送胆汁的功能。

　　胆石症是胆道系统任何部位发生结石的疾病,包括胆囊和胆管内结石,是胆道系统的常见病、多发病。其临床表现取决于胆石的部位,以及是否造成胆道梗阻和感染等因素。胆石的主要成分为胆固醇、胆红素和钙,尚有少量的脂肪酸、甘油三酯、蛋白质和粘蛋白。此外,尚有黑结石及少见的碳酸钙结石或以多糖或蛋白为主的结石。在欧美发达国家,胆石症以胆囊结石为主,我国胆石症的发病率约为10%,胆囊结石和胆管结石比率大致相当,近年来,由于我国老龄人口的增加、饮食结构的改变和卫生条件的改善,胆石症总的发病率也在增加,而且胆结石已逐渐转变为以胆囊结石为主。胆石症的发病率和结石的性质,有明显的地域性、性别和种族差异,女性发病率高于男性;胆固醇结石多于胆色素结石。

(一)结石成因

　　胆石症的成因非常复杂。一般而言,胆结石形成包含3个连续步骤:胆汁酸盐过饱和、饱和晶体结晶析出、结石逐渐增大。因而有3个必备条件:成石性胆汁、促核因子增加、胆囊排空障碍。

　　1.胆汁成分改变　　胆汁中胆固醇呈饱和或过饱和状态,易析出、沉淀和结晶,而导致胆固醇结石形成及发展。

　　2.胆囊的作用　　胆囊中温度适合,黏液丰富,容易感染;浓缩的胆汁容易产生胆固醇结晶,故为胆固醇结石形成和增长的理想环境。胃大部切除术后、全胃切除术后、迷走神经干切断术后、长期禁食或完全胃肠外营养的病人,因胆囊收缩减少,胆汁排空延迟或淤滞,而增加发生胆石的可能。

3.感染　感染可使胆汁变为酸性,促使胆汁中胆固醇沉淀而形成胆石。细菌、炎性细胞和脱落的上皮可成为结石的核心,使胆汁的固体成分围绕核心沉积下来。感染时大肠杆菌产生的β-葡萄糖醛苷酸酶,使结合胆红素转变为不溶于水的非结合胆红素,与钙结合成胆红素钙,而沉淀下来。

4.寄生虫　虫体或虫卵往往成为结石的核心。寄生虫引起胆道感染和不同程度的梗阻也促进了胆石的形成。

5.其他　还与胆道梗阻、溶血、饮食、异物、年龄、性别等因素有关。

(二)胆石的分类

按发病部位分为胆囊结石、肝内胆管结石和肝外胆管结石。根据胆石组成成分可分为 3 类:

1.胆固醇结石　占胆石总数的 50%。胆固醇含量占 80% 以上,80% 以上位于胆囊内。结石质硬,表面多光滑,呈灰黄色,多面形或卵圆形,大小不等,可有单发或多发,结石截面呈放射状折光纹理,X 线平片大多不显影。

2.胆色素结石　占胆石总数的 37% 左右。以胆红素为主,多位于胆管内,质软,易碎,呈棕色或棕褐色,多数为多发,部分为泥沙状,剖面层状,X 线平片不显影。

3.混合性结石　占胆石总数的 6% 左右。由胆固醇、胆红素、钙盐等多种成分混合形成,多位于胆囊内,部分位于胆管内。呈多面形颗粒状,光滑,黑绿色或棕褐色,剖面呈层状,由于含钙较多,X 线平片常显影。

二、胆囊结石

胆囊结石是发生在胆囊内的结石,主要为胆固醇结石和以胆固醇为主的混合性结石。主要见于成年人,发病率在 40 岁以后随年龄增长,女性多于男性,且多为肥胖女性患者。

(一)病因

胆囊结石是脂类代谢异常、胆囊的细菌感染和收缩排空功能减退等综合性因素作用的结果。这些因素可引起胆汁的成分和理化性质的变化,使胆汁中的胆固醇呈过饱和状态并沉淀析出、结晶而形成胆石。其他如成核因子、雌激素水平等也与胆囊结石的形成有关。

(二)病理生理

油腻饮食引起胆囊收缩或体位改变致胆石移位并嵌顿于胆囊颈部而导致胆汁排出受阻,胆囊内压力增高与胆石局部刺激可引起胆囊强烈收缩而发生胆绞痛,并可出现胆囊炎症。较大胆石可持续嵌顿和压迫胆囊壶腹部或颈部;较小胆石可经胆囊管排入胆总管后继发为胆总管结石。如果胆囊管较长并与肝总管伴行,胆囊管结石在引起胆囊炎同时压迫肝总管,引起肝总管狭窄,引起胆管炎或黄疸,即"Mirizzi"综合征。进入胆总管的胆石可损伤 Oddi 括约肌或嵌顿于壶腹部引起胆源性胰腺炎。

(三)临床表现

病人出现临床表现与否,与胆石大小、部位、合并感染与否、梗阻及胆囊的功能有关。约30%的胆囊结石为无临床症状的静止性结石,仅于体检或手术时发现。单纯性胆囊结石、无梗阻和感染者,常无临床表现或仅有轻微的消化系统症状;当胆石嵌顿并合并感染者,则出现明显症状和体征。

【症状】

1.胆绞痛　常于饱食、进食油腻或睡眠时突发右上腹阵发性剧烈绞痛,并可向右肩背部放射。若继发感染,可表现为右上腹持续性疼痛或持续性疼痛阵发性加剧。

2.消化道症状　常伴有恶心、呕吐、厌食、腹胀、腹部不适等消化道症状。

【体征】

体征常不明显,右上腹胆囊区可有压痛,有时可扪及肿大的胆囊。当合并感染时,可出现 Murphy 征阳性和右上腹压痛、反跳痛及肌紧张。

(四)辅助检查

B 超检查发现胆囊内有胆石光团和声影,可随体位改变而移动。胆囊积液或合并感染时可发现胆囊增大或胆囊壁增厚。部分病人为填满型胆囊结石,虽无胆囊萎缩和胆囊壁增厚,但胆囊也已失去正常的生理功能。

合并感染时可有白细胞计数和中性粒细胞比例升高,部分病人可有肝功能轻度异常。

(五)诊断

依靠病史和体检发现,B 超检查发现胆囊内有结石光团和声影,并随体位改变而移动则可确诊。术前 B 超检查可以了解胆囊是否合并感染和预测胆结石的种类。

需与胃十二指肠溃疡、胃炎等相鉴别,遇到此种情况,可行纤维胃镜或上消化道钡餐检查。

(六)治疗

【非手术治疗】

对于无症状胆囊结石,病人 60 岁以前行观察保守治疗为宜,而 60 岁以后有轻微症状,即应手术,无论是否急性发作,对于合并有糖尿病者更应手术。

胆囊结石病人往往合并有感染,通常需给予抗感染对症、解痉止痛等治疗后,使病人保持较好的状态进行手术治疗。对年老体弱或有脏器功能障碍而不耐受手术的病人也可行非手术治疗。包括饮食控制及禁食、维持体液平衡和营养支持、给予维生素 K_1、合理使用抗生素和止痛剂、全身对症支持治疗。吗啡等强效镇痛剂可致 Oddi 括约肌痉挛,因此应同时给予阿托品等解痉剂,以免胆道压力增高加重症状或引发并发症。

【手术治疗】

胆囊切除术是胆囊结石治疗的最佳选择。胆囊切除术包括开腹胆囊切除术和腹腔镜胆囊切除术。胆囊结石反复发作、引起临床症状;嵌顿在胆囊颈部或胆囊管处的胆囊结石;慢性萎缩性胆囊炎或瓷样胆囊;胆囊造影时胆囊不显影或胆石直径超过 2 cm;填满型胆囊结石;血糖水平已控制的糖尿病病人及心肺功能尚能耐受手术的老年人均应考虑行胆囊切除术。

三、胆管结石

(一)肝外胆管结石

肝外胆管结石指胆总管结石和肝总管结石。按其来源分为原发性结石和继发性结石。原发性肝外胆管结石多位于胆总管下端,也可为肝内胆管结石下移而来,多为胆红素结石。继发性肝外胆管结石来自胆囊,为胆固醇结石或混合性结石。

【病因】

胆道感染和胆汁淤滞是肝外胆管结石形成的基本因素。胆道蛔虫、华支睾吸虫感染可致胆道感染和胆道梗阻,且虫卵、虫体残骸可成为胆石核心,促进胆道结石形成,尤其与胆道蛔虫有密切关系。胆道感染致胆汁理化成分与 pH 值变化,易形成胆色素结石。肝外胆管远端梗阻致胆汁淤滞,促进肝外胆管结石。

【病理生理】

肝外胆管结石致胆管梗阻及胆管内压力增高。胆汁因胆管梗阻及胆管内压力增高出现逆流,可出现黄疸,并可引发胆源性胰腺炎和细菌性肝脓肿。同时胆石局部刺激可引起胆管强烈收缩而发生胆绞痛,并可出现胆管炎症、胆管溃疡和胆道出血。长期严重的胆道梗阻致胆汁淤积性肝硬化,合并严重感染则可能引起急性重症胆管炎(AOSC)和感染性休克。

【临床表现】

临床表现取决于胆石是否阻塞胆管和继发感染及其程度。

1.症状

(1)慢性型:胆石未阻塞胆管、无胆系感染者,虽然胆管内堆积大量结石,但胆汁可从缝隙中通过,一般无明显症状,或偶有餐后上腹不适、间歇右上腹痛、消化不良、偶发低热等不典型症状。

(2)慢性梗阻型:部分病人胆石嵌顿不重,阻塞的胆管近侧扩张,胆石可漂浮上移,或者小胆石排入十二指肠,而出现间歇性黄疸为主要表现。

(3)急性胆管炎型:胆石阻塞胆管并合并胆系感染者,可出现反复发作急性胆管炎表现。多数首先出现上腹部剧痛或绞痛,呈阵发性刀割样,常向右肩背部放射,伴恶心、呕吐;然后出现寒战高热和黄疸,呈典型的夏柯氏三联征(Charcot 三联征)。

(4)AOSC 型:是患者死亡的主要原因,主要表现为 Reynolds' 五联征(Charcot 三联征+休克或精神症状),出现全身脓毒症、感染性休克和神经精神症状。

(5)并发症型:晚期多见。可并发急性胰腺炎,肝硬化,急性乳头炎或癌变。

2.体征 胆石未阻塞胆管、无胆系感染者一般无明显阳性体征或仅有右上腹深压痛。胆石阻塞胆管并合并胆系感染者可见皮肤和巩膜黄染,腹式呼吸活动受限,右上腹及剑突下可有不同程度的压痛或肌紧张、反跳痛,肝区叩痛明显,有时可触及肿大并有压痛的胆囊。出现AOSC 者可有脉搏细速、低血压等感染性休克体征。

【辅助检查】

实验室检查可有血白细胞可增高,大便脱色,尿胆红素阳性,尿胆原可为阴性;血胆红素升高,尤其直接胆红素升高,直接胆红素/总胆红素在 0.4 以上;血清碱性磷酸酶升高,肝功能改变等。

B 超检查是首选方法,可见肝内外胆管扩张,胆囊增大,胆总管内见胆石影像。还可选用CT 和 MRCP 检查,可显示胆石的部位、大小、数量和梗阻部位、程度,以及有无胆管扩张或狭窄,对胆石的诊断最为可靠。也可考虑 PTC、ERCP 或内镜超声检查。

【诊断】

根据典型病史、临床表现、实验室及影像学检查,术前诊断多无困难。

肝外胆管结石出现黄疸、无痛性胆总管下段或嵌顿于壶腹部的结石时应与壶腹部癌鉴别，后者无痛，黄疸多呈进行性加深，B超和CT等检查可见胰头或壶腹部肿块影。

【治疗】

一旦确诊肝外胆管结石就应积极采用外科手术治疗。

治疗原则包括：解除胆道梗阻；取净胆石；畅通引流胆道，预防胆石复发；合理使用抗生素；解痉镇痛，利胆排石。对于反复发作，或术后残余结石，或复发结石应积极手术治疗。症状轻、经抗感染对症治疗短时间内好转者，多选用择期手术。

常用手术方式：

1.胆总管切开取石及T管引流术 诊断明确的肝外胆管结石目前仍以胆总管切开探查取石、T管引流为主。术中应尽力取尽结石并探查有无胆管狭窄等病变，最好术中行纤维胆道镜检查取石。

尚未明确诊断者，以下情况应行胆总管切开探查：①有典型的梗阻性黄疸并胆管炎病史者；②术前或术中胆管造影疑有结石或异物者；③术中触及肝外胆管结石或异物感者；④术中胆管穿刺抽出脓性胆汁者；⑤胆管明显扩张并有明显临床症状者。

术后注意维持体液平衡，合理使用抗生素，注意保护肝功能，术后要妥善固定T管并保持其清洁与引流通畅。术后12~14天，病人黄疸消退，无腹痛、发热，大便颜色正常；胆汁引流量逐渐减少，颜色呈透明金黄色，无脓液、结石，无沉渣及絮状物，就可以考虑拔管。拔管前先在饭前、饭后各夹管1 h，1~2天后全日夹管，如无腹胀、发热及黄疸等症状，说明胆总管通畅，可予拔管。拔管前还需要行B超检查或在X线下经T管行胆道造影，以确认有无残余结石及胆总管下段狭窄，造影后须立即接好引流管继续引流2~3天，以减少造影后反应和继发感染。如无异常，造影后2~3天即可拔管，拔管后局部伤口以凡士林纱布堵塞，1~2天会自行封闭。若发现胆石残留，病人可带T管出院，于术后6周左右用纤维胆道镜经T管窦道取石。

2.经十二指肠Oddi括约肌切开取石术 适用于Oddi括约肌狭窄或结石嵌顿于壶腹部难以取出者。

3.纤维胆道镜取石术 适用于较小的继发性胆总管结石；或术中经胆道镜用取石篮套取结石。

4.胆肠内引流术 适用于结石合并胆总管下段或乳头明显狭窄难以解除而胆总管上段通畅者。常用术式有胆总管十二指肠吻合术、胆管空肠Roux-en-Y吻合术。

5.经内镜乳头括约肌切开取石术（EST） 适用于胆总管下段直径1 cm以内的结石。内镜下切开乳头用取石网篮放入胆总管套取结石，创伤小，无须剖腹。或结石直径大，可碎石后再取出。

（二）肝内胆管结石

肝内胆管结石系指左、右肝管汇合部以上的原发性肝胆管结石。肝内胆管结石几乎全部为胆红素结石和混合性结石。左侧肝内胆管结石明显多于右侧，好发部位为左外叶及右后叶胆管。

【病因】

肝内胆管结石的成因与胆道寄生虫、胆道感染、胆汁淤积、胆管变异、胆汁引流不畅等因素有关。肝内胆管结石常合并肝内胆管狭窄，以左侧肝管最明显，呈节段性分布，狭窄远端胆管扩张,其内存在或充满结石。肝内胆管结石与合并胆管狭窄和扩张,两者互为因果。

【病理生理】

长期存在的肝内胆管结石,可致使胆管梗阻,并可合并肝内胆管感染及胆汁淤滞,导致胆石存在的肝段(叶)实质萎缩,对侧肝代偿增大,肝的外形改变,肝门向患侧有不同程度的旋转。长期肝内胆管结石刺激可发生癌变。肝内胆管结石也常合并肝外胆管结石。

【临床表现】

由于肝内胆管结石存在的部位不同,其临床表现也因人而异,其临床表现往往不如肝外胆管结石那样典型和严重。

位于周围胆管的小结石平时可无症状。位于Ⅱ、Ⅲ级胆管的结石平时只有肝区不适或轻微疼痛。结石位于Ⅰ、Ⅱ级胆管或整个肝内胆管充满结石,病人会有肝区胀痛,常无胆绞痛,一般无黄疸。如合并感染时则出现寒战高热、轻度黄疸,甚至休克,出现 AOSC。如合并肝外胆管结石,其临床表现可被肝外胆管结石症状掩盖。合并肝脓肿者可有肝区剧痛,寒战高热;并可能穿破至膈下、胸腔,甚而穿破至肺,形成胆管与气管瘘。病史长者,虽无明显黄疸,可出现胆汁淤积性肝硬化、门静脉高压症及肝功能障碍的临床表现。

慢性期常无特异临床体征,可有肝肿大,肝区叩痛;合并门脉高压者可有脾肿大。急性期合并梗阻或感染者,与急性化脓性胆管炎相同,严重感染者可出现 AOSC 的表现。

【辅助检查】

实验室检查可有血白细胞明显升高,肝功能检查见血清转氨酶、γ-GT、ALP 和胆红素升高。血细菌培养阳性,以大肠杆菌最多见,厌氧菌感染也属常见。

B 超检查可提示胆石存在的部位,有无胆管扩张,有无肝萎缩;同时可提供是否合并肝硬化、脾大、门脉高压及肝外胆管结石等信息。CT、MRI、ERCP、PTC 也可提供相关信息。

【诊断】

根据典型病史、临床表现、实验室及影像学检查,术前诊断多无困难。肝内胆管结石合并感染可导致休克、脓毒症和肝脓肿;若脓肿破溃至肝动脉支或门静脉支,可出现胆道出血;晚期合并胆汁性肝硬化、门静脉高压症、肝肾功能损害。

【治疗】

治疗以手术治疗为主;合并肝内胆管炎时,应采用抗生素控制感染;重症感染时应及时手术探查胆道,解除梗阻,取石并引流治疗。肝内胆管结石的治疗难度明显高于肝外胆管结石,关键问题是残余结石率高,再手术率高,肝功能损害致肝功能衰竭。根据不同的病情,选择不同的处理方法:

(1)周围型肝内胆管结石,无明显临床症状,不需手术处理。

(2)肝左叶胆管结石、肝外胆管不扩张也无结石,宜施肝左外叶切除术,胆管切开取石,胆总管不必探查。

(3)合并胆总管结石并胆管扩张者,切开胆总管探查取石。术中及术后用胆道镜取石。

(4)合并肝门部(Ⅰ级)胆管狭窄者,行肝门胆管空肠 Roux-en-y 吻合术。

(5)右半肝内胆管结石合并肝萎缩,而左半肝正常者,也可切除萎缩的右半肝。

(6)全肝内胆管充满结石,无法取净,且肝功能损害有生命危险者,可施行肝移植术。

第五节　胆道感染

案例导入

　　患者,女,48 岁,油腻饮食后出现间歇性右上腹痛 3 个月,疼痛向右肩部放射,伴恶心、嗳气,无畏寒、发热,无皮肤、巩膜黄染。曾行胃镜检查示浅表性胃炎。近 2 天,再次出现右上腹痛,向右肩部放射,伴畏寒、发热。查体:T38 ℃,P90 次/min,Bp 105/68 mmHg。皮肤及巩膜轻度黄染,上腹肌紧张,剑突下压痛,肝区有叩击痛。血 WBC $15×10^9$/L,中性粒细胞83%。请思考:

　　(1)请作出初步诊断并列出诊断依据。

　　(2)如何进行下一步检查?

　　(3)如何治疗?

　　胆道感染属常见疾病。按发病部位可分为胆囊炎和胆管炎两类;按发病急缓和病程经过分为急性、亚急性和慢性炎症;根据胆囊内有无结石,将胆囊炎分为结石性胆囊炎和非结石性胆囊炎。

一、急性胆囊炎

　　急性胆囊炎是胆囊发生的急性化学性和(或)细菌性炎症。是常见急腹症,女性居多。约95%的病人为急性结石性胆囊炎,5%的病人为非结石性胆囊炎。

(一)病因

　　1.胆囊管梗阻　胆石阻塞胆囊管、胆囊管扭转或狭窄引起胆汁排出受阻,高浓度胆汁酸刺激胆囊壁并引起细胞损害,局部释放炎症因子,如溶血卵磷脂、磷脂酶 A 及前列腺素等,致胆囊黏膜充血、水肿,引发急性炎症。其中80%的梗阻是由胆囊结石引起,尤其小结石易嵌顿在胆囊颈部引起梗阻。

　　2.致病菌侵入　致病菌通过胆道逆行进入胆囊,也可自血循环入侵。致病菌主要为 G⁻菌,其中以大肠杆菌最常见,其他如粪链球菌、绿脓杆菌、厌氧菌等。胆汁排出不畅或梗阻时,胆囊的内环境则有利于细菌的繁殖和生长。

　　3.胆囊局部缺血损伤与刺激　在严重创伤、感染、烧伤或手术后等,病人可能发生不同程度和不同时间的组织低血流灌注,胆囊也可受到低血流灌注的损害,导致黏膜糜烂,胆囊壁受损。长时间的 TPN 时,胆囊节律性收缩减少,淤滞的黏稠胆汁和胆泥可刺激胆囊上皮分泌前列腺素和白介素等炎性介质,使胆囊产生炎症、静脉和淋巴回流受阻、缺血和坏死。胆汁淤滞还有利于细菌繁殖和感染。

（二）病理生理

急性胆囊炎根据病变发展的程度分为：急性单纯性胆囊炎、急性化脓性胆囊炎和急性坏疽性胆囊炎。急性单纯性胆囊炎时病变累及黏膜层及黏膜下层，黏膜充血水肿，浆膜渗出增多。如果继续发展成为急性化脓性胆囊炎，病变可累及胆囊壁的全层，白细胞弥漫浸润，浆膜有纤维性、脓性渗出物，并可引起胆囊积液。若病变继续发展，胆囊内压进一步增高，囊壁出现缺血损害，引起胆囊壁组织坏疽，即为急性坏疽性胆囊炎。胆囊壁坏死并穿孔可导致胆汁性腹膜炎，穿孔部位常在颈部和底部。也可因周围组织粘连包裹形成胆囊周围脓肿。若病变过程中胆囊管梗阻解除，炎症可逐渐消退。急性胆囊炎可因胆囊内脓液进入胆管和胰管而引起胆管炎或胰腺炎。急性胆囊炎因胆石压迫和炎症浸润，也可穿破胃十二指肠等周围器官形成胆囊胃肠道内瘘，症状则可迅速消退。急性非结石性胆囊炎病人胆囊坏死和穿孔的发生率较高，可能与本病的固有特征或延误诊断和治疗有关。

（三）临床表现

【症状】

（1）急性结石性胆囊炎多在进食油腻后或夜间发作，可出现右上腹部的持续性钝痛或胀痛，疼痛常放射至右肩背部，伴恶心呕吐。部分病人可出现阵发性加剧情况。

（2）感染严重或化脓性、坏疽性胆囊炎时伴畏寒高热，体温可达 40 ℃。

（3）急性胆囊炎病人很少出现黄疸，或有轻度黄疸。

（4）"Mirizzi"综合征病人可出现反复发作的胆囊炎、胆管炎及梗阻性黄疸。

（5）急性非结石性胆囊炎的临床表现不甚典型，与急性结石性胆囊炎基本相似。

【体征】

早期即有右上腹压痛，Murphy 征阳性。化脓性或坏疽性胆囊炎时可触及肿大胆囊，压痛明显。感染扩散后可出现右上腹反跳痛和肌紧张。

（四）辅助检查

实验室检查 85%的病人有轻度白细胞升高，可达（12～15）×10^9/L，嗜中性粒细胞比例升高；血白细胞明显增高者提示胆囊化脓或坏疽。血清转氨酶和血清总胆红素可能有升高，部分病人血清淀粉酶升高。

B 超检查为首选诊断方法，可显示胆囊增大，囊壁增厚，并可探及胆囊内结石影像。CT 可获得与 B 超相似的效果。胆道核素扫描可提示胆囊管有无梗阻，对诊断也有一定帮助。

（五）处理原则

急性胆囊炎的最终治疗是手术治疗，手术时机及手术方法的选择应根据病人的具体情况而定。

【非手术疗法】

非手术疗法包括禁食，输液，维持水、电解质及酸碱代谢平衡，全身支持疗法；选用对革兰阴性细菌及厌氧菌均有作用的广谱抗生素或联合用药。使用维生素 K、解痉止痛等对症处理。

非手术疗法既可作为治疗,也可作为术前准备。

【手术治疗】

对于发病在48~72 h以内,经非手术治疗无效且病情恶化,有胆囊穿孔、弥漫性腹膜炎、急性化脓性胆管炎、急性坏死性胰腺炎等并发症的病人,应及早手术治疗。其他病人,特别是年老体弱的高危病人,应争取在病人情况处于最佳状态时行择期性手术。

手术方法有胆囊切除术和胆囊造口术。如病人的全身情况和胆囊局部及周围组织的病理改变允许,应行胆囊切除手术,以根除病变。但对高危病人,或局部炎症水肿及粘连重,解剖关系不清者,特别是在急症情况下,应选用胆囊造口术进行减压引流。胆囊炎症较轻者可应用腹腔镜胆囊切除术(LC),但急性化脓、坏疽性胆囊炎不宜采用LC,即使在施行过程中如发现胆囊管炎症重、周围组织粘连等,应果断地转为开腹手术,确保安全。

二、急性梗阻性化脓性胆管炎

急性梗阻性化脓性胆管炎(AOSC)是因胆管急性梗阻并继发化脓性感染所致,是胆道感染疾病中的严重类型,也称为急性重症胆管炎(ACST)。如未予及时有效地治疗,病情不断恶化,将发生急性呼吸衰竭和急性肾功能衰竭,严重者可在短期内死亡。

(一)病因

胆总管结石是最常见的梗阻原因。胆管梗阻所致的胆管内高压的脓性胆汁逆行进入肝血窦是引起AOSC发展和恶化的首要原因。致病菌多为肠源性细菌,其中大肠杆菌最常见,厌氧菌亦多见,也可混合感染。感染产生大量细菌毒素入血,是引起本病严重感染症状、休克及多器官衰竭的重要原因。

(二)病理生理

AOSC的基本病理变化是胆管的梗阻和胆管内化脓性感染。管腔内充满脓性胆汁或脓液,胆管黏膜充血水肿,上皮细胞变性、坏死脱落,管壁各层呈不同程度的中性粒细胞浸润等病理改变。胆管梗阻致管腔内压升高,脓性胆汁可逆行进入肝窦,大量细菌和毒素随同入血可产生严重的脓毒症,发生感染性休克,引起本病严重感染症状、休克及多器官功能不全甚至衰竭。

(三)临床表现

根据病人胆管梗阻的水平不同,梗阻的程度及胆道感染程度的不同,其临床表现也不完全相同。

【肝外胆管梗阻合并感染者】

1.夏柯氏三联征　主要表现上腹部剧烈疼痛、寒战高热和黄疸,是本病的典型症状,是胆管炎的基本表现和早期症状。

2.当胆管梗阻和感染进一步加重时,病人可因感染性休克出现血压逐渐降低、脉细速等;同时病人伴有神志淡漠、嗜睡、昏迷等神经精神改变。以上5项统称为雷诺氏五联征(Reynold五联征),是AOSC的重要诊断依据。

3.体征　病人体温常高达40 ℃以上,脉率达120~140次/min。血压降低,呼吸浅快,轻度黄疸。病人上腹部压痛较明显,可触及明显的反跳痛和肌紧张。常有肝胆肿大,肝区可有压痛与叩痛。部分病人尚未出现明显黄疸即已存在感染性休克。

【左、右肝管汇合以上梗阻合并感染者】

1.夏柯氏三联征　表现不典型,腹痛轻微,多无黄疸,以高热寒战为主要表现。重症肝胆管炎时,也可出现感染性休克等症状。

2.体征　腹部多无明显压痛及腹膜炎体征,可有肝肿大,一侧肝管梗阻时出现不对称性肝肿大,患侧肝区叩痛和压痛。

【本病可并发多发性肝脓肿,应注意早期发现和及时处理】

（四）辅助检查

实验室检查可见血白细胞和中性粒细胞均明显增高,白细胞计数常达 $20×10^9$/L 以上;尿胆红素阳性,尿胆原可为阴性;血胆红素升高,直接胆红素升高明显;肝功能改变;病人出现代谢性酸中毒;寒战时血培养阳性。

病情允许时可行 B 超、CT、PTC 及 ERCP 等检查。B 超是诊断 AOSC 的主要辅助检查方法,可发现肝内外胆管不同程度的扩张,胆总管或肝内胆管结石,胆管壁增厚,胆囊增大等。PTC 及 ERCP 不仅可了解胆管情况,条件允许时也可行胆管引流。

（五）诊断

有胆道疾病史或胆道手术史的病人,出现夏柯氏三联征,则可确诊为急性化脓性胆管炎。在急性胆管炎的基础上出现感染性休克、急性呼吸窘迫综合征、脑病等器官功能紊乱,则可确诊为 AOSC。

（六）治疗

处理原则是紧急手术,切开胆总管减压,取出结石解除梗阻和通畅引流胆道。应及时合理应用抗生素,纠正全身中毒症状,早期手术;手术以简单取石、放置 T 管通畅引流为主。

【非手术治疗】

既是治疗手段,又可作为术前准备。对于病情相对较轻者,经过积极非手术治疗 6 h 左右后,如病情好转,则可在严密观察下继续治疗。如病情严重或治疗时病情继续恶化者,应紧急手术治疗。包括:联合使用足量有效的广谱抗生素;维持水、电解质和酸碱平衡;积极扩容纠正休克;使用肾上腺皮质激素、血管活性药物等;改善通气功能,纠正低氧血症等;加强对症和营养支持;改善和维持各主要脏器功能,防治多器官功能不全。

【手术治疗】

目的在于抢救病人生命,手术应简单有效。通常采用的是胆总管切开减压、T 管引流术。

【非手术方法置管减压引流】

常用方法有经皮肝穿置管引流（PTCD）和经内镜鼻胆管引流术（ENBD）。胆总管下段结石嵌顿所致 AOSC 者,可行 EST 后置管或置入支架引流。如经上述治疗效果不佳,应及时改行手术治疗。

第六节　胃十二指肠溃疡穿孔

案例导入

　　患者,男,55岁,因上腹部剧烈疼痛6 h急诊入院。患者近10年来经常感觉上腹疼痛不适,多于饥饿时或夜间出现,进食后缓解,间断有反酸、嗳气,自服"胃药"后缓解。6 h前饮酒后突然出现上腹部剧痛,呈刀割样,疼痛为持续性,曾呕吐胃内容物一次,量约200 mL。起病后无肛门排气排便。体检发现患者面色苍白,大汗淋漓,急性痛苦面容,全腹肌紧张,呈板状腹,明显压痛和反跳痛,以上腹部最为明显。肝浊音界消失,肠鸣音消失。请思考:

　　(1)该患者最可能患有什么病?

　　(2)如何治疗?

　　胃位于腹腔左上方,为一弧形囊状器官,上连食管,入口为贲门,出口为幽门。胃壁从外向内分为浆膜层、肌层、黏膜下层和黏膜层。黏膜层有丰富的腺体,由功能不同的细胞组成:①主细胞:分泌胃蛋白酶和凝乳酶原。②壁细胞:分泌盐酸和抗贫血因子。③黏液细胞:分泌碱性黏液,有保护黏膜、对抗胃酸腐蚀的作用。胃底和胃体腺由主细胞、壁细胞和黏液细胞组成,而胃窦只含黏液细胞。④胃窦部有G细胞分泌促胃液素。⑤胃底部尚有功能不明的嗜银细胞。

　　胃是贮存和消化食物的重要脏器,具有运动和分泌两大功能。混合性食物从进食至胃完全排空需4~6 h。十二指肠位于幽门和空肠之间,呈"C"形,长约25 cm,分为球部、降部、横部和升部4部分。

　　胃十二指肠溃疡是消化系统的常见病,十二指肠溃疡多于胃溃疡,好发于男性青壮年,与胃酸"自身消化"、幽门螺旋杆菌感染、胃黏膜屏障受损等因素有关,一般采用内科药物保守治疗,但容易复发。当出现急性穿孔、大出血、幽门梗阻、胃溃疡癌变时往往需要外科手术治疗。本节主要介绍胃十二指肠溃疡急性穿孔,其危害是继发急性腹膜炎,可以危及生命。

(一)病因和发病机制

　　胃十二指肠溃疡急性穿孔是胃十二指肠溃疡最为致命的并发症之一,常发生于暴饮暴食、饭后剧烈运动、精神极度紧张、劳累等情况下,穿孔之前大部分病人有溃疡病史。穿孔部位大部分位于十二指肠球部、胃窦小弯处前壁,穿孔处流出的胃内容物及消化液可沿右侧结肠旁沟顺流至右下腹,并很快蔓延至整个腹腔,引起化学性腹膜炎,数小时后可演变为细菌性腹膜炎。

（二）临床表现

1.症状

（1）腹痛：常突然间发生上腹部剧烈腹痛，伴有刀割感或烧灼感的持续性腹痛，很快向右下腹扩散至全腹部，伴恶心、呕吐。呼吸、咳嗽时常会使腹内压增高而使腹痛加重。

（2）休克：穿孔后强烈的化学刺激和大量腹腔渗液以及后期细菌感染都可引起休克。

2.体征

（1）强迫体位：病人常常呈急性痛苦面容，蜷曲位，不敢变换体位，不愿做深呼吸、说话、咳嗽等动作。

（2）腹膜刺激征：腹肌受到强烈刺激，反射性收缩呈舟状，腹式呼吸减弱或者消失，全腹明显压痛、反跳痛、腹肌紧张，可呈"板状腹"，以上腹部为甚。

（3）肝浊音界变化：空气自穿孔处进入腹膜腔，形成气腹，叩诊肝浊音界缩小或者消失。

（4）肠鸣音：大量腹腔渗液刺激肠管引起肠麻痹，听诊肠鸣音减弱或者消失。

（三）辅助检查

1.血常规检查　腹腔严重感染，白细胞计数和中性粒细胞比例明显升高。

2.影像学检查　站立位胸腹 X 线检查可见膈下游离气体。

3.腹腔穿刺　抽出含有食物残渣的浑浊液体可确诊。

（四）诊断

根据典型病史、临床表现、相关辅助检查，大部分病人都可明确诊断，但需与急性阑尾炎、急性胰腺炎、急性胆囊炎等相鉴别。

（五）治疗原则

1.非手术治疗　凡怀疑有溃疡穿孔的病人，应留院密切观察生命体征及腹部情况的变化，对于年龄较轻，溃疡时间短，穿孔小，腹膜炎有局限趋势的病人可以先行保守治疗。如无休克，可取半卧位，予胃肠减压，禁食水、禁止灌肠，充分补液以纠正水、电解质和酸碱失衡，早期应用广谱抗生素。

2.手术治疗　经非手术治疗后病情无好转并继续加重者或者同时合并大出血、幽门梗阻者应该立即行手术治疗，根据病人不同情况可以选用穿孔修补手术或者胃大部切除术。

第七节　胃　癌

案例导入

患者，男，52 岁，上腹部隐痛不适 2 个月。2 个月前开始出现上腹部隐痛不适，进食后明显，伴饱胀感，食欲逐渐下降，无恶心、呕吐及呕血。近半月自觉乏力，体重较 2 月前下降了 3 kg。近日大便色黑。来我院就诊，查 2 次大便潜血（+）。查血：Hb 96 g/L，为进一步诊治收入院。查体：一般状况尚可，皮肤无黄染，结膜甲床苍白，心肺未见异常，腹平软，肝脾未及，未触及包块，剑突下深压痛，移动性浊音（-），肠鸣音正常。查体：上消化道造影提示，胃窦小弯侧似见约 2 cm 大小龛影，位于胃轮廓内，周围黏膜僵硬粗糙。

请思考：

（1）该患者最可能的诊断是什么？

（2）如何确诊？下一步如何治疗？

胃癌是源自胃黏膜上皮细胞的常见恶性肿瘤，在世界范围内其发病率在男性恶性肿瘤中仅次于肺癌占第二位；在女性恶性肿瘤中居第四位。

（一）病因

1.胃幽门螺旋杆菌感染　胃幽门螺旋杆菌（HP）感染阳性者胃癌发生率是阴性者的 3~6 倍。

2.癌前病变　慢性萎缩性胃炎、胃溃疡、息肉、腺瘤、胃黏膜上皮重度异型增生等都可以逐渐发展成胃癌。

3.饮食、环境、遗传因素　长期食用烟熏、腌制食品，食物中亚硝酸盐含量高，A 型血以及有长期吸烟史的病人胃癌发病危险较高。

（二）病理

1.大体类型　可以分为早期胃癌和进展期胃癌。

2.组织学类型　最常见为腺癌，其他有鳞状细胞癌、未分化癌、类癌等。

3.癌肿部位　发生于胃窦部占 50% 左右，其次为贲门部，胃体部较少。

4.转移途径　包括直接浸润、淋巴转移、血行转移、腹膜种植转移等，其中以淋巴转移最为常见，血行转移发生较晚，最常见转移部位是肝脏。

（三）临床表现

1.症状　早期常无明显症状，可出现嗳气、返酸、食欲减退，后期可有上腹不适，常为咬啮性疼痛，无明显规律性，与进食无明确关系或进食后加重。胃窦癌幽门梗阻可恶心、餐后饱胀、呕吐。贲门部癌和高位小弯癌有进食哽噎感。常有因出现呕血和黑便等大出血症状或胃癌穿孔等急腹症而首次就医者。晚期出现贫血、消瘦、乏力、恶病质。

2.体征　早期可无任何体征，偶有上腹深压痛。晚期可扪及上腹部肿块，呈结节状、质硬、有压痛。转移后可出现肝肿大、腹水、锁骨上淋巴结肿大等。

（四）辅助检查

1.X 线检查　大部分中晚期胃癌病人可以通过钡餐造影检查诊断。

2.内镜检查　纤维胃镜是诊断早期胃癌的有效方法，通过胃镜检查病理活检可以发现并确诊早期胃癌。

3.CT 与 MRI（磁共振）检查　可以明确癌肿转移及侵犯脏器情况。

（五）治疗措施

早诊断、早治疗是提高胃癌疗效的关键。手术为首选措施，包括根治性手术、姑息性手术、短路手术等，中晚期病人可予放、化疗、免疫治疗、中医药治疗等。

第八节　大肠癌

案例导入

患者,女,50岁,大便变细2个月,带血1周入院。患者近2月来,无明显诱因下出现大便变细伴肛门坠涨感。近1周发现排便带有鲜血,并有头晕、乏力等症。曾给予抗炎补液等对症治疗,未见好转。病程中,患者无畏寒、发热,饮食欠佳,体重下降明显。查体:T 38 ℃,P 90 次/min,Bp 98/60 mmHg。贫血貌,消瘦,精神欠佳。皮肤无黄染,心肺腹部检查未见明显异常。肛检发现指套血染,距肛门约5 cm处触及一直径为3 cm的结节,质地稍硬,表面不光滑。辅助检查:大便常规:RBC 30~50 个/HP。请思考:

(1)该患者患有什么病? 依据是什么?

(2)该做什么检查确定诊断?

大肠是消化道的下端,起自回肠,由结肠和直肠组成。结肠包括盲肠、升结肠、横结肠、降结肠和乙状结肠,下接直肠。在末端回肠进入盲肠处,有黏膜和环形肌折叠成的回盲瓣,能阻止大肠内容物返流入小肠,并控制食物残渣进入大肠的速度。结肠的静脉分别经肠系膜上下静脉汇入门静脉。结肠的主要生理功能是吸收水分、储存和转运粪便,还能吸收部分电解质和葡萄糖。直肠位于盆腔的后部,上接乙状结肠,下连肛管,长12~15 cm。以腹膜反折为界,直肠分为上段直肠和下段直肠。下段直肠位于腹膜外。直肠外层为纵肌,其下端与肛提肌和内外括约肌相连。内层是环肌,在直肠下端增厚而成为肛管内括约肌,属于不随意肌,受自主神经支配,有协助排便的功能,无括约肛门的功能。肛管外括约肌属随意肌,分为皮下部、浅部和深部。由肛管内括约肌、直肠纵肌的下部、肛管外括约肌的深部和部分肛提肌共同组成肛管直肠环,具有括约肛管的功能,若手术切断后,可引起肛门失禁。齿状线是直肠和肛管的交界线,有重要的临床意义。肛管长约3 cm,上自齿状线,下至肛门缘。直肠的主要功能是排便,也能吸收少量水、电解质、葡萄糖和部分药物,还能分泌黏液以利排便。

大肠癌包括结肠癌和直肠癌,是胃肠道常见的恶性肿瘤,在我国发病率仅次于胃癌。好发于40~60岁。大肠癌的分布,根据癌肿部位不同,有升结肠癌、横结肠癌、降结肠癌、乙状结肠癌和直肠癌。在我国以直肠癌最为多见,乙状结肠癌次之。

一、病因及病理

大肠癌的确切发病原因目前尚不清楚。根据流行病学调查和临床观察结果,认为大肠癌的发生与多种因素有关,尤其是饮食因素,高脂、高蛋白、低纤维素饮食可能是主要原因,还与个人生活史、既往疾病史及家族遗传史等因素有关。肠管的息肉性病变、慢性炎症、肉芽肿也是重要的癌前病变。

大肠癌的大体病理类型可分为肿块型、溃疡型和浸润型3种,组织病理类型有腺癌、黏液腺癌、腺鳞癌和未分化癌。其中腺癌占大多数。

二、临床表现

1.结肠癌　由于癌肿病理类型和部位的不同,临床表现也有区别,一般右侧结肠癌以全身中毒症状、贫血、腹部肿块为主要表现;左侧结肠癌则以慢性肠梗阻、便秘、腹泻、血便等症状为显著。

(1)排便习惯和粪便性状改变:最早出现的症状,多表现为排便次数增多、腹泻、便秘、粪便带脓血或黏液等。

(2)腹痛:腹痛也是早期症状之一,常为定位不确切的持续性隐痛或仅为腹部不适或腹胀感。

(3)腹部肿块:腹部可扪及肿块,质地坚硬,呈结节状。肿块固定,且有明显的压痛。

(4)肠梗阻:晚期可发生慢性不全性结肠梗阻。左侧结肠癌有时以急性完全性结肠梗阻为首先表现。

(5)全身症状:病人可出现贫血、消瘦、乏力、低热等,晚期可出现肝大、黄疸、水肿、腹水、直肠前凹肿块、锁骨上淋巴结肿大及恶病质等。

2.直肠癌　早期仅有少量便血或排便习惯改变,易被忽视。

(1)直肠刺激症状:大便习惯改变,如便意频繁及排便习惯改变,肛门坠胀、里急后重、排便不尽感,粪便表面带血及黏液,甚至脓血便等。

(2)直肠狭窄症状:大便形状改变,可出现粪便变形、变细。当造成肠腔部分梗阻后,有腹痛、腹胀、肠鸣音亢进等不全性肠梗阻的表现。

(3)癌肿破溃、感染:大便性状改变,出现大便带血、黏液血便等。

(4)相关症状:癌肿侵犯前列腺、膀胱,可出现尿频、尿痛、血尿等;晚期病人出现肝转移时,可有腹水、肝大、黄疸、贫血、消瘦、水肿、恶病质等表现。

3.转移方式

(1)直接浸润:癌细胞可向肠管四周及肠壁深部浸润,穿透肠壁后可侵及邻近器官,如膀胱、子宫、输尿管、前列腺等。

(2)淋巴转移:是直肠癌的主要转移途径。

(3)血行转移:多侵犯小静脉后沿门静脉转移至肝脏,也可向骨、肺、肾、卵巢等部位转移。

(4)种植转移:以盆腔底部、直肠前陷窝常见。

三、辅助检查

1.直肠指检　是诊断直肠癌最简便检查方法,也是最主要的检查。

2.实验室检查

(1)大便潜血试验:粪便隐血检查可作为大规模普查时或对高危人群作为大肠癌的初筛手段,阳性者再做进一步检查。

(2)血液检查:癌胚抗原(CEA)测定对大肠癌的诊断及监测复发有一定价值。

3.影像学检查　可行钡剂灌肠造影检查,确定病变的部位和范围。

4.内镜检查　是诊断大肠癌最有效、可靠的方法。

四、治疗原则

大肠癌的治疗是以手术切除为主的综合治疗。

1.手术治疗

(1)结肠癌根治性手术:切除范围包括癌肿所在的肠袢及其系膜和区域淋巴结。

(2)直肠癌根治术:切除的范围应包括癌肿、足够的两端肠段、已侵犯的邻近器官的部分或全部、四周可能被浸润的组织及全直肠系膜和淋巴结。常见的手术方式包括腹会阴联合直肠癌切除术(Miles 手术),适用于腹膜反折以下的直肠癌;经腹腔直肠癌切除术(Dixon 手术),适合于癌肿距肛缘 5 cm 以上的直肠癌。

(3)姑息性手术:癌肿发生转移或局部浸润无法根治但局部肿瘤尚能切除者,为缓解症状,可行姑息性手术切除。或行造瘘术改善肠梗阻症状。

2.化学治疗 可作为大肠癌根治性手术的辅助治疗,提高 5 年生存率。常用的化疗药物有奥沙利铂,5-Fu 或其衍生物。

3.放射治疗 可作为直肠癌手术切除的辅助疗法,有提高疗效的作用。

第九节 乳腺癌

案例导入

患者,女,48 岁,因乳房包块 1 年,生长速度加快月余入院。1 年前无意中发现左乳腺外上方有一蚕豆大小的肿块,无疼痛,局部不红不热,未引起重视。近 1 月生长速度较快,现已长大至拇指大,乃就诊入院。查体:双乳不对称,左侧外上象限明显隆起。皮肤表面呈橘皮样改变,乳头略向下凹陷。扣之发现一个 2.5 cm 直径的包块,质地较硬,边界欠清楚,较固定。左侧腋窝可触及 2 个黄豆大淋巴结。请思考:

(1)该患者患有什么病?诊断的依据是什么?

(2)如何确诊?

乳腺癌是发生于乳腺导管和乳腺小叶上皮组织的女性常见的恶性肿瘤,近年来发病率逐渐增高,发病年龄趋于年轻。在北京、上海、天津等城市乳腺癌的发病率已超过宫颈癌,居女性恶性肿瘤发病率的首位,成为危害妇女健康的主要肿瘤。其发病年龄多在 40~60 岁,尤以40~49 岁的更年期妇女多见,男性少见。本病的死亡率也较高。全球每年 120 万妇女患乳腺癌,其中约 50 万妇女死于乳腺癌。我国虽然不是乳腺癌的高发国家,发病率的增长速度却高出高发国家,并以每年 2%~3% 的速度递增。我国乳腺癌的发病特点表现为:①发病率逐年上升;②发病年龄较轻,30 岁开始呈增加趋势;③发病年龄高峰为 40~49 岁,比西方妇女早10~15 岁;④就诊时病期相对较晚,中国Ⅲ、Ⅳ期为 35%,美国Ⅲ、Ⅳ期为 15%。

一、病因病理

(一)病因

乳腺癌的发病原因尚不清楚,可能与下列因素相关:

1.内分泌因素 流行病学研究表明,性别、年龄、月经、婚姻、生育、哺乳等状况与乳腺癌的发生密切相关。月经初潮前发生乳腺癌者甚少,20 岁以后发病率逐年升高,至 45 岁后不断上升,绝经后更高。从现象上看,月经初潮年龄早、绝经年龄晚、不孕和未哺乳者更易患乳腺癌,表明内分泌激素的水平及活性在乳腺癌的发生中起重要作用。乳腺是多种内分泌激素的靶器官,如雌激素、孕激素及泌乳激素等,其中雌酮及雌二醇对乳腺癌的发病有直接关系,但其作用环节、作用程度等尚不清楚。

2.遗传因素　乳腺癌的发生具有明显的种族差异和家族聚集性趋势,如同一地区白人女性较黑人女性乳腺癌发病率高;一级亲属有乳腺癌病史的人群罹患乳腺癌的危险性是普通人群的2~3倍。

3.临床因素　良性乳腺疾病与乳腺癌的关系尚有争论,多数认为乳腺小叶有上皮高度增生或不典型性增生者可能与乳腺癌发病有关。乳腺或其他脏器有原发癌病史也可能增加患乳腺癌的危险性,特别是一侧乳腺患乳腺癌后,另一侧患乳腺癌的危险性可增加5倍以上。另有报道各种原因引起的乳腺疤痕亦有引发乳腺癌的可能性。

4.病毒因素　可能与乳腺癌的发生有关,但目前有关病毒在人乳腺癌发生上的作用尚存在争议。

5.其他因素　营养过剩、肥胖和高脂肪饮食可加强或延长雌激素对乳腺上皮细胞的刺激,从而增加发病机会。此外环境行为因素、精神因素、电离辐射及化学制品等也与乳腺癌的发病有一定关系。

(二)病理类型

乳腺癌有多种分型方法,如以组织来源命名的有小叶腺癌、导管腺癌等;以病变组织特点命名的有髓样癌、硬癌、单纯癌等;以病变程度命名的有原位癌、早期癌、浸润癌;以癌细胞的分化程度命名的有未分化癌、低分化癌、中分化癌、高分化癌等。依据癌细胞对周围组织的侵犯程度和远处转移可能性的大小,国内多采用以下病理分型。

1.非浸润性癌　又称原位癌,指癌细胞局限在上皮基底膜内生长,癌灶一般无转移,发展缓慢,转变成浸润癌常需较长时间。一般预后良好。

(1)小叶原位癌:癌细胞未突破末梢乳管或腺泡基底膜。

(2)导管内癌:癌细胞未突破导管壁基底膜。

2.早期浸润癌　是从原位癌发展到浸润癌的早期阶段,癌细胞突破上皮的基底膜,但浸润程度尚浅,较少发生癌灶转移,预后较好。包括早期浸润性小叶原位癌、早期浸润性导管内癌。

(1)早期浸润性原位癌:癌细胞突破末梢乳管或腺泡基底膜,开始向间质浸润,但仍局限于小叶内。

(2)早期浸润性导管内癌:癌细胞已经突破导管壁基底膜,开始向间质浸润。

3.浸润癌　癌细胞已经突破上皮基底膜的限制,广泛侵犯周围组织,易发生癌灶转移,预后较差。依据癌的原发部位是来源于乳腺上皮组织,还是其他组织,又分为浸润性非特殊癌、浸润性特殊癌及罕见癌。

(1)浸润性特殊癌:包括乳头状癌、髓样癌伴大量淋巴细胞浸润、小管癌、黏液腺癌、腺样囊性癌、大汗腺样癌、鳞状细胞癌等。此型分化程度一般较高,预后尚好。

(2)浸润性非特殊癌:是乳腺癌中最常见的类型,约占80%。包括浸润性小叶癌、浸润性导管癌、单纯癌、髓样癌(无大量淋巴细胞浸润)、硬癌、腺癌等。此型分化程度低,需结合疾病分期等因素综合判断预后,一般认为预后较上述类型差。

(3)罕见癌:包括梭形细胞癌、癌肉瘤、纤维腺瘤癌变等。

二、转移途径

乳腺癌转移方式主要有直接浸润、血行转移和淋巴转移，其中以淋巴转移最常见。

1.局部浸润　乳腺癌细胞大部分起源于乳腺导管上皮，癌细胞早期沿乳腺导管蔓延生长。癌灶进一步发展则突破腺上皮的基底膜，沿筋膜间隙浸润扩展，侵犯皮肤、淋巴管和胸廓深部肌肉组织。癌肿侵及 Cooper 韧带，可使其缩短；癌细胞侵入淋巴管后可形成癌栓，使局部淋巴回流受阻；淋巴管内癌细胞向周围转移可形成癌性小结节；癌细胞侵犯深部小血管，可使局部血流受阻。癌肿增大后，可因局部供血不足，使肿瘤中心处发生坏死，形成癌性溃疡。

2.淋巴转移　乳腺外侧的癌细胞首先经胸大肌外侧缘淋巴管向同侧腋窝淋巴结转移，再循锁骨下淋巴结至锁骨上淋巴结，最后经胸导管或右淋巴导管进入静脉，发生远处转移。乳腺内侧的癌细胞向内侧胸骨旁淋巴结转移，继而转移到锁骨上淋巴结，之后经同样途径进入静脉，随血行发生远处转移。上述两种主要淋巴转移途径中，以前者多见，经后一途径转移的较少，但一经发生则预后较差。一般认为，有腋窝淋巴结转移者，原发灶大多在乳腺的外侧象限；有胸骨旁淋巴结转移者，原发灶大多在乳腺内侧象限。淋巴转移可与血行转移一起形成乳腺癌的远处脏器转移。

3.血液转移　以往认为血行转移多发生在晚期，目前研究发现有些乳腺癌在早期也可发生血行转移。癌细胞除可经淋巴途径进入静脉外，也可直接侵入血液循环而致远处转移。常见的远处转移依次为肺、骨、肝、脑。

三、临床表现

乳腺癌的临床表现主要在乳腺、乳头、局部皮肤以及淋巴结转移等方面。

（一）乳腺肿块

乳腺癌早期的表现是乳房出现无痛性、进行性生长的肿块。一侧乳腺单发肿块为常见，少见双侧或单侧多发肿块。肿块多位于外上象限（45%～50%），其次是乳头、乳晕区（15%～20%）和内上象限（12%～15%）。因多无自觉症状，肿块常在无意中发现。约10%以下的患者有患处轻度不适及程度不同的触痛或刺激感。晚期癌肿侵犯神经时则出现疼痛。癌肿多为不规则的实性肿块，可呈球形或扁片状，界限不清，活动度欠佳，与周围组织多有粘连。质较硬，表面不光滑。若向周围组织转移，可形成多个散在的结节，称"卫星"结节。若一旦向深层侵及胸筋膜、胸肌，则癌块固定于胸壁而不易推动。随着肿瘤增大，可出现乳房局部隆起。

（二）乳头溢液

乳腺癌伴有乳头溢液占 5%～10%，多为血性或浆液性，常是乳腺导管癌的早期表现。导管癌常仅有乳头溢液而不伴乳腺肿块。

（三）皮肤改变

乳房表面皮肤的改变与乳腺癌位置的深浅、侵犯的程度及肿瘤发展密切相关。

1.酒窝征　肿瘤累及腺体与皮肤之间的 Cooper 韧带时，可使其缩短，牵扯皮肤发生凹陷，形成"酒窝"征。

2.皮肤浅表静脉曲张　当肿瘤生长较快或肿瘤体积较大时，肿瘤表面的皮肤变得菲薄，常可见到乳房的浅表血管特别是静脉迂曲、扩张。

3.橘皮样改变　当癌肿浸润乳房中央区或阻塞乳房皮内和皮下淋巴管时，引起局部淋巴回流受阻,出现真皮水肿。由于毛囊处与皮下组织连接紧密,造成皮肤表面毛囊处点状凹陷,外观似橘子皮,即"橘皮样"改变。此种征象往往属乳腺癌晚期典型表现。

4.皮肤溃疡　有时皮肤可破溃而形成溃疡,有恶臭,易出血,经久不愈,边缘外翻似菜花状。

(四)乳头改变

邻近乳头或乳晕的癌肿侵犯乳管使之收缩,可将乳头牵向肿块侧,使乳头出现内陷或回缩。还可出现乳头脱屑、糜烂、固定等表现。

(五)淋巴转移

乳腺癌最多见的淋巴转移部位为同侧腋窝淋巴结,少数可出现对侧腋窝淋巴结转移。其次为胸骨旁淋巴结,晚期可扩散至同侧甚至对侧锁骨上淋巴结。淋巴转移表现为淋巴结的肿大,初期数目较少而散在、质硬而无触痛、可被推动;晚期肿大的淋巴结数目增多,并融合成团,甚至与皮肤或深部组织粘连而固定,触诊有"沙粒样"感觉。若腋窝主要淋巴管被癌细胞堵塞,可引起患侧上肢水肿。

(六)全身表现

晚期乳腺癌患者有全身消瘦、乏力、浮肿、贫血等恶病质表现。

(七)特殊类型的乳腺癌

(1)炎性乳癌:临床少见,患者多较年轻,于妊娠期或哺乳期起病。肿块发展很快,局部皮肤呈急性炎症样表现,开始时较局限,很快扩展到乳腺大部分皮肤。皮肤发红、水肿、增厚、粗糙、表面温度升高,常有乳头内缩。腋窝淋巴结转移出现较早,对侧乳腺也常被累及。恶性程度高,预后甚差。

(2)乳头湿疹样癌:临床较少见,又称 Paget 病。病变多位于一侧乳房的乳头区大乳管内,逐步移行至乳头皮肤。双侧者罕见。初起乳头有瘙痒或烧灼感,继而出现乳头和乳晕皮肤粗糙、糜烂如湿疹样改变。随病情发展,可出现乳头凹陷、溃疡,有时覆盖黄褐色鳞屑样痂皮。部分病例于乳晕区可扪及肿块。本病恶性程度低,发展缓慢,淋巴结转移发生较晚。

四、诊断与鉴别诊断

结合病史及临床表现与体检,应用 B 型超声、远红外线、乳腺钼靶摄片等检查可作出临床诊断。组织病理学检查可确诊。

(一)辅助检查

1.X 线钼靶照相　为诊断直径<0.5 cm 的小癌创造了条件。且出相快,成本较低,X 线照射剂量低(1 rad/次),诊断准确率可达 80%左右,是术前诊断率较高的检查方法。目前的数字化显像可降低再检查率和假阳性率。检查可见形态不规则,密度不均匀,边界不清,边缘有毛刺的块影或钙化灶。注意:35 岁以下女性因乳腺组织致密,X 线不易查出,且对 X 线敏感,易诱发癌变,一般不做此检查。

2.B 超　B 超适用于任何年龄、任何乳房类型、任何类型肿瘤。具有无创伤、无放射线、可重复性强,探查无盲区等优点,血流探测有助于辨别良恶性肿瘤。同时,还可行超声引导下的细胞学、组织学检查。

3.组织病理学检查　包括涂片、刮片、印片及针吸细胞学检查和病理学活检。准确率达90%以上,敏感性 97.2%,特异性 99%~100%,但对<1 cm 肿块穿刺困难,有一定的假阳性和

假阴性率。准确取材是正确诊断的先决条件。

（二）鉴别诊断

在乳腺肿块中乳腺癌所占比例较大，一些乳腺良性肿块也有恶变的可能，因此对女性乳腺肿块应予特别警惕，需全面检查、仔细分析以明确诊断，以防漏诊或误诊。活组织病理检查具有重要的鉴别诊断意义。本病应与乳腺纤维瘤、乳腺囊性增生病、乳腺结核相鉴别。

1.乳腺纤维瘤　常见于青年妇女，肿块多为单发，呈圆形或椭圆形，边界清楚，活动度大，不伴疼痛，发展缓慢，无腋窝淋巴结肿大。

2.乳腺囊性增生病　好发于35~45岁的中年妇女，病变双侧，病程长，多表现为经前期疼痛，经后消失或减轻。双乳可触及肿块或结节，多在外上象限。肿块边界不清，成片状增厚，有触及表面颗粒感。可有压痛腋窝淋巴结不肿大。少数病人可有浆液性或血性溢液。

3.乳管内乳头状瘤　多发于40~50岁的妇女。多发于大导管近乳头膨大的部分。瘤体小，易出血。唯一的症状是乳头可有溢出性血性液体。体检有时在乳晕区可触及肿块。质地软，可推动。压迫肿块时可有乳头溢液。X-线乳腺管造影、溢液细胞学检查有利于诊断。

4.乳腺结核　本病少见，肿块多单发，初期无压痛，可有皮肤粘连，肿物界限不清，部分病程发展可形成结核性窦道，有干酪样坏死组织或豆腐渣样分泌物流出，无腋窝淋巴结肿大。

五、治疗

早期癌肿以手术治疗为主，术后采取化疗、放疗、内分泌治疗、免疫治疗、生物治疗及中医药疗法相结合的综合辅助治疗措施。

（一）手术治疗

手术是乳腺癌的主要治疗手段之一。目前应用的手术方式有乳腺癌根治术、扩大根治术、改良根治术、全乳腺切除术及保留乳腺的乳腺癌切除术等。手术方式的选择应根据病理分型、疾病分期、患者身体状况及辅助治疗而定，要达到局部包块及区域淋巴结最大限度地清除，提高生存率，兼顾外观及功能的目的。Ⅰ、Ⅱ期乳腺癌应用根治术与改良根治术的生存率无明显差异，后一术式保留了胸大肌，术后乳房外观效果较好，临床较常用。术后需配合化疗、放疗、内分泌治疗等综合治疗；Ⅲ期乳腺癌患者，通过术前化疗、放疗，再行根治术，术后配合化疗、放疗、内分泌治疗等综合治疗，常可获得较好效果；Ⅳ期乳腺癌，由于有远处转移，应采取全身性综合治疗（包括中医中药治疗）加乳腺扩大根治术。

（二）主要有化学药物治疗和内分泌治疗。

1.化学药物治疗　多数肿瘤患者在接受手术或放射治疗时，实际上可能已发生血运性播散。为此，化疗是乳腺癌患者必需的一种全身性治疗。有条件时应于术前即进行辅助化疗或于术后即开始用药，目的在于减少术后复发及转移。接受化疗者应无明显的骨髓抑制，白细胞于大 $4 \times 10^9/L$，血红蛋白大于 80 g/L，血小板大于 $5 \times 10^9/L$。化疗一般可使术后复发率降低40%，可提高 5 年生存率，但需要多个疗程。常用治疗方案有 CMF、CAF、CF 等，A、C、M、F 分别代表阿奇霉素、环磷酰胺、氨甲蝶啶、氟尿嘧啶。化疗期间应经常检查肝功能和白细胞计数，若白细胞计数降至 $3 \times 10^9/L$ 以下，应给予升白细胞的药物或延长化疗间隔时间。

2.内分泌治疗　对雌激素受体与孕激素受体测定阳性患者，可使用三苯氧胺，剂量为10~20 mg/次，2 次/d，持续用药 5 年。或可使用第二线抗雌激素药物。

(三)放射疗法

放射疗法是乳腺癌局部治疗手段之一。Ⅰ期乳腺癌行根治术后可不作常规化疗,Ⅱ期以上的乳腺癌应于手术后2~3周开始放疗。晚期乳癌行放射治疗,可使瘤体缩小,甚至可使不宜手术的乳癌转变为可手术切除。孤立性的局部复发病灶,可再次手术后放疗和化疗。其他器官或组织转移(如骨骼转移)可视情况行姑息性疗效。

六、预防

(1)普及防癌知识宣传,推广和普及定期自我检查,提高早期乳癌发现率。

(2)优生优育,提倡母乳喂养婴儿。育龄妇女5年之内不得怀孕。

(3)对乳房良性肿块应积极治疗,定期复查。保持心情舒畅,减少精神刺激,配合治疗。

本章小结

外科四大急腹症包括阑尾炎,肠梗阻,胃十二指肠溃疡穿孔,胆囊炎。急性阑尾炎是临床上最常见的急腹症之一。其临床表现比较典型,诊断并不困难,但临床上有一定的误诊率和病死率,应引起重视。急性阑尾炎的典型症状是转移性右下腹痛,典型体征是右下腹固定点压痛。主要行阑尾切除术治疗。其最严重的并发症是门静脉炎,术后最常见的并发症是切口感染。在老年人、小儿和妊娠期,阑尾炎症状和体征均不典型,往往引起误诊误治导致严重并发症发生。各种原因均可致肠梗阻的发生,明确肠梗阻的病因、部位、梗阻程度更为重要。溃疡穿孔是溃疡病的常见并发症,可致继发性化脓性弥漫性腹膜炎,甚至导致感染性休克。胆囊炎的发病率近年逐步提高,见于40岁以上、肥胖的女性患者,多有油腻饮食史,目前腹腔镜手术是其治疗的金标准。

消化道肿瘤在肿瘤的发病中处于重要地位,其发生与饮食有很大的关联性。早期临床表现并不典型,要注意40岁以上,不明原因的消化道症状或既往症状加重都要怀疑肿瘤的可能性,内镜检查是主要的检查方式。以手术为主的综合治疗方法是目前主要的治疗手段。

思考题

1.患者,女,36岁,发现左乳肿物伴经期胀痛半年。患者于半年前扪及左乳头外上方有多个肿块,约核桃大小,以月经前明显,伴经期胀痛感,月经干净后明显缓解,不伴局部红、肿、热、痛,无乳头溢液及凹陷。起病以来,精神尚可,食欲欠佳,大小便正常,体重未见明显减轻。既往体健。月经(14)3~5/28天,量中等,白带无异常。孕1产1,有一男孩,体健。查体:T 36.5 ℃,P 70次/min,R 16次/min,Bp 110/85 mmHg。神清,双瞳孔等大等圆,D=3 mm。心肺未闻及明显异常。双侧乳房对称,局部皮肤正常,左侧乳房外上象限可触及3个肿块,约2 cm×3 cm,3 cm×3 cm,1 cm×2 cm;质中,轻压痛,移动度好,局部无粘连,腋窝淋巴结未触及肿大。腹平软。余无特殊。请思考:

(1)该患者最可能的诊断是什么?

（2）诊断依据是什么？

（3）需和哪些疾病鉴别？

2.患者，男，45岁，6 h前进餐时突起上腹部剧烈疼痛，伴恶心呕吐少量酸性胃内容物。起病后腹痛呈持续性，疼痛范围很快扩散到右下腹和全腹部，活动时腹痛加剧，伴大汗淋漓和头晕眼花，自服"胃药"无明显好转。即由家人送来医院。患者5年来反复出现上腹不适，反酸，易饥饿，过度饥饿或夜间腹部不适较明显，服"胃药"后或进食后症状缓解。3天前喝酒后腹痛不断加剧，睡眠也欠佳，体检发现患者消瘦，面色苍白，大汗淋漓，痛苦面容，呼吸急促，腹式呼吸消失，全腹肌紧张，呈板状腹，明显压痛反跳痛，以右上腹部最为明显。移动性浊音（+），肝浊音界缩小，肠鸣音消失。请思考：

（1）本病最可能的诊断是什么？

（2）治疗原则是什么？

3.患者，女，25岁，因右下腹痛20 h伴发热，呕吐一次入院。查体：T 38.8 ℃，R 22次/min，Bp 110/70 mmHg。皮肤巩膜无黄染，心肺听诊（-），腹平坦，右下腹肌紧张，有明显的压痛及反跳痛，以麦氏点为明显，未扪及包块。请思考：

（1）本病最可能的诊断是什么？

（2）在急诊条件下尚作何辅助检查？

（3）应与哪些常见疾病鉴别？

4.患者，男，38岁，主诉：阵发性腹痛伴呕吐3天。

现病史：患者于3天前开始右下腹阵发性钝痛，当晚呕吐一次，量约400 mL为胃内容物，其后腹痛阵发性加剧，第二天频频呕吐粪臭味黄绿色液体，带少量食物残渣，总量约900 mL。剧痛之后右下腹仍有持续性钝痛。起病之后每天仍进食少量流食，口渴、尿少、色黄，近两天无肛门排气排便，腹胀逐渐加重，今天上午自觉有发热，呕吐物带咖啡色样，量约500 mL，曾在当地医院治疗仅用过一些口服药物和肌注药物，药名不详，病情未见好转而转到医院急诊入院。

过去史：10年前因急性阑尾炎穿孔，在当地行阑尾切除术，术后半年腹痛反复多次发作，有时伴呕吐，每年均发作1~2次不等，经多次急诊非手术治疗后缓解。

查体：T 38.5C，P 114次/min，Bp 98/60 mmHg，R 24次/min，体重60 kg。神清，表情淡漠，疲倦少动，营养中等，面色苍白，皮肤弹性差，表浅淋巴结未触及，眼眶凹陷，舌干，甲状腺无肿大，气管居中。HR 114次/min，律整，无杂音，呼吸深快，双肺无干湿性啰音。腹部膨隆，压痛、反跳痛明显，以右下腹为甚，腹肌稍紧张，肠鸣音活跃。四肢活动可。请思考：

（1）给出诊断及诊断依据？急诊如何处理？

（2）应进一步做哪些检查？

习题及复习思考题

一、选择题

1.诊断急性阑尾炎最有意义的体征是（　　）。

A.结肠充气试验阳性　　　　　　B.闭孔肌试验阳性　　　　　　C.右下腹固定压痛点

D.直肠指诊右前方有触痛　　　　　　E.阑尾穴压痛阳性

2.急性阑尾炎最严重的并发症是（　　　）。

A.阑尾穿孔腹膜炎　　　　　　B.门静脉炎　　　　　　C.膈下脓肿

D.盆腔脓肿　　　　　　E.肠间脓肿

3.急性阑尾炎穿孔最易形成弥漫性腹膜炎者为（　　　）。

A.老年人　　　　　　B.儿童　　　　　　C.孕妇

D.慢性阑尾炎急性发作　　　　　　E.全身抵抗力低下者

4.关于急性阑尾炎临床表现描述正确的是（　　　）。

A.都有转移性腹痛　　　　　　B.肝下区阑尾炎可刺激泌尿系统引起血尿

C.坏疽性阑尾炎呈持续性腹痛　　D.阑尾穿孔后腹痛可暂时减轻,体温下降

E.出现轻度黄疸表明同时合并胆管结石

5.阑尾切除术最常见的并发症是（　　　）。

A.出血　　　　　　B.粪瘘　　　　　　C.腹腔脓肿

D.切口感染　　　　　　E.粘连性肠梗阻

6.胃十二指肠溃疡穿孔最常发生于（　　　）。

A.胃底　　　　　　B.十二指肠前壁　　　　　　C.十二指肠后壁

D.胃大弯　　　　　　E.胃小弯

7.患者,45 岁,5 年来有上腹部规律性疼痛,近半年来加剧,厌食消瘦,大便隐血持续阳性,应首先考虑（　　　）。

A.胃溃疡　　　　　　B.胃溃疡伴出血　　　　　　C.胃溃疡伴胃窦炎

D.胃溃疡恶变　　　　　　E.慢性萎缩性胃炎

8.最常见的肠梗阻是（　　　）。

A.血运性肠梗阻　　　　　　B.机械性肠梗阻　　　　　　C.中毒性肠梗阻

D.动力性肠梗阻　　　　　　E.低钾性肠麻痹

9.患者,青壮年,饱食后劳动时突然发生腹部剧烈绞痛,继之休克,以往无腹痛病史。最可能的诊断是（　　　）。

A.肠套叠　　　　　　B.溃疡穿孔　　　　　　C.小肠扭转

D.乙状结肠扭转　　　　　　E.上消化道大出血

10.患者,男,阵发性腹痛、腹胀 1 天,便秘 3 天,无恶性呕吐。体检:腹胀显著,散在压痛,未扪及肿块,直肠指检阴性。腹部 X 线平片可见一极度扩张的双袢肠曲。诊断为（　　　）。

A.低位小肠梗阻　　　　　　B.粪块阻塞　　　　　　C.肠套叠

D.肿瘤阻塞　　　　　　E.乙状结肠扭转

11.婴儿肠套叠的三大典型症状是（　　　）。

A.腹痛、面色苍白、哭闹　　　　B.腹痛、呕吐、血便　　　　C.腹痛、肿物、血便

D.腹痛、呕吐、肿物　　　　　　E.腹痛、肿物、哭闹

12.急性胆囊炎最严重的并发症是（　　　）。

A.细菌性肝脓肿　　　　　　B.胆囊积脓

C.胆囊坏疽穿孔引起胆汁性腹膜炎

D.并发急性胰腺炎　　　　　　E.胆囊十二指肠内瘘

13.典型的夏科氏三联征对以下哪种疾病的诊断有意义？（　　　）

A.急性胰腺炎　　　　　　　B.急性十二指肠憩室炎　　　C.急性胆囊炎

D.急性胆管炎　　　　　　　E.急性胃肠炎

14.胆总管结石梗阻时,可表现为(　　　)。

A.发热　　　　　　　　　　B.黄疸　　　　　　　　　　C.上腹饱胀

D.胆囊肿大　　　　　　　　E.上腹绞痛

15.胆道感染的最常见致病菌是(　　　)。

A.金葡菌　　　　　　　　　B.链球菌　　　　　　　　　C.大肠杆菌

D.结核杆菌　　　　　　　　E.绿脓杆菌

16.乳癌的易常见部位是(　　　)。

A.乳晕　　　　　　　　　　B.乳头　　　　　　　　　　C.内上象限

D.外上象限　　　　　　　　E.外下象限

17.乳癌术后应避孕至少(　　　)。

A.2 年　　　　　B.3 年　　　　　C.4 年　　　　　　D.5 年　　　　　　E.6 年

18.患者,女,50 岁,因无意中发生左乳肿块而来就诊,下列最有助于诊断的是(　　　)。

A.常规胸部摄片　　　　　　B.胸部 CT　　　　　　　　C.远红外扫描

D.乳房钼靶摄片　　　　　　E.穿刺肿块行细胞学检查

二、简答题

1.简述急性阑尾炎的临床表现。

2.急性阑尾炎需要与哪些疾病相鉴别？如何鉴别诊断？

3.临床上出现哪些情况应考虑绞窄性肠梗阻？

4.急性胆囊炎的病因及诊断依据是什么？重症胆管炎的治疗原则是什么？

5.如何描述腹痛的特点并将其与病变部位和病变性质联系起来？

6.乳癌的晚期表现有哪些？乳癌的诊断要点是什么？

7.胃十二指肠溃疡急性穿孔的临床表现包括哪些？

（许　杰　张　涛）

第十六章　泌尿外科常见疾病

📖 **学习目标**
- 掌握肾、输尿管结石的临床表现、诊断方法及治疗原则。
- 掌握前列腺增生的临床表现、诊断和治疗。

📖 **知识点**
- 上尿路结石的临床表现、治疗;前列腺增生的临床表现。

第一节　泌尿系统损伤

案例导入

男,36 岁,半小时前因车祸被汽车压过骨盆,患者面色苍白,诉腹痛,想排尿,但无尿液排出。查体:P 120 次/min,Bp 113/83mmHg,全腹肌紧张、压痛、反跳痛,以下腹正中尤甚,移动性浊音阳性。请思考:

(1)最可能的诊断是什么?

(2)请提出诊断依据。

(3)下一步应作怎样的处理?

一、肾损伤

(一)病因

1.开放性损伤　因枪弹、刀刃等锐器所致损伤。

2.闭合性损伤　直接暴力时由于腹部或背腰部受到外力冲撞或挤压是肾损伤最常见的原因。根据损伤程度分为肾挫伤、肾部分裂伤、肾全层裂伤和肾蒂损伤。

(二)临床表现

1.血尿　是肾损伤的常见症状,轻微肾损伤仅见镜下血尿,如肾挫伤;严重肾裂伤则呈大量肉眼血尿。

2.疼痛　由于肾实质损伤及肾包膜张力增加所致。

3.腰腹部肿块　肾周围血肿和尿外渗使局部形成肿块。

4.发热　尿外渗易继发感染并形成肾周脓肿，出现全身中毒症状。

5.休克　肾有裂伤时，休克为进行性。肾蒂裂伤或合并其他脏器损伤时，因创伤和失血常发生休克，甚至危及生命。

（三）辅助检查

1.实验室检查　血尿是诊断肾损伤的重要依据。

2.B超　能提示肾损伤的部位和程度，对肾周血肿、尿外渗有诊断意义。

3.排泄性尿路造影　明确肾损伤的程度与范围。

4.CT　可清晰显示肾皮质裂伤，尿外渗和血肿范围。

（四）治疗原则

若无合并其他脏器损伤，多数肾挫裂伤可经非手术治疗而治愈，仅少数需要手术治疗。

1.紧急处理　伴休克者，应迅速给予输血、输液。

2.非手术治疗　绝对卧床休息，一般休息2~4周，过早下地活动可能再度出血。密切观察生命体征、血尿颜色和腰腹部肿块的变化。

3.手术治疗　包括肾修补、肾部分切除或肾切除术；血或尿外渗引起肾周脓肿时则行肾周引流术。

二、膀胱损伤

膀胱损伤是指膀胱壁在受到外力的作用时发生膀胱浆膜层、肌层、黏膜层的破裂，引起膀胱腔完整性破坏、血尿外渗。

（一）病因

1.闭合性腹部损伤　可由直接或间接暴力所致，可合并腹部其他器官损伤或尿道损伤。大多数闭合性膀胱破裂是由于骨盆骨折所致。

2.开放性腹部损伤　大多数为火器、利刃损伤，多见于战时。

（二）临床表现

1.休克　骨盆骨折合并大出血，膀胱破裂致尿外渗或腹膜炎，常发生休克。

2.腹痛和腹膜刺激症状　腹膜内破裂时，尿液流入腹腔引起全腹压痛、反跳痛及肌紧张，并有移动性浊音。腹膜外破裂时，下腹部疼痛，压痛及肌紧张。膀胱壁轻度挫伤仅有下腹部疼痛和少量终末血尿。

3.血尿和排尿困难　有尿意，但不能排尿或仅排出少量血尿。其原因是尿液流入腹腔或膀胱周围。

4.尿瘘　膀胱破裂与体表、直肠或阴道相通时，引起伤口漏尿、膀胱直肠瘘或膀胱阴道瘘。

（三）辅助检查

1.膀胱造影　是确诊膀胱破裂的主要手段。可显示膀胱周围造影剂外溢或造影剂进入腹腔，从而可确切地判断有无膀胱破裂。

2.X 线检查　腹部平片还可显示骨盆的骨折。

3.导尿检查　怀疑膀胱破裂的病人可进行导尿,膀胱破裂时导尿管可顺利插入膀胱(尿道损伤不易插入),但仅流出少量血尿或无尿流出。

4.膀胱注水试验　从导尿管注入灭菌生理盐水 200 mL,片刻后吸出。若液体进出量差异很大,提示膀胱破裂。

(四)治疗原则

1.紧急处理　对严重损伤、出血导致休克者,积极抗休克治疗。

2.非手术治疗　膀胱挫伤或早期较小的膀胱破裂,留置导尿管持续通畅引流尿液 7~10 天。

3.手术治疗　较重的膀胱破裂,需尽早手术。

三、尿道损伤

尿道损伤多见于男性。男性尿道损伤以尿生殖膈为界,分为前、后两段。前尿道包括球部和阴茎体部,损伤以球部多见;后尿道包括前列腺部和膜部,损伤以膜部多见。尿道损伤有 3种病理类型:尿道挫伤、尿道裂伤、尿道断裂。

(一)病因

1.开放性损伤　因弹片、锐器伤所致。

2.闭合性损伤　常因外来暴力所致,多为挫伤或撕裂伤。会阴部骑跨伤可引起尿道球部损伤,是最多见的尿道损伤。骨盆骨折引起膜部尿道撕裂或撕断,是后尿道损伤最常见的原因。经尿道器械操作不当可引起球膜部交界处尿道损伤。

(二)临床表现

尿道损伤最主要的临床表现是尿道出血、排尿困难及尿潴留。常发生休克,特别是骨盆骨折后尿道损伤或合并其他内脏损伤者。

1.休克　骨盆骨折所致后尿道损伤,可引起损伤性或失血性休克。

2.疼痛　尿道球部损伤时会阴部肿胀、疼痛,排尿时加重。后尿道损伤表现为下腹部疼痛,局部肌紧张、压痛。

3.尿道出血　前尿道破裂时可见尿道外口流血,后尿道破裂时可无尿道口流血或仅少量血液流出。

4.排尿困难　尿道挫裂伤后因局部水肿或疼痛性括约肌痉挛,发生排尿困难。尿道断裂时,则可发生尿潴留。

5.血肿及尿外渗　尿道骑跨伤或后尿道损伤引起尿生殖膈撕裂时,会阴、阴囊部出现血肿及尿外渗。

(三)辅助检查

1.导尿　在严格无菌操作下,如能顺利插入导尿管,则说明尿道连续而完整。一旦插入导尿管,应留置导尿以引流尿液并支撑尿道。

2.逆行尿道造影　是确定尿道损伤程度的主要方法,可确定尿道损伤的部位,尿道断裂可有造影剂外渗,尿道损伤则无外渗征象。

(四)治疗原则

1.紧急处理　合并休克者首先应抗休克治疗。骨盆骨折病人须平卧,勿随意搬动,以免加重损伤。尿潴留不宜导尿或未能立即手术者,可行耻骨上膀胱穿刺。

2.非手术治疗　闭合性损伤应首先在严格无菌条件下试插导尿管,如试插成功,应留置导尿管7~14天作为支架,以利于尿道的愈合。

3.手术治疗　试插导尿管不成功者可考虑手术治疗。

第二节　尿石症

案例导入

患者,男,36岁,因右下腹疼痛伴会阴部呈放射痛一天入院。患者无明显诱因下突发右下腹疼痛不适。既往有肾结石病史。疼痛呈持续性绞痛,阵发性加剧,并向会阴和阴囊放射,无恶心呕吐,无腹泻便秘等,小便未见明显肉眼血尿。查体:生命体征平稳,心肺听诊阴性,右下腹腹肌稍紧,压痛明显,反跳痛(-),腰背肾区叩击痛阳性。尿常规示:RBC(+++)腹部X片示:右下腹可见一2 cm×1 cm不显影阴影。请思考:

(1)该患者患有什么病?

(2)如何治疗?

尿石症(urolithiasis)是指发生在肾、输尿管、膀胱及尿道的结石性疾病,是泌尿外科最常见的疾病之一。近30多年来,上尿路结石(肾、输尿管结石)发病率明显增高,下尿路结石(膀胱及尿道结石)日趋少见。尿石症病因复杂,形成机制尚未完全阐明,多数结石的预防措施不理想而使尿石症复发率很高。近年来,90%以上的尿路结石可以非手术或微创手术达到治疗目的。

一、尿结石形成的因素

(一)环境因素

生活环境可直接或间接影响机体代谢。在气温较高的地区,尿石症发病率明显较高。有资料显示,在非洲,外来移民比当地土著尿石症的发病率明显增高,在我国,南方发病要高于北方。另外活动少,饮水少,容易使尿液浓缩、结晶,形成结石。

(二)全身性因素

新陈代谢异常的甲状旁腺功能亢进,钙磷代谢异常可致高尿钙;维生素D摄入过量,纤维素过少易发生上尿路结石;痛风时尿酸排泄增多,易形成尿酸结石;饮食结构改变,儿童缺乏动物蛋白易发生膀胱结石;胱氨酸代谢异常可致胱氨酸结石。

(三)尿液的因素

(1)形成尿路结石的物质排出过多,如钙、草酸、尿酸等均可导致结石形成。骨折病人及老年人长期卧床使骨脱钙、特发性高尿钙症等均可使尿钙增加;草酸摄入过多使尿草酸排泄增多,易形成尿酸盐结石;痛风病人尿尿酸浓度高。

(2)尿pH值改变:尿液过酸易产生尿酸盐结石或胱氨酸结石,而磷酸镁铵及磷酸钙结石易在碱性尿液中形成。

(3)尿中抑制晶体形成和聚焦物质含量减少,如枸橼酸、焦磷酸盐、酸性粘多糖、镁离子、蛋白多糖、RNA 减少易产生结石。

(四)局部因素

1.梗阻　　梗阻容易产生结石。一般情况下,尿中不断有晶体甚至微结石形成,如果没有尿路梗阻,这些物质容易排出,否则便滞留于尿路继续长大发展成结石。常见原因有肾盂输尿管交界处狭窄,前列腺增生等。

2.尿路感染　　梗阻易继发感染,感染可加重梗阻。感染的脓块,细菌残骸可以形成结石核心。

3.异物　　进入尿路的植物性、金属性、矿物性等异物都可诱发结石。最常见的如长期留置尿管、不吸收缝线等,先被粘蛋白附着,然后结石盐沉积。异物还易继发感染而诱发结石。

二、尿石的成分

通常尿结石以多种盐类混合而成。以草酸盐结石最常见,其质硬、粗糙、不规则,多呈桑葚状,棕褐色,X 线片显影。磷酸钙、磷酸镁铵结石易碎,粗糙,灰白色、黄色或棕色,X 线片上呈层影,多形成鹿角状结石。尿酸结石及胱氨酸结石表面光滑,质硬,X 线片不显影。

三、病理生理

结石的病理改变与结石的形态、大小、活动度和所在部位密切相关,主要表现为局部损害、梗阻和感染。而且结石、梗阻、感染三者之间互为因果。尿路结石多在肾和膀胱内形成,输尿管和尿道结石多为上部结石下移所致。尿路结石可直接引起尿路损伤造成血尿,输尿管管腔小,结石刺激引起输尿管平滑肌痉挛,造成急性上尿路梗阻,时间持续较久,可引起黏膜充血水肿,息肉形成,加重梗阻。慢性不全梗阻可引起肾积水,肾实质损害,肾功能减退。继发感染可造成肾积脓并加重梗阻,又可使结石增大或再形成结石。长时间结石对黏膜的损伤偶可引起癌变。输尿管结石易停留在输尿管的 3 个生理性狭窄处即肾盂输尿管交界处、输尿管跨越髂血管处、输尿管膀胱入口处。

四、上尿路结石(肾及输尿管结石)

肾及输尿管结石也称上尿路结石,多见于青壮年,男性多于女性。结石主要在肾盂内形成,输尿管结石大多来源于肾结石,且多为单侧,双侧仅占 10%。

(一)临床表现

主要表现为疼痛和血尿,与结石的大小、部位、活动与否,及有无感染、梗阻程度有关。

1.疼痛　　结石引起输尿管梗阻时出现肾绞痛,呈阵发性腰肋部剧痛,可沿输尿管走行方向放射至下腹部、外阴及同侧大腿内侧,病人辗转不安,难以忍受,出现恶心呕吐。可持续数小时,也可自动缓解。间歇期可无任何症状。输尿管口结石嵌顿时,除肾绞痛外,有膀胱刺激症状和里急后重。肾盂肾盏结石、鹿角形结石因移动不大,多引起间歇性腰部钝痛或隐痛,活动或劳动可使疼痛发作或加重。

2.血尿　　多为疼痛后血尿,往往为肉眼或镜下血尿,以后者居多,体力活动后血尿加重。有时活动后镜下血尿是上尿路结石的唯一临床表现。血尿的多少与结石对尿路黏膜损伤程度有关。

3.膀胱刺激征　　结石合并感染或输尿管膀胱壁段结石时可有尿频、尿急、尿痛。

4.并发症表现　　上尿路结石可引起梗阻、肾积水,致肾功能受损,尤其是双侧上尿路结石引起双肾积水,可导致无尿,造成急性肾功能不全。继发肾积脓、急性肾盂肾炎时可有畏寒、发热,尿中有较多的白细胞或红细胞。

(二)诊断及鉴别诊断

1.病史与体征　疼痛伴血尿的患者,首先应考虑尿路结石,典型肾绞痛时,可能性更大。体检患侧脊肋角有叩击痛,沿输尿管走行区可有压痛,并发肾积水时可触及肿大而有压痛的肾脏。

2.实验室检查　尿常规可见红细胞,伴有感染时有脓细胞,沉渣可有结晶体沉积。血清钙、磷、肌酐、尿素氮测定,可了解代谢状态,以判断有无内分泌紊乱及肾功能情况。

3.X线检查　在腹部平片中,95%以上的结石能显影。应与胆结石、肠系膜淋巴结钙化、静脉石鉴别。尿路结石长轴与输尿管走行方向一致,加拍侧位片与椎体重叠,而胆囊结石、肠系膜淋巴结钙化位于椎体前,静脉石往往呈空心状。排泄性尿路照影(IVU)可了解结石的形状、大小、位置以及肾盂肾盏结构和分肾功能改变。阴性结石可显示充盈缺损。逆行尿路造影适用于因肾功能不全、IVU显示不清的结石及梗阻。

4.B超检查　B超可发现X线平片不易显示的阴性结石及肾积水,测定肾皮质厚度。

(三)治疗

结石治疗的目的不仅是解除病痛,保护肾功能,而且应尽可能找到并解除病因,防止结石复发。根据病人的全身情况、结石大小、数目、位置、成分、有无梗阻、感染、积水、肾实质损害程度综合考虑治疗方案。

1.保守治疗　适用于结石直径小于0.6 cm,表面光滑、无尿路梗阻和感染者。

(1)肾绞痛治疗:解痉镇痛为主,可用阿托品、哌替啶等。轻者可给予654-2 10 mg肌注或双氯芬酸钠栓剂25 mg塞肛,均能缓解肾绞痛。

(2)大量饮水:增加尿量,减少晶体物质聚合沉淀,促进结石排出。保持每天尿量在2 500 mL以上,尤其是睡前饮水1 000 mL,保持夜间尿液呈稀释状态。

(3)调节尿液pH值:尿酸及胱氨酸结石可服用碱化尿液的药物,如枸橼酸钾、碳酸氢钠;口服氯化铵酸化尿液,有利于防止感染性结石生长。

(4)控制感染:可根据尿细菌培养及药物敏感试验结果选用有效的抗生素药物。

(5)中西医结合治疗:中药可清热解毒,利尿通淋,疏中理气;西药解痉止痛利尿,针灸止痛。

2.体外冲击波碎石(ESWL)　20世纪80年代初应用于临床,是目前临床治疗尿石症的首选。其原理是应用高频冲击波通过水介质进入人体,将体内经X线或B超定位的结石击碎后随尿液排出而人体软组织不受损伤。适用于直径≤2 cm的肾结石及输尿管结石。禁忌证包括结石远端有尿路狭窄,结石诱发癌变,严重心血管疾患、肾功能不全,全身出血性疾病。

3.手术治疗

(1)非开放手术治疗:①输尿管镜取石与碎石术:适用于输尿管中下段结石,可经输尿管镜直视下取出或经超声、激光、弹道等碎石后取出。②经皮肾镜取石或碎石术:先行肾穿刺造瘘,反复扩张皮肤至肾内通道,插入肾镜或输尿管镜,直视下取出肾及输尿管上段结石,结石较大者可先行碎石后取出。

(2)开放手术:适用于结石大于1 cm,非手术治疗无效,有梗阻和感染甚至癌变者。结石合并癌变、并发严重感染、肾功能丧失,而对侧肾脏正常者可行患肾切除。双侧肾及输尿管结石的治疗原则:①双侧输尿管结石:先处理梗阻严重或发生急性梗阻一侧,若病人一般情况好,可一次手术取出。②一侧肾结石对侧输尿管结石:先处理输尿管结石。③双侧肾结石:先处理安全易取出一侧;若梗阻严重,手术难度大,全身情况差可以先行肾造瘘。

(四)预防

1.饮水防石　常规每天需饮水 3 000 mL 以上,并且要平均分于全天,尤其是睡前及半夜饮水效果更好。为预防结石的复发,每天尿量应维持在 2 000~3 000 mL。

2.饮食指导　根据结石成分调节饮食。动物蛋白和食糖的摄入要适量。(除主食外,每天需补充蛋白质 25~30 g)。含钙结石者宜食用含纤维丰富之食物,限制含钙、草酸成分多的食物。浓茶、菠菜、番茄、土豆、芦笋等含草酸量高。牛奶、奶制品、豆制品、巧克力、坚果含钙量高。尿酸结石者不宜服用含嘌呤高的食物,如动物内脏。

3.药物预防　根据结石成分,血、尿钙磷、尿酸、胱氨酸和尿 pH,采用药物降低有害成分、碱化或酸化尿液,预防结石复发。

4.冲击波碎石　体外冲击波碎石的病人,要注意过滤尿液中的结石。

5.预防骨脱钙　伴甲状旁腺功能亢进者,必须摘除腺瘤或增生组织。鼓励长期卧床者功能锻炼,防止骨脱钙,减少尿钙排出。

五、下尿路结石(膀胱结石及尿道结石)

膀胱结石有原发和继发两种。原发性膀胱结石多见于儿童,营养不良,尤其是缺乏动物性蛋白的摄入,是膀胱结石形成的主要原因。继发性膀胱结石多见于 50 岁以上的老年人,下尿路梗阻引起长期尿潴留是其主要原因。尿道结石少见,多来自上尿路,经尿道排出时嵌顿所致。

(一)临床表现

膀胱结石在排尿过程中因结石阻塞膀胱出口而突然产生尿流中断,此时突发剧痛,向阴茎头和会阴部放射,小儿常剧痛难忍,大声哭叫,用手牵拉或搓揉阴茎。改变体位后可继续排尿,此时可出现血尿。结石嵌于膀胱颈口出现排尿困难。膀胱结石合并感染时出现膀胱刺激症状、血尿、脓尿。尿道结石的主要症状为排尿困难,排尿时出现尿流中断及尿潴留。排尿时疼痛明显,向阴茎头放射,后尿道结石可有会阴疼痛。

(二)诊断

有典型的排尿过程中尿流突然中断和终末血尿病史。X 线平片或 B 超检查可辅助诊断。必要时可行膀胱镜或尿道镜检查,并查明结石形成的原因,为治疗方法的选择提供依据。男性前尿道结石在阴茎或会阴部可摸到结石,后尿道结石可经直肠触及。

(三)治疗

膀胱结石的治疗必须遵循两个原则,取出结石并纠正结石形成的原因。有条件的可经尿道行膀胱镜取石或用超声、机械碎石,也可行俯卧位体外冲击波碎石。较大结石或上述方法失败者,行耻骨上膀胱切开取石术。有的病因在取石时一并处理,如前列腺增生、膀胱异物和憩室;而合并尿道狭窄时则需另行处理。尿道结石根据结石的大小、形状、位置和尿道状态而定。小结石可自行排出或注入石蜡油后挤出。前尿道结石可用手推向尿道外口,再钳夹取出。后尿道结石可用尿道探子推入膀胱,再按膀胱结石处理。有条件的可直接行内腔镜下碎石。尿道憩室中的结石必须同时切除憩室。

第三节 前列腺增生症

案例导入

患者,男,75岁,进行性排尿困难3年,患者于3年前无明显诱因下出现尿频,夜尿达5次以上,排尿渐感费力,尿线无力,尿后滴沥不尽,发病以来无血尿史和尿潴留史。体重无明显减轻,大便正常。既往无糖尿病、高血压、肝炎、结核病史。查体:T 36.5 ℃,P 75次/min,Bp 130/80 mmHg。神清,发育正常,营养中等。皮肤及巩膜无黄染,浅表淋巴结不大,心肺腹部检查未见异常。直肠指检:前列腺增大明显,表面光滑,边缘清楚,质中,无触痛,中央沟变浅。请思考:

(1)该患者患有什么病?如何确诊?

(2)有哪些治疗方法?

前列腺增生(benign prostatic hyperplasia,BPH)也称良性前列腺增生症。是老年男性常见病。45岁以上的男性前列腺有不同程度的增生,50岁以后就可能出现临床症状。

一、病因

尚不完全清楚,但目前认为老龄和有功能的睾丸是发病的基础。另外前列腺增生还与种族、性活动强度及糖尿病等因素有关。

二、病理

正常前列腺重约20 g,似板栗状。前列腺分周边区、中央区和移行区。移行区是围绕精阜段尿道周围的腺体,射精管行经的区域为中央区,其余的部分为周边区。增生由移行区起始,以腺体增生为主,也可有基质增生,增生形成的纤维腺体结节可将外周的腺体压扁形成假包膜,与增生腺体界限清楚。增生腺体可向各个方面发展,呈分叶状。增生使前列腺段尿道弯曲、变长、受压变窄。

增生引起梗阻时,膀胱逼尿肌增厚,出现小梁,严重时形成小室和假性憩室。长期排尿困难使膀胱扩张,输尿管末端丧失活瓣作用,导致输尿管返流,最终造成肾积水和肾功能损害。梗阻所致的尿潴留、残余尿量不断增加,也可引起膀胱结石和感染。

三、临床表现

前列腺增生多在50岁以后出现症状,60岁左右症状更加明显。症状与前列腺的大小并不一致,而取决于梗阻程度,病变发展速度以及是否合并感染。

(一)尿频

尿频是前列腺增生病人最初出现的症状,夜间明显。早期尿频是因膀胱颈部充血所致,而梗阻后膀胱残余尿增多,有效容量减少,尿频亦逐渐加重。

(二)排尿困难

进行性或时轻时重的排尿困难是前列腺增生的重要症状,但排尿困难的程度与增生前列腺的大小不一定成正比,如前列腺增生突向膀胱内者排尿困难症状出现早且明显。

(三)尿潴留

梗阻逐渐加重,在排尿困难的基础上,病人可因气候变化、饮酒、劳累等因素,使前列腺充血、水肿,压迫尿道,而导致急性尿潴留。过多的残余尿使膀胱过度充盈可产生而使尿液从尿道口溢出,称为充溢性尿失禁。

(四)其他

增生合并感染时,可出现膀胱炎症状;增生致局部充血、扩张静脉破裂可引起血尿。增生导致的梗阻可引起感染或合并结石,晚期引起肾积水和肾功能不全。长期排尿困难致腹压增高,可发生腹股沟疝、痔或脱肛等。

四、诊断

(一)病史

50 岁以上的男性有排尿困难,首先要考虑前列腺增生。

(二)体检

直肠指诊是检查前列腺增生简单而有重要价值的方法。触诊时增生的前列腺表面光滑,质韧,有弹性,中间沟消失或隆起。

(三)B 超

可以测量前列腺体积、形态、内部结构和膀胱残余尿量。

(四)国际前列腺症状评分(I-PSS)

I-PSS 评分是量化前列腺增生下尿路症状的方法,是目前国际公认的判断前列腺增生病人症状严重程度的最佳手段(见表 16.1)。

表 16.1　国际前列腺症状评分(I-PSS)

在过去 1 月您是否出现以下症状?	没有	少于 1/5	少于 1/2	大约 1/2	多于 1/2	几乎每次	评分
是否经常有尿不尽感?	0	1	2	3	4	5	
两次排尿时间是否<2 h?	0	1	2	3	4	5	
是否经常有间断性排尿?	0	1	2	3	4	5	
是否经常有憋尿困难?	0	1	2	3	4	5	
是否经常有尿线变细?	0	1	2	3	4	5	
是否经常需要用力才能排尿?	0	1	2	3	4	5	
从入睡到早起需排尿几次?	没有	1 次	2 次	3 次	4 次	5 次以上	
	0	1	2	3	4	5	
如果在您的后半生始终伴有现在的症状,您认为如何?	高兴	满意	大致满意	还可以	不太满意	苦恼	很糟
	0	1	2	3	4	5	6

注:总分 0~35 分,轻度症状 0~7 分,中度症状 8~19 分,重度症状 20~35 分。

（五）血清前列腺特异性抗原（PSA）测定

对排出前列腺癌,尤其是前列腺有结节或质地较硬时十分必要。

（六）其他

尿流动力学检查提示最大尿流率和平均尿流率均降低、排尿时间延长。IVU 或膀胱造影可以了解有无双肾积水及增大的前列腺所致充盈缺损。

五、治疗

（一）观察

若症状较轻,不影响生活和睡眠,一般不需要治疗,可观察等待。一旦症状加重,应开始治疗。

（二）药物治疗

主要包括 α 受体阻滞剂、激素及植物类药等。增生的前列腺腺体、包膜和膀胱颈部富含α1 受体,当交感神经兴奋可使上述组织中的平滑肌收缩,压迫尿道引起梗阻。故阻断 α1 受体可改善前列腺增大引起的排尿困难,如特拉唑嗪或派唑嗪。口服,每日 1~5 mg,因易发生体位性低血压,故主张睡前服一次即可。而高选择 α1 受体阻滞剂哈乐 0.2 mg,每晚服一次,副作用小。激素类药如 5α 还原酶抑制剂非那雄胺（保列治）,可降低前列腺内双氢睾酮含量,服药 3 个月使前列腺缩小,改善排尿功能。植物类药有花粉提出物等。

（三）手术治疗

手术适应证为:①膀胱残余尿量超过 50 mL;②出现过急性尿潴留。③反复出现肉眼血尿;④导致肾功能不全;⑤合并结石、尿路感染、膀胱憩室。对于梗阻轻或难以耐受手术治疗的病人,可采用非手术或姑息治疗。伴有感染和心、肝、肺、肾功能不全者,宜先作导尿或膀胱造瘘,待全身状况改善后再行手术。

手术是切除前列腺增生的部分,非整个前列腺,可作经尿道前列腺电切除术（TURP）,该手术创伤小、恢复快、适应证广,是前列腺增生手术治疗的"金标准"。开放手术常用耻骨上经膀胱和耻骨后前列腺切除术,经会阴前列腺切除术较少应用。

（四）其他疗法

其他疗法包括:①经尿道激光治疗;②经尿道气囊扩张;③经尿道网状支架置入;④经尿道电切高温治疗;⑤微波以及射频治疗。

本章小结

尿石症是泌尿外科最常见的疾病之一,尤其以上尿路结石多见。其主要临床表现为疼痛和血尿。其中疼痛多伴会阴、下腹部、大腿内侧的放射痛;血尿多为镜下血尿和活动后血尿。其主要治疗方法有保守治疗、体外震波碎石、微创治疗和开放性手术治疗。

前列腺增生是老年男性的多发病。高龄是其主要病因,夜尿增多是早期主要症状,随着前列腺增生导致的尿路梗阻,排尿困难症状越来越重而严重影响患者的心理,往往需手术治疗解除梗阻。

思考题

患者,男,26 岁,突发右下腹绞痛 2 h。疼痛剧烈,持续疼痛伴阵发加重,向右大腿内侧放射,伴有大汗、恶心,同时有尿频、尿急,无肉眼血尿及发热。查体:T 36.6 ℃,P 84 次/min,R 18 次/min,Bp 140/80 mmHg。急性痛苦面容,神志清晰。心、肺检查无阳性发现。腹平软,右侧输尿管走行区下段压痛,无反跳痛,右侧肾区有轻度叩痛,耻骨上膀胱区无隆起。辅助检查:尿常规红细胞满视野/HP。血常规:RBC $3.9×10^{12}$/L,HB 120 g/L,WBC $6.0×10^9$/L。超声检查提示左肾正常,右肾盂分离 1.5 cm,右输尿管上段分离 1 cm,右输尿管膀胱开口处可见 0.6 cm×0.4 cm×0.4 cm 强回声团,后方有声影。肝、脾未见异常。请思考:

(1)请问患者的初步诊断是什么?说明诊断依据。

(2)制订基本的治疗措施。

习题及复习思考题

一、选择题

1.输尿管结石时肾绞痛发生时多见( )。

A.全程血尿 　　B.初期血尿 　　C.终末血尿 　　D.镜下血尿 　　E.血红蛋白尿

2.前列腺增生的最主要症状是( )。

A.间歇性无痛性血尿 　　　　B.排尿痛 　　　　C.进行性排尿困难

D.肾肿大 　　　　E.会阴部疼痛

3.前列腺增生的早期症状是( )。

A.排尿困难 　　B.夜间尿频 　　C.尿潴留 　　D.血尿 　　E.尿失禁

4.鼓励泌尿外科患者多饮水的目的不包括( )。

A.稀释尿液,减轻炎症 　　　　B.利于排尿,减少结石形成

C.溶解结石 　　　　D.减少尿路感染机会

E.冲洗尿路,以利废物排出

5.下列可考虑保守治疗的情况不包括( )。

A.结石直径小于 0.6 cm 　　　　B.肾盂输尿管狭窄

C.无感染的结石 　　　　D.结石表面光滑

E.以往有排石史

6.患者,男,46 岁,突发性右腰部刀割样绞痛,并向下腹部和外阴部放射。入院查体:右肾区叩击痛,尿常规镜检见血尿,上述疾病首选的检查方法是( )。

A.B 超 　　　　B.X 线 　　　　C.排泄性尿路造影

D.逆行肾盂造影 　　　　E.输尿管肾镜

7.尿酸结石患者不宜食用( )。

A.菠菜　　　　　B.番茄　　　　　C.土豆　　　　　D.牛奶　　　　　E.动物内脏

8.膀胱结石患者的典型症状是( )。

A.尿频、尿急和排尿终末疼痛　　　B.排尿突然中断,并感疼痛

C.镜下血尿　　　　　D.终末血尿

E.脓尿

9.最常见的肾损伤是( )。

A.肾部分裂伤　　　B.肾全层裂伤　　　C.肾实质受损　　　D.肾蒂损伤　　　E.肾挫伤

10.诊断肾损伤的重要依据是( )。

A.血尿　　　　　B.腹痛　　　　　C.发热　　　　　D.肾绞痛　　　　　E.腰部肿块

二、简答题

1.上尿路结石的临床表现是什么?

2.良性前列腺增生的主要临床表现是什么?首选的治疗方法是什么?手术后如何防止术后出血?

3.尿道损伤和膀胱破裂的鉴别要点有哪些?

(许 杰)

第十七章　骨外科常见疾病

📖 **学习目标**

- 掌握骨折的定义、临床表现、诊断及治疗原则。
- 掌握骨折的愈合过程、临床愈合标准。
- 熟悉影响骨折愈合的因素、骨折的并发症。
- 熟悉骨折的急救和处理原则。
- 掌握常见四肢骨折和关节脱位的临床特点及治疗。

📖 **知识点**

- 骨折定义、分类;并发症;临床表现;治疗原则;四肢骨折的临床特点。

第一节　骨折概述

案例导入

患儿,女,8岁,1 h前跳绳时被绳索绊倒,向前跌倒,手掌着地后,患儿哭闹。诉右肘部痛,不敢活动右上肢。遂来急诊就医。查体:尚能合作,托举患肢,右肘向后突出处于半屈曲位。肘部肿胀,有皮下瘀斑。局部压痛明显,有轴心挤压痛。肘前方可及骨折近端,肘后三角关系正常。右桡动脉搏动稍弱。右手感觉运动正常。请思考:

(1)该患儿的诊断是什么? 为明确诊断,进一步的检查措施是什么?

(2)如何治疗?

一、骨折的定义、成因、分类与骨折段的移位

(一)定义

骨或骨小梁的连续性和完整性中断称骨折。

（二）病因

骨折多由外力作用于正常骨骼所引起,称为创伤性骨折。

1.直接暴力　骨折发生在暴力直接作用的部位。多为开放性骨折,骨折形态多为粉碎性,软组织损伤常较重。

2.间接暴力　暴力通过传导、杠杆或旋转作用,由于骨折部位距暴力接触点较远,大多为闭合骨折,软组织损伤较轻。例如,走路不慎滑倒时,以手掌撑地,可发生桡骨远端骨折。

3.积累性劳损　长期、反复的直接或间接暴力(如长途行走或劳损),可集中在骨骼的某一点上发生骨折,也称为疲劳性骨折,骨折一般无移位,但愈合慢。

4.骨骼疾病　全身及局部的疾病(如骨髓炎、骨囊肿、骨肿瘤等),可使骨结构变脆弱,较小的外力即可诱发骨折,称为病理性骨折。

（三）分类

骨折分类的目的,在于明确骨折的部位和性质,选择合适的治疗方法。

1.依据骨折处是否和外界相通分类

(1)开放性骨折:骨折附近的皮肤和黏膜破裂,骨折处与外界相通,此类骨折处易受到污染。

(2)闭合性骨折:骨折处皮肤或黏膜完整,不与外界相通。

2.依据骨折的程度分类

(1)完全性骨折:骨的连续性和完整性全部中断,管状骨骨折后形成远、近两个或两个以上的骨折段。横形、斜形、螺旋形及粉碎性骨折均属完全性骨折。

(2)不完全性骨折:骨的连续性和完整性部分中断,如颅骨、肩胛骨及长骨的裂缝骨折,儿童的青枝骨折等均属不完全性骨折。

3.依据骨折的形态分类

(1)横形、斜形及螺旋形骨折:多发生在骨干部。

(2)粉碎性骨折:骨碎裂成两块以上,称粉碎性骨折。

(3)压缩骨折:松质骨因压缩而变形,如椎体和跟骨。

(4)凹陷骨折:如颅骨因外力使之发生部分凹陷。

(5)嵌入骨折:发生在长管骨干骺端皮质骨和松质骨交界处。骨折后,骨皮质嵌插入松质骨内,可发生在股骨颈和肱骨外科颈等处。

(6)裂缝骨折:如长骨干或颅骨伤后可有骨折线,但未通过全部骨质。

(7)青枝骨折:多发生在小儿,骨质部分断裂,骨膜及部分骨质未断。

(8)骨骺分离:通过骨骺的骨折,骨骺的断面可带有数量不等的骨组织,是骨折的一种。

4.依据骨折稳定程度分类

(1)稳定性骨折:骨折复位后经适当的外固定不易发生再移位者称稳定性骨折。如裂缝骨折、青枝骨折、嵌插骨折、长骨横形骨折等。

(2)不稳定性骨折:骨折复位后易于发生再移位者称不稳定骨性骨折,如斜形骨折,螺旋骨折,粉碎性骨折。

（四）骨折段的移位

骨折时由于暴力的大小、作用方向和性质,肢体远侧段的质量,肌肉牵拉力,搬运及治疗不当均可造成骨折段移位。临床上几种移位常合并存在。

1.侧方移位　远侧骨折端移向侧方。一般以近端为基准,以远端的移位方向称为向前、向后、向内或向外侧方移位。

2.成角移位　两骨折段之轴线交叉成角,以角顶的方向称为向前、向后、向内或向外成角。

3.旋转移位　骨折段围绕骨的纵轴而旋转。

4.分离移位　骨折段在同一纵轴上互相分离。

5.缩短移位　骨折段互相重叠或嵌插,骨长度因而缩短。

二、骨折的临床表现及诊断

(一)症状和体征

1.全身表现

(1)休克:常有出血引起,多见于多发性骨折、股骨骨折、骨盆骨折、脊柱骨折和严重的开放性骨折,出血量可达 2 000 mL 以上。同时病人也可因广泛的软组织损伤、剧烈疼痛或并发内脏损伤等引起休克。

(2)发热:一般骨折后体温正常,只有在严重损伤(如股骨骨折、骨盆骨折有大量内出血,血肿吸收)时,体温略有升高,通常不超过 38 ℃。开放性骨折伤员体温升高时,应考虑感染。

2.局部表现

(1)骨折的专有体征:①畸形。长骨骨折,骨折段移位后,受伤部位的形状改变,并可出现特有畸形,如 Colles 骨折的"餐叉"和"枪刺刀"畸形。②反常活动。在肢体非关节部位,骨折后出现不正常的活动。③骨擦音或骨擦感。骨折端接触及互相摩擦时,可听到骨擦音或摸到骨擦感。

以上 3 种体征只有发现其中之一,即可确诊。但未见此 3 种体征时,也可能有骨折,如青枝骨折、嵌插骨折、裂缝骨折。骨折端之间有软组织嵌入时,可以没有骨擦音或骨擦感。反常活动及骨擦音或骨擦感两项体征只能在检查时加以注意,不可故意摇动患肢使之发生,以免增加病人的痛苦,或使锐利的骨折端损伤血管、神经及其他软组织,或使嵌插骨折松脱而移位。

(2)骨折的其他体征:①疼痛与压痛。骨折处均感疼痛,在移动肢体时疼痛加剧,骨折处有压痛及叩击痛。②肿胀及瘀斑。因骨折发生后局部有出血,创伤性炎症和水肿改变,受伤一二日后更为明显的肿胀,皮肤可发亮,产生张力性水疱。浅表的骨折及骨盆骨折皮下可见瘀血。③功能障碍。由于骨折失去了骨骼的支架和杠杆作用,活动时引起骨折部位的疼痛,使肢体活动受限。

以上 3 项可见于新鲜骨折,也可见于脱位、软组织损伤和炎症。有些骨折,如嵌插、不完全骨折,可仅有这些临床表现,此时需 X 线照片检查才能确诊。

(二)骨折的 X 线检查

诊断骨折可用 X 线照片或透视来确定骨折类型和移位情况,为骨折诊断提供依据。对于骨折一般要求是拍正、侧位片,同时包括一个临近的关节,有些骨折还需加拍特殊的投照位置或健侧对比。

三、骨折的并发症

(一)早期并发症

对伤员要进行全面的检查,及时发现和处理影响生命的多发伤及合并症,如休克,颅脑损伤,胸、腹部脏器伤及出血等。

1.休克　严重创伤,以及骨折引起的大出血或重要器官损伤所致。

2.重要器官损伤　严重暴力可导致心、肺、肝、脾等脏器的损伤。

3.血管损伤　邻近骨折的大血管可被刺破或压迫,引起肢体循环障碍,如肱骨髁上骨折可损伤肱动脉。

4.神经损伤　对骨折伤员,都应检查患肢的运动和感觉,判断有无神经损伤。

5.脂肪栓塞　少见,一般认为骨折和手法复位后骨髓腔内脂肪滴进入破裂的血管内,可引起肺或脑血管脂肪栓塞。

6.骨筋膜室综合征　多见于前臂和小腿,常因骨折血肿和组织水肿导致骨筋膜室内容物体积增加或包扎过紧致容积过小,而引起骨筋膜室压力增高,常有 5P 征出现,立即切开减压是唯一有效的治疗手段。

(二)中晚期并发症

1.缺血性肌挛缩　由于肢体严重缺血,造成肌肉坏死或挛缩,因神经缺血和瘢痕压迫,常有部分瘫痪,使肢体严重残废。

2.感染　开放性骨折易发生感染,如化脓性骨髓炎,蜂窝组织炎,败血症,破伤风与气性坏疽。

3.创伤性关节炎　关节内骨折,可引起关节内出血,关节面破坏,可形成关节内粘连和机械障碍,使关节运动减少或形成创伤性关节炎等。

4.坠积性肺炎　年老体弱的病员,翻身困难,尤其是用大型石膏固定,不能翻身,易发生坠积性肺炎。

5.肾结石　长期卧床可引起全身骨骼废用性脱钙,尿中排钙量增加,可引起肾结石及泌尿系感染。

6.关节僵硬与骨质脱钙　长期固定可引起关节僵硬,骨质脱钙和肌肉萎缩,造成肢体功能严重障碍。

7.骨化性肌炎　骨折后骨膜被剥离移位,其下有血肿形成,机化成肉芽组织,然后骨化,并非因肌肉创伤形成骨质,因此又称损伤性骨化。

8.骨缺血性坏死　即骨折后因循环不足引起骨质坏死,如腕舟状骨骨折后舟状骨坏死,股骨颈骨折后股骨头坏死及距骨骨折后距骨体坏死等。

四、骨折的愈合过程

骨折的愈合是一个逐渐演进的过程,是一面破坏清除,一面新生修复的过程。新生修复的过程是由膜内骨化与软骨骨化共同完成。一般将骨折愈合分为 3 个阶段。

1.血肿机化期　骨断裂后,髓腔内,骨膜下和周围软组织内出血,形成血肿,血肿于伤后 6~8 h 即开始凝结成含有网状纤维的血凝块。骨折端由于损伤和局部血液供应断绝,有几毫米长的骨质发生坏死。断端间、髓腔内的血肿凝成血块,它和损伤坏死的软组织引起局部无菌性炎症反应。新生的毛细管和吞噬细胞、成纤维细胞等从四周侵入,逐步进行消除机化,形成肉芽组织。转化为纤维组织。这一过程需 2~3 周方能初步完成。

2.原始骨痂形成期　由骨内、外膜的骨样组织逐渐钙化而成新生骨,即膜内化骨。两者紧贴在断端骨皮质的内、外两面,逐渐向骨折处汇合,形成两个梭形短管,将两断裂的骨皮质及其间由血肿机化而成的纤维组织夹在中间,分别称为内骨痂和外骨痂。断端间和髓腔内的纤维组织先逐渐转化为软骨组织。然后软骨细胞增生、钙化而骨化,即软骨内化骨,而分别形成环状骨痂和腔内骨痂。断端坏死骨也经爬行替代作用而"复活"。膜内化骨和软骨的相邻部分是互相交叉的,但其主体部分则前者的发展过程显然较后者简易而迅速,故临床上应防止产生较大的血肿,减少软骨内化骨范围,使骨折能较快愈合。

3.骨痂改造塑型期 原始骨痂为排列不规则的骨小梁所组成,尚欠牢固,应防止外伤,以免发生再骨折。随着肢体的活动和负重,在应力轴线上的骨痂,不断地得到加强和改造;在应力轴线以外的骨痂,逐步被清除;使原始骨痂逐渐被改造成为永久骨痂。儿童为1~2年,成人为2~4年。

五、骨折愈合的影响因素

1.年龄 儿童生长活跃,骨折愈合较成人快。例如,同样是股骨干骨折,新生儿一般3~4周即坚固愈合,成人则需3个月左右。

2.全身健康情况 病人的一般情况不好,如患营养不良、糖尿病、钙磷代谢紊乱、恶性肿瘤等疾病时,均可使骨折延迟愈合。

3.骨折部的血运情况 此因素对骨折愈合甚为重要。长骨的两端为松质骨,血液循环好,愈合较骨干快。一些由于解剖上的原因,血液供应不佳,骨折愈合较差,如胫骨下1/3骨折,腕舟骨、距骨和股骨颈的囊内骨折愈合均差。

4.软组织损伤的程度 严重创伤时可导致软组织广泛损伤、坏死、缺损,骨折处缺乏保护均影响骨折的愈合。

5.感染 开放性骨折,若发生感染,可形成骨髓炎、死骨及软组织坏死,影响骨折愈合。

6.软组织的嵌入 两骨折段间若有肌肉、肌腱、骨膜、韧带等软组织嵌入,骨折难以愈合。

7.治疗方法不当 复位方法不当,手法粗暴以及多次复位,过度牵引,不合理的固定,切开复位时骨膜的广泛剥离,骨折片去除过多,不恰当的锻炼均可影响骨折的愈合。

六、骨折的治疗要点

(一)骨折的急救

目的在于用简单而有效的方法抢救生命,保护肢体,预防感染和防止继发损伤,安全而迅速的转送伤员,以便进行有效的治疗。

1.抢救生命 首先应判断伤员有无紧急情况,如心脏骤停、窒息、大出血、休克及开放性气胸等,应有针对性地进行急救,伤员情况平稳后再进行骨折的处理。

2.伤口处理 一般用较厚的无菌大纱垫加压包扎止血,对大血管出血和加压包扎不能止血者,可用充气止血带止血,并记录所用压力和时间。如骨折端戳出伤口并已污染,又未压迫重要血管、神经者,不应将其复位,以免污染伤口深处,待送至医院再进行处理。

3.妥善固定 将伤肢固定,有减少疼痛,保护骨折位置及防止骨端损伤血管及神经的作用。固定肢体时应做到固定牢靠,松紧适当,如无固定器材,应就地取材,如木板、树枝、上肢可贴胸固定,下肢可采用健侧下肢固定患侧下肢等。

4.迅速转运 骨折病人经处理后,应尽快就近转送到医院进行治疗。

七、治疗原则

骨折的三大治疗原则是复位、固定和功能锻炼。

1.复位 是将移位的骨折段恢复正常或接近正常的解剖关系,重建骨骼的支架作用。复位的方法主要有 3 种：手法复位、牵引复位及手术复位。可根据不同的骨折选用合适的治疗方法。复位的标准有：①解剖复位：骨折段通过复位，恢复了正常的解剖关系，对位对线完全良好，称解剖复位，这种复位最有利于功能恢复。②功能复位：由于各种原因，未能达到解剖复位，但骨折愈合后对肢体功能无明显影响，称功能复位。

2.固定　整复骨折使骨折对位接触，是愈合的开始，固定是维持已整复的位置，是骨折愈合的必要条件。常用固定方法有外固定和内固定两种，治疗骨折的目的是恢复肢体的功能，因此固定骨折时，如果不影响骨折的对位，都应将有关的关节固定在功能位置上。所谓功能位就是保持肢体功能最好的位置。

3.功能锻炼　是骨折治疗的重要组成部分，是促进骨折愈合、防止并发症和恢复肢体功能的重要条件。其目的是在不影响固定和愈合的前提下，尽快恢复患肢肌肉、肌腱、韧带、关节囊的舒缩活动，防止发生肌肉萎缩、骨质疏松、肌腱挛缩、关节僵硬等并发症。

八、骨折的愈合标准

临床愈合标准如下所述：

①骨折部无压痛及沿肢体纵轴无叩击痛。

②骨折处无反常活动。

③X 线片显示骨折线模糊，有连续性骨痂通过骨折线。

④外固定解除后伤肢能满足以下要求：上肢能向前平举 1 kg 质量达 1 min；下肢能不扶拐在平地连续步行 3 min，并不少于 30 步。

⑤连续观察两周不变形。

其中②、④两项的测定必须慎重，可先练习数日，然后测定，以不损伤骨痂发生再骨折为原则。

第二节　　常见骨折与关节脱位

一、锁骨骨折

锁骨干较细，有弯曲呈"S"形。内侧半弯凸向前，外侧半弯凸向后。内端与胸骨相连构成胸锁关节，外侧与肩峰相连构成肩锁关节，横架于胸骨和肩峰之间，是肩胛带与躯干唯一联系支架。

（一）骨折原因及类型

锁骨位置表浅，易发生骨折，间接暴力造成骨折多见。跌倒时手或肘着地，外力自肩部传导至锁骨造成骨折，多发生儿童及青壮年。骨折多为斜形或横行，其部位多见于中段。

（二）临床症状及诊断

锁骨位置表浅，骨折后肿胀，压痛或有畸形，可能摸到骨折断端。伤肩下沉并向前内倾斜，上臂贴胸不敢活动，健手托患侧肘部，以减轻上肢质量牵拉引起疼痛。幼儿多为青枝骨折，皮下脂肪丰满，畸形不明显，因不能自述疼痛位置，只有啼哭表现，但病儿头多向患侧偏斜，颌部转向健侧，此为临床诊断特点之一。严重暴力导致骨折移位，应注意有无合并锁骨后血管和神经损伤。

（三）治疗

（1）幼儿青枝骨折用三角巾悬吊即可。有移位骨折用"8"字绷带固定1~2周。

（2）少年或成年人有移位骨折，手法复位加"8"字石膏绷带固定。手法复位可在局麻下进行。病人坐在木凳上，双手叉腰，肩部外旋后伸挺胸，医生站于背后，一脚踏在凳上，膝部顶在病人肩胛间区，双手握住两肩向后、向外、向上牵拉纠正移位。复位后纱布棉垫保护腋窝，用绷带缠绕两肩在背后交叉呈"8"字形，然后用石膏绷带固定，使两肩固定在高度后伸、外旋和轻度外展位置。固定后即可练习握拳，伸屈肘关节及双手叉腰后伸，卧木板床休息，3~4周拆除。锁骨骨折复位并不难，但不易保持位置，愈合后上肢功能无影响，所以临床上不强求解剖复位。

（3）锁骨骨折合并神经、血管压迫症状，畸形愈合影响功能，不愈合或少数要求解剖复位者，可切开复位内固定。

二、肱骨外科颈骨折

肱骨外科颈位于解剖颈下2~3 cm，即肱骨大结节之下，胸大肌止点之上，也就是肱骨干骨密质与肱骨头骨松质交接处，最易发生骨折故名为外科颈骨折。此种骨折好发于中年和老年人。

（一）骨折原因及类型

1.无移位型骨折　无移位肱骨外科颈骨折包括裂缝型和无移位嵌插型骨折。直接暴力较小，可产生裂缝骨折。跌倒时，上肢伸直外展，手掌触地，两骨折断端嵌入而无移位产生无移位嵌插骨折。

2.外展型骨折　间接暴力造成骨折。跌倒时上肢外展，手掌触地在外科颈处发生骨折。骨折近端内收，骨折远端外展，外侧骨皮质嵌插于近侧断端内侧，形成向内、向前成角移位。或者两骨折段断端重叠移位。骨折远端移位在骨折近端内侧，形成向前、向内成角畸形。

3.内收型骨折　较少见。与外展型骨折相反。跌倒时手或肘着地，上肢内收，骨折近段肱骨头外展，骨折远段肱骨干内收，形成向外成角畸形。

（二）临床症状及诊断

肱骨外科颈骨折诊断容易。了解受伤历史及发病机理，伤后肩部疼痛、肿胀、皮下瘀血、肩关节活动受限。大结节下方骨折处有压痛。根据肩部正位 X 片可显示骨折类型。

（三）治疗

1.无移位骨折　单纯裂缝骨折或无移位嵌插骨折无须固定，三角巾悬吊患侧上肢 3 周。

2.外展型骨折　移位明显肱骨外科颈骨折在局麻下行手法整复，用超肩关节小夹板或用石膏固定于贴胸位 3 周，固定后强调早期功能锻炼。

3.内收型骨折　治疗原则与外展型相同，手法及固定形式相反。

4.手术复位及内固定　手法复位不成功，复位不满意或陈旧性骨折，应采用手术复位，用髓内针或螺钉内固定。

三、肱骨髁上骨折

肱骨髁上骨折多发生 10 岁以下儿童，成年人很少见。

（一）骨折类型及移位机理

根据暴力来源及方向可分为伸直型和屈曲型。

1.伸直型　最多见，占 90%以上。跌倒时肘关节在半屈曲或伸直位，手掌触地，暴力经前臂传达至肱骨下端,将肱骨髁推向后方。由于重力将肱骨干推向前方,造成肱骨髁上骨折。骨折线由前下斜向后上方。可损伤正中神经和肱动脉。按移位情况又分尺偏型和桡偏型。

2.屈曲型　较少见。肘关节在屈曲位跌倒,暴力由后下方向前上方撞击尺骨鹰嘴,髁上骨折后远端向前移位,骨折线常为后下斜向前上方,与伸直型相反。很少发生血管、神经损伤。

(二)临床表现及诊断

患者多系儿童,外伤后肿胀、疼痛、功能障碍并有畸形,诊断比较容易。在诊断肱骨髁上骨折同时要注意手部温度、脉搏、运动及感觉,以明确有无血管,神经损伤。并与肘关节脱位相鉴别。

(三)治疗

1.手法复位超关节小夹板固定　以伸直型肱骨髁上骨折为例,病人仰卧,适当麻醉,两助手首先对抗牵引,矫正重叠移位。术者两手分别握住骨折近远两端互相挤压,纠正侧方移位,旋转畸形,然后两拇指从肘后推尺骨鹰嘴向前,两手四指环抱骨折近端向后,此时在助手牵引下屈曲肘关节,两手可感觉到骨折复位的骨擦音。复位后用后侧石膏托固定,并注意观察肢体血运,加强功能锻炼。

2.牵引治疗　骨折超过 24~48 h,软组织严重肿胀,已有水泡形成,不能手法复位,或复位后骨折不稳者,可行尺骨鹰嘴悬吊牵引。

3.手术治疗　当有血管、神经伤时应考虑手术探查。

四、桡骨远端骨折

桡骨远端骨折极为常见,约占平时骨折 10%。多发生老年妇女、儿童及青年。骨折发生在桡骨远端 3 cm 范围内,多为闭合骨折。

(一)骨折原因及类型

1.伸直型骨折(Colles 骨折)　最常见,多为间接暴力致伤。跌倒时腕背屈掌心触地,前臂旋前肘屈曲。骨折线多为横形。儿童可为骨骺分离,老年常为粉碎骨折。骨折远段向背侧,桡侧移位,近段向掌侧移位,可影响掌侧肌腱活动。

2.屈曲型骨折(Smith 骨折)　较少见。骨折发生原因与伸直型相反,故又称"反科雷氏"骨折。跌倒时腕掌屈,手背触地发生桡骨下端骨折。桡骨下端向掌侧移位,骨折近端向背侧移位。

(二)临床表现及诊断

伤后腕部肿胀明显,疼痛,活动受限。伸直型骨折移位明显时,可见餐叉状及枪刺样畸形(见图 17.1)。X 线可明确显示骨折类型。

(三)治疗

桡骨下端骨折一般采用非手术治疗,新鲜有移位桡骨下端骨折,应尽早整复、小夹板或石膏固定。青壮年骨折畸形愈合,有神经症状或肌腱功能障碍,或者前臂旋转受限,应早期采用手术治疗。

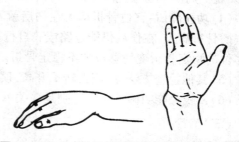

图 17.1　Colles 骨折的"餐叉"和"枪刺刀"畸形

五、股骨颈骨折

由股骨头下至股骨颈基底部之间的骨折称股骨颈骨折,是老年常见的骨折之一。尤以老年女性较多。由于老年人股骨颈骨质疏松脆弱,且承受应力较大,所以只需很小的旋转外力,就能引起骨折。老年人的股骨颈骨折几乎全由间接暴力引起,主要为外旋暴力,如平地跌倒、下肢突然扭转等皆可引起骨折。少数青壮年的股骨颈骨折,则由强大的直接暴力致伤,如车辆撞击或高处坠落造成骨折,甚至同时有多发性损伤。

(一)骨折类型及移位

股骨颈骨折大多数是外旋暴力所引起的螺旋形骨折或斜形骨折。随着受伤姿势,外力方向及程度不同,在 X 线上出现不同部位、角度和移位。股骨颈骨折可区分为 4 种类型,与治疗和预后有较密切的关系。

1.按骨折两端的关系分 ①外展型:股骨头外展,骨折上部嵌插,头与颈呈外展关系,骨折线与股骨干垂直线所成的角度(Pauwells 角)小于 30°,侧位片股骨头无移位和旋转,又称嵌入型,最为稳定。②中间型:X 线正位片同外展型,而侧位片可见股骨头后倾,Pauwells 角为 30°~50°,为过渡到内收型的中间阶段。③内收型:Pauwells 角大于 50°,由于骨折面接触少,骨折端完全错位,又称错位型,属于不稳定性骨折。

2.按骨折部位分 ①头下型:骨折面的外上部分通过头下,而内下方带有部分颈内侧皮质,呈鸟嘴状,此型最多见。②经颈型:骨折面完全通过颈部,此型甚为少见,有人认为在老年病人中几乎不存在这种类型。③基底型:骨折面接近转子间线。头下型、经颈型均系囊内骨折;基底型系囊外骨折,因其血运好,愈后佳,与囊内骨折性质不同,可列入股骨粗隆部骨折。

(二)临床表现及诊断

1.病史 老年人跌倒后诉髋部疼痛,不敢站立和走路,应首先考虑股骨颈骨折的可能。

2.临床表现

(1)畸形:患肢多有轻度屈髋屈膝、患肢缩短及外旋畸形。

(2)疼痛:髋部除有自发疼痛外,活动患肢时疼痛较明显。在患肢足跟部或大粗隆叩打时,髋部也感疼痛。在腹股沟韧带中点的下方常有压痛。

(3)肿胀:股骨颈骨折多系囊内骨折,骨折后出血不多,又关节囊和丰厚肌群的包围,因此,外观上局部不易看到肿胀。

(4)功能障碍:移位骨折病人在伤后就不能坐起或站立。但也有一些无移位的线状骨折或嵌插骨折病人,在伤后仍能走路或骑自行车。对这些病人要特别注意,不要因遗漏诊断而使无移位的稳定骨折变为移位的不稳定骨折。

(5)其他检查方法:患侧大转子升高,顶端在髂坐联线之上,Bryant 三角底边缩短。

(6)X 线片能明确诊断。特别是髋关节正、侧位片,可确定骨折类型、部位、移位情况。

(三)治疗

在选择治疗方法之前,首先要了解伤者的全身情况,特别是老年人要注意全面检查,血压、心、肺、肝、肾等主要脏器功能,结合骨折全面考虑。

1.非手术疗法 适用于无明显移位的外展型骨折或严重心肺功能障碍者,一般多采用持续皮牵引或"丁"字鞋,防止患肢外旋和内收,需 3~4 个月愈合,极少发生不愈合或股骨头坏死。

2.手术疗法　适应范围广,对绝大部分内收型骨折均适用。一般需4~6个月愈合,骨折愈合后仍应继续观察,直至术后5年,便于早期发现股骨头缺血性坏死。目前多采用在电视X光机的配合下,先行手法复位,证实骨折断端解剖复位后再行内固定术。内固定的形式很多,大致有以下几种类型:①三刃钉内固定;②加压螺丝钉内固定;③多针(或钉)内固定。

3.人工关节置换术　适应于老年人的头下型股骨颈骨折,陈旧性股骨颈骨折伴骨折不愈合,或股骨头缺血性坏死,如病变局限在头或颈部,可行股骨头置换术,如病变已损坏髋臼,需行全髋置换术。

六、肩关节脱位

肩关节脱位最常见,约占全身关节脱位的50%,这与肩关节的解剖和生理特点有关,如肱骨头大,关节盂浅而小,关节囊松弛,其前下方组织薄弱,关节活动范围大,遭受外力的机会多等。肩关节脱位多发生在青壮年,男性较多。

(一)脱位的原因及类型

肩关节脱位按肱骨头的位置分为前脱位和后脱位。肩关节前脱位者很多见,常因间接暴力所致,如跌倒时上肢外展外旋,手掌或肘部着地,外力沿肱骨纵轴向上冲击,肱骨头自肩胛下肌和大圆肌之间薄弱部撕脱关节囊,向前下脱出,形成前脱位。肱骨头被推至肩胛骨喙突下,形成喙突下脱位,如暴力较大,肱骨头再向前移致锁骨下,形成锁骨下脱位。后脱位很少见,多由于肩关节受到由前向后的暴力作用或在肩关节内收内旋位跌倒时手部着地引起。肩关节脱位如在初期治疗不当,可发生习惯性脱位。

(二)临床表现及诊断

外伤性肩关节前脱位均有明显的外伤史,肩部疼痛、肿胀和功能障碍,伤肢呈弹性固定于轻度外展内旋位,肘屈曲,用健侧手托住患侧前臂。外观呈"方肩"畸形,肩峰明显突出,肩峰下空虚。在腋下、喙突下或锁骨下可摸到肱骨头。伤肢轻度外展,手掌搭在对侧肩部时,肘部不能贴近胸壁;或肘部贴于胸前时,手掌不能接触对侧肩部,即搭肩试验阳性(Dugas征)。X线检查可明确脱位类型和确定有无骨折情况。

(三)治疗

1.手法复位　脱位后应尽快复位,选择适当麻醉,使肌肉松弛并使复位在无痛下进行,习惯性脱位可不用麻醉。复位手法要轻柔,禁用粗暴手法以免发生骨折或损伤神经等附加损伤。目前常用复位手法为足蹬法(Hippocrates法)患者仰卧,术者位于患侧床边,双手握住患肢腕部,足跟置于患侧腋窝,两手用稳定持续的力量牵引,牵引中足跟向外推挤肱骨头,同时旋转,内收上臂即可复位。复位后肩部即恢复圆钝丰满的正常外形,腋窝、喙突下或锁骨不能触及脱位的肱骨头,搭肩试验变为阴性,X线检查肱骨头在正常位置上。如合并肱骨大结节撕脱骨折,因骨折片与肱骨干间多有骨膜相连,在多数情况下,肩关节脱位复位后撕脱的大结节骨片也随之复位。

2.固定　肩关节前脱位复位后应将患肢保持在内收内旋位置,腋部放棉垫,再用三角巾、绷带或石膏托固定于胸前,3周后开始逐渐作肩部摆动和旋转活动,但要防止过度外展、外旋,以防再脱位。后脱位复位后则固定于相反的位置(即外展、外旋和后伸拉)。

3.功能锻炼　固定期间须活动手指及腕部,解除固定后可配合理疗主动锻炼肩关节。

七、肘关节脱位

正常肘关节由肱尺、肱桡和尺桡近侧关节组成,主要是肱尺关节进行屈伸活动。肘关节后部关节囊及韧带较薄弱,易发生后脱位。

(一)脱位原因及类型

肘关节后脱位最为常见,大多发生于青壮年。跌倒时用手撑地,关节在半伸直位,作用力沿尺、桡骨长轴向上传导,使尺、桡骨上端向近侧冲击,并向上后方移位。当传达暴力使肘关节过度后伸时,尺骨鹰嘴冲击肱骨下端的鹰嘴窝,产生一种有力的杠杆作用,使止于喙突上的肱前肌和肘关节囊前壁撕裂。肱骨下端继续前移,尺骨鹰嘴向后移,形成肘关节后脱位。由于暴力方向不同,尺骨鹰嘴除向后移位外,有时还可向内侧或外侧移位,有些病例可合并喙突骨折。肘关节脱位可合并肱骨内上髁骨折,有时骨折片嵌在关节内阻碍复位,可有尺神经损伤。

肘关节前脱位很少见,多为直接暴力所致,发生时多在伸肘位,肘后暴力造成鹰嘴骨折后向前脱位。

(二)临床表现及诊断

1.病史　肘关节受伤史及局部疼痛和肿胀症状。

2.脱位的特殊表现　肘部明显畸形,肘窝部饱满,前臂外观变短,尺骨鹰嘴后突,肘后部空虚凹陷。关节弹性固定于 120°~140°,只有微小的被动活动度。肘后骨性标志关系改变,在正常情况下肘伸直位时,尺骨鹰嘴和肱骨内、外上髁三点呈一直线;屈肘时则呈一等腰三角形。脱位时上述关系被破坏,肱骨髁上骨折时三角关系保持正常,此征是鉴别二者的要点。

3.肘关节脱位的合并症　后脱位有时合并尺神经伤及其他神经伤、尺骨喙突骨折,前脱位时多伴有尺骨鹰嘴骨折等。

4.X 线检查　肘关节正侧位片可显示脱位类型、合并骨折情况,并与髁上骨折相区别。

(三)治疗

1.手法复位　多用牵引复位法。在局部麻醉或臂丛麻醉下,多采用一人复位法,术者站在病人的前面,将病人的患肢提起,环抱术者的腰部,使肘关节处于半屈曲位置,以一手握住患肢前臂腕部,然后沿前臂纵轴进行牵引,另一手拇指压住尺骨鹰嘴,也向前臂纵轴方向作持续推挤,持续一段时间可听到响声,如已复位,关节活动和骨性标志即恢复正常。肘关节脱位合并肱骨内上髁骨折或桡骨小头骨折,手法复位失败者或陈旧性脱位,可行手术复位。

2.固定　复位后,用石膏托或夹板将肘固定于屈曲 90°位,再用三角巾悬吊 3~4 周。

3.功能锻炼　固定期间须活动手指及腕部,去除固定后,逐渐练习关节主动活动,要防止被动牵拉,以免引起肘关节周围软组织损伤。

本章小结

骨折和关节脱位是运动系统最常见的疾病，多由外力引起。常导致畸形、反常活动和骨擦音等专有体征。可行 X 线检查，明确骨折的部位和性质，了解骨折的移位，是选择合适的治疗方法的必备条件。骨折的愈合与多种因素有关，其基本治疗原则是复位、固定和功能锻炼。

思考题

患者，男，65 岁，被汽车撞伤 2 h 急诊入院，经检查诊断为左胫腓骨中下段闭合性粉碎性骨折、骨盆耻骨粉碎性骨折。既往长期因糖尿病服药。左胫腓骨骨折经反复手法复位失败后，予切开复位钢板螺丝钉固定。请思考：

（1）在早期治疗中，重点注意事项有哪些？

（2）治疗过程中，重点注意事项有哪些？

（3）经 6 个月治疗，X 线片显示左胫腓骨骨折断骨痂少，骨折线明显，无明显骨硬化现象，此现象的主要原因是什么？

习题及复习思考题

一、选择题

1.最容易发生骨筋膜室综合征的部位是（　　　）。

A.前臂和手部　　　　　　　B.胸部和前臂　　　　　　　C.前臂和大腿

D.前臂和小腿　　　　　　　E.小腿和大腿

2.在下列哪些情况下可以排除骨折的可能性？（　　　）

A.无骨擦音及畸形　　　　　B.无骨擦音及反常活动

C.无畸形及反常活动　　　　D.无骨擦音、畸形及反常活动

E.以上都不是

3.骨折愈合过程中，血肿机化演进约需要多少时间方能初步完成（　　　）。

A.5 周　　　　　　　　　　B.3 周　　　　　　　　　　C.1 周

D.1~2 周　　　　　　　　　E.3 周以上

4.肘关节脱位与骨折的临床鉴别要点是（　　　）。

A.有外伤史，跌倒手掌撑地　　B.局部肿痛，功能障碍

C.肘部畸形　　　　　　　　D.反常活动

E.肘部三点关系改变

5.右股骨开放性骨折,来院治疗时应首先注意可能发生的是( )。

A.股动脉损伤   B.坐骨神经损伤   C.脂肪栓塞

D.休克   E.骨折部位感染

6.下列哪些骨折类型容易发生骨折移位?( )

A.裂纹骨折   B.青枝骨折   C.嵌插骨折

D.不完全骨折   E.螺旋型骨折

二、简答题

1.骨折的临床表现有哪些?最具诊断价值的表现是什么?骨折的救治原则是什么?

2.影响骨折愈合的常见全身和局部因素有哪些?

(许 杰)

第十八章 急救与复苏

📖 **学习目标**

- 掌握常见急症的诊断和急救方法。
- 熟悉常见急症的临床表现。
- 掌握心脏骤停的基本概念、步骤及注意事项。

📖 **知识点**

- 急救的基本原则;初级生命支持的步骤、注意事项。

第一节 急救医学概述与常见急症

案例导入 📖

患者,男,72 岁,因高血压 3 年,颈痛 6 h 到某医院急诊科就诊。患者自述 3 年前出现高血压,血压 150/98 mmHg,反复出现胸闷、心悸,每次持续数分钟,休息后好转。曾到医院就诊,诊断为高血压病。来院就诊前 1 h 于晨醒时自觉颈痛、胸闷,全身不适,头晕,出冷汗,急来医院急诊。分诊护士测血压 79/50 mmHg,心率 90 次/min,考虑落枕,引导到外科诊室就诊。外科医生测血压 79/50 mmHg,仍考虑为落枕,给予颈椎正侧斜位片、胸片、心电图检查。40 min 后颈椎片为退行性变,胸片心肺未见异常,此时病人行走不便,当班医生考虑为缺血性脑病,急请神经内科会诊,神经内科会诊意见即行 CT 检查。CT 检查结果颅内未见异常。病人突然出现呼吸困难、大汗淋漓,外科当班医生急请急诊内科医生会诊,急将病人送入急救室进行抢救,20 min 后患者呼吸心跳停止,复苏 2 h 30 min 未能成功。请思考:

(1)此病例的主要诊断是什么? 首诊医师、护士的处理存在什么问题?

(2)当你是首诊医师、护士时,你会如何处理?

一、急诊医学概述

急诊医学是一门新兴的边缘临床医学学科,主要是研究如何最大可能将急性严重伤病人员从死亡的边缘迅速抢救回来,并降低他们的并发症和致残率。主要包括院前急救、复苏学、危重症医学、灾害医学、创伤学、毒理学和急性中毒以及急诊医学管理学几个方面。其实质是指病人发病急、需求急、医务人员抢救处置急。同时它与临床各科有密切关系,是临床各科危重急症诊治的第一环节,也是临床各科急危重症的快速诊断、有效抢救与合理转归的重要一步。急诊医学与其他临床学科不同,它不以系统器官定界而是以病情急缓和程度界定临床活动范围,它是一门有确定的医学领域和病源,有明确专业范围和独特专业知识基础,有自身特点的临床思维,有自身特点的诊疗措施,有自身特点的管理结构模式的一门独立的学科。

从概念上来说,急诊和急救有区别也有联系,急救表示抢救生命,改善病况和预防并发症时采取的紧急医疗救护措施,而急诊则为紧急地或急速地为急性病人或伤员诊查和诊断他的病与伤及应急的处理。从英语的角度来看,急救为 first-aid,急诊为 emergency call,两者均可称为 emergency treatment。

(一)急诊医学的特点

(1)急诊临床工作是时间依赖性的,强调第一时间的诊断正确率与抢救成功率。

(2)临床医生在最短的时间内综合利用各种临床信息得出结论并能正确处置的能力是最重要的。

(3)医生的组织管理能力,以及与各级医院间、与院内各科室间、与家属之间等的协调合作能力的培养均是必需的。

(二)急诊工作的主要内容

1.识别病情　危重病情判断是急诊科医师必须具备的能力,只有经过训练才能达到。判断内容主要包括判断是即死的疾病还是非是即死的疾病;是致死的疾病还是非致死的疾病;是器质性的疾病还是功能性的疾病 3 个方面。

2.诊断　对于立即抢救病人,完成初步抢救后,问病史,体检,化验检查等;非立即抢救者,通过病史、体检、辅助检查,进行疾病诊断,心、肺、脑、肾等功能评价,作出预后判断,交代病情。

3.治疗　对于急需解决的问题采取对症性的治疗,以抢救生命或缓解症状。其中稳定生命体征是抢救的真正含义。

4.处置　此为急诊科特殊工作,决定病人是抢救、住院、回家、留观还是转院。

(三)急诊工作的方法及要求

急诊工作必须始终将掌握生命体征放在首位,要做到先救命,后辨病。

1.确保病人 ABC　A=airway,B=breath,C=circulation;即确保呼吸道通畅,吸氧,输液。首先判断 ABC,再支持 ABC。

2.诊断思路应从重症到轻症　首先把最致命疾病放在首位,不要按概率排序。

3.注意反复查看　病史反复问,病情、体征反复查。

4.要求实事求是　对诊断不清的,就写××待查,不要写具体疾病,以免给人误导。

5.要纵横周全　"纵"指某个疾病的深度(并发症),如 AMI 的心律失常,休克,心力衰竭;"横"指合并疾病,如消化道大出血合并糖尿病。

6.要善于沟通　善于和各类人员联系,医技科室,传统专业科室,行政人员等。善于求助他人。经常向家属交代病情,随时洞察家属反应,随时沟通家属要求与意象,不要等问题闹大再解决。牢记"随时"二字,争取主动权。

7.及时记录　片段记录很有价值,抢救记录非常重要。

二、一氧化碳中毒

(一)病因

一氧化碳经呼吸道进入血液,与红细胞内血红蛋白结合形成稳定的碳氧血红蛋白(COHb),从而造成碳氧血红蛋白在体内的蓄积。COHb不能携氧,而且还影响氧合血红蛋白正常解离,即氧不易释放到组织,从而导致组织和细胞的缺氧。CO中毒时,脑、心对缺氧最敏感,常最先受损。

(二)临床表现

1.轻度中毒　病人感头痛、头晕、四肢无力、胸闷、耳鸣、眼花、恶心、呕吐、心悸、嗜睡或意识模糊。

2.中度中毒　除上述症状加重外,病人常出现浅昏迷、脉快、皮肤多汗、面色潮红、口唇呈樱桃红色。

3.重度中毒　病人进入深昏迷、抽搐、呼吸困难、呼吸浅而快、面色苍白、四肢湿冷、周身大汗,可有大小便失禁、血压下降。

4.迟发性脑病(神经精神后发症)　重度中毒病人抢救清醒后,经过2~60天的"假愈期",可出现迟发性脑病的症状,如精神意识障碍等症状,去大脑皮质状态、帕金森综合征、肢体瘫痪、癫痫、周围神经病变。多在急性中毒后1~2周内发生。昏迷时间超过48 h者,迟发性脑病发生率较高。

(三)辅助检查

1.血液碳氧血红蛋白测定　轻度中毒时血液碳氧血红蛋白浓度为10%~20%,中度中毒时血液碳氧血红蛋白浓度为30%~40%,重度中毒时为50%以上。

2.脑电图检查　根据一氧化碳接触史、急性中毒的症状和体征及血液碳氧血红蛋白试验阳性,可以诊断为一氧化碳中毒。血液碳氧血红蛋白测定是对确诊有价值的指标。

(四)治疗原则

(1)立即将病人转移到空气新鲜处,松解衣服,注意保暖,保持呼吸道通畅。

(2)纠正缺氧轻、中度中毒病人可用面罩或鼻导管高流量吸氧,8~10 L/min;严重中毒病人给予高压氧治疗,可加速碳氧血红蛋白解离,促进一氧化碳排出。

(3)对症治疗:①控制高热:采用物理降温,体表用冰袋,头部用冰帽。②防治脑水肿:应及时使用脱水治疗,最常用20%甘露醇250 mL静脉快速滴注,每日2次,降低颅内压,减轻脑水肿。③促进脑细胞功能恢复:补充促进脑细胞功能恢复的药物。④防治并发症及迟发性脑病:昏迷期间保持呼吸道通畅,定时翻身以防发生褥疮和肺炎。急性一氧化碳中毒病人苏醒后,应该休息观察2周,以防迟发性脑病和心脏后发症的发生。

三、酒精中毒

当一次饮入过量的酒精或酒类饮料,引起的中枢神经系统由兴奋转为抑制的状态,称为酒精中毒。

（一）病因

酒中有效成分是乙醇,能与水和大多数有机溶剂混溶,更易溶于水。

（二）临床表现

1.急性中毒

（1）兴奋期:血乙醇浓度达到 1.1 mmol/L(50 mg/dL) 即感头痛、欣快、兴奋。血乙醇浓度超过 1.6 mmol/L(75 mg/dL),健谈、饶舌、情绪不稳定、自负、易激怒、可有粗鲁行为或攻击行动,也可能沉默、孤僻。浓度达到 22 mmol/L(100 mg/dL) 时,驾车易发生车祸。

（2）共济失调期:血乙醇浓度达到 33 mmol/L(150 mg/dL),肌肉运动不协调,行动笨拙,言语含糊不清,眼球震颤,视力模糊,复视,步态不稳,出现明显共济失调。浓度达到 43 mmol/L(200 mg/dL),出现恶心、呕吐、困倦。

（3）昏迷期:血乙醇浓度升至 54 mmol/L(250 mg/dL),病人进入昏迷期,表现昏睡、瞳孔散大、体温降低。血乙醇超过 87 mmol/L(400 mg/dL) 病人陷入深昏迷,心率快、血压下降,呼吸慢而有鼾音,可出现呼吸、循环麻痹而危及生命。

2.戒断综合征

（1）单纯性戒断反应:在减少饮酒后 6~24 h 发病。出现震颤、焦虑不安、兴奋、失眠、心动过速、血压升高、大量出汗、恶心、呕吐。多在 2~5 天内缓解自愈。

（2）酒精性幻觉反应:病人意识清醒,定向力完整。幻觉以幻听为主,也可见幻视、错觉及视物变形。多为迫害妄想,一般持续 3~4 周后缓解。

（3）戒断性惊厥反应:往往与单纯性戒断反应同时发生,也可在其后发生癫痫大发作。多数只发作 1~2 次,每次数分钟。也可数日内多次发作。

（4）震颤谵妄反应:在停止饮酒 24~72 h 后,也可在 7~10 h 后发生。病人精神错乱,全身肌肉出现粗大震颤。谵妄是在意识模糊的情况下出现生动、恐惧的幻视,可有大量出汗、心动过速、血压升高等交感神经兴奋的表现。

3.慢性中毒长期酗酒可造成多系统损害

（1）神经系统:①Wernicke 脑病:眼部可见眼球震颤、外直肌麻痹。有类似小脑变性的共济失调和步态不稳。维生素 B_1 治疗效果良好。②Korsakoff 综合征:近记忆力严重丧失,时空定向力障碍,对自己的缺点缺乏自知之明,用虚构回答问题。病情不易恢复。③周围神经麻痹:双下肢远端感觉运动减退,跟腱反射消失,手足感觉异常麻木、烧灼感、无力。恢复较慢。

（2）消化系统:①胃肠道疾病:可有反流性食管炎、胃炎、胃溃疡、小肠营养吸收不良、胰腺炎。②酒精性肝病:由可逆的脂肪肝、酒精中毒性肝炎转化为肝硬化。脂肪肝有肝大、肝功能异常。酒精中毒性肝炎有食欲不振、恶心、呕吐、发热、肝大、黄疸、肝功能异常。肝硬化有门脉高压症和肝功能异常。

（3）心血管系统:酒精中毒性心肌病往往未被发现,有逐渐加重的呼吸困难、心脏增大、心律失常以及心功能不全。

（4）造血系统:贫血可为巨幼细胞贫血或缺铁性贫血。由于凝血因子缺乏或血小板减少和血小板凝聚功能受抑制可引起出血。

（5）呼吸系统:肺炎多见。

（6）代谢疾病和营养疾病：①代谢性酸中毒多为轻度。②电解质失常：血钾、血镁轻度降低。③低血糖症：明显降低时可诱发抽搐。④维生素 B_1 缺乏：可引起 Wernicke 脑病和周围神经麻痹。

（7）生殖系统：男性性功能低下，睾酮减少。女性宫内死胎率增加。胎儿酒精中毒可出现畸形、发育迟钝、智力低下。

（三）辅助检查

1.血清乙醇浓度　急性酒精中毒时呼出气中乙醇浓度与血清乙醇浓度相当。

2.动脉血气分析　急性酒精中毒时可见轻度代谢性酸中毒。

3.血清电解质浓度　急慢性酒精中毒时可见低血钾、低血镁和低血钙。

4.血清葡萄糖浓度　急性酒精中毒时可见低血糖症。

5.肝功能检查　慢性酒精中毒性肝病时可有明显肝功能异常。

（四）治疗原则

1.急性中毒

（1）轻症病人无须治疗，兴奋躁动的病人必要时加以约束。

（2）共济失调病人应休息，避免活动以免发生外伤。

（3）昏迷病人应注意是否同时服用其他药物。

重点是维持生命脏器的功能：①维持气道通畅供氧充足，必要时气管插管。②维持循环功能注意血压、脉搏，静脉输入 5% 葡萄糖盐水溶液。③心电图监测心律失常和心肌损害。④保暖维持正常体温。⑤维持水、电解质、酸碱平衡，血镁低时补镁。治疗 Wernicke 脑病，可肌注维生素 B_1 100 mg。⑥保护大脑功能，应用纳洛酮 0.4~0.8 mg 缓慢静脉注射。

（4）严重急性中毒时可用血液透析促使体内乙醇排出。透析指征有：血乙醇含量 > 108 mmol/L（500 mg/dL），伴酸中毒或同时服用甲醇，或可疑药物时。静脉注射 50% 葡萄糖 100 mL，肌注维生素 B_1、B_6 各 100 mg，以加速乙醇在体内氧化。

2.戒断综合征　病人应安静休息，保证睡眠。加强营养，给予维生素 B_1、B_6。有低血糖时静脉注射葡萄糖。重症病人宜选用短效镇静药控制症状，而不致嗜睡和共济失调。常选用地西泮。症状稳定后，可给予维持镇静的剂量，每 8~12 h 服药一次。有癫痫病史者可用苯妥英钠。有幻觉者可用氟哌啶醇。

3.慢性中毒 Wernicke　脑病注射维生素 B_1 100 mg 有明显效果。同时应补充血容量和电解质。葡萄糖应在注射维生素 B_1 后再给，以免在葡萄糖代谢过程中大量消耗维生素 B_1 使病情急剧恶化。Korsakoff 综合征治疗同 Wernicke 脑病。还应注意加强营养，治疗贫血和肝功能不全。

四、有机磷农药中毒

（一）病因

1.职业性中毒　多由于生产有机磷农药的生产设备密闭不严或在使用中违反操作规定而造成。

2.生活性中毒　多由于误服、误用引起；此外还有服毒自杀及谋杀他人而中毒者。

（二）临床表现

1.急性中毒全身损害

（1）毒蕈碱样症状：出现最早，主要是副交感神经末梢兴奋所致。其表现为腺体分泌增加及平滑肌痉挛。表现为头晕、头痛、多汗、流涎、恶心、呕吐、腹痛、腹泻、瞳孔缩小、视力模糊、支气管分泌物增多、呼吸困难。

（2）烟碱样症状：主要是横纹肌运动神经过度兴奋，表现为肌纤维颤动。常先从眼睑、面部、舌肌开始，逐渐发展至四肢，全身肌肉抽搐。

（3）中枢神经系统症状：早期可有头晕、头痛、乏力，逐渐出现烦躁不安、谵妄、抽搐及昏迷。

急性严重中毒症状消失后 2～3 周，极少数病人可发生迟发性多发神经病，主要表现为下肢瘫痪、四肢肌肉萎缩等症状。急性中毒症状缓解后，迟发性神经病发生前，多在急性中毒后 24～96 h 突然发生死亡，称"中间综合征"。

2.局部损害　对硫磷、内吸磷、敌百虫、敌敌畏接触皮肤后可引起过敏性皮炎，皮肤红肿及出现水疱。眼内溅入有机磷农药可引起结膜充血和瞳孔缩小。

（三）辅助检查

全血胆碱酯酶活力测定：是诊断有机磷杀虫药中毒、判断中毒程度、疗效及预后估计的主要指标。正常人血胆碱酯酶活力为 100%，低于 80% 则属异常。

有机磷农药接触史，典型症状和体征，特殊大蒜气味及全血胆碱酯酶活力测定均为诊断重要依据。

1.轻度中毒　头晕、头痛、恶心、呕吐，多汗、流涎、视力模糊、瞳孔缩小，全血胆碱酯酶活力一般在 50%～70%。

2.中度中毒　除上述症状外，还出现肌纤维颤动、瞳孔明显缩小、轻度呼吸困难、大汗、腹痛、腹泻、意识清楚或轻度障碍，步态蹒跚。全血胆碱酯酶活力降至 30%～50%。

3.重度中毒　除上述症状外，发生肺水肿、惊厥、昏迷及呼吸麻痹。全血胆碱酯酶活力降至 30% 以下。

（四）治疗原则

1.迅速清除毒物　口服中毒者要反复洗胃，可用清水、2% 碳酸氢钠（敌百虫禁用）或 1∶5 000 高锰酸钾溶液（对硫磷忌用）进行洗胃，直至洗清至无大蒜味为止。皮肤黏膜吸收中毒者应立即脱离现场，脱去污染衣物，用肥皂水反复清洗污染皮肤、头发和指甲缝隙部位，禁用热水或酒精擦洗。眼部污染可用 2% 碳酸氢钠溶液、生理盐水或清水连续冲洗。

2.解毒药物的使用

（1）抗胆碱药：最常用药物为阿托品。阿托品使用原则是早期、足量、反复给药，直到毒蕈碱样症状明显好转或有"阿托品化"表现为止。阿托品化表现为：病人瞳孔较前扩大、颜面潮红、口干、皮肤干燥、肺部湿啰音减少或消失、心率加快等。当出现阿托品化，则应减少阿托品剂量或停药。用药过程中，若出现阿托品中毒表现：瞳孔扩大、烦躁不安、意识模糊、谵妄、抽搐、昏迷和尿潴留等，应及时停药观察。

（2）胆碱酯酶复能剂：此类药物能使抑制的胆碱酯酶恢复活性，改善烟碱样症状。目前常用药物有碘解磷定、氯解磷定和双复磷。

3.对症治疗　有机磷中毒的死因主要为呼吸衰竭，其原因是肺水肿、呼吸肌瘫痪或呼吸中枢抑制所致。及时给氧、吸痰、保持呼吸道通畅；必要时气管插管、气管切开或应用人工呼吸机；防治感染应早期应用抗生素；输液可加速毒物排出。

五、淹溺

淹溺又称溺水,是人淹没于水中,由于水、泥沙、杂草等物堵塞呼吸道,或发生反射性喉痉挛引起缺氧、窒息。

(一)病因与发病机制

淹溺可分为干性淹溺和湿性淹溺两大类:干性淹溺是指人入水后,因惊慌、恐惧、骤然寒冷等强烈刺激,引起喉头痉挛导致窒息。呼吸道和肺泡很少或无水吸入。湿性淹溺是指人淹没于水中,由于缺氧不能坚持屏气而被迫深呼吸,使大量水进入呼吸道和肺泡,堵塞呼吸道和肺泡发生窒息,心脏因缺氧而发生心跳骤停。

(二)临床表现

病人被救出水后往往已处于昏迷状态,皮肤黏膜苍白和发绀、四肢厥冷、呼吸和心跳微弱或停止,口、鼻充满泡沫或污泥、杂草,腹部常隆起伴胃扩张。复苏过程中可出现各种心律失常,甚至心室颤动,并伴有心力衰竭和肺水肿,可有不同程度的精神症状。24~48 h后出现脑水肿、急性呼吸窘迫综合征、溶血性贫血、急性肾衰竭或DIC的各种临床表现,合并肺部感染较为常见。因此,应特别警惕迟发性肺水肿的发生。

(三)辅助检查

动脉血气分析显示低氧血症和酸中毒。淡水淹溺者的血钠、钾、氯化物可有轻度降低,有溶血时血钾往往增高,尿中出现游离血红蛋白。海水淹溺者,其血钙和血镁增高。

胸部X线检查有肺间质纹理增粗,肺野中有大小不等的絮状渗出或炎症改变,或有两肺弥漫性肺水肿的表现。

(四)救护原则与护理措施

救护原则是迅速将病人救离出水,立即恢复有效通气,施行心肺脑复苏,根据病情对症处理。

1.现场救护

(1)迅速将病人救离出水。

(2)保持呼吸道通畅:立即清除口鼻腔内淤泥、杂草及呕吐物,有义齿者取下义齿,确保呼吸道通畅。

(3)倒水处理:采用头低脚高的体位将肺内及胃内积水排出。

(4)心肺复苏:对呼吸和心跳停止的病人应立即进行心肺复苏术。

2.医院内救护　对于心肺复苏成功,意识已经清醒者,但还存在缺氧、酸中毒或低温者,应继续观察和治疗,以防止病情反复和恶化。

(1)维持呼吸功能:保持呼吸道通畅是维持呼吸功能的前提。自主呼吸未恢复者,应行气管内插管进行机械辅助呼吸,同时静脉注射呼吸兴奋剂,严密监测血气分析。

(2)维持循环功能:继续实施心脏复苏术。

(3)监测病情变化:密切观察体温、脉搏、呼吸、血压的变化,观察意识、瞳孔对光反射是否存在;检测电解质及血气分析;对于肺水肿者,应给予强心利尿药,预防迟发性肺水肿的发生。

(4)复温和保温:注意保持室内的温度,使病人体温在较短时间内升至正常。

(5)对症处理:①纠正血容量,对淡水溺水者可静脉滴注3%氯化钠溶液500 mL,或输入全血,减轻肺水肿;对海水淹溺者可予5%葡萄糖溶液或低分子右旋糖酐纠正血液浓度。②防治脑水肿,可静滴地塞米松和脱水剂连续2~3天,冰帽头部降温。③及时应用保护肝肾功能、促进脑功能恢复的药物。

六、中暑

中暑是指在高温环境下或受到烈日暴晒引起体温调节功能紊乱、汗腺功能衰竭和水、电解质过度丧失所致的疾病。

(一)病因

正常人的体温一般恒定在37 ℃左右,是通过下丘脑体温调节中枢的作用,使产热和散热处于动态平衡的结果。当环境温度较高,潮湿及空气流通不畅,热传导、对流、辐射等散热方式均发生障碍时,热量在体内聚集而致中暑。

(二)临床表现

重度中暑有4种类型,分别是热衰竭、热痉挛、日射病和热射病。热衰竭是大量失水、失钠导致血容量不足而发生周围循环衰竭;热痉挛是大量出汗后补充大量水分,未补充盐分导致血液低渗而出现肌肉痉挛;日射病是由于头部暴晒引起头部血管扩张,头部充血、水肿而出现头痛、头晕、眼花;热射病是由于体温中枢功能障碍导致散热不足、热蓄积而出现高热。

1.热衰竭(又称中暑衰竭)　为最常见的一种。多由于大量出汗导致失水、失钠,血容量不足而引起周围循环衰竭。主要表现为头痛、头晕、口渴、皮肤苍白、出冷汗、脉搏细速、血压下降、昏厥或意识模糊,体温基本正常。

2.热痉挛(又称中暑痉挛)　大量出汗后口渴而饮水过多,盐分补充不足,使血液中钠、氯浓度降低而引起肌肉痉挛。以腓肠肌痉挛最为多见,体温多正常。

3.日射病　由于烈日暴晒或强烈热辐射作用头部,引起脑组织充血、水肿,出现剧烈头痛、头晕、眼花、耳鸣、呕吐、烦躁不安。头部温度高,而体温多不升高。

4.热射病(又称中暑高热)　以高热、无汗、意识障碍"三联征"为典型表现。早期表现头痛、头昏、全身乏力、多汗,继而体温迅速升高,可达40 ℃以上,出现皮肤干热、无汗、谵妄和昏迷。

(三)治疗原则

1.热衰竭　纠正血容量不足,静脉补充生理盐水及葡萄糖液、氯化钾。

2.热痉挛　给予含盐饮料。

3.日射病　头部用冰袋或冷水湿敷。

4.热射病　迅速采取各种降温措施。

(1)物理降温:用冰袋或酒精擦浴;头部戴冰帽,颈、腋下、腹股沟等处放置冰袋。肛温降至38 ℃时应暂停降温。

(2)药物降温:可与物理降温并用,降温效果会更佳。常用药物为氯丙嗪。

(3)对症治疗:抽搐时可肌内注射地西泮10 mg或用10%水合氯醛10~20 mL保留灌肠。昏迷者应保持呼吸道通畅并给氧。脱水、酸中毒者应补液纠正酸中毒。中暑高热伴休克时最适宜的降温措施是动脉快速推注4 ℃ 5%葡萄糖盐水。

第二节 心脏骤停与心肺脑复苏

心肺脑复苏(cardio pulmonary cerebral resuscitation,CPCR)是针对呼吸、心跳骤停所采取的抢救措施,以有效的人工呼吸代替患者的自主呼吸,以心脏按压形成暂时的血液循环,从而促使自主呼吸和循环功能的恢复,最终恢复意识和工作能力,即恢复脑功能。心肺复苏是决定预后的基础,脑复苏是决定预后的关键。

一、心脏骤停

心跳骤停特指原来并无严重器质性病变的心脏因一过性的突发急性原因而停止搏血,导致循环和呼吸停顿的临床死亡状态。心跳停止意味着死亡来临或"临床死亡"的开始。近代医学认为,因急性原因所致的临床死亡在一定条件下是可逆的。

1.心脏骤停的病因

(1)原发性:冠状动脉缺血、药物不良反应、触电(低压交流电)或心导管刺激应激性增高的心内膜所引起室颤或麻醉药物过量、牵拉内脏引起的迷走神经反射,急性高钾血症导致心搏停止或电机械分离。

(2)继发性:因肺泡缺氧、急性气道梗阻或呼吸停顿及快速大量失血所致的心跳骤停发生较快,而因迁延的低氧血症、低血容量休克而引发的心跳骤停发生较慢,但却是原发病发展到不可逆阶段的必然结果。

2.心脏骤停的类型 ①心搏停止或称心室停搏:心脏大多处于舒张状态,心肌张力低,无任何动作,心电图呈一平线。②心室纤颤:心室不规则蠕动,分为细颤或粗颤。细颤:张力低、蠕动幅度小,心电图呈不规则的锯齿状小波。粗颤:张力强、幅度大,有的把摸不到大动脉搏动的室性心动过速也归入。③电机械分离:心电图仍有低幅的心室复合波,但心脏无有效收缩。

3.心脏骤停的临床表现 ①患者的意识突然丧失;②大动脉(颈、股动脉)搏动消失;③胸部无呼吸运动;④瞳孔散大,对光反射消失;⑤听不到心音,测不到血压;⑥有手术创面的血色变紫,渗血或出血停止。

二、心肺脑复苏

完整的心肺脑复苏包括初级生命支持、高级生命支持和复苏后的治疗3个阶段。

(一)初级生命支持

初期复苏是呼吸、心跳骤停时的现场急救措施,又称基础生命支持(BLS)。其主要步骤是CAB三步,即迅速建立有效的人工循环,保持呼吸道的通畅和进行有效的人工呼吸。有条件尽早实施电击除颤(见图18.1)。

具体操作方法如下:

1.识别与判断 强调重呼轻拍,医务人员在检查患者反应时,同时快速检查呼吸,如果没有或不能正常呼吸(即无呼吸或仅仅是喘息)则施救者应怀疑发生心脏骤停。心脏骤停后早期濒死喘息常见,会与正常呼吸混淆。而且即使是受过培训的施救者单独检查脉搏也常不可靠,需要额外的时间。因此,假如成年患者无反应、没有呼吸或呼吸不正常,施救者应立即

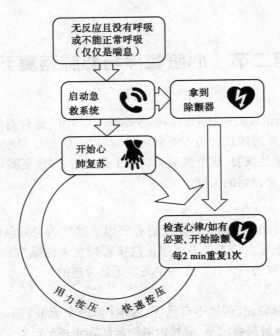

图 18.1　成人基础生命支持简化流程

CPR,不再推荐"看、听、感觉"呼吸的识别办法。同时启动急救系统（EMS）,拨打急救电话并告知地点、事件、人数、伤员情况、正在进行的急救措施等。医务人员要求检查脉搏,即触摸颈动脉搏动。颈动脉位置位于气管与颈部胸锁乳突肌之间的沟内。触摸方法:一手食指和中指并拢,置于患者气管正中部位,男性可先触及喉结然后向一旁滑移 2~3 cm,至胸锁乳突肌内侧缘凹陷处。

2.胸外心脏按压

施行胸外按压时,病人必须平卧,背部垫一木板或平卧于地板上,操作者立于或跪于病人一侧。

(1)按压部位:胸骨下 1/3 交界处或双乳头与前正中线交界处。定位:用手指触到靠近施救者一侧的胸廓肋缘,手指向中线滑动到剑突部位,取剑突上两横指,手掌根置于两横指上方,置胸骨正中,另一只手叠加之上,手指锁住,交叉抬起,以手掌根部有力迅速按压。

(2)按压方法:按压时上半身前倾,腕、肘、肩关节伸直,以髋关节为支点,垂直向下用力,借助上半身的重力进行按压。

(3)按压频率:100~120 次/min。

(4)按压幅度:胸骨下陷至少 5 cm,但不超过 6 cm,压下后应让胸廓完全回弹,压下与松开的时间基本相等。

(5)按压-通气比值:30∶2(成人、婴儿和儿童)。

(6)为确保有效按压:①患者应该以仰卧位躺在硬质平面。②肘关节伸直,上肢呈一直线,双肩正对双手,按压的方向与胸骨垂直。③对正常体型的患者,按压幅度至少 5 cm,但不超过 6 cm。④每次按压后,双手放松使胸骨恢复到按压前的位置。保持双手位置固定。⑤在一次按压周期内,按压与放松时间各为 50%。⑥每 2 min 更换按压者,每次更换尽量在 5 s 内完成。⑦CPR 过程中不应搬动患者并尽量减少中断。

3.开放气道　维持呼吸道通畅是进行人工呼吸的先决条件。一般用 3~5 s 的时间,将患者衣领口、领带、围巾、裤带等解开,戴上手套迅速清除患者口鼻内的污泥、土块、痰、呕吐物等异物,以利于呼吸通道畅通,然后再将气道打开。造成昏迷患者呼吸道梗阻的原因,主要是舌肌松弛,舌根后坠,为了解除该梗阻,开放气道常用的方法有仰面抬颈法、仰面提颏法和仰头托颌法(见图18.2),在患者头颈部有损害时应先考虑采用"仰头托颌法",以避免脊髓的可能损伤。若不成功,再采用"仰面提颏法",从而保证能有效地开放气道,挽救患者的生命。若无颈部损伤,成人(大于8岁均归入)均是将头部后仰至下颌角与耳垂连线和地面垂直,使呼吸道敞开。而口腔异物的存在是呼吸道梗阻的另一原因,如呕吐物或误入的其他异物,在无意识患者的气道中见到有液体、固体物阻塞时,可采用手指清除法,但应该用指套或纱布保护手指。清除固体物时可用另一只手分开舌和下颏,避免损伤气道或使急救者手指受伤。

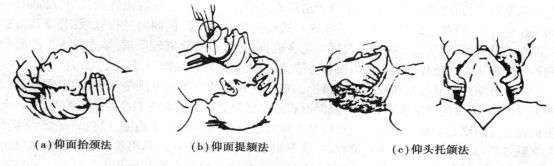

(a)仰面抬颈法　　　　(b)仰面提颏法　　　　　(c)仰头托颌法

图18.2　开放气道常用的方法

4.人工呼吸

人工呼吸对于因窒息导致的心脏骤停,如儿童、溺水者和心脏按压同等重要。口对口(鼻)人工呼吸是徒手进行人工呼吸最为简便、及时有效的方法。操作时注意:

(1)将患者头部后仰,一手按压患者前额,另手托颈部;倘若患者口唇闭合,下颌松垂,可将托颈的手改托下颌使口轻度张开并保持上呼吸道畅通。

(2)吸气后,以口唇包紧患者的口部(在儿童,则口、鼻都包在内),将呼出气吹入。在成人吹气用力宜稍大,儿童宜轻吹(在婴幼儿只需用面颊吹气)。

(3)为免吹气经鼻腔漏出,可用按前额的手捏住患者鼻孔或在吹气时用面颊紧贴患者鼻孔。

(4)对于所有的受害者(婴儿、儿童、成人),现场救助者均使用30∶2的按压呼吸比。医护人员若是一个现场救助者和成人CPR也使用30∶2的按压呼吸比,对于婴儿和儿童及两个现场救助者的CPR可使用15∶2的按压呼吸比。吹气保持2 s以上每次,700~1 000 mL/次。有效吹气要保证每次胸部抬起,才可停止吹气,放松口鼻,任胸廓自然回缩呼气。避免吹气量过大、气流过快及气管承受的压力超过食管口开放压等原因导致胃扩张。其频率为:成人10~12次/min,儿童及婴儿12~20次/min,在无特殊的情况下不要放弃口对口人工呼吸。对婴儿和儿童更要提供有效的呼吸,因为窒息猝死在婴儿和儿童比突发心脏骤停更常见。

(5)待患者呼气完毕,即可按上述要求重复前述步骤。

(6)若经口吹气受阻(如牙关紧闭或抽搐时),可用托颈之手的大拇指按住患者口唇,经鼻吹气做对鼻人工呼吸。

(7)双人CPR时,可向颈椎方向压环状软骨以闭阻食管腔,防止气体入胃和胃内容物反流。初始通气不成功,重新开放气道仍无效,应进行气道梗阻解除。

5.心脏电除颤/电复律　电击除颤是以一定能量的电流冲击心脏使室颤终止的方法,以直流电除颤最为广泛应用。在心脏停搏中以心室纤颤发生率最高,在医院外85%以上的心脏停搏者开始均有心动过速,继之转为室颤。室颤后4 min 内、CPR 8 min 内除颤可明显改善预后。如果延迟,除颤的成功率明显降低。发生室颤后几分钟内即可发展为心室停顿,复苏会更加困难。因此,凡具备条件者,应尽快施行电除颤。除颤时机为发现室颤或心跳骤停2 min 内可立即除颤;心跳骤停未及时发现者,在基础生命支持2 min 后再行除颤。室颤分为粗颤和细颤。前者心电图呈现较高电压的室颤波,波幅较宽大,开胸时肉眼可见心肌有粗大的蠕动;后者则心电图波形比较细微,心肌蠕动无力。任何情况下,如不能将细颤变为粗颤,则除颤无效。

由于电除颤可增加自主循环恢复和出院存活率,特别是自动体外除颤还可改善院前心脏猝死患者近期或远期的预后,从而使电除颤在复苏中的意义和价值进一步显现出来。为了提高电除颤效果,新指南还强调若目击患者出现心跳骤停,应抢在心肌应激性较高时立即除颤,如果在医院内,只要除颤器准备好,就应在不妨碍胸外心脏按压的同时进行除颤;若非目击患者出现心跳骤停,应考虑心脏骤停时间可能会较长,此时心肌缺氧较严重,需先行人工呼吸和胸外心脏按压5个循环约2 min,以改善心脏条件,之后再行电除颤。

心脏电除颤是复苏成功最关键的措施。在心跳骤停的三类心电图变化中,心室颤动最为多见,故电击除颤应尽早实施。胸外除颤时将一电极板放在靠近胸骨右缘的第二肋间,另一电极板置于左胸壁心尖部。电极下应垫以盐水纱布或导电糊并紧压于胸壁,以免局部烧伤和降低除颤效果。如果使用单向波除颤仪,则所有电击均应选择360 J,采用双向方形波首次电击时可选择150~200 J。如果除颤不成功(一次),应继续作胸外心脏按压和人工呼吸。若室颤为细颤,应立即静注0.1%肾上腺素1~2 mL,使细颤变成粗颤,再电击才能奏效。在开胸手术或胸内心脏按压时,可作胸内直流电除颤,将电极板直接接触心脏前、后壁。首次电击除颤尽可能采取小能量,以免损伤心肌。

新版《心肺复苏指南》推荐采用"1 次放电+5 组 CPR"方案。1 组 CPR 包括30 次胸外按压(频率100 次/min)和2 次人工呼吸。根据"1 次放电+5 组 CPR"方案,施救者在实施电除颤之后,不要立即检查心律和脉搏,检查应在继续进行5 组 CPR 之后进行。这样做的好处是尽量减少对胸外心脏按压的干扰。新版《指南》推荐联合使用 CPR 与 AED。即,一旦发生 SCA,施救者必须迅速启动3 个步骤:①激活 EMS;②立即施予 CPR;③熟练使用 AED。新版《心肺复苏指南》指出,在有两个以上施救者在场的情况下,激活 EMS 和施予 CPR 应该是同时进行的。

6.心肺复苏有效和终止的指标

(1)有效指标:瞳孔由大变小、面色由苍白转为红润、颈动脉搏动恢复、神志意识恢复。

(2)终止指标:自主呼吸及心跳已有良好恢复;确定患者已死亡(脑死亡、无心跳、脉搏,CPR 30 min 以上)。

(二)高级生命支持

心肺后续复苏是初期复苏的延续,又称进一步生命支持(advanced life support,ALS)。需使用药物、除颤或电复律,恢复患者自主心律。同时,借助先进的器械设备和技术,建立更有效的气体交换。并作心电监测,静脉输液调整水、电解质和酸碱平衡来维持呼吸和循环功能。

1.呼吸支持:采取气管插管和机械通气 为保持呼吸道通畅,获得最佳的肺泡通气和供氧,可采用无创机械通气,如简易呼吸器;或实施气管插管(必要时气管切开)使用麻醉机和自动呼吸机的有创机械通气。

2.恢复和维持自主循环:建立静脉通道,应用复苏药物 最好建立两条以上的静脉通道,以利抢救时药物、水电解质和营养物质的输入。复苏时用药的目的是激发心脏复跳、增强心肌收缩力；提高外周血管阻力，增加心肌供血和脑供血；降低除颤阈值，防治心律失常；纠正酸中毒和水电解质紊乱。给药途径：首选静脉（外周或中心静脉）给药，次选气管内给药（已行气管插管者），在没有建立通畅的静脉输液途径和气管插管者，可慎用心内注射给药。常用药物如下：

（1）肾上腺素：是心脏复苏首选药物。每次静脉用量 0.5~1.0 mg 或 0.01~0.02 mg/kg，成人首次量 1 mg，必要时每 5 min 可重复一次。

（2）阿托品：能降低心肌迷走神经的张力，提高窦房结的兴奋性，促进房室传导。适用于有严重窦性心动过缓并低血压、低灌注或合并频发室性早搏者。心脏停搏时阿托品用量 1.0 mg 静注，心动过缓时首量 0.5 mg，间隔 5 min 可重复，直至心率达 60 次/min 以上。

（3）利多卡因：是治疗室性早搏或阵发性室性心动过速的有效药物。常用 1~1.5 mg/kg 缓慢静脉注射，必要时重复。也可以 2~4 mg/min 的速度静脉输注。

（4）其他：如氯化钙、碳酸氢钠、多巴胺、去甲肾上腺素等。

3.心电及血氧饱和度监测　为明确心脏停搏类型是心室纤颤、心室停搏还是机-电分离，应尽早进行心电监测，并为下一步治疗提供重要依据，同时监测复苏过程中是否有新的心律失常产生。有条件的还要尽早监测血氧饱和度。

（三）心肺复苏后处理

心肺复苏后处理又称持续生命支持（prolonged life support，PLS），此时虽然自主心跳甚至呼吸已经恢复，但组织器官均有不同程度的损害，尤以脑、心、肺、肾为重，因此，复苏后处理基本上是针对原发病或并发症的处理。其主要内容是防治缺氧性脑损害和多器官功能障碍或衰竭。

首先，要对患者做好综合评估，明确病因，根据监测结果判断病情及预后。然后，千方百计恢复神志，争取脑复苏成功。并且在心肺脑复苏的全过程中强化措施，加强医疗，尽快恢复和维护好各脏器功能。

1.呼吸管理　心脏复跳后，自主呼吸未必恢复，或有自主呼吸但通气和氧合功能有障碍者，应实施机械通气，并根据血气分析结果调整呼吸器，使 PaO_2、$PaCO_2$ 及 pH 值接近正常，避免低氧血症。直到患者清醒再逐步撤机。自主呼吸已经恢复的患者，应对其呼吸系统进行详细检查并借助胸部 X 线片判断气管插管位置，有无肋骨骨折、气胸及肺水肿等，有异常应及时处理。

2.稳定循环功能　循环功能的稳定是一切复苏措施能否奏效的基础，故一方面要严密监测循环功能，如心电图、动脉血压、尿量、中心静脉压、肺动脉楔压等参数的监测；另一方面，要针对心肺复苏后的血压低、组织灌流不足等循环功能不稳定情况及时处理，根据心律失常、血容量、心肌收缩力等不同的原因，采取相应治疗，如心律失常、心血管药物的应用、血容量的补充或利尿措施等。维持血压正常或稍高于正常，以利于脑内微循环血流的重建，为其他重要治疗措施的施行创造条件。当循环功能在没有任何药物支持下还能保持正常时，才能确定循环功能已稳定。

3.防治肾衰竭、维护其他脏器功能稳定　心脏呼吸停止或复苏后持续的低血压，以及大量的缩血管药物应用，均可能损害肾功能，并发急性肾功能衰竭，故要强调预防。最重要的就是维持循环稳定，保证肾脏的灌注压。尽量避免使用损害肾功能的药物，纠正酸中毒，使用肾血管扩张药物（如小剂量的多巴胺）等，必要时使用透析治疗。同时对其他系统器官（如肝、胃肠道、血液等）功能状态也予以监测和维护，防止多器官功能障碍或衰竭，为脑复苏创造良好的内环境。

4.脑复苏

心肺复苏的最终目的是恢复患者的意识和工作能力,这是复苏成功的标志。根据脑组织的解剖生理特点,以及在循环呼吸骤停和复苏过程中,脑细胞经历缺血、充血水肿、再灌注损害,完全坏死等复杂的病理生理变化情况,提示脑复苏的原则是防止和缓解脑水肿及颅内压升高,减轻或避免脑组织再灌注损伤,保护脑细胞功能。

目前主要采取脱水、利尿、降温和使用肾上腺皮质激素等较为有效的防治急性脑水肿的措施。

(1)脱水治疗:在血压恢复后尽早应用,以高渗性脱水剂20%甘露醇为主,辅以快速利尿剂速尿。用量为每次20%甘露醇或25%山梨醇0.5~1.0 g/kg静脉滴注,必要时可加用呋塞米(速尿)20~40 mg,均每6 h 1次。两次用药之间可加用50%葡萄糖溶液。伤后3~4天脑水肿达到高峰,因此脱水治疗应持续5~7天。

(2)低温治疗:降温宜早,心脏复跳测得血压后就应开始降温,但应注意上述脑复苏的适应证。低温可降低脑代谢及耗氧量,使脑对缺血缺氧的耐受力提高。降温的部位以头部为重点,用冰帽、冰枕,同时可在颈部、腋窝、腹股沟放置冰袋,以体温降至33~35 ℃,使肌张力松弛,呼吸、血压平稳为准。降温过程应平稳,在6 h内达预期水平,可持续到患者神志开始恢复。

(3)肾上腺皮质激素:宜尽早用药,心脏停搏即时可静滴氢化可的松100~200 mg,以后用地塞米松20~30 mg/24 h,维持3~4天后即可停药,以免发生并发症。肾上腺皮质激素在脑复苏中的应用,在理论上虽有降低毛细血管通透性、稳定溶酶体膜、减轻脑水肿等作用,实验研究中也能缓解神经胶质细胞的水肿,临床认为其对神经组织水肿的预防作用明显,但对于已经形成的水肿,其作用则难以确定。

(4)高压氧治疗:在超过1个绝对大气压的环境下(高压氧舱)给予氧治疗,可增加血氧含量、血氧张力和血氧弥散率,提高组织的氧储备量,迅速纠正脑细胞缺氧和酸中毒,降低颅内压,减轻脑水肿。需根据患者的具体情况及时、合理使用。

(5)其他"如维持水、电解质、酸碱平衡;松弛肌肉、机械通气;解除血管痉挛、改善微循环;保证能量供给、促进脑细胞代谢药物的应用等措施,均有益于增加脑组织的供血供氧,有利于控制脑水肿,促进苏醒,减少脑缺氧的后遗症。

本章小结

急诊医学是一门用最少的数据和最短的时间来挽救生命、减轻病痛的艺术。由于病人病情紧急的特殊性,强调先救命后救伤,强调对症治疗,强调生命体征的稳定。临床上各科的急危重症都必须遵循这个原则。心脏骤停是临床最危及的紧急情况,需要尽快救治,因此生命掌握在目击者手中。而有效的复苏必须按压速率为100~120次/min;成人按压幅度至少为5 cm,不超过6 cm;保证每次按压后胸部回弹;尽可能减少胸外按压的中断;避免过度通气。满足以上要求才能算是高质量的心肺复苏。

思考题

1.患者,女,25岁,意识障碍半小时入院。近期因失恋情绪低落,半小时前,家属在卧室发现患者神志不清,床边有大蒜味呕吐物及农药瓶,大小便失禁,大汗。既往无特殊病史。查体:T 36 ℃,P 60 次/min,R 28 次/min,Bp 120/80 mmHg。平卧位,神志不清,呼之不应,皮肤湿冷。肌肉颤动,巩膜无黄染,瞳孔针尖样,对光反射迟钝,口角流涎。双肺可闻及大量湿啰音,心律齐,腹平软,肝脾未触及。四肢肌张力正常,病理征(-)。血 Hb 120 g/L,WBC $8.6×10^9$/L,N 70%。请思考:

(1)该患者的诊断是什么?

(2)其治疗原则是什么?

2.患者,女,20岁,1 h 前洗澡后出现头昏、头痛伴呕吐 2 次。既往体健,无特殊病史。1 h 前在封闭的浴室内用燃气热水器洗澡出现上述症状。查体:T 36.5 ℃,P 100 次/min,R 22 次/min,Bp 110/70 mmHg。口唇樱桃红色,口角不歪,伸舌居中。颈软,心肺听诊无异常。腹软,无压痛及反跳痛。四肢肌张力、肌力正常。未引出病理征。请思考:

(1)该患者的诊断是什么? 为明确诊断,进一步的检查是什么?

(2)其治疗原则是什么?

习题及复习思考题

一、选择题

1.心肺复苏中的首选药物为( )。

A.阿托品   B.利多卡因   C.肾上腺素

D.碳酸氢钠   E.异丙肾上腺素

2.胸外心脏按压的部位( )。

A.胸骨下 1/3 处   B.胸骨中 1/3 处   C.胸骨中、下 1/3 交界处

D.胸骨中、上 1/3 交界处 E.心前区

3.判断胸外心脏按压操作效果,下列哪项是不正确的( )。

A.面色转红   B.大动脉搏动消失   C.指甲颜色转红

D.瞳孔开始缩小   E.心电图 QRS 波恢复正常

4.心肺复苏时最紧急的处理措施是( )。

A.头部降温   B.口对口人工呼吸   C.胸外心脏按压

D.胸内心脏按压   E.保持呼吸通畅

5.有机磷农药中毒时,瞳孔变化的特点是( )。

A.散大   B.缩小   C.不等大

D.正常   E.对光反射消失

6.有机磷农药中毒最具特征性的表现是(　　　)。

　　A.恶心、呕吐　　　　　　　　B.瞳孔缩小　　　　　　　　C.流涎

　　D.呼气有大蒜味　　　　　　　E.肺水肿

7."阿托品化"的指标不包括(　　　)。

　　A.瞳孔散大　　　　　　　　　B.颜面潮红　　　　　　　　C.皮肤干燥

　　D.肺部湿啰音消失　　　　　　E.心率减慢

8.患者,男,26岁。参加朋友聚会大量饮酒后被送入医院。查体见瞳孔散大,血乙醇浓度为54 mmol/L(250 mg/dL),此时患者处于急性酒精中毒的哪一期?(　　　)

　　A.嗜睡　　　　　　　　　　　B.戒断综合征　　　　　　　C.共济失调期

　　D.昏迷期　　　　　　　　　　E.兴奋期

9.患者,男,50岁,饮酒史近20年,昨天与同事一起饮白酒6两后出现明显的烦躁不安、过度兴奋状。针对目前患者的情况,可选用的镇静药物是(　　　)。

　　A.度冷丁　　　　　　　　　　B.地西泮　　　　　　　　　C.吗啡

　　D.苯巴比妥类　　　　　　　　E.水合氯醛

10.患者,女,46岁,在烈日下作业4 h后出现头痛、出冷汗、口渴、皮肤苍白。入院后查体:体温37.6 ℃,脉搏110次/min,血压90/50 mmHg。应考虑为(　　　)。

　　A.热射病　　　　　　　　　　B.日射病　　　　　　　　　C.热痉挛

　　D.热衰竭　　　　　　　　　　E.以上皆不是

11.在高温环境下劳动的工人,为预防中暑宜饮(　　　)。

　　A.含糖饮料　　　　　　　　　B.含盐饮料　　　　　　　　C.冷开水

　　D.矿泉水　　　　　　　　　　E.含维生素C饮料

12.急救溺水患者时首先应(　　　)。

　　A.胸外心脏按压　　　　　　　B.倒水处理　　　　　　　　C.口对口人工呼吸

　　D.保持呼吸道通畅　　　　　　E.给强心利尿药

13.为溺水患者进行倒水处理时,应选择的体位是(　　　)。

　　A.平卧位　　　　　　　　　　B.头低脚高位　　　　　　　C.头高脚低位

　　D.侧卧位　　　　　　　　　　E.俯卧位

14.患者,女,60岁,冬天生煤火取暖,晨起感到头痛、头晕、视物不清而摔倒,被他人发现后送至医院。急查血液碳氧血红蛋白试验呈阳性,首要的治疗原则是(　　　)。

　　A.纠正缺氧　　　　　　　　　B.注意保暖　　　　　　　　C.保持呼吸道通畅

　　D.静脉输液　　　　　　　　　E.降颅内压

15.患者,男,50岁,因CO中毒1天后入院,患者处于浅昏迷状态、脉搏130次/min、皮肤多汗、面色潮红、口唇呈樱桃红色。护士给患者吸氧,氧流量应为(　　　)。

　　A.1~2 L/min　　　　　　　　B.2~4 L/min　　　　　　　C.4~6 L/min

　　D.6~8 L/min　　　　　　　　E.8~10 L/min

16.CO中毒患者首要的处理措施是(　　　)。

　　A.将病人转移到空气新鲜处　　B.高流量吸氧　　　　　　　C.控制高热

　　D.防治脑水肿　　　　　　　　E.促进脑细胞功能恢复

17.为溺水患者进行倒水处理时,应选择的体位是(　　)。

A.平卧位 　　　　　　B.头低脚高位 　　　　　　C.头高脚低位

D.侧卧位 　　　　　　E.俯卧位

18.患者,男,50岁,因煤气中毒6 h后入院,深昏迷,休克,尿少,血COHb 60%,血压80/50 mmHg。诊断为急性CO中毒。该患者的中毒类型为(　　)。

A.轻度中毒 　　　　　B.中度中毒 　　　　　　　C.重度中毒

D.慢性中毒 　　　　　E.极重度中毒

19.成人胸外心脏按压的操作,下列错误的是(　　)。

A.病人仰卧背部垫板 　　　　　B.急救者用手掌根部按压

C.按压部位在病人心尖区 　　　D.使胸骨下半段及其相邻的软骨下降至少5 cm

E.按压要有节律,每分钟至少100次

二、简答题

1.简述心肺复苏过程分几个时期。各个时期的主要内容是什么?

2.对于突发晕倒病人,应考虑哪些情况及原因? 如何进行诊断处理? 该做哪些进一步检查?

3.简述成人心肺复苏生命链的环节及高质量心肺复苏的要求及心肺复苏有效的指标。

4.溺水病人的急救措施包括哪些?

(许　杰　詹海燕)

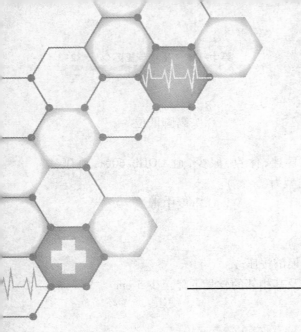

第三部分

妇产科学

第十九章 女性生殖系统解剖与生理

📖 **学习目标**

- 掌握内外生殖器官解剖及特点;卵巢的功能及生殖器官的周期性变化。
- 熟悉骨盆的组成;内生殖器官邻近器官;月经周期调节机制。
- 了解女性一生各阶段生理特点及月经期的临床表现。
- 能描述性周期的调节,并能解释月经周期生理病理现象。

📖 **知识点**

- 内外生殖器官解剖及特点;内生殖器官邻近器官;女性 7 个不同生理阶段的特点;正常月经的临床表现;卵巢的功能及周期性变化;子宫内膜周期性变化及月经周期的调节。

第一节 女性生殖系统解剖

女性生殖系统包括内、外生殖器官及其相关组织与邻近器官。

一、骨盆

女性骨盆是胎儿娩出的产道,其大小、形状对分娩有直接影响。

(一)骨盆的组成

1.骨盆的骨骼　骨盆由骶骨、尾骨及左右两块髋骨组成。每块髋骨又由髂骨、坐骨及耻骨融合而成;骶骨由 5~6 块骶椎合成。第一骶椎向前突出形成骶岬,为骨盆内测量的重要标志;尾骨由 4~5 块尾椎合成。

2.骨盆的关节　包括耻骨联合、骶髂关节和骶尾关节。骨盆的前方两耻骨之间纤维软骨连接,称耻骨联合。骶髂关节位于骶骨和髂骨之间,在骨盆后方。骶尾关节为骶骨与尾骨的联合处。

3.骨盆的韧带

(1)骶结节韧带:骶骨、尾骨与坐骨结节之间的韧带。

(2)骶棘韧带:骶骨、尾骨与坐骨棘之间的韧带,骶棘韧带宽度即坐骨切迹宽度,是反映中骨盆是否狭窄的重要标志。妊娠期受性激素影响,韧带较松弛,各关节的活动性略有增加,有利于分娩时胎儿通过骨产道。

(二)骨盆的分界

以耻骨联合上缘、髂耻缘及骶岬上缘的连线为界,将骨盆分为假骨盆和真骨盆两部分。

1.假骨盆　又称大骨盆,位于分界线之上,为腹腔的一部分,其前为腹壁下部,两侧为髂骨翼,其后为第 5 腰椎。假骨盆与产道无直接关系,但某些径线的长短关系到真骨盆的大小,测量假骨盆的这些径线可作为了解真骨盆的参考。

2.真骨盆　又称小骨盆,位于分界线之下,是胎儿娩出的骨产道。真骨盆有上、下两口,中间为骨盆腔。骨盆腔的后壁是骶骨与尾骨,两侧为坐骨、坐骨棘、骶棘韧带,前壁与耻骨联合。真骨盆壁前短后长,形成前浅后深的腔。

二、骨盆底

骨盆底由多层肌肉和筋膜所组成,封闭骨盆出口,承托盆腔脏器。尿道、阴道和直肠经盆底贯穿而出,若分娩处理不当可损伤盆底组织,影响脏器的位置和功能。骨盆底前为耻骨联合,后为尾骨尖,两侧为耻骨降支、坐骨升支及坐骨结节。

(一)外层

外层即浅层筋膜与肌肉。在外生殖器、会阴皮肤及皮下组织的下面有会阴浅筋膜,其深面由 3 对肌肉及深面的肛门外括约肌组成浅肌肉层。此层肌肉的肌腱汇合于阴道外口和肛门之间,形成中心腱。

1.球海绵体肌　位于阴道两侧,覆盖前庭球及前庭大腺,向后与肛门外括约肌互相交织。此肌收缩时能紧缩阴道又称阴道缩肌。

2.坐骨海绵体肌　从坐骨结节内侧沿坐骨升支内侧与耻骨降支向上,最终集合于阴蒂海绵体(阴蒂脚处)。

3.会阴浅横肌　自两侧坐骨结节内侧面中线会合于中心腱。

4.肛门外括约肌　为围绕肛门的环形肌束,前端会合于中心腱。

(二)中层

由上、下两层坚韧筋膜及一层薄肌肉组成,覆盖于由耻骨弓与两坐骨结节所形成的骨盆出口前部三角形平面上,又称三角韧带。其中有尿道与阴道穿过。因此又称泌尿生殖膈。在两层筋膜间有一对由两侧坐骨结节至中心腱的会阴深横肌及位于尿道周围的尿道括约肌。

(三)内层

内层即盆膈。为骨盆底最坚韧层,由肛提肌及其内、外面各覆一层筋膜所组成。有尿道、阴道及直肠穿过。

肛提肌是位于骨盆底的成对扁肌,向下向内合成漏斗形。每侧肛提肌由前内向后外由耻尾肌、髂尾肌、坐尾肌 3 部分组成。肛提肌有加强盆底托力的作用。而部分肌纤维在阴道和直肠周围密切交织,有增强肛门和阴道括约肌的作用。

(四)会阴

广义的会阴是指封闭骨盆出口的所有软组织,前为耻骨联合下缘,后为尾骨尖,两侧为耻骨降支、坐骨支、坐骨结节和骶结节韧带。狭义的会阴是指阴道口与肛门之间的软组织,厚

3～4 cm,由外向内逐渐变窄呈楔状,表面为皮肤及皮下脂肪,内层为会阴中心腱,又称会阴体。妊娠期会阴组织变软有利于分娩。分娩时要保护此区,可防止裂伤。

三、外生殖器

女性外生殖器又称外阴,指生殖器官的外露部分,包括两股内侧从耻骨联合到会阴之间的组织(见图19.1)。

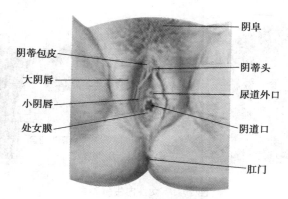

阴阜
阴蒂包皮
阴蒂头
大阴唇
尿道外口
小阴唇
阴道口
处女膜
肛门

图 19.1　女性外生殖器

1.阴阜　即耻骨联合前面隆起的脂肪垫。青春期该部皮肤开始生长阴毛,分布呈尖端向下的三角形,阴毛密度和色泽存在种族和个体差异,为第二性征之一。

2.大阴唇　为两股内侧的一对隆起的纵行皮肤皱壁,起自阴阜,止于会阴。两侧大阴唇前端为子宫圆韧带终点,后端在会阴体前相融合,分别形成阴唇的前、后连合。大阴唇外侧面与皮肤相同,内有皮脂腺和汗腺,青春期长出阴毛;其内侧面皮肤湿润似黏膜。大阴唇皮下脂肪层含丰富血管、淋巴管和神经。受伤后易致血肿。未婚前自然闭合,分娩后向两侧分开,绝经后呈萎缩状。

3.小阴唇　为位于大阴唇内侧的一对薄皱襞。表面湿润,色褐,无毛,富含神经末梢,故敏感。两侧小阴唇前端相互融合,再分为前后两叶包绕阴蒂,前叶形成阴蒂包皮,后叶形成阴蒂系带。小阴唇后端与大阴唇后端相会合,在正中线形成阴唇系带。

4.阴蒂　位于两小阴唇顶端的联合处,与男性阴茎相似的海绵体组织,具有勃起性。它分为3个部分,前端为阴蒂头,显露于外阴6～8 mm,富含神经末梢,极敏感;中为阴蒂体;后为两个阴蒂脚,附着于两侧的耻骨支。

5.阴道前庭　为两小阴唇之间的菱形区。其前为阴蒂,后为阴唇系带。在此区域内,前方有尿道外口,后方有阴道口,阴道口与阴唇系带之间为舟状窝(又称阴道前庭窝)。在此区域内尚有以下各部:

(1)前庭球:又称球海绵体,位于前庭两侧,由具有勃起性的静脉丛构成,表面为球海绵体肌覆盖。

(2)前庭大腺:又称巴氏腺,位于大阴唇后部,被球海绵体肌所覆盖,如黄豆大,左右各一。腺管细长(1～2 cm),向内侧开口于前庭后方小阴唇与处女膜之间的沟内。性兴奋时分泌黏液起润滑作用。正常情况不能触及此腺。若因腺管口闭塞,可形成前庭大腺脓肿或囊肿。

(3)尿道外口:略呈圆形,后壁上有一对并列腺体称尿道旁腺,其分泌物有润滑尿道口作用,此腺常为细菌潜伏处。

(4)阴道口及处女膜:阴道口位于尿道口后方的前庭后部。阴道口周缘覆有一层较薄黏膜称处女膜。膜的两面均为鳞状上皮所覆盖,其间含结缔组织、血管与神经末梢,有一孔,多在中央,孔的形状、大小及膜的厚薄因人而异。初次性交或剧烈运动可致破裂出血,后受分娩的影响进一步破裂,残留数个隆起称处女膜痕。

四、内生殖器

女性内生殖器官包括阴道、子宫、输卵管及卵巢,后两者合称子宫附件(见图 19.2)。

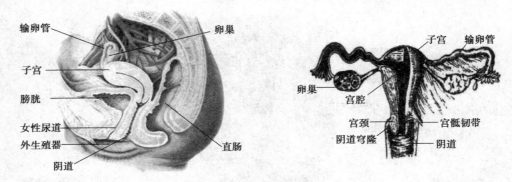

图 19.2　女性内生殖器官

(一)阴道

阴道为性交器官、月经血排出及胎儿娩出的通道。呈上宽下窄的扁圆柱形,前邻膀胱和尿道,后邻直肠,上端包绕宫颈,形成前、后、左、右 4 个阴道穹隆,其中后穹隆较深,具有重要的临床意义。下端开口于阴道前庭。

(二)子宫

1.形态和位置　子宫(uterus)位于盆腔中央,介于膀胱和直肠之间,如倒置梨形,前后扁平。未孕成年女性子宫重约 50 g,长 7~8 cm,宽 4~5 cm,厚 2~3 cm,宫腔容量约 5 mL。子宫上部较宽为宫体,其上部隆突部分为宫底,两侧为宫角,子宫下部较窄,呈圆柱形为宫颈。宫体和宫颈的比例因年龄而异,婴儿期为 1∶2,成年妇女为 2∶1,老人为 1∶1。

宫腔上宽下窄,在宫体和宫颈之间形成最狭窄的部分称子宫峡部,在非孕期长 0.8~1 cm,妊娠晚期子宫峡部可伸展达 7~10 cm,成为子宫下段。其上端解剖上最为狭窄,叫解剖学内口;其下端由于黏膜组织由宫腔内膜转为宫颈黏膜,故称为组织学内口。子宫颈内管呈菱形称子宫颈管,成年妇女宫颈管长 2.5~3 cm,下端为宫颈外口,宫颈下端伸入阴道内的部分称为宫颈阴道部,阴道以上的部分称为宫颈阴道上部(见图 19.3)。未产妇宫颈外口呈圆形,已产妇的受分娩影响变成"一"字形,分为前后两唇。

2.组织结构　宫体和宫颈的结构不同。

(1)宫体:由 3 层组织构成,由内向外可分为内膜层、肌层、浆膜层。①内膜层:为粉红色黏膜组织,上覆盖柱状上皮,腺体为单管型,从青春期开始受性激素影响,表面 2/3 发生周期性变化为功能层,受卵巢激素的影响而周期性剥脱,随月经排出。近肌层的 1/3 内膜无周期性变化为基底层。②肌层:是宫壁最厚的一层,非孕时厚约 0.8 cm,由平滑肌束与弹力纤维构成。肌束排列交错如网,分为 3 层:即内环、外纵、中交织。内含血管,宫缩时血管被挤压,产后能有效地制止出血。③子宫浆膜层:覆盖于宫体底部及前后面的脏腹膜,与肌层紧贴,子宫前壁近峡部处,腹膜与子宫壁结合较疏松,向前反折覆盖膀胱,形成膀胱子宫陷凹。子宫后壁腹膜向

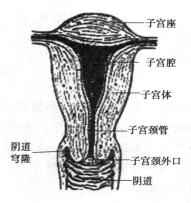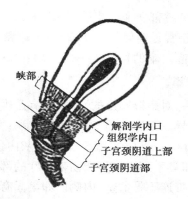

图 19.3　子宫各部

下至宫颈后及阴道后穹隆折向直肠,形成直肠子宫陷凹,也称道格拉斯陷凹,并与后腹膜相连接,是腹腔的最低点。

（2）宫颈:主要由结缔组织构成,含少量的平滑肌纤维、血管及弹力纤维。宫颈管黏膜为单层高柱状上皮,黏膜内腺体能分泌碱性黏液,形成宫颈管内的黏液栓,堵塞宫颈管。宫颈阴道部为复层鳞状上皮覆盖,表面光滑。在宫颈外口柱状上皮与鳞状上皮交界处是宫颈癌的好发部位。宫颈管黏膜也受性激素影响发生周期性变化。

3.子宫韧带　共有 4 对。

（1）圆韧带:呈圆索状得名,由结缔组织与平滑肌组成。起于子宫双角的前面、输卵管近端的下方,然后在子宫阔韧带前叶的覆盖下向前外侧伸展达两侧骨盆壁,再穿过腹股沟管,终于大阴唇前端。有维持子宫呈前倾位置的作用。

（2）阔韧带:位于子宫两侧的双层腹膜皱襞,呈翼状,由覆盖在子宫前后壁的腹膜自子宫侧缘向两侧延伸达到盆壁而成,阔韧带固定宫体于骨盆正中。阔韧带分为前后两叶,其上缘游离,内 2/3 部包裹输卵管（伞部无腹膜遮盖）,外 1/3 部移行为骨盆漏斗韧带或称卵巢悬韧带,卵巢动静脉由此穿行。在输卵管以下、卵巢附着处以上的阔韧带称输卵管系膜。卵巢与阔韧带后叶相接处称卵巢系膜。卵巢内侧与宫角之间的阔韧带稍增厚称卵巢固有韧带或卵巢韧带。在宫体两侧的阔韧带中有丰富的血管、神经、淋巴管及大量疏松结缔组织称宫旁组织。子宫动静脉和输尿管均从阔韧带基底部穿过,感染或癌瘤常累及此部。

（3）主韧带:又称宫颈横韧带。横行于宫颈两侧和骨盆侧壁之间,为一对坚韧的平滑肌与结缔组织纤维束,主要固定宫颈的位置,防止子宫下垂,子宫动静脉及输尿管下段穿越此韧带,妇科手术中应注意。

（4）宫骶韧带:从宫颈后面的上侧方（相当于组织学内口水平）,向两侧绕过直肠到达第2、3骶椎前面的筋膜。韧带含平滑肌和结缔组织,外有腹膜遮盖,将宫颈向后向上牵引,维持子宫处于前倾位置。

若上述韧带、骨盆底肌和筋膜薄弱或受损伤,可导致子宫脱垂。

（三）输卵管

输卵管是拾卵的工具、受精的场所、运送孕卵的管道。为一对细长而弯曲的肌性管道,位于子宫阔韧带的上缘内,内侧与宫角相连通,外端游离,与卵巢接近。全长 8~14 cm。根据输卵管的形态由内向外可分为 4 部分:①间质部:为通入子宫壁内的部分,狭窄而短,长 1 cm。

②峡部:在间质部外侧,管腔较窄,长 2~3 cm。③壶腹部:在峡部外侧,管腔较宽大,长 5~8 cm,为正常受精部位。④伞部:为输卵管的末端,开口于腹腔,游离端呈漏斗状,有许多细长的指状突起。伞的长度不一,多为 1~1.5 cm,有"拾卵"作用。

(四)卵巢

卵巢为一对扁椭圆形的性腺,具有产生卵子和分泌性激素的功能。卵巢的大小和形状随年龄而有差异。青春期前,卵巢表面光滑;青春期开始排卵后,表面逐渐凹凸不平;成年妇女的卵巢约 4 cm×3 cm×1cm,重 5~6 g,呈灰白色;绝经后卵巢萎缩变小变硬。卵巢位于输卵管的后下方,以卵巢系膜连接于阔韧带后叶的部位有血管与神经出入卵巢称卵巢门。卵巢外侧以骨盆漏斗韧带连于骨盆壁,内侧以卵巢固有韧带与子宫连接。

卵巢表面无腹膜,由单层立方上皮覆盖称生发上皮,上皮的深面有一层致密纤维组织称卵巢白膜。再往内为卵巢实质,分皮质与髓质。皮质居外,内有许多卵泡,是卵巢的主要部分;髓质居内,无卵泡,含疏松结缔组织、丰富血管、神经、淋巴管及少量与卵巢悬韧带相连的平滑肌。

五、邻近器官

女性生殖器官与骨盆腔其他器官互相邻接,其血管、淋巴及神经有密切联系。当某一器官有病变时,如创伤、感染、肿瘤等,易累及邻近器官。

(一)尿道

尿道为肌性管道,从膀胱三角尖端开始,穿过泌尿生殖膈,开口于阴道前庭,长 4~5 cm。女性尿道短而直,又接近阴道,易引起感染。

(二)膀胱

膀胱为空腔器官,位于耻骨联合之后与子宫前方。空虚时位于盆腔内,充盈时可凸向盆腔甚至腹腔。充盈的膀胱在手术中易损伤,并妨碍盆腔检查,故妇科手术或检查时均需排空膀胱。

(三)输尿管

输尿管是位于肾盂与膀胱之间的一对索状管道,长约 30 cm,粗细不均。在腹膜后沿腰大肌前面偏中线侧在骶髂关节处,经过髂外动脉起点的前方进入骨盆继续下行,至阔韧带底部向前内方行,于子宫颈旁约 2 cm 处,在子宫动脉后方,与之交叉,然后再经阴道侧穹隆绕向前方进入膀胱,在施行子宫切除结扎子宫动脉时,应避免损伤输尿管。

(四)直肠

上接乙状结肠,下接肛管;肛管周围有肛门内、外括约肌及肛提肌,肛门外括约肌为骨盆浅层肌的一部分。妇科手术及分娩时均应注意避免损伤肛管、直肠。

(五)阑尾

上接盲肠,远端游离,长 7~9 cm,通常位于右髂窝内。但其位置、长短、粗细变化较大,有的下端可达右侧附件区,妊娠期可随子宫增大而逐渐上移,阑尾感染后可累及附件甚至盆腔,妊娠期需注意鉴别。

六、生殖系统的血管、淋巴及神经

(一)动脉

女性内、外生殖器官的血液供应主要来自卵巢动脉、子宫动脉、阴道动脉及阴部内动脉。

1.卵巢动脉　自腹主动脉分出(左侧来自左肾动脉)。在腹膜后沿腰大肌前下行至盆腔,跨过输尿管与髂总动脉下段,经骨盆漏斗韧带向内横行,再进入卵巢门。其分支供应输卵管,其末梢在宫角附近与子宫动脉上行支相吻合。

2.子宫动脉　为髂内动脉前干分支,在腹膜后沿骨盆侧壁下行达阔韧带基底部、距宫颈约2 cm处(相当于子宫颈内口水平)横跨输尿管至子宫侧缘,再分为上、下两支:上支较粗,沿子宫侧缘迂曲上行称宫体支,至宫角处又分为宫底支(分布于宫底部)、卵巢支(与卵巢动脉末梢吻合)及输卵管支(分布于输卵管);下支较细,分布于宫颈及阴道上段称宫颈-阴道支。

3.阴道动脉　为髂内动脉前干分支,分布于膀胱顶、膀胱颈及阴道中下段。阴道动脉与子宫动脉阴道支和阴部内动脉分支相吻合。

4.阴部内动脉　为髂内动脉前干终支,经坐骨大孔穿出盆腔,绕过坐骨棘再经坐骨小孔到达会阴、肛门部,并分出痔下、会阴、阴唇、阴蒂4支,供给外生殖器及肛门、阴道下段及直肠下段的血液。

(二)静脉

均与同名动脉伴行,并在相应器官及其周围形成静脉丛,且互相吻合,故盆腔静脉感染容易蔓延。卵巢静脉出卵巢门后形成静脉丛,与同名动脉伴行,右侧汇入下腔静脉,左侧汇入左肾静脉,故左侧盆腔静脉曲张较多见。

(三)淋巴

女性生殖器官和盆腔具有丰富的淋巴结与淋巴管,淋巴结一般沿相应的血管排列。分为外生殖器淋巴与盆腔淋巴两组。外生殖器淋巴分为腹股沟浅淋巴结和腹股沟深淋巴结两部分。盆腔淋巴分为髂淋巴组、骶前淋巴组、腰淋巴组。

(四)神经

1.外生殖器的神经支配　外阴部神经主要由阴部神经支配。由第Ⅱ、Ⅲ、Ⅵ骶神经分支组成,含感觉和运动神经纤维,在坐骨结节内侧下方分成3支,即会阴神经、阴蒂背神经及痔下神经,分布于会阴、阴唇、阴蒂、肛门周围。会阴侧切时常进行阴部神经阻滞麻醉。

2.内生殖器的神经支配　主要由交感神经与副交感神经所支配。交感神经纤维自腹主动脉前神经丛分出,下行入盆腔分为卵巢神经丛及骶前神经丛,分别分布到输卵管、子宫、膀胱等部。因子宫平滑肌能自律活动,完全切除其神经后仍能有节律收缩,还能完成分娩活动。临床上可见下半身截瘫的产妇仍能顺利自然分娩。

第二节　女性生殖系统生理

一、女性一生各阶段的生理特点

女性从胎儿形成到衰老发生了一系列生理变化。根据女性一生的生理特点,可以按年龄划分为以下几个阶段:

(一)胎儿期

胎儿期指从卵子受精至出生的时期,共266天。卵子受精后成受精卵,受精卵是由父系和母系来源的 23 对(46 条)染色体组成的新个体。性染色体 X 与 Y 决定着胎儿的性别,XX 合子发育为女性,XY 合子发育为男性。

(二)新生儿期

出生后 4 周内称为新生儿期。女性胎儿在母体内受到胎盘及母体卵巢产生的雌性激素影响,出生时生殖器官及乳房有一定程度的发育。出生后新生儿因脱离母体环境其血中雌性激素水平迅速下降,可出现少量阴道流血、白带样分泌物、乳房略隆起或少许泌乳。这些均属生理现象,短期内能自然消退。

(三)儿童期

从出生 4 周到 12 岁左右为儿童期。8 岁以前(儿童早期)主要是身体生长发育,下丘脑-垂体-卵巢轴的功能处于抑制状态,生殖器官均为幼稚型,子宫、输卵管、卵巢均位于盆腔内。8 岁以后(儿童后期),下丘脑-垂体-卵巢轴功能抑制状态解除,卵巢内卵泡有一定的发育并分泌性激素,但不成熟也不排卵。子宫、输卵管及卵巢逐渐向骨盆腔内下降。在雌激素作用下,乳房和内、外生殖器官开始发育,开始出现女性特征。

(四)青春期

自月经初潮至生殖器官逐渐发育成熟的时期称为青春期。世界卫生组织(WHO)规定青春期为 10~19 岁。此期身体及生殖器官发育快,生殖器从幼稚型变为成人型;心理变化大;第二性征发育,显现出女性特有体态。进入青春期标志是月经来潮即初潮(第一次月经来潮)。由于此时卵巢功能尚不完善,月经周期多不规律。

(五)性成熟期

性成熟期又称生育期。一般自 18 岁左右开始,历时约 30 年。此期妇女性生殖功能旺盛;卵巢有周期性排卵、分泌性激素;生殖器官和乳房发育成熟并发生周期性变化;月经规律来潮。

(六)绝经过渡期

卵巢功能开始衰退出现绝经趋势直至最后一次月经的时期。一般始于 40 岁以后,历时短则 1~2 年,长则 10~20 年。由于卵巢功能逐渐衰退,卵泡不能成熟及排卵,雌激素水平低下,常出现月经紊乱、生殖器官萎缩、血管舒缩障碍和神经精神症状,如潮热、出汗、情绪不稳定、不安、抑郁或烦躁、失眠等。

(七)绝经后期

绝经后期指绝经后的生命时期。妇女 60 岁以后,机体逐渐老化进入老年期。此期卵巢功能已完全衰退,雌激素水平低落,致第二性征减退;生殖器官进一步老化,局部抵抗力降低,易患老年性阴道炎;骨代谢失常引起骨质疏松,易发生骨折;血胆固醇水平升高,易患心血管疾病。

二、卵巢功能及周期性变化

(一)卵巢的功能

卵巢是女性的性腺,其主要功能有:①生殖功能:产生卵子并排卵;②内分泌功能:分泌雌性激素。

(二)卵巢的周期性变化

从青春期开始至绝经前,卵巢在形态和功能上发生周期性的变化,称为卵巢周期。

1.卵泡的发育和成熟(卵泡期) 新生儿出生时卵泡总数约 200 万个未发育的始基卵泡。经历儿童期直至青春期,卵泡数下降为 30 万~50 万;性成熟期每月发育一批卵泡(3~11 个),其中一般只有一个优势卵泡可以完全成熟,称成熟卵泡,直径达 15~20 mm。其余的卵泡发育至一定程度后退化,称为卵泡闭锁。妇女一生中一般只有 400~500 个卵泡发育成熟并排卵。

卵泡的发育始于始基卵泡到初级卵泡的转化。根据卵泡的形态、大小、生长速度与组织学特征可将其过程分为始基卵泡、窦前卵泡、窦状卵泡与成熟卵泡 4 个阶段(见图 19.4)。成熟卵泡的结构从外向内依次为(见图 19.5):卵泡外膜、卵泡内膜、颗粒细胞、卵泡腔、卵丘、放射冠、透明带、卵细胞。

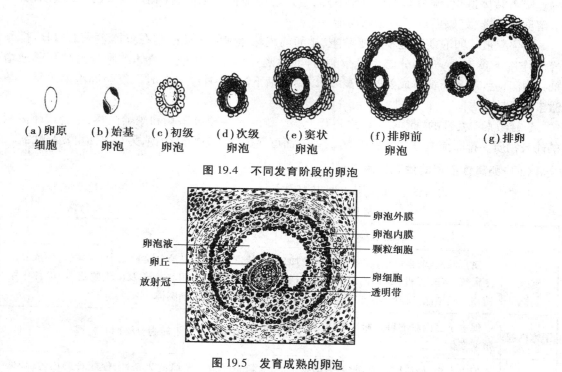

(a)卵原细胞　(b)始基卵泡　(c)初级卵泡　(d)次级卵泡　(e)窦状卵泡　(f)排卵前卵泡　(g)排卵

图 19.4　不同发育阶段的卵泡

卵泡外膜
卵泡内膜
颗粒细胞
卵泡液
卵丘
卵细胞
放射冠
透明带

图 19.5　发育成熟的卵泡

2.排卵 卵细胞和它周围的卵丘颗粒细胞一起被排出的过程称为排卵。排卵时间一般为下次月经来潮前 14 天左右,两侧卵巢交替排卵或一侧卵巢持续排卵。排卵期,多数妇女无感觉,少数人可感到排卵侧下腹部酸胀或坠痛,也有少数人在排卵期出现少量阴道出血(排卵期出血),2~3 天后出血自行停止。

3.黄体形成与黄体退化(黄体期) 排卵后卵泡液流出,卵泡腔内压下降,卵泡壁塌陷,卵泡壁的卵泡颗粒细胞和卵泡内膜细胞向内侵入,周围由结缔组织的卵泡外膜包围,共同形成黄体。至排卵后 7~8 天(相当于月经周期第 22 天左右)黄体体积和功能达到高峰,直径 1~2 cm,外观黄色,称成熟黄体。若卵子未受精,于排卵后 9~10 天黄体萎缩退化,逐渐被结缔组织替代,外观白色,称白体。排卵日至月经来潮为黄体期,黄体寿命一般为 14 天。黄体功能退化后月经来潮,卵巢中又有新的一批卵泡发育,开始新的周期。若排出的卵子受精,黄体转变为妊娠黄体,至妊娠 3 个月末才退化。

（三）卵巢性激素的周期性变化

卵巢能分泌合成性激素,主要有雌激素、孕激素和少量雄激素,均为甾体激素。卵巢除分泌甾体激素外,还分泌一些多肽激素、细胞因子和生长因子。

1.雌激素 在卵泡逐渐发育成熟的过程中,由卵泡的颗粒细胞与卵泡内膜细胞分泌雌激素,且随卵泡发育成熟分泌逐渐增加,于排卵前形成第一个高峰。排卵后由于卵泡液中雌激素释放至腹腔使循环中雌激素暂时下降,排卵后 1~2 天,由黄体中的黄体细胞分泌的雌激素又逐渐增加,在排卵后 7~8 天黄体成熟时,循环中雌激素出现第二个高峰,峰的均值低于第一高峰。随着黄体退化,雌激素水平急剧下降,至月经前最低。临床检测血、尿中的雌激素浓度可了解卵巢功能,妊娠后可了解胎盘功能。

2.孕激素 卵泡期卵泡不分泌孕酮,排卵前成熟卵泡的颗粒细胞在黄体生成素(LH)排卵峰的作用下黄素化,开始分泌少量孕酮,排卵后随黄体发育成熟由黄体细胞分泌孕酮逐渐增加,在排卵后 7~8 天黄体成熟时达高峰,以后逐渐下降,至月经来潮时回复至卵泡期水平。孕激素主要有孕酮。

3.雄激素 女性的雄激素主要来自肾上腺。雄激素主要有睾酮和雄烯二酮,是合成雌激素的前身物质。排卵前血液中雄激素增高,一方面可促进非优势卵泡闭锁,另一方面可提高性欲。

（四）卵巢性激素的生理作用

1.雌激素与孕激素的生理作用 见表 19.1。

表 19.1 雌激素与孕激素的生理作用

	雌激素	孕激素
宫颈	使宫颈变软,宫口松;黏液分泌量增加,变稀薄、富有弹性;涂片出现典型羊齿状植物叶状结晶;有利于精子穿透	使宫口闭合;黏液分泌量减少,变黏稠,形成黏液栓阻塞宫颈口,阻止精子及微生物进入;涂片中结晶消失,代之以椭圆体
子宫内膜	促进子宫内膜的再生修复变厚,产生增殖期变化	在增生的基础上转为分泌期
子宫肌层	促进发育,使肌层增厚;收缩力增强,提高对缩宫素的敏感性	降低子宫平滑肌的兴奋性,使肌纤维松弛,降低对缩宫素的敏感性
输卵管	促进输卵管节律性收缩	抑制输卵管节律性收缩
阴道上皮	促进上皮细胞增生、角化;增加细胞内糖原含量	加快上皮细胞脱落
乳腺	使乳腺腺管增生,乳头乳晕着色	在雌激素影响的基础上促进乳腺腺泡发育
脑垂体	对下丘脑有正、负反馈作用	对下丘脑有负反馈作用
其他	促进第二性征发育;促进水、钠潴留;促进骨中钙、磷沉积	有升温作用;排卵后使基础体温升高 0.3~0.5 ℃;促进水、钠排出

2.雄性激素生理作用 ①是合成雌激素的前身物质;②维持女性正常生殖功能和第二性征;③促进蛋白合成;④促进肌肉生长和骨骼发育;⑤能刺激骨髓中红细胞增生;⑥可促进肾远

曲小管对水、钠的重吸收并保留钙。但雄性激素过多会对雌激素产生拮抗作用。长期使用雄性激素,可出现男性化的表现。

三、子宫内膜及生殖器其他部位的周期性变化

(一)子宫内膜的变化

子宫内膜从形态上可分为功能层和基底层。受卵巢激素的调节,子宫内膜功能层发生增生、分泌和脱落周期性变化。基底层在月经后再生修复功能层。以一个正常月经周期 28 天为例,根据组织学变化将月经周期分为增生期、分泌期、月经期 3 个阶段。

1.增生期　月经周期第 5～14 天,对应于卵巢周期中卵泡发育成熟阶段(卵泡期)。由于月经期内膜功能层脱落随经血排出,仅留下基底层,基底层在雌激素的作用下由 0.5 mm 逐渐增厚至 3～5 mm,使功能层修复,内膜腺体增多,间质疏松,间质内小动脉成螺旋状卷曲。此期末卵泡成熟破裂排卵。

2.分泌期　月经周期第 15～28 天,与卵巢周期中的黄体期相对应。黄体分泌的雌激素、孕激素使子宫内膜继续增厚,腺体更增长弯曲,出现分泌现象;间质疏松、水肿,血管进一步弯曲呈螺旋状。此时内膜厚且松软,含有丰富的营养物质,有利于受精卵着床发育。

3.月经期　月经周期第 1～4 天。此期由于黄体退化、萎缩,雌、孕激素分泌下降,引起子宫内膜萎缩、腺体分泌耗竭和螺旋动脉的舒缩反应。经前 24 h 子宫内膜螺旋小动脉出现阵发性痉挛,导致远端血管壁及组织缺血坏死、剥脱、出血,表现为月经来潮。

(二)其他生殖器官的周期性变化

1.阴道黏膜的周期性变化　排卵前,阴道上皮在雌激素的作用下,底层细胞增生,逐渐演变为中层与表层细胞,使阴道上皮增厚;表层细胞出现角化,在排卵期最明显。细胞内富含糖原,经阴道杆菌分解成乳酸,使阴道内保持一定酸度,可以防止致病菌的繁殖,这种作用称阴道的"自净作用"。排卵后受孕激素影响,表层细胞脱落。临床上可借助阴道脱落细胞的变化了解雌激素水平和有无排卵。

2.宫颈黏液的周期性变化　月经干净后,体内雌激素水平降低,宫颈管分泌的黏液量很少,随着雌激素水平不断提高,至排卵期黏液分泌量增加,黏液稀薄、透明,拉丝度可达 10 cm以上,涂片检查可见典型羊齿植物叶状结晶。排卵后受孕激素影响,黏液分泌量逐渐减少,质地变黏稠、混浊,拉丝度差,易断裂,涂片检查代之以排列成行的椭圆体。临床根据宫颈黏液检查,可了解卵巢功能。

3.输卵管的周期性变化　在雌、孕激素的影响下,输卵管黏膜也发生周期性变化,但不如子宫内膜明显。

4.乳房的周期性变化　雌激素促进乳腺管增生,而孕激素则促进乳腺小叶及腺泡生长。某些女性在经前有乳房肿胀和疼痛感,可能是乳腺管的扩张、充血及乳房间质水肿所致。由于雌、孕激素撤退,月经来潮后上述症状多消退。

四、月经及月经期的临床表现

(一)月经

月经是指伴随卵巢周期性变化而出现的子宫内膜周期性脱落及出血。规律月经的出现是生殖功能成熟的标志之一。月经第一次来潮称为月经初潮。初潮年龄为 11～18 岁,多在

13~14岁。月经初潮的早晚可受遗传、气候、营养、环境等因素的影响,近年月经初潮年龄有提前趋势。若15岁后月经尚未来潮应引起临床重视。

(二)月经血的特征

月经血呈暗红色,碱性、黏稠不凝固、有血腥味。主要成分为血液、子宫内膜碎片、宫颈黏液及脱落的阴道上皮细胞。月经血中含有前列腺素及来自子宫内膜的大量纤维蛋白溶酶。由于纤维蛋白溶酶对纤维蛋白的溶解作用,故月经血不凝固,只有出血多时可出现血凝块。

(三)月经的临床表现

正常月经具有周期性,出血的第一天为月经周期的开始,两次月经第一天的间隔时间,称为一个月经周期,一般为21~35天,平均28天,提前或延后7天左右均为正常,只要规律,仍属正常。一次月经持续时间称为经期,一般为2~8天,平均4~6天。一次月经的总量为经量,一般为20~60 mL,超过80 mL称为月经过多。多数女性月经期无特殊症状,有些女性出现下腹部及腰骶部下坠不适或子宫收缩痛,并可出现头痛、易激动、恶心、消化功能紊乱等症状。

五、月经周期的内分泌调节

女性生殖系统的周期性变化称性周期,月经是性周期变化的重要标志和外在表现。月经周期的调节是一个非常复杂的过程。主要通过下丘脑-垂体-卵巢来实现。下丘脑分泌促性腺激素释放激素,通过调节垂体促性腺激素的分泌,调控卵巢功能,卵巢分泌的雌、孕激素对下丘脑、垂体又有反馈调节作用。下丘脑-垂体-卵巢之间相互调节与影响形成完整而协调的神经内分泌系统,称为下丘脑-垂体-卵巢轴(HPO),此轴的神经内分泌活动又受到大脑高级中枢的控制。

(一)下丘脑-垂体-卵巢的相互关系

1.下丘脑对腺垂体的调节　青春期开始,下丘脑的神经分泌细胞分泌促性腺激素释放激素(GnRH),是一种十肽类激素,它包括卵泡刺激素释放激素(FSH-RH)与黄体生成素释放激素(LH-RH)。通过垂体门脉系统到达腺垂体,调节垂体合成与分泌促性腺激素。GnRH的分泌呈脉冲式分泌,脉冲的间隔为60~120 min。

2.腺垂体对卵巢的调节　腺垂体在下丘脑分泌的激素控制下,合成并释放促性腺激素,包括卵泡刺激素(FSH)和黄体生成素(LH),调节卵巢的周期性变化。

(1)卵泡刺激素:在整个月经周期中均有分泌,于排卵期1~2天形成高峰,能促进卵泡的生长发育,并在少量的黄体生成素的协调作用下,促使卵泡成熟与分泌大量雌激素。

(2)黄体生成素:与卵泡刺激素共同作用,促使成熟卵泡排卵及黄体形成,并分泌大量的雌激素和孕激素。

3.卵巢性激素的反馈调节　卵巢在FSH和LH作用下分泌雌激素、孕激素及少量雄激素。卵巢分泌的性激素对下丘脑-垂体分泌功能具有反馈调节作用。使下丘脑与垂体兴奋,分泌激素增加称正反馈;使下丘脑与垂体抑制,分泌激素减少称负反馈。在卵泡早期,一定量的雌激素抑制下丘脑分泌GnRH,并降低垂体对GnRH的反应性。大量雌激素可发挥正反馈调节,刺激LH分泌高峰。高水平孕激素对促性腺激素的脉冲式分泌产生负反馈抑制作用。

(二)月经周期的调节机制

1.卵泡期　在前次月经周期末,黄体萎缩后,雌激素和孕激素降至最低,解除了对下丘脑和垂体的抑制,下丘脑开始分泌 GnRH,使垂体分泌 FSH,促使卵泡发育成熟,在少量 LH 的协同作用下,使卵泡分泌雌激素。在雌激素作用下,子宫内膜发生增生期变化。随着雌激素分泌增加,抑制下丘脑分泌 GnRH,使垂体分泌 FSH 减少。当卵泡发育逐渐成熟,雌激素达到高峰值时,对下丘脑和垂体产生正反馈作用,形成 LH 和 FSH 峰,两者协同作用,促使成熟卵泡排卵。

2.黄体期　排卵后血中 LH 和 FSH 急速下降,在少量的 LH 和 FSH 作用下,黄体形成并逐渐成熟。黄体主要分泌孕激素和雌激素,使子宫内膜从增生期转变为分泌期。排卵后 7~8 天黄体发育成熟,孕激素达到高峰,雌激素也达到又一次高峰。在大量孕激素和雌激素共同的负反馈作用下,垂体分泌的 LH 和 FSH 相应减少,黄体开始萎缩,分泌的孕激素、雌激素也下降。子宫内膜因失去激素支持,发生剥脱,致月经来潮。同时,也解除了对下丘脑-垂体的负反馈抑制,在大脑皮质的控制下,下丘脑又开始分泌 GnRH,垂体分泌 FSH 增加,继而卵泡发育,开始下一个月经周期,如此周而复始进行。

总之,正常月经周期的调节依赖于 HPO 的神经内分泌调控,此外,其他内分泌腺也与月经周期调节有一定的关系,而这些生理活动又受到大脑皮质神经中枢调节与控制。因此,大脑皮质、下丘脑、垂体和卵巢之间如果一个环节发生异常,都会引起卵巢功能紊乱,导致月经失调。

本章小结

女性骨盆由骶骨、尾骨及左右两块髋骨组成。女性外生殖器包括阴阜、大阴唇、小阴唇、阴蒂、阴道前庭;内生殖器官包括阴道、子宫、输卵管及卵巢,后两者称为子宫附件。子宫 4 对韧带维持子宫位于盆腔正中,呈前倾前屈位。输卵管分为间质部、峡部、壶腹部、伞部 4 部分。

女性在青春期和围绝经期因体内性激素水平变化大,使女性生理与心理都发生明显的改变。卵巢具有分泌和生殖功能。青春期至绝经期,每月卵巢历经卵泡的发育与成熟、排卵、黄体形成与退化 3 个阶段。在卵巢周期性变化过程中,产生性激素作用于子宫内膜使其发生周期性变化即增生期、分泌期和月经期,表现月经周期性来潮。子宫内膜周期性变化受下丘脑-垂体-卵巢轴的调节。本章重点为卵巢的功能、性激素作用、卵巢和子宫内膜周期性变化。难点为月经周期调节。

习题及复习思考题

一、选择题

1.下列叙述错误的是(　　)。

A.骨盆由骶骨、尾骨和左右两块髋骨组成

B.大阴唇受伤易形成血肿

C.阴蒂极敏感

D.前庭大腺位于大阴唇后部,正常可触及

E.以上都对

2.下列不是女性生殖器官邻近器官的是(　　)。

A.膀胱　　　　　B.尿道　　　　　C.结肠　　　　　D.直肠　　　　　E.输尿管

3.对子宫描述错误的是(　　)。

A.成人子宫重约 50 g　　　　　　　B.婴儿期子宫体与子宫颈的比例为 1∶2

C.保持子宫前倾位置的是圆韧带　　　D.子宫位于盆腔正中,呈倒梨形

E.峡部上段为组织学内口

4.对子宫内膜描述错误的是(　　)。

A.子宫内膜有腺体、间质和血管　　　B.子宫内膜分为功能层和基底层

C.内膜基底层无周期性变化　　　　　D.子宫内膜为柱状上皮

E.月经来潮子宫内膜仅致密层剥脱

5.关于月经,下列叙述错误的是(　　)。

A.是子宫内膜随卵巢的周期性变化而发生的周期性脱落及出血

B.两次月经第 1 天间隔时间称一个月经周期

C.月经周期一般 21~35 天为一个周期

D.月经血为鲜红,内有大量凝血块

E.正常月经持续时间为 2~8 天

6.关于卵巢激素,描述错误的是(　　)。

A.雌激素使子宫内膜增生

B.孕激素使增生期子宫内膜转化为分泌期

C.雌激素使宫颈黏液分泌增加、质稀

D.孕激素使基础体温升高

E.雌激素使阴道上皮细胞脱落

二、思考题

1.请列表比较雌、孕激素的生理作用有何异同?

2.简述卵巢周期性变化与性周期的关系。

3.描述性周期的调节。

三、病案分析

1.女性,22 岁,人工流产 3 次,现为人流术后 8 个月,月经稀少,现已 3 个月未来月经,查体:HCG 阴性,雌激素严重偏低,宫腔粘连,请思考:不来月经的主要原因是什么? 为什么?

2.某女孩,14 岁,初潮 12 岁,月经周期 20~45 天,经期 7~10 天,量多。上次月经持续 10多天未净,量多,基础体温呈单相型。请思考:

(1)月经周期正常吗?

(2)这种月经周期中,卵巢有排卵吗?

(胡亮亮)

第二十章　正常分娩

妊娠满 28 周及以后,胎儿及附属物由母体娩出的过程称分娩(delivery)。妊娠满 28 周至不满 37 周间的分娩称早产(premature delivery);妊娠满 37 周至不满 42 周间的分娩称足月产(term delivery);妊娠满 42 周及以后的分娩称过期产(postterm delivery)。

第一节　影响分娩的因素

影响分娩的因素包括产力、产道、胎儿及精神心理因素。当这些因素均正常且能相互适应时,分娩则顺利进行;反之,将发生分娩困难。

（一）产力

将胎儿及其附属物从母体子宫内逼出的力量,称为产力。产力主要包括子宫肌收缩力(主力)及腹肌、膈肌、肛提肌收缩力(辅力)。

1.子宫收缩力　简称宫缩,是临产后的主要产力,贯穿于分娩全过程。正常子宫收缩(简称宫缩)具有以下几个特点:

(1)节律性:宫缩的节律性是临产的重要标志。每次阵缩由弱到强(进行期),达到高峰维持一定时间(极期),随后逐渐减弱(退行期),直至消失进入间歇期,间歇期子宫肌肉松弛疼痛感消失。宫缩如此反复出现,直至分娩结束。

（2）对称性与极性：正常宫缩从两侧子宫角部同时发起,先向宫底部集中,再向子宫下段以 2 cm/s 速度扩散,约 15 s 内均匀协调地遍及整个子宫,称为子宫收缩的对称性。宫缩在子宫底部最强、最持久,向下逐渐减弱,宫底宫缩强度约是子宫下段的 2 倍,称为宫缩的极性。

（3）缩复作用：宫缩时子宫体肌纤维缩短变宽,间歇期肌纤维松弛,但不能完全恢复到原来的长度,而较原来略短,经过反复宫缩,肌纤维越来越短,此现象称为缩复作用。

2.腹肌、膈肌　腹肌及膈肌收缩力是第二产程时胎儿娩出的重要辅助力量。腹压在第二产程后期配合宫缩时运用最有效。过早使用腹压易造成产妇疲劳和宫颈水肿,导致产程延长。

3.肛提肌收缩力　当宫口开全后,胎先露部压迫盆底组织,引起肛提肌收缩。它的收缩有助于胎先露部在骨盆腔内旋转;当胎头枕部露于耻骨弓下时,有助于胎头仰伸及娩出;可迫使已剥离的胎盘娩出,减少产后出血。

（二）产道

产道是胎儿娩出的通道,分为骨产道与软产道两种。

1.骨产道　骨产道即真骨盆,在分娩过程中变化较小。分娩过程中因产力和重力的作用,各骨之间有轻度的移位,使骨盆腔容积增大。为了便于理解分娩过程胎儿通过骨产道的机制,通常将骨盆分为 4 个假想平面,每个平面有特殊的形态,其径线也各不相同,它的形状、大小与分娩关系密切。分娩时,胎儿只有顺应于骨盆各平面的形状及大小,才能沿产轴顺利娩出。

2.软产道　是由子宫下段、子宫颈、阴道、骨盆底软组织所构成的一弯曲通道。

（1）子宫下段的形成：由非妊娠时长约 1 cm 的子宫峡部伸展形成。妊娠 12 周以后子宫峡部逐渐扩张成为宫腔的一部分,妊娠末期逐渐被拉长形成子宫下段。临产后规律宫缩使子宫下段进一步拉长达 7~10 cm,肌壁变薄成为软产道的一部分。由于子宫肌纤维的缩复作用,子宫上段肌壁越来越厚,下段肌壁被牵拉越来越薄,在子宫上下段间的宫腔内面形成一明显环状隆起,称生理性缩复环。正常情况下,此环不易在腹部见到。

（2）子宫颈的变化：①宫颈管消失（effacement of cervix）：临产前宫颈管长 2~3 cm,初产妇较经产妇稍长。临产后的规律宫缩牵拉宫颈内口的子宫肌纤维和周围韧带,加之宫内压升高、胎先露部支撑前羊膜囊呈楔状,致使宫颈内口向上向外扩张,使宫颈管形成漏斗状,此时宫颈外口变化不大,随后宫颈管逐渐变短直至消失。初产妇多是宫颈管先缩短消失,而后宫口后扩张;经产妇多是宫颈管消失与宫口扩张同时进行。故经产妇产程较初产妇短。②宫口扩张（dilatation of cervix）：临产前,初产妇的宫颈外口仅容一指尖,经产妇能容一指。临产后,子宫收缩及缩复向上牵拉迫使宫口扩张。胎膜多在宫口近开全时自然破裂,破膜后,胎先露部直接压迫宫颈,扩张宫口的作用更显著。产程不断进展,当宫口开全（10 cm）时,足月胎儿头方能通过。

3.阴道、盆底与会阴的变化　临产后,胎先露部下降直接压迫并扩张阴道及骨盆底,使软产道扩张形成一个向前弯的长筒,阴道外口向前上方,阴道黏膜皱襞展平使腔道加宽。初产妇的阴道较紧,扩张缓慢;而经产妇的阴道较松,扩张较快。同时肛提肌向下及两侧扩展,肌纤维拉长,使 5 cm 厚的会阴变为 2~4 mm,以利胎儿通过。分娩时,会阴虽能承受一定压力,但如果保护不当,也容易造成会阴撕裂。

（三）胎儿

胎儿能否顺利娩出，除了产力、产道因素外，还取决于胎儿的大小、胎位及有无畸形等。

1.胎儿大小　是决定分娩难易的重要因素之一。足月胎头是胎儿最大、可塑性最小的部分，也是最难通过骨盆的部分。胎儿发育过大致胎头径线较大时，即使骨盆大小正常，因颅骨较硬，胎头不易变形，也可引起相对性头盆不称造成难产。但也应注意肥胖的巨大儿，可能由于皮下脂肪过多而造成分娩困难。

（1）胎头颅骨：由顶骨、额骨、颞骨各2块及枕骨1块组成。颅骨间缝隙称颅缝，两顶骨间为矢状缝，顶骨与额骨间为冠状缝，枕骨与顶骨间为人字缝，颞骨与顶骨间为颞缝，两额骨间为额缝。两颅缝交界间隙较大称为囟门，位于胎头前方呈菱形称前囟（大囟门），位于胎头后方呈三角形称后囟（小囟门）（见图20.1）。颅缝与囟门均有软组织覆盖，胎头具有一定可塑性。在分娩过程中，头颅通过产道时，颅缝轻度重叠囟门缩小，胎头体积缩小，有利于娩出。胎儿过熟致颅骨较硬，胎头不易变形，也可导致难产。

（2）胎头径线：主要有4条，即①双顶径（biparietal diameter，BPD）：为双顶骨隆突间的距离，足月胎儿平均约为9.3 cm，是胎头最大横径，临床常用B超测量此径来判断胎儿大小；②枕额径（occipito frontal diameter）：鼻根眉间至枕骨隆突的距离，足月胎儿平均约为11.3 cm，胎头常以此径衔接；③枕下前囟径（suboccipitobregmatic diameter）：前囟中央至枕骨隆突下的距离，足月胎儿平均约为9.5 cm，胎头俯屈后以此径通过产道；④枕颏径（occipitomental diameter）：颏骨下方中央至后囟顶部的距离，足月胎儿平均约为13.3 cm。

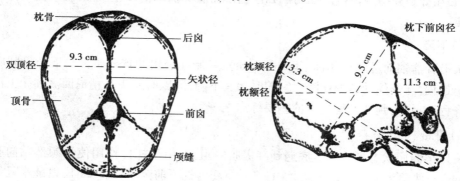

图20.1　胎头颅骨、颅缝、囟门及径线

2.胎位　产道为一纵行管道。纵产式（头先露或臀先露），胎体纵轴与骨盆轴相一致，胎儿容易通过产道。肩先露，胎体纵轴与骨盆轴垂直，妊娠足月活胎不能通过产道，对母体威胁极大。

3.胎儿畸形　若胎儿畸形造成某一部位发育不良，如脑积水、联体双胎等，使胎头或胎体过大，很难通过产道。

（四）精神心理因素

分娩是一个正常的生理过程，但对产妇却是一种持久而强烈的应激源。有相当数量的初产妇对分娩有不同程度的害怕或恐惧，致使产妇出现紧张情绪、焦虑不安的精神心理状态。常表现为听不见医护人员的解释，不配合相关的分娩动作。现已证实，产妇这种情绪改变会引起机体发生一系列变化，如心率加快、呼吸急促、肺内气体交换不足，致使子宫缺氧造成宫缩乏力、宫口扩张缓慢、胎先露下降受阻,产程延长,产妇体力消耗过多,同时也促使其神经内分泌发生变化,交感神经兴奋,释放儿茶酚胺,血压升高,导致胎儿缺血缺氧,发生胎儿窘迫。

第二节　枕先露的分娩机制

分娩机制(mechanism of labor)是指胎儿先露部通过产道时,为适应产道的形状与大小被动地进行一系列适应性转动,以其最小径线通过产道的全过程。包括衔接、下降、内旋转、仰伸、复位及外旋转、胎儿娩出等动作。临床上枕先露占 95.75%～97.75%,又以枕左前位最多见,故以枕左前的分娩机制为例加以说明。

(一)衔接

胎头双顶径进入骨盆入口平面,胎头颅骨的最低点接近或达到坐骨棘水平,称衔接(engagement),又称入盆。胎头取半俯屈位以枕额径入盆,胎头矢状缝坐落在骨盆入口右斜径上,枕骨在骨盆左前方。

衔接是一个重要的动作,胎头衔接意味着没有头盆不称。一般初产妇在预产期前 1～2 周,经产妇在分娩开始后衔接。如初产妇已临产而胎头仍未衔接,应警惕有头盆不称或其他异常的可能。

(二)下降

胎头沿骨盆轴前进的动作称下降(descent),是胎儿娩出的首要条件。下降呈间歇性贯穿于分娩全过程,与其他动作相伴随。宫缩时胎头下降,间歇时胎头又稍退回。临床上注意观察胎头下降程度,作为判断产程进展的重要标志之一。

(三)俯屈

胎头以半俯屈状态到达骨盆底遇到肛提肌的阻力,由于杠杆作用使下颏部贴向胸壁称俯屈(flexion)。使胎头由衔接时枕额径(11.3 cm)变为枕下前囟径(9.5 cm),以最小径线适应产道有利于继续下降。

(四)内旋转

胎头绕骨盆轴旋转,使矢状缝与中骨盆与骨盆出口前后径相一致称为内旋转。胎头枕部位置最低,达骨盆遇肛提肌收缩力而被推向稍宽大的骨盆腔前方,即胎头枕部在骨盆腔内向前旋转 45°,以适应中骨盆及出口前后径大于横径的解剖特点,常于第一产程末完成此动作,有利于胎头下降。此时胎头转动而胎肩并未转动,呈头肩扭转状态。

(五)仰伸

当胎头完成内旋转后继续下降达阴道口时。由于产道下段的前壁为较短的耻骨联合,后壁为较长的骶骨与尾骨,使产轴下段的方向向前向上,前面的阻力小而后面的阻力大。此时,宫缩和腹压迫使胎头下降,而肛提肌收缩将胎头向前推,二力合作迫使胎头向下向前,枕骨抵达耻骨联合下方时,并以此为支点,胎头逐渐仰伸,额、鼻、口、颏相继娩出。胎头仰伸时,胎头双肩径沿骨盆左斜径入盆。

（六）复位及外旋转

胎头娩出后,枕部顺时针旋转 45°称复位,恢复胎头与胎肩垂直关系。双肩径沿骨盆左斜径继续下降,为适应骨盆腔形态,前肩在骨盆内向前向中线旋转 45°,使双肩径与骨盆出口前后径一致,胎头枕部随之在外继续顺时针旋转 45°,以保持头肩的垂直关系,称外旋转。

（七）胎肩及胎身娩出

外旋转动作完成后,胎儿前肩(右肩)于耻骨弓下先娩出,随之胎儿后肩(左肩)从会阴前缘娩出,继之胎身及下肢侧弯娩出。

上述的分娩机转应被视为一个连续的过程,下降是贯穿于始终的动作,胎先露部的各种适应性转动都是伴随下降而逐渐完成,每个动作并内有完全的界限,在经产妇尤为明显。这一系列动作,大部分是在产道内完成的,在体外只能看到仰伸、外旋转、胎儿娩出 3 个动作。因此,医生只能熟练掌握分娩机转,才能判断与处理分娩过程中所出现的异常问题。

第三节　　临产诊断与产程分期

（一）临产诊断

出现规律性宫缩,是临产(in labor)开始的标志。宫缩持续约 30 s 或以上,间歇 5~6 min,同时伴有进行性宫颈管消失、宫颈口的扩张和胎先露的下降。

（二）产程分期

总产程(total stage of labor)即分娩全过程,指开始出现规律宫缩至胎儿、胎盘完全娩出的过程。初产妇需 12~18 h;经产妇需 6~9 h。总产程最长不能超过 24 h,最短不能少于 3 h。临床上根据不同阶段的特点又分为 3 个产程:

1.第一产程(first stage of labor)　又称宫颈扩张期,是指开始出现规律宫缩至宫口开全(10 cm)为止。初产妇的宫颈较紧,宫颈口扩张缓慢,需 11~12 h;经产妇的宫颈较松,宫颈口扩张较快,需 6~8 h。

2.第二产程(second stage of labor)　又称胎儿娩出期,是从宫口开全至胎儿娩出为止。初产妇需 1~2 h,不应超过 2 h;经产妇通常数分钟即可完成,也有需 1 h 者,但不应超过 1 h。

3.第三产程(third stage of labor)　又称胎盘娩出期,是从胎儿娩出开始至胎盘娩出为止。初产妇和经产妇这一过程需 5~15 min,但不应超过 30 min。

第四节 分娩期产妇的处理

案例导入

  某产妇,女,26岁,第一胎,孕39周,阵发性规律腹痛持续2 h,伴阴道血性分泌物1天。查体:T 37 ℃,P 88 次/min,R 19 次/min、Bp 120/80 mmHg。情绪紧张,听诊心肺正常。下肢无水肿。产科检查:枕左前位;宫缩持续30 s、间歇5~6 min,宫缩力强度中等;胎心音140 次/min;宫口扩张1指,前羊水囊存在,头先露,S+0.5 收入院,送待产室待产。

请思考:

  (1)该产妇此时处于第几产程?

  (2)你的判断依据是什么?如何处理?

一、第一产程的临床经过及处理

(一)临床表现

1.规律宫缩(regular uterine contraction) 产程开始时,子宫收缩力弱,出现伴有疼痛的子宫收缩,持续时间较短约30 s,且弱,间歇期较长为5~6 min。随着产程进展,子宫收缩力逐渐增强,宫缩持续时间逐渐延长为50~60 s,间歇期逐渐缩短为2~3 min。在宫口接近开全时,宫缩持续时间可达1 min 或以上,间歇期仅1~2 min。

2.宫口扩张(dilatation of cervix) 是规律宫缩的结果。不断增强的宫缩,由于缩复作用,迫使宫颈管消失与宫颈扩张。当宫口开全时,宫颈边缘消失,子宫下段与阴道形成宽阔筒腔,有利于胎儿通过。

宫颈口扩张有一定规律,先慢后快,以初产妇最明显,可分为两期:①潜伏期(latent phase):从出现规律宫缩至宫口扩张3 cm,初产妇约需8 h,最大时限不超过16 h。特点:宫口扩张缓慢,平均2~3 h 扩张1 cm。②活跃期(active phase):从宫口扩张3 cm 至宫口开全(10 cm),初产妇约需4 h,最大时限不超过8 h。特点:宫口扩张明显加快。如宫口不能如期扩张,可能存在宫缩乏力、头盆不称等因素。

3.胎先露下降 胎先露下降的程度以胎头颅骨最低点与坐骨棘平面的位置关系为判断标志,通过阴道或肛门检查能判断。伴随宫缩和宫颈扩张,胎儿先露部逐渐下降。潜伏期胎头下降不明显,活跃期下降加快。一般在宫口开大4~5 cm 时,胎头应达坐骨棘水平,胎头下降程度是决定能否经阴道分娩的重要标志。胎头颅骨最低点平坐骨棘时,用"0"表示,在坐骨棘上1 cm 时,用"-1"表示;在坐骨棘下1 cm 时,用"+1"表示,以此类推(见图20.2)。

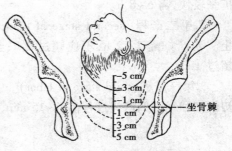

图20.2 胎先露下降程度判断

4.胎膜破裂(rupture of membranes)　简称破膜。宫缩时,子宫羊膜腔内压力增高,胎先露部下降,将羊水阻断为前、后两部分。在胎先露前方的羊水,称为前羊水,约100 mL,宫缩时前羊膜囊楔入宫颈管内,助于扩张宫口,当前羊膜囊内压力增加到一定程度时胎膜自然破裂,破膜多发生在宫口近开全时。

5.疼痛　分娩期的宫缩会给每个产妇带来不同程度的疼痛,主要为宫缩时对子宫下段及宫颈扩张、牵扯所致。尤其在进入活跃期后,宫缩增强,分娩痛会更加明显,疼痛部位主要是集中在下腹部及腰骶部,其程度存在个体差异。

(二)产程、母体观察及处理

1.产程必须观察的项目及处理

(1)观察宫缩:用触诊法或胎儿监护仪进行监测。最简单的方法是助产人员将一手掌置于产妇腹壁宫底处,感觉宫缩时宫体隆起变硬的强度及持续时间,间歇时宫体松弛变软的状况及时间,一般连续观察至少3阵宫缩,并记录于护理单上。格式:以分数为基础,分子为宫缩持续时间,分母为间歇时间,如30~40 s/5~6 min。也可用胎儿监护仪描记宫缩曲线,能全面反映宫缩的强度、频率、持续时间、间歇时间。每隔1~2 h观察一次,连续观察3次宫缩并记录。如宫缩不规律、强度异常,及时处理。

(2)胎心监测:用胎心听诊器或多普勒听诊仪于宫缩间歇期在产妇腹壁听胎心音。潜伏期没隔1~2 h听胎心1次,进入活跃期后,每隔15~30 min听胎心1次,每次听1 min并记录。正常情况下子宫收缩时胎心音变慢,宫缩时胎心率迅速恢复。若宫缩后听胎心率不能恢复或胎心率<120次/min或>160次/min。此方法简单,但仅能获得每分钟的胎心率,不能分辨瞬间的变化,也不能识别胎心率的变异及其与宫缩、胎动的关系,也可用胎儿监护仪监测胎心,将测量胎心的探头置于胎心音最响亮的部位,以腹带固定于产妇腹壁上,连续观察胎心率的变异及其与宫缩、胎动的关系,若宫缩过后胎心率不能迅速恢复,节律不齐,或胎心率<120次/min或>160次/min,均提示胎儿窘迫,应立即查找原因,给产妇吸氧、改左侧卧位等处理。

(3)观察宫口扩张与胎先露下降:临产后可通过肛门检查,了解宫缩时宫颈软硬厚薄、宫口扩张程度、胎先露及其下降程度、胎膜是否破裂、骨盆腔大小及尾骨活动度。产程中检查次数不宜过多,一般隔4 h查1次,经产妇或宫缩频者间隔时间应缩短。宫口扩张与胎先露下降是产程紧张的重要标志。为减少肛查时手指进出肛门次数以降低感染概率,阴道检查可取代肛门检查,但必须严格消毒外阴后,行阴道检查。①肛查方法:产妇仰卧位、两腿屈曲分开。检查者站在产妇右侧,用消毒纸遮盖阴道口避免粪便污染阴道,右手戴手套食指蘸肥皂水轻轻伸入直肠,隔着直肠壁和阴道后壁进行指诊。在直肠内的食指向后触及尾骨尖端,了解尾骨的活动度,再查两侧坐骨棘是否突出并确定胎头高低;然后用指端掌侧探查宫口,摸清其四周边缘,估计宫口扩张的厘米数。当宫口开全时,则摸不到宫口边缘。未破膜者,在胎头前方可触到有弹性的前羊膜囊;已破膜者,则能直接触到胎先露部,硬而圆,表面光滑的为胎头。若胎头无水肿(产瘤),还能触及胎儿囟门及颅缝,有助于确定胎位。若触及搏动的条索物时,应考虑为脐带先露或脐带脱垂的可能,需及时处理。②阴道检查:当肛门检查不清时,可在严格消毒后行阴道检查,能直接触清胎位、宫口扩张以及胎先露下降程度,并能全面了解盆腔内部情况。

(4)胎膜破裂处理:胎膜多在宫口近开全时自然破裂,前羊水流出。一旦破膜,应立即让产妇平躺,听胎心音,观察羊水性状、颜色和量,有无脐带脱垂,并记录破膜的时间。发现异常应及时处理。破膜超过 12 h 未结束分娩者,应给予抗生素预防感染。

(5)绘制产程图:为细致观察产程进展,及时记录检查结果,及早处理异常情况,目前多采用绘制产程图。产程图的横坐标为临产时间(h),纵坐标左侧为宫口扩张程度(cm),纵坐标右侧为胎先露下降程度(cm),绘出宫口扩张曲线与胎先露下降曲线,使产程进展一目了然。

一般情况下,宫口扩张<3 cm 时,每 2~4 h 肛查或阴道检查 1 次;宫口扩张>3 cm 时,每 1~2 h 肛查或阴道检查 1 次。同时也要根据宫缩情况和产妇的临床表现,适当地增加检查次数。肛查次数不宜过多,可增加产褥感染的机会,整个产程肛查次数不超过 10 次。但肛查次数过少,不易掌握产程进展情况;在产程进展迅速时,可能失去接产准备的时间,在经产妇或有急产史,更应注意。检查后做记录并描记产程图。

2.母体观察及处理

(1)精神安慰、分娩知识宣教:及时告知产妇分娩过程中的相关信息,促使产妇在分娩过程中密切配合,顺利完成分娩。医护人员及产妇家属要守护在产妇身边,指导产妇在宫缩时深呼吸,并将双手掌置于腹部由上向下推按,可缓解疼痛。若产妇腰骶部疼痛时,可用拳头按压腰骶部以减轻疼痛。在宫缩间歇期指导产妇放松休息,若无异常情况可在待产室内活动,聆听音乐或谈话,转移注意力,减轻产妇疼痛的感觉。

(2)促进舒适:①饮食:鼓励产妇在宫缩间歇期少量多餐,进高热量、易消化、清淡饮食,注意补充足够水分,保持水、电解质平衡。②活动与休息:临产后胎膜未破、宫缩不强者,鼓励产妇在护士和家属的搀扶下进行室内走动,以利于宫口扩张和胎先露下降。若初产妇宫口开全或经产妇宫口已扩张 3~4 cm 时,应取左侧卧位休息,有利于胎心率恢复和保存体力。③排尿与排便:鼓励产妇2~4 h 排尿 1 次,并及时排除粪便,以免影响宫缩及先露下降。若初产妇宫口扩张<4 cm,宫缩不强、胎膜未破、胎头已衔接者,无阴道流血、胎位异常、剖宫产史。妊娠高血压疾病、严重心脏病、胎儿窘迫等禁忌证者,可酌情用温肥皂水灌肠。灌肠目的既能清洁肠道,避免产道污染;又能刺激宫缩,加快产程进展。

(3)观察生命体征:第一产程期间,每隔 4~6 h 测量 1 次体温、脉搏、呼吸、血压,并记录。发现血压升高,增加测量次数,并给予相应处理。

(4)健康教育:指导产妇保持轻松愉快的心情,分散注意力,更有利于分娩顺利进行,积极配合医护人员的处理与护理,有利于分娩镇痛护理的实施。做好新生儿出生的准备,也是一种分散注意力的方法。

二、第二产程的临床经过及处理

(一)临床表现

1.宫缩增强　宫口开全后,多已自然破膜。若此时未破膜,常影响胎头下降,应行人工破膜。破膜后,宫缩暂时停止,产妇略感舒适,继而宫缩重现且较前增强,每次持续时间约 1 min 或以上,歇期仅 1~2 min。

2.排便感　当胎头降至盆出口压迫盆底软组织时,产妇出现排便感。不自主地向下屏气加腹压,会阴逐渐膨隆变薄,肛门外括约肌松弛且张开。

3.胎儿下降与娩出　随着产程进展,胎头已降至阴道口,露出部分不断增大,出现两种现象:①胎头拨露:宫缩时胎头露出于阴道口,宫缩间歇期又缩回阴道内,称胎头拨露。②胎头着冠:产妇不断屏气加腹压,胎头露出部分不断增大,直至胎头双顶径越过骨盆出口横径,在宫缩间歇期也不再缩回,称胎头着冠。此时会阴极度扩张变薄,应注意保护会阴。产程继续进展,胎头枕骨露出耻骨弓下,并以此为支点,出现胎头仰伸动作,完成胎头娩出,接着出现复位及外旋转,随后前肩、后肩相继娩出,胎体很快娩出,后羊水随之涌出,子宫迅速缩小,宫底达脐平。经产妇由于产程进展较快,有时仅需几次宫缩即可完成上述动作。

(一)观察产程及处理

1.精神安慰　初产妇宫口开全后、经产妇宫口开大 4 cm 且宫缩规律而有力时转入待产室。接待安置产妇于产床上,接产人员守护在产妇身边,及时提供产程进展信息。

2.指导产妇用腹压　产妇取仰卧位,双脚蹬踏在产床上,两腿屈曲分开,露出外阴部,臀下垫无菌垫单,双手握持把手,在宫缩来临时嘱其深吸气屏住,然后向下用长力,增加腹压。宫缩间歇期,产妇全身肌肉放松休息,均匀呼吸。等下次宫缩出现时,再重复屏气运用腹压,以加速产程进展。

3.观察拨露进展及胎心率　接产人员守护产妇身边,一手置于产妇腹壁感觉宫缩,了解宫缩的强度与频率,观察胎头拨露及下降情况,每 5~10 min 听 1 次胎心,了解胎儿宫内情况,直至胎儿娩出。有条件者可用胎儿监护仪观察胎心率与基线变异。若出现胎心异常、第二产程延长等异常情况,应立即行阴道检查,查找原因,尽快结束分娩,避免胎头长时间受压。宫口开全后胎膜多已自然破裂。若仍未破膜,应行人工破膜,以免影响胎头下降。

4.做好接产准备　对产妇外阴采用外阴冲洗与消毒法消毒。消毒范围:前起阴阜后至肛门及周围,两侧至大腿内侧上 1/3。先给产妇臀下铺一次性垫单,用无菌纱布蘸软皂液擦洗外阴部,顺序是大阴唇、小阴唇、阴阜、大腿内上 1/3、会阴及肛门周围。然后用温开水冲掉皂液,为防止液体进入阴道,用无菌纱布遮盖阴道口。最后涂 0.5% 碘伏消毒,取下阴道口纱布球和臀下便盆琥珀塑料布,铺无菌巾于臀下。接产人员按无菌操作常规洗手、戴手套、打开产包,穿手术衣、铺无菌巾、准备接产。

5.接生　接产方法有仰卧位接生法、坐位或半坐位接生法、水下接生法。临床通常采用仰卧位接生法。

(1)评估会阴条件:胎头拨露时,如发现产妇会阴部过紧缺乏弹性或阴道内已有小裂伤而出血,估计分娩时会阴撕裂不可避免,接产者应做出正确的判断,必要时行会阴侧切术。

(2)接产步骤:接产者打开产包,外阴部铺置无菌区,站在产妇右侧,当胎头拨露使会阴后联合较紧张时开始保护会阴,行会阴切开术后也需保护会阴。目的是:避免肛门外括约肌的损伤,控制胎儿娩出速度,协助胎儿安全娩出。方法是:宫缩来临时,嘱产妇屏气向下加腹压,接产者右手肘支在产床上,右拇指与其余四指分开,掌内垫以无菌纱布。①当宫缩时,向内上方托压会阴部,左手轻压胎头枕部,协助胎头俯屈和使胎头缓慢下降;宫缩间歇期时,右手拇、食、中三指可以离开会阴,利于会阴血液循环恢复,避免水肿。②胎头拨露变大,临近着冠时,宫缩时向上向内托压会阴,左手协助胎头俯屈;宫缩间歇期,右手掌稍放松但不能离开会阴。③在胎头着冠时,右手掌更用力顶住会阴,宫缩时嘱产妇张口哈气消除腹压,间歇时稍向下屏气,左手协助胎头仰伸,使胎头缓慢娩出。

当胎头娩出后,不要急于娩出胎肩,右手继续保护会阴,左手拇指从胎儿鼻根向下颏挤压,挤出口鼻腔内的黏液和羊水。随再次宫缩出现,左手协助胎头复位及外旋转,使胎儿双肩径与骨盆出口前后径一致。接产者左手向下轻压儿颈,使前肩从耻骨弓下先娩出,再轻托儿颈向上,使后肩从保护会阴的右手上方娩出。胎儿双肩娩出后,保护会阴的右手可以离开会阴。用双手扶住胎儿肩两侧,协助胎体及下肢以侧位娩出,后羊水涌出,记录胎儿娩出时间。胎儿娩出后,将弯盘置于产妇臀下接血,以测量产后出血量。

6.健康教育　指导产妇与医护人员积极配合,运用好腹压,注意及时补充营养,保持体力,促进母儿安全。

三、第三产程的临床经过及处理

(一)临床经过

1.子宫收缩　胎儿娩出后,产妇感到轻松,宫底降至脐平,宫缩暂停几分钟后重新出现。

2.胎盘剥离与娩出　胎儿娩出后,由于子宫的缩复作用,宫腔容积明显缩小,胎盘不能相应缩小与子宫壁发生错位而剥离,剥离面出血形成胎盘后血肿,随血肿增大,胎盘剥离面也不断扩大,直至胎盘完全与子宫壁分离而娩出。

胎盘剥离征象有:①子宫变硬由球形变为狭长形,宫底升高达脐上;②阴道少量出血;③阴道口外露的脐带自行下降延长;④接产者用左手掌尺侧缘轻压产妇耻骨联合上方,将宫体向上推,而外露的脐带不再回缩。

胎盘娩出后评估胎盘胎膜是否完整,有无胎盘小叶或胎膜残留,胎盘边缘有无断裂血管,判断是否有副胎盘。

3.阴道流血　正常分娩的出血量一般不超过300 mL。

(二)处理

1.正确处理新生儿,预防新生儿窒息

(1)清理呼吸道:是处理新生儿的首要任务。新生儿娩出后,立即用吸痰管或洗耳球轻轻吸出新生儿口鼻腔黏液及羊水,保持呼吸道通畅。如呼吸道黏液和羊水已吸净而仍无哭声时,可用手轻拍新生儿足底,以促其啼哭。新生儿大声啼哭,表示呼吸道已通畅。

(2)新生儿Apgar评分:新生儿出生后1 min内,进行评分,用以判断新生儿有无窒息及窒息的严重程度。8～10分为正常;4～7分为轻度窒息,需经清理呼吸道、吸氧、人工呼吸、用药等措施抢救;0～3分为重度窒息,需紧急抢救,抢救过程中5 min时再次评分,可了解新生儿的预后。

(3)处理脐带:临床采用二次断脐法,用两把血管钳在距脐轮10～15 cm处夹住脐带,于两脐之间剪断脐带,使新生儿与母体分开。①双重棉线结扎法:先用75%酒精棉签消毒脐带根部及脐轮周围,再用无菌粗棉线在距脐轮0.5 cm处结扎第1道,再在结扎线上0.5～1 cm处结扎第2道。注意要扎紧,防止脐出血,又要避免用力过度以防勒断脐带。在第2道结扎线上0.5 cm处再次剪断脐带,用无菌纱布包裹脐带断端挤出残余血。再用纱布围裹脐儿皮肤,用无菌纱布覆盖好,再用脐绷带包扎。②气门芯法:消毒脐带根部后用一血管钳套上气门芯,距脐轮0.5 cm处钳夹脐带,在血管钳上方0.5 cm处剪去脐带,牵拉气门芯上短线,套于止血钳下的脐带断端上,松开止血钳消毒包扎。处理脐带时,注意新生儿保暖。目前临床上常用气门芯、脐带夹、血管钳等方法取代双重棉线结扎法,促使脐带早日结痂脱落。

(4)处理新生儿:擦干新生儿身上的羊水和血迹,检查新生儿体表有无畸形,在新生儿左手腕系上标有母亲姓名、床号、住院号、新生儿性别、体重、出生时间的手腕带。在新生儿记录单上摁上新生儿足印和母亲拇指印,并将新生儿穿好衣服包裹于襁褓保暖,并在襁褓外系上标有与手腕带上信息一致的小标牌。用抗生素眼药水滴眼以防结膜炎。上述工作完成后将新生儿交给母亲及其家属看,如新生儿无异常,娩出后半小时内抱给母亲,协助其进行第一次吸吮。

2.正确处理第三产程,预防产后出血

(1)及时助娩胎盘:接产者熟练掌握胎盘剥离征象,切忌在胎盘未完全剥离前避免牵拉脐带或按揉子宫,以免造成脐带断裂、胎盘胎膜残留、子宫翻出、产后出血等并发症;当确认胎盘已完全剥离时,应立即协助胎盘娩出。方法是:于宫缩时让产妇向下屏气稍用腹压,右手牵拉脐带,左手在产妇腹壁握持宫底并轻轻按揉,当胎盘娩出至阴道口时,接产者双手捧住胎盘,朝一个方向旋转并缓慢向外牵拉,协助胎盘胎膜完整娩出。若在胎盘娩出过程中发现胎膜有部分撕裂。可用血管钳夹住断裂上端的胎膜,再继续向原方向牵拉,直至胎膜完全娩出。胎盘胎膜娩出后,左手继续按揉宫底以刺激子宫收缩、减少出血,用聚血器或弯盘接住阴道流血以统计出血量。

(2)检查胎盘胎膜:先将胎盘铺平,检查胎膜是否完整,破裂口高低(测裂口至胎盘边缘距离),然后将胎膜撕开检查胎盘母体面,用纱布把血块拭去,观察胎盘形状、颜色、有无钙化、梗死及有无小叶缺损等,并测量其大小与厚度;再检查胎盘胎儿面有无血管超越胎盘边缘,以便及时发现副胎盘。最后再将脐带提起,测量其长度,观察其附着部位。

(3)检查软产道:胎盘娩出后,应仔细检查会阴、小阴唇内侧、尿道口周围、阴道及宫颈有无裂伤,会阴切口有无延长裂深。如有裂伤应及时修补缝合,缝合时应注意解剖位置,按层次分别缝合。缝合后消毒外阴,并敷以酒精纱布。

(4)预防产后出血:胎盘娩出后,及时按摩子宫,是防止产后出血的一种有力措施。如既往有产后出血史或估计有产后出血可能者,可于胎儿前肩娩出时以麦角新碱0.2 mg,或缩宫素10 U加于25%葡萄糖液20 mL内静注,也可在胎儿娩出后立即将缩宫素10 U加20 mL生理盐水经脐静脉快速注入,均能助胎盘迅速剥离减少出血。

(5)评估阴道出血量:分娩结束后应仔细收集出血量并记录产时阴道内的出血量,包括弯盘内收集的血量和敷料上的血量。单纯用目测估计出血量不准确,目测估计的出血量往往比实际的量要少,应加以注意。

(6)产后2 h观察:分娩结束以后,产妇继续留在产床上观察护理2 h,是产后出血、产后休克的高发时期。要重点观测血压、子宫收缩情况、宫底高度、阴道流血量、膀胱充盈程度、阴道有无血肿形成。临床上也有将胎盘娩出后2 h内称为第四产程,其目的是预防产后出血。

3.健康教育 指导留在产房内观察2 h的产妇闭目养神,配合医护人员的各项护理工作完成,并做好新生儿第1次哺乳的心理准备。

本章小结

本章主要内容包括影响分娩的四因素、临产诊断、产程分期、3 个产程的处理;难点是分娩机制 7 个动作完成的机理。同学们在学习过程中特别注意 3 个产程的划分及临床特点,注意理论与临床案例的结合,为保证宝宝顺利、平安降生,及时、正确的临床处理和心理安慰同等重要。

习题及复习思考题

一、选择题

A1 型题

1.临产后的主要产力是( )。

A.腹肌收缩力　　　B.膈肌收缩力　　　C.肛提肌收缩力　　D.子宫收缩力　　E.骨骼肌收缩力

2.影响正常分娩的因素不包括( )。

A.产力　　　　　　B.产道　　　　　　C.胎盘　　　　　　D.胎儿

E.产妇的精神、心理因素

3.正常分娩时,胎头以哪条径线通过产道?( )

A.枕下前囟径　　　B.枕额径　　　　　C.枕颏径　　　　　D.双顶径　　　E.双颞径

4.临产后胎先露下降以下述哪项为标志?( )

A.骶尾关节　　　　B.坐骨棘　　　　　C.坐骨结节　　　　D.坐骨切迹　　E.骶岬

5.临产较可靠的先兆是( )。

A.腹痛　　　　　　　　　　B.胎儿下降　　　　　　C.见红

D.不规则子宫收缩　　　　　E.规则子宫收缩

6.从胎儿娩出至胎盘娩出所需时间不超过( )。

A.15 min　　　　　B.30 min　　　　　C.1 h　　　　　　D.2 h　　　　E.3 h

7.下列哪项不是新生儿 Apgar 评分法的依据?( )

A.心率　　　　　　　　　　B.呼吸　　　　　　　　C.肌张力

D.喉反射和皮肤颜色　　　　E.宫缩

A2 型题

8.初产妇,25 岁,临产后 8 h 后宫口开全,开始消毒,准备接生。何时开始保护会阴( )。

A.胎头着冠以后　　　　　　B.胎头拨露以后

C.宫缩时会阴口看见胎头,并有少许血性分泌物

D.胎头拨露使会阴后联合紧张时　　　E.子宫口开全,消毒后

9.初产妇,24 岁,孕 1 产 0,妊娠 40 周,顺产一女婴。新生儿出生时无哭声。该新生儿出

生处理哪项不妥?(　　　)

    A.擦干新生儿身上的羊水　　　　　　B.吸痰管吸尽新生儿口腔、鼻腔的黏液和羊水

    C.最后结扎脐带　　　　　　　　　　D.首先轻拍新生儿足底,促其啼哭

    E.进行出生后 1 min Apgar 评分

    10.第一胎,足月妊娠,于 10 日前即开始出现不规律宫缩,并且常于夜间出现,清晨消失。半小时前"见红",估计此孕妇分娩开始的时间是(　　　)。

A.10～20 h　　　　B.24～48 h　　　　C.2～3 日　　　　D.4～5 日　　　　E.5～6 日

二、病案分析

1.某孕妇,孕 38 周,不规则宫缩 1 天,阴道少许血性分泌物,前来医院就诊。请思考:

（1）该孕妇是否临产？如何处置？

（2）主要的护理措施是什么？

（胡亮亮）

第二十一章 妊娠病理

📖 学习目标

- 掌握各类流产的定义、临床表现及处理原则;掌握妊娠高血压疾病的临床表现、诊断及治疗原则。
- 熟悉流产的类型;熟悉异位妊娠的定义、临床表现与诊断及治疗原则、熟悉其发病部位;熟悉妊娠高血压疾病的临床表现及鉴别诊断。
- 了解流产的病因;了解妊娠高血压疾病的病因、发病机制及对母儿的影响。
- 能正确处理妊娠高血压疾病。

📖 知识点

- 流产与异位妊娠的定义、临床表现与处理;流产的类型和异位妊娠的发病部位;妊娠期高血压疾病的高危因素、基本病理变化、分类、临床表现、诊断、对母儿的影响、处理原则、硫酸镁的使用原则。

第一节 流　产

案例导入

患者,女,28 岁,自诉停经 56 天,阴道少量流血 2 天,伴下腹轻微疼痛,经卧床休息一天后症状好转,今晨起床后阴道流血量增多,下腹痛加剧,并有少量肉样组织自阴道排出。门诊妇科检查:子宫颈口已扩张,子宫小于孕月。尿妊娠试验检查显示为阴性,B 型超声下可见宫腔内有不定型块状物。请思考:

(1)你应如何接诊张女士?

(2)针对其目前状况你应采取哪些处理措施?

　　流产是指妊娠不足 28 周,胎儿体重不足 1 kg 而终止者。流产发生在 12 周以前者称为早期流产,发生在 12 周至不满 28 周者称为晚期流产。流产分为自然流产和人工流产,本节介绍自然流产。自然流产发生率占全部妊娠的 31% 左右,多数为早期流产。

(一)病因

　　染色体异常是自然流产特别是早期流产的主要原因,孕妇接触有害物质、黄体功能不足、生殖器官疾病、患某些急慢性疾病、身体或精神创伤等也可导致流产。

(二)病理

　　早期流产时胚胎多数先死亡,随后发生底蜕膜出血,造成胚胎的绒毛与蜕膜层分离,已分离的胚胎组织如同异物,引起子宫收缩而被排出。8 周以内妊娠时,胎盘绒毛发育尚不成熟,与子宫蜕膜联系还不牢固,此时流产妊娠产物多数可以完整地从子宫壁分离而排出,出血不多。

　　妊娠 8~12 周时,胎盘绒毛发育茂盛,与蜕膜联系较牢固,此时若发生流产,妊娠产物往往不易完整分离排出,常有部分组织残留宫腔内影响子宫收缩,致使出血较多。妊娠 12 周后,胎盘已完全形成,流产时往往先有腹痛,然后撑出胎儿、胎盘。有时由于底蜕膜反复出血,凝固的血块包绕胎块,形成血样胎块稽留于宫腔内。血红蛋白因时间长久被吸收形成肉样胎块,或纤维化与子宫壁粘连。偶有胎儿被挤压,形成纸样胎儿或钙化后形成石胎。

(三)临床表现

　　流产的主要症状为停经后阴道流血和下腹痛。根据就诊时的表现不同,流产可分以下类型(见表 21.1)。

表 21.1　各类流产的身体状况及治疗原则

类　型	身体状况				辅助检查		处理原则
	阴道流血	腹痛	宫口	子宫大小	尿 hCG	B 超	
先兆流产	少	无或轻	未开	=孕月	(+)	有胎心	保胎
难免流产	增多	加剧	开大	≤孕月	(±)	无胎心	清宫
不全流产	持续	持续	开大	<孕月	(−)	无胎心	清宫
完全流产	停止	无	关闭	≥正常	(−)	无胚胎	对症

　　(1)先兆流产:停经后阴道少量流血,常少于月经量,无腹痛或轻微下腹痛。妇科检查:宫口未开,子宫大小与停经周数相符。检查尿 hCG 阳性。

　　(2)难免流产:一般由先兆流产发展而来。指流产已不可避免。阴道流血增多,阵发性腹痛加重,胎膜破裂可见阴道流水。妇科检查:宫颈口已开大,有时在宫颈口内可见胚胎样组织或羊膜囊堵塞,子宫大小与停经周数相符或略小。检查尿 hCG 阳性或阴性。

　　(3)不全流产:指妊娠组织部分已排出体外,部分仍残留在子宫腔内。其特点是子宫不能很好收缩,阴道持续流血不止,甚至导致失血性休克及感染机会增加。妇科检查:宫颈口扩张,常有胚胎堵塞于宫颈口或部分组织已排到阴道内,子宫小于停经周数。检查尿 hCG 阴性。

(4)完全流产:指妊娠组织已全部排出。阴道流血逐渐停止,腹痛逐渐消失。妇科检查:宫颈口关闭,子宫接近正常大小。检查尿 hCG 阴性。

(5)稽留流产:又称过期流产。指胚胎在宫腔内已死亡一定时间尚未自然排出者。表现为早孕反应消失,子宫不再增大反而缩小,若是孕中期,胎动也消失。妇科检查:宫颈口未开,子宫小于妊娠周数。如死胎稽留过久,发生机化,与宫壁粘连不易剥离,且坏死组织释放凝血活酶进入母体血循环可引发弥散性血管内凝血(DIC)。检查尿 hCG 阴性。

(6)复发性流产:又称习惯性流产。指连续自然流产 3 次或 3 次以上者。多数专家认为连续发生 2 次流产即应重视并评估。特征是每次流产多发生在同一妊娠月份,其临床表现过程与一般流产相同。

(7)流产合并感染:在各种类型的流产过程中合并了感染,尤其是不全流产,因其阴道流血时间长、有组织残留于宫腔内等,引起宫腔内感染机会增加。流产合并感染如不及时治疗,可引起盆腔炎、腹膜炎、败血症及感染性休克等。

(四)辅助检查

1.实验室检查　流产患者血或尿绒毛膜促性腺激素(hCG)放射免疫法测定,显示异常。稽留流产患者凝血功能异常。

2.B 超检查　可显示有无胎囊、胎动、胎心等,以确定胚胎或胎儿是否存活,有助于诊断流产、鉴别其类型及指导处理。

(五)处理

根据流产的不同类型给予相应处理。先兆流产给予保胎治疗;难免流产及不全流产应尽快清除宫腔内容物,以防大出血和感染;完全流产一般不需特殊处理,可对症处理;习惯性流产应查明原因,针对病因进行治疗;稽留流产应促使胎儿胎盘尽早排出,术前检查凝血功能并用雌激素以提高子宫敏感性,防止 DIC;流产合并感染者,原则上先控制感染再清宫,若阴道流血多,在抗感染同时用卵圆钳伸入宫腔夹出大块残留组织,使出血量减少,待感染控制后再彻底刮宫。

(六)健康指导

(1)流产后要保持外阴清洁,禁止盆浴及性生活 1 个月。

(2)增加营养,纠正贫血,增强机体抵抗力。

(3)清宫术后如阴道流血淋漓不尽,流血量超过月经量,阴道分泌物混浊、有异味,或伴有发热、腹痛,应及时到医院复诊。

(4)指导患者预防流产诱因,为再次妊娠做好准备。

(5)有习惯性流产史的孕妇,要查清原因,积极接受病因治疗,确诊妊娠后应卧床休息,加强营养,禁止性生活,保胎时间应超过以往发生流产的妊娠周数。

第二节　异位妊娠

案例导入

　　患者，女，30 岁，因停经 54 天，突感左下腹部撕裂样疼痛，伴恶心、呕吐、头晕约 30 min 而急诊入院。门诊检查：尿妊娠试验阳性；B 超提示：宫内空虚，腹腔有液性暗区，血红蛋白 65 g/L。25 岁结婚，孕 2 产 0，3 年前曾因右侧输卵管妊娠流产在外院手术，已切除右侧输卵管，术后无腹痛及发热等。查体：T 36.5 ℃，P 110 次/min，R 26 次/min，Bp 80/46 mmHg。腹部压痛、反跳痛，以右侧为甚，腹肌紧张较轻，移动性浊音阳性。妇科检查：宫颈蓝色，质软，举痛阳性；后穹隆饱满、触痛阳性；子宫稍大、较软、有漂浮感，附件区未扪及明显肿物。请思考：

　　（1）该患者身体发生了何改变？

　　（2）应采取哪些紧急处理措施？

　　异位妊娠是指受精卵在子宫腔以外的部位着床发育者，俗称宫外孕，是妇产科常见急腹症之一，如不及时诊断和处理，可危及生命。异位妊娠发生率为 1%，近年有上升趋势。根据受精卵着床部位不同，异位妊娠分为输卵管妊娠、卵巢妊娠、腹腔妊娠、宫颈妊娠、子宫残角妊娠及剖宫产瘢痕妊娠等，其中以输卵管妊娠最多见，约占异位妊娠的 95%。本节主要讨论输卵管妊娠。

　　输卵管妊娠的发病部位以壶腹部最多见，其次为峡部，伞端和间质部妊娠较为少见。

　　（一）病因

　　慢性输卵管炎是输卵管妊娠最为常见的病因。其次，有慢性盆腔炎病史，放置宫内节育器，绝育术、输卵管吻合术、输卵管成形术后等均是诱发输卵管妊娠的高危因素。

　　（二）病理

　　1.受精卵着床　在输卵管内的发育特点受精卵在输卵管壶腹部种植最多，其次为峡部、伞部及间质部。由于输卵管管腔狭小，管壁薄，妊娠时不能形成完整的蜕膜，受精卵植入后不能适应胚胎的生长发育，因此当输卵管妊娠到一定时期可发生流产或破裂，从而引起腹腔内出血，严重者可发生大出血使病人陷入休克。

　　2.输卵管妊娠的结局

　　（1）输卵管妊娠流产：多发生在妊娠 8~12 周内的输卵管壶腹部妊娠。由于囊胚向管腔内突出生长。出血时导致囊胚与管壁分离；若囊胚完全掉入管腔，刺激输卵管逆蠕动而挤入腹腔，为输卵管妊娠完全流产，出血一般不多；如囊胚剥离不完整，部分组织滞留管腔，继续侵蚀输卵管壁而引起反复出血，形成输卵管妊娠不全流产。反复出血可形成输卵管血肿或输卵管周围血肿，血液积聚在直肠子宫陷凹而形成盆腔积血，甚至流向腹腔。

　　（2）输卵管妊娠破裂：指囊胚在输卵管内继续生长，绒毛侵蚀、穿透肌层及浆膜，导致管壁破裂,妊娠产物流入腹腔,也可破入阔韧带而形成阔韧带妊娠。

输卵管峡部妊娠多在妊娠 6 周左右破裂。而间质部妊娠时,由于间质部外围子宫角肌层较厚,血供丰富,妊娠往往持续到 3~4 个月才发生破裂。输卵管妊娠破裂可致短期内大量出血,形成盆腔或腹腔积血,患者出现肛门坠胀、剧烈腹痛、休克、晕厥等临床症状。

(3)继发性腹腔妊娠:输卵管妊娠流产或破裂后,囊胚掉入腹腔多已死亡。偶有存活者,可重新种植于腹腔内脏器而继续生长,形成继发性腹腔妊娠。输卵管流产或破裂后,如出血逐渐停止,胚胎死亡,被血块包裹形成盆腔血肿。经过一段时间,血肿与周围组织粘连并发生机化,临床称为"陈旧性宫外孕"。

(4)持续性异位妊娠:近年来,对输卵管妊娠行保守性手术的机会增多,若术中未完全清除胚囊,或残留有存活的滋养细胞而继续生长,致术后 hCG 不降或反而上升,称为持续性异位妊娠。诊断靠术后 hCG 的严密随访,可结合 B 型超声检查。MTX 化疗效果较好,如有腹腔大量内出血,需行手术探查。

3.子宫的变化

(1)子宫体:增大,变软,是由血供增加所致。但输卵管妊娠时,子宫增大并非像宫内妊娠那样随妊娠月份增加而相应增大。

(2)子宫内膜:与正常妊娠变化相似。输卵管妊娠时,滋养细胞分泌的 hCG 刺激子宫内膜发生蜕膜反应,但蜕膜下的海绵层及血管系统发育较差。当胚胎受损或死亡时,滋养细胞活力下降,蜕膜碎片随阴道流血排出。如蜕膜完整剥离,则排出三角形蜕膜管型,但不见绒毛。子宫内膜病理学检查可见蜕膜样变,也可因胚胎死亡、绒毛及黄体分泌的激素下降、新的卵泡发育,而呈增生期或分泌期变化。

(三)临床表现

输卵管妊娠发生流产或破裂之前,病人多无异常征象,其表现同一般妊娠。

1.症状:①停经:多数病人有 6~8 周停经史,输卵管间质部妊娠停经可达 12 周以上。②腹痛:输卵管妊娠流产或破裂时,病人可突感一侧下腹部撕裂样疼痛,常伴有恶心、呕吐,并迅速向全腹扩散,血液积聚在子宫直肠陷凹时可出现肛门坠胀感。③阴道流血:有少量暗红色阴道流血。④晕厥或休克:严重出血病人可发生,休克程度与腹腔内出血量的多少及出血速度有关,与阴道流血量不成正比。

2.体征:①出血较多者可有贫血貌及休克征象。②腹部检查:下腹部有明显压痛及反跳痛,尤以患侧为甚,内出血较多时叩诊有移动性浊音。③妇科检查:阴道后穹隆饱满、有触痛,宫颈抬举痛或摇摆痛明显,子宫稍大而软,内出血多时子宫可有漂浮感,子宫一侧或后方可触及边界不清、压痛明显的包块。

(四)辅助检查

1.阴道后穹隆穿刺 是一种简单可靠的诊断方法。腹腔内血液易积聚在子宫直肠陷凹,经阴道后穹隆穿刺可抽出暗红色不凝血,说明腹腔内有积血存在。

2.妊娠试验 用灵敏度高的放射免疫法定量测定血 β-hCG 和酶联免疫法测定尿 hCG,均有助于异位妊娠的诊断。

3.超声检查 B 超检查可见宫腔空虚,附件区可见轮廓不清的液性或实性包块,如包块内见胚囊或胎心搏动即可确诊。

4.诊断性刮宫　刮出宫腔内容物送病理检查,仅见蜕膜样变组织而不见绒毛,有助于排除宫内妊娠。

5.腹腔镜检查　不仅可以明确诊断异位妊娠,而且可同时进行治疗。

(五)处理

以手术治疗为主,非手术治疗为辅。严重内出血、休克病人,应积极纠正休克的同时尽快手术,行患侧输卵管切除术或保守性手术。无生育要求者可同时行对侧输卵管结扎术。非手术治疗适用于尚未破裂或流产。

1.失血性休克病人处理　①立即去枕平卧,吸氧,建立静脉通道,交叉配血,按医嘱输血、输液、补充血容量。②严密监测生命体征,每5~10 min 测一次并记录,如出现血压下降、脉搏细速、面色苍白、四肢湿冷、尿量减少等休克征象,立即报告医生并配合抢救。③严密观察腹痛部位、性质及伴随症状及阴道出血情况,以准确评估出血量。④遵医嘱做好手术前准备及术中配合,加强术后护理。

2.非手术治疗者处理　严密观察病情,嘱患者绝对卧床休息,避免半卧位以免增加腹压,保持大便通畅,以免诱发活动性出血;鼓励积极配合治疗,对化疗者观察其化疗药物(甲氨蝶呤)的毒副反应;有阴道排出物及时送检。

3.健康指导　①平时注意经期及性生活卫生,减少生殖器及盆腔感染;采取有效避孕措施,避免流产及流产后感染。②早期妊娠时可通过B超检查及早发现异位妊娠。③本次手术治疗后的病人应注意休息,加强营养,纠正贫血,提高抵抗力;保持外阴清洁,禁止盆浴和性生活1个月。④有生育要求的,应积极消除诱因,对盆腔炎症者要及时彻底治疗,在医护人员指导下做好再次妊娠的准备。

第三节　妊娠期高血压疾病

案例导入

患者,女,28岁,孕2产0,孕33周,下肢水肿一个月,近几天感头晕眼花来医院就诊。查体:Bp 170/110 mmg,下肢水肿(+ +),心肺正常,先露未入盆。B 超:BPD(双顶径)8.9 cm,股骨6,7 cm,羊水深度4.0 cm,胎盘Ⅱ级。化验:HCT 0.35(红细胞压积),Hb(血红蛋白)124 g/L,尿蛋白(+ +),BUN(尿素氮)4.8 mmol/L(正常值3.7~7.0 mmol/L),Cr 89 mmol/L(正常值88~117 umol/L)。既往无高血压及肾病史。请思考:

(1)该孕妇患了什么疾病?依据是什么?

(2)针对该患者你应该采取哪些处理措施?

妊娠期高血压疾病(PIH)是妊娠与血压升高并存的一组妊娠期特有的全身性疾病。多发生于妊娠20周以后至产后72 h 内。主要特征为高血压、蛋白尿,严重的出现头痛、头昏、眼花,甚至抽搐、昏迷、全身器官衰竭,是导致孕产妇和围生儿死亡的主要原因。其发病率5%~12%。

一、病因与高危因素

1.病因　本病病因尚未明了，该疾病多在胎盘娩出后很快缓解或治愈，很多学者认为该疾病的发生是母体、胎儿、胎盘等多种因素作用的结果，包括有滋养细胞侵袭异常、免疫调节功能异常、内皮细胞损伤、遗传因素和营养因素。但是没有任何一种单一因素能够完善解释该病的发病机制。

2.高危因素　流行病学调查发现有以下因素与该病的发生密切相关：①孕产妇年龄≥40岁；②有子痫前期病史及子痫前期家族史（母亲或姐妹）；③子宫张力过高者（如多胎妊娠、羊水过多、巨大胎儿及葡萄胎等）；④有慢性高血压、慢性肾炎、糖尿病病史或家族史；⑤严重营养不良；⑥精神过度紧张；⑦寒冷季节或气温变化过大；⑧体型矮胖，初次产检体重指数（BMI）≥35 kg/m^2。

二、发病机制

全身小动脉痉挛是本病基本病理变化。全身小动脉痉挛，致外周血管阻力增加引起高血压；肾血流量减少，血管内皮受损，通透性增加，蛋白质渗漏，而产生蛋白尿；肾小球滤过率下降，肾小管重吸收增加，水钠潴留，导致水肿。

全身小动脉痉挛，引起重要脏器缺血、缺氧，导致脑、心血管、肝、肾、胎盘、内分泌及代谢等发生病理改变，而出现一系列临床表现和并发症。

1.脑　脑部小动脉痉挛，通透性增加，脑组织缺血、缺氧，出现水肿、点状或斑片状出血，长时间痉挛可导致血管内血栓形成和脑实质软化。因此可表现出头痛、头晕、抽搐、昏迷甚至死亡。

2.心血管　血管痉挛，外周循环阻力增加，心脏射血阻力增加，心脏负担加重。另外冠状动脉痉挛，通透性增加，引起心肌缺血、间质水肿、心肌点状出血或坏死，导致心力衰竭而出现胸闷、心慌、气短、肺水肿等表现。

3.肾　肾小动脉痉挛，肾小球缺血、缺氧，肾小球内皮细胞肿胀，管腔狭窄，使肾血流量减少，肾小球滤过率下降，出现少尿、水肿、蛋白尿及管型尿等，严重者可出现肾衰竭。肾缺血，肾素分泌增加，使血压进一步升高或持续升高。

4.肝　肝内小动脉痉挛，组织缺血、坏死导致黄疸。肝内小动脉痉挛后扩张，静脉压骤升，血管破裂，出现门静脉周围组织出血，严重者肝被膜下广泛出血，而出现右上腹疼痛，肝被膜破裂可危及母儿生命。

5.眼　眼底小动脉痉挛。局部缺血水肿，导致眼花视物模糊、异物感，眼底出血引起视网膜剥离，突然失明。

6.血液　全身小动脉痉挛、血管壁通透性增加，血液浓缩，血浆黏度增加，易导致循环衰竭、弥漫性血管内凝血（DIC）。

7.胎盘　子宫血管痉挛是子宫胎盘血流量减少，导致胎儿生长受限。严重时螺旋小动脉栓塞，蜕膜坏死出血，形成胎盘后血肿导致胎盘早剥。子宫胎盘缺血，可致胎盘组织梗死，释放组织凝血活酶导致 DIC 的发生。

对上述主要病理变化简示如下（见图 21.1）：

全身小动脉痉挛 {
　周围循环阻力增加→血压升高
　肾小动脉及毛细血管缺氧 {
　　肾小球通透性增加→蛋白尿
　　钠、水重吸收增加→水肿
}
}

全身各组织器官缺血、缺氧 {
脑：脑水肿、脑出血
心：心力衰竭，肺水肿
肝：肝出血、肝坏死
肾：肾功能衰竭
眼：视网膜水肿、渗血、剥离
胎盘：胎盘早剥
DIC：凝血功能障碍
}

图 21.1　妊娠高血压疾病的病理变化

三、分类与临床表现

1.妊娠高血压疾病的分类与临床表现见表 21.2。

表 21.2　妊娠期高血压疾病的分类及临床表现

分　类	临床表现
妊娠期高血压	Bp≥140/90 mmHg,妊娠期首次出现,并于产后 12 周恢复正常;尿蛋白(－),少数患者可伴有上腹不适或血小板减少,产后方可确诊
子痫前期	
轻度	孕 20 周后出现 Bp≥140/90 mmHg;尿蛋白≥0.3 g/24 h 或(＋)。可伴有上腹不适、头痛等症状
重度	出现下列情况之一者可诊断重度子痫前期:①Bp≥160/110 mmHg;②尿蛋白≥5.0 g/24 h 或(＋＋＋);③持续性头痛或视觉障碍或其他脑神经症状;④持续性上腹部疼痛,肝包膜下出血或肝破裂症状;⑤肝功能异常:ALT 或 AST 升高;⑥肾功能异常:血肌酐>106 μmol/L,少尿;⑦低蛋白血症伴胸腔积液或腹腔积液;⑧血液系统异常:血小板<100×10^9/L;血管内溶血、黄疸或血 LDH 升高;⑨心力衰竭、肺水肿;⑩胎儿生长受限或羊水过少;⑪早发型(妊娠 34 周以前发病)
子痫	子痫前期基础上孕妇发生抽搐不能用其他原因解释
慢性高血压并发子痫前期	高血压孕妇妊娠 20 周以前无尿蛋白,若出现尿蛋白≥0.3 g/24 h;或妊娠前有蛋白尿,妊娠后尿蛋白突然增加,血压进一步升高或血小板<100×10^9/L
妊娠合并慢性高血压	孕 20 周以前 Bp≥140/90 mmHg,妊娠期无明显加重;或孕 20 周后首次诊断高血压并持续到产后 12 周后

注:①通常妊娠时有贫血或低蛋白血症均可发生水肿,妊娠期高血压疾病的水肿无特异性,因此不能作为妊娠高血压疾病的诊断标准及分类的依据。

　　②血压较基础血压升高 30/15 mmHg,但低于 140/90 mmHg 时,不作为诊断依据,需严密观察。

　　2.子痫　子痫发生前可有不断加重的重度子痫前期,但也有发生于血压升高不明显,无蛋白尿的病例。子痫多发生在妊娠晚期和临产前,称产前子痫;少数发生在分娩过程中,称产时子痫;偶有在产后 48 h 发生者,称产后子痫。子痫发作时表现为眼球固定、瞳孔散大、面部充血、口吐白沫、牙关紧闭,继而口角及面部肌肉颤动,深昏迷,进而全身肌肉强直痉挛性收缩。抽搐时呼吸暂停,面色青紫。持续 1~1.5 min 后抽搐停止,呼吸恢复,但仍昏迷,最后意识恢复,但困惑、易激惹、烦躁。在抽搐过程中可能发生的创伤:唇舌咬伤、摔伤甚至骨折,昏迷中呕吐物误吸可造成窒息或吸入性肺炎。抽搐发作次数与时间的长短与病情的严重程度及预后相关,抽搐越频、时间越长、病情严重,预后越差。

四、诊断

根据病史、症状、体征及辅助检查即可作出诊断,应注意有无并发症及凝血机制障碍。

1.病史　有本病的高危因素存在。

2.症状　有无自觉症状如头痛、头晕、眼花、视物模糊、上腹不适、心慌、气短等。

3.体征　①高血压:同一手臂至少两次测量,收缩压 ≥140 mmHg 和(或)舒张压 ≥90 mmHg 定义为高血压。对首次测量血压升高,应间隔 4 h 或以上复测血压。为确保测量的准确性,应选择型号合适的袖带(袖带长度为上臂围的 1.5 倍)。②蛋白尿:尿蛋白 ≥0.3 g/24 h 或随机尿蛋白 ≥0.1 g/L 尿蛋白定性 ≥(+)定义为蛋白尿。注意高危孕妇每次产检均应选中段尿检测尿蛋白,避免阴道分泌物或羊水污染尿液。

4.辅助检查

(1)眼底检查:眼底动脉痉挛的程度可反映全身小动脉痉挛程度,妊娠高血压疾病通常作眼底检查了解病变的严重程度。正常的眼底动静脉比例为 2:3,妊娠高血压疾病时动静脉比变为 1:2,甚至 1:4。严重者出现视网膜水肿、渗出、出血,甚至视网膜剥离,一时性失明。

(2)尿液检查:尿蛋白定量、定性检查、尿比重检查。判断肾功能受损情况。

(3)血液检查:血红蛋白含量、血细胞比容、全血黏度可帮助了解有无血液浓缩;血电解质、二氧化碳结合力的测定,可帮助及时了解有无电解质紊乱及酸中毒;血浆凝血酶原时间、凝血酶时间、部分活化凝血活酶时间、血浆纤维蛋白原等了解凝血功能;肝肾功能测定如谷丙转氨酶、血尿素氮、肌酐及尿酸等,了解肝肾受损程度。

(4)其他检查:B 型超声检查、头颅 CT 或 MRI、心电图、超声心动图、胎盘功能和胎儿成熟度检查等。

五、鉴别诊断

子痫前期应与慢性肾炎合并妊娠相鉴别,子痫应与癫痫、脑炎、脑膜炎、脑肿瘤、脑血管畸形破裂出血、糖尿病高渗性昏迷、低血糖昏迷相鉴别。

六、预防

对于高危人群可采取以下的预防措施:

(1)适度锻炼　妊娠期适度锻炼,保证充足睡眠时间,以维持身体健康。

(2)合理饮食　妊娠期不推荐严格限制盐的摄入,也不推荐肥胖孕妇限制热量的摄入。

(3)补钙　低钙饮食(摄入量<600 mg/d)的孕妇建议补钙。口服至少 1 g/d。

(4)抗凝治疗　高凝倾向孕妇孕前或孕后每日睡前口服低剂量的阿司匹林(25~75 mg/d)直至分娩。

七、治疗

妊娠期高血压疾病治疗目的是控制病情,预防重度子痫前期和子痫的发生,降低母胎围生期发病率和死亡率,改善母婴预后。治疗基本原则是休息、镇静、解痉,有指征地降压、利尿,密切监测母胎情况,适时终止妊娠。应根据病情轻重分类,进行个体化治疗。

（一）妊娠期高血压

妊娠期高血压患者可在门诊或住院治疗。应酌情增加产前检查次数,注意休息,密切注意病情变化,必要时降压,防止病情进一步发展。

1.一般处理　保证充足的睡眠,左侧卧位;间断吸氧;加强营养,保证充足的蛋白质、维生素、铁、钙的摄入,非全身水肿不限制盐的摄入。

2.药物　酌情用镇静、降压药。

3.终止妊娠　病情得到控制,一般于妊娠 37 周后或胎儿成熟时考虑终止妊娠。

（二）子痫前期

应住院治疗。治疗原则为镇静、解痉,有指征降压、利尿,密切监测母胎情况,适时终止妊娠。防止子痫及并发症的发生。

1.解痉　解痉为首要措施,首选药物硫酸镁。硫酸镁有预防和控制子痫发作的作用,主要用于重度子痫前期和子痫期的患者,对于轻度子痫前期也可考虑。

（1）用药指征:①预防重度子痫前期发展成为子痫;②子痫前期临产前用药预防抽搐;③控制子痫抽搐及防止再抽搐。

（2）用药方案:硫酸镁可采用肌肉注射或静脉给药。24 h 硫酸镁总量为 25～30 g,疗程 24～48 h。用药期间评估病情变化,决定是否继续用药。

（3）毒性反应:血清镁离子有效治疗浓度为 1.8～3.0 mmol/L,超过 3.5 mmol/L 即可出现中毒症状。硫酸镁过量会使呼吸及心肌收缩力受到抑制,危及生命。中毒现象首先表现为膝反射减弱或消失,还可出现全身肌张力减退及呼吸抑制,严重者心跳可突然停止。

（4）注意事项:使用硫酸镁的注意事项:①膝反射存在;②呼吸 ≥16 次/min;③尿量 ≥ 400 mL/24 h 或 ≥17 mL/h;④备有 10% 葡萄糖酸钙。镁离子中毒时停用硫酸镁并缓慢静脉推注（5～10 min）10% 葡萄糖酸钙 10 mL;⑤如患者同时合并肾功能不全、心肌病、重症肌无力等则硫酸镁慎用或减量使用;⑥条件许可用药期间可监测血清镁离子的浓度。

2.镇静　常用的有地西泮、冬眠合剂、苯巴比妥钠。具有镇静、催眠和松弛肌肉的作用。但临近分娩时应慎用,以免药物通过胎盘抑制胎儿的呼吸。当应用硫酸镁无效或有禁忌证时用于预防并控制子痫。

（1）地西泮:具有较强的镇静、抗惊厥、肌肉松弛作用,对胎儿及新生儿影响较小。可以口服、肌注和静推。用法:2.5～5 mg,口服,3 次/d 或 10 mg 肌内注射,或 10 mg 缓慢静脉推注（>2 min）。1 h 内用药超过 30 mg 可能发生呼吸抑制,24 h 总量不超过 100 mg。

（2）冬眠药物:可广泛抑制神经系统,有助于解痉降压、控制子痫抽搐。因对血压下降太快,使肾与子宫胎盘血流量不足,对胎儿不利,同时对肝脏有损害,现已少用。仅用于硫酸镁效果不好者。

（3）苯巴比妥钠:具有较好的镇静、抗惊厥、控制抽搐的作用。因为该药可致胎儿呼吸抑制,在胎儿娩出前 6 h 应慎用。

3.降压

（1）目的:预防子痫、心脑血管意外和胎盘早剥等严重母儿并发症。

（2）用药指征:①收缩压 ≥160 mmHg 和（或）舒张压 ≥110 mmHg 的高血压孕妇必须降压

治疗;②收缩压≥140 mmHg 和(或)舒张压≥90 mmHg 者可使用降压治疗;③妊娠前高血压已用降压药者应继续降压治疗。

(3)目标血压:孕妇无并发脏器功能损伤,收缩压控制在 130~155 mmHg,舒张压应控制在 80~105 mmHg;孕妇并发脏器损伤,则收缩压控制在 130~139 mmHg,舒张压应控制在 80~89 mmHg。降压过程力求下降平稳,不可波动过大。

(4)选用药物的原则为:对胎儿无毒副作用,不影响心搏出量、肾血流量及子宫胎盘灌注量,不引起血压急剧下降或下降过低。常用药物有:拉贝洛尔、硝苯地平、尼莫地平、甲基多巴、肼屈嗪、硝普钠等。为防止血液浓缩、有效循环血量减少和高凝倾向,妊娠期一般不使用利尿剂降压。不推荐使用阿替洛尔和哌唑嗪,禁止使用血管紧张素转换酶抑制剂(ACEI)和血管紧张素 II 受体拮抗剂(ARB)。

4.利尿　仅用于全身水肿、急性心力衰竭、肺水肿、脑水肿的孕妇。常用的药物有呋塞米、甘露醇等。甘露醇主要用于脑水肿,有心衰或潜在心衰者禁用。

5.适时终止妊娠　子痫前期孕妇经积极治疗母儿情况无改善或病情持续进展时,终止妊娠是唯一有效的治疗措施。

(1)终止妊娠时机:①子痫前期患者经积极治疗 24~48 h 仍无明显好转者;②子痫前期患者孕周已超过 34 周;③子痫前期患者孕周不足 34 周,胎盘功能减退,胎儿已成熟者;④子痫前期患者,孕周不足 34 周,胎盘功能减退,胎儿尚未成熟者,可用地塞米松促胎肺成熟后终止妊娠;⑤子痫控制后 2 h 可考虑终止妊娠。

(2)终止妊娠的方式:无产科手术指征,原则上考虑阴道试产。如果不能短时间经阴道分娩,病情可能加重,可放宽剖宫产指征。

(3)分娩期间注意事项:注意观察自觉症状、血压、胎心音及产程进展;继续解痉、降压治疗;预防产后出血,但禁用麦角新碱加强子宫收缩。

(三)子痫

子痫是妊娠期高血压疾病最严重阶段,是妊娠期高血压疾病所致母儿死亡的最主要原因,应积极预防控制子痫。处理原则为控制抽搐,纠正缺氧和酸中毒,控制血压,密切观察病情变化,控制抽搐后终止妊娠。

1.一般急诊处理　子痫发作时需保持气道通畅,维持呼吸、循环功能稳定,密切观察生命体征、尿量(应留置导尿管监测)等。避免声、光等刺激。预防坠地外伤、唇舌咬伤。

2.控制抽搐　硫酸镁是控制抽搐预防复发的首选药物。当患者存在硫酸镁应用禁忌或硫酸镁治疗无效时,可考虑应用地西泮、苯妥英钠或冬眠合剂控制抽搐。子痫患者产后需继续应用硫酸镁 24~48 h,至少住院密切观察 4 天。

3.控制血压　脑血管意外是子痫患者死亡的最常见原因。当收缩压持续≥160 mmHg,舒张压≥110 mmHg 时需积极降压,以预防心脑血管并发症。

4.适时终止妊娠　一般抽搐控制后 2 h 可考虑终止妊娠。

(四)产褥期处理

重度子痫前期的患者产后继续使用硫酸镁 24~48 h 以预防产后子痫。产后 3~6 天高血压、蛋白尿等症状仍可能反复出现甚至加剧,因此这段时间仍应每日监测血压、蛋白尿。如血压≥160/110 mmHg 应继续给予降压药。同时注意观察子宫复旧和阴道出血情况,病情稳定后方可出院。

本章小结

流产是指妊娠不足 28 周、胎儿体重不足 1 kg 而终止者。流产的主要临床表现为停经、阴道流血和腹痛。自然流产分为 4 种常见临床类型(先兆流产、难免流产、不全流产和完全流产)以及 3 种特殊类型(稽留流产、习惯性流产和流产合并感染)。根据流产类型的不同,处理原则分别为保胎、尽早使胚胎及胎盘组织完全排出、及时清除宫腔内残留组织及抗生素预防感染、清宫前做凝血功能检查并做好输血准备。

异位妊娠是指受精卵在子宫腔以外的部位着床发育者,俗称宫外孕。以输卵管妊娠最多见,输卵管妊娠的发病部位以壶腹部最多见,慢性输卵管炎是输卵管妊娠最为常见病因。典型临床表现为停经、阴道流血和腹痛,常采取的辅助检查为妊娠试验、B 型超声和阴道后穹隆穿刺;治疗以手术治疗为主,非手术治疗为辅。

妊娠高血压疾病是一组妊娠与高血压并存的疾病。其基本病理变化是全身小动脉痉挛。主要表现为高血压、蛋白尿,重者出现抽搐。主要治疗方法包括休息、镇静、解痉、降压、利尿,监测母儿情况,适时终止妊娠。本章重点为妊娠高血压疾病的临床表现及治疗。难点为妊娠高血压疾病的病理生理变化。

习题及复习思考题

一、选择题

1.导致流产的主要原因是(　　　)。

A.妊娠期急性高热　　　　B.胎盘早期剥离　　　　C.母儿血型不合

D.接触有害化学物质　　　E.染色体异常

2.先兆流产与难免流产的主要鉴别点是(　　　)。

A.阴道出血量　　　　　　B.腹痛程度　　　　　　C.宫口是否开大

D.尿妊娠试验　　　　　　E.子宫大小

3.有助于异位妊娠诊断的检查不包括(　　　)。

A.盆腔检查　　　　　　　B.妊娠试验　　　　　　C.B 型超声

D.阴道后穹隆穿刺　　　　E.大便隐血试验

4.患者,女,28 岁。停经 30 天后,腹痛伴阴道出血 10 天,量少,今起腹痛加重而就诊。β-hCG(+);妇检:阴道少许血染,宫颈举痛(+),子宫正常大小,附件区触及边界不清之块状物,压痛(+)。你考虑她最可能是下列何种疾病? (　　　)

A.难免流产　　　　　　　B.附件炎　　　　　　　C.流产继发感染

D.输卵管妊娠　　　　　　E.卵巢囊肿继发感染

5.流产感染易发生在(　　　)。

A.完全流产　　　　B.稽留流产　　　　C.不全流产　　　　D.先兆流产　　　　E.难免流产

6.不全流产的特征是(　　　)。

A.易休克和感染　　　　　B.妊娠物全部排出　　　　C.阴道流血

D.腹痛　　　　　E.无妊娠物排出

7.输卵管妊娠的着床部位是在输卵管的(　　　)。

A.伞部　　　　　　　　B.间质部　　　　　　　　C.峡部

D.壶腹部与峡部连接部　　　　E.壶腹部

8.子痫前期孕妇应用硫酸镁治疗时,呼吸每分钟不应少于(　　　)。

A.14 次/min　　　B.16 次/min　　　C.18 次/min　　　D.20 次/min　　　E.22 次/min

9.重度子痫前期孕妇应用硫酸镁治疗时,尿量每小时不应少于(　　　)。

A.20 mL　　　B.25 mL　　　C.30 mL　　　D.35 mL　　　E.40 mL

10.重度子痫前期患者,血压应高于或等于(　　　)。

A.140/100 mmHg　　　　　B.150/90 mmHg　　　　　C.150/100 mmHg

D.160/100 mmHg　　　　　E.160/110 mmHg

11.妊娠期高血压疾病的基本病理变化为(　　　)。

A.过度水钠潴留　　　　　B.全身小动脉痉挛　　　　C.血液浓缩

D.凝血功能障碍,慢性 DIC　　　E.患者对血管紧张素Ⅱ的敏感性增高

12.硫酸镁治疗妊娠期高血压疾病剂量过大时,最先出现的毒性反应是(　　　)。

A.头晕、血压过低　　　B.呼吸减慢　　　C.心率减慢　　　D.膝反射减退　　　E.尿量过少

13.下列哪项不是妊娠期高血压疾病的并发症? (　　　)

A.脑溢血　　　　B.视网膜剥离　　　　C.肾功能衰竭　　　　D.巨大儿　　　　E.胎盘早剥

14.妊娠水肿(+++)是指下列哪种情况? (　　　)

A.足部及小腿有轻度水肿休息后能消退　　　　B.足部及小腿有轻度水肿,休息后不消退

C.水肿延至大腿　　　　D.水肿涉及腹部及外阴　　　　E.全身水肿,伴有腹水

15.孕 34 周,因间有下肢浮肿来诊,查:血压 140/90 mmHg,浮肿(+),余正常。应诊断为(　　　)。

A.妊娠期高血压疾病　　　　B.重度子痫前期　　　　C.正常妊娠

D.妊娠蛋白尿　　　　E.慢性肾炎合并妊娠

二、简答题

1.简述各类流产的鉴别诊断。

2.简述异位妊娠的临床表现。

3.简述妊娠高血压疾病的分类及临床表现。

4.说出解痉的首选药物,简述其副作用和使用的注意事项。

三、病案分析

患者,女性,35 岁,孕 34 周,突然出现全身抽搐,持续约 1 min,家人将其送往医院。查体:血压 150/110 mmHg,尿蛋白(+++),头先露,胎心率 132 次/min。请思考:

(1) 此病例最有可能的诊断是什么?

(2)治疗原则是什么?

(3)首选控制抽搐的药物是什么? 用该药时应注意哪些情况?

（胡亮亮）

第二十二章　妇科常见疾病

📖 **学习目标**

- 深入了解妇科常见疾病(妇科炎症及生殖道肿瘤)的临床表现及病因。
- 了解妇科常见疾病的诊断及处理原则。
- 能对妇女进行妇科常见疾病预防知识宣教。

📖 **知识点**

- 女性生殖系统炎症的病因、临床特点、诊断及治疗;女性生殖系统肿瘤的病因、临床特点、诊断、预防及治疗原则。

第一节　女性生殖系统炎症

案例导入 📖

1.陈女士,34 岁,已婚,主诉白带多伴外阴痒 2 周,检查见外阴皮肤有抓痕,阴道后穹隆处有多量稀薄泡沫状分泌物,宫颈、阴道黏膜有多个散在红色斑点。请思考:

(1)应考虑什么疾病? 依据什么进行确诊?

(2)如何指导用药?

2.张女士,39 岁,下腹及腰骶部隐痛一年多,常在劳累、性交后、月经前后加剧,曾有急性盆腔炎史。T 37.5 ℃,左下腹轻压痛,妇检: 子宫呈后位、活动受限,左侧宫旁增厚、变硬,有轻压痛。请思考:

(1)首先应考虑什么病? 该如何诊断?

(2)你对该女士如何进行治疗?

女性生殖系统炎症是妇科常见病之一,以阴道炎和宫颈炎最为多见。炎症可局限于一个部位,也可几个部位同时受累,可以是急性,也可为慢性。急性炎症可扩散至全身引起弥漫性腹膜炎、败血症甚至感染性休克导致死亡;慢性炎症可因反复发作,久治不愈而影响妇女的身心健康。

（一）女性生殖器官的自然防御功能

（1）双侧阴唇自然合拢，阴道前后壁紧贴，宫颈内口紧闭及宫颈管"黏液栓"堵塞，可防止外界的污染及病原体的侵入。

（2）雌激素使阴道上皮增生变厚，上皮细胞内糖原含量增加，糖原在阴道杆菌的作用下分解产生乳酸，使阴道维持酸性环境，可抑制部分病原体的生长繁殖，称为阴道自净作用。

（3）子宫内膜周期性剥脱，有利于及时清除宫腔内的感染；输卵管蠕动及纤毛向宫腔方向摆动，有利于防止病原体的入侵和生长繁殖。

虽然生殖器官有较强的自然防御功能，但由于阴道与尿道及肛门邻近，易受污染，阴道又是性交、分娩及各种宫腔操作的必经之道，特别是在月经期、分娩、手术或损伤时，生殖道防御功能降低，病原体容易侵入或原有条件致病菌生长繁殖或机体免疫功能降低，内分泌发生变化均可导致炎症发生。

（二）病原体

1.常见的病原体　主要有①细菌：如葡萄球菌、链球菌、厌氧菌、大肠杆菌、淋病奈瑟菌、结核杆菌等。②原虫：如阴道毛滴虫、阿米巴等。③真菌：以假丝酵母菌（白色念珠菌）为主。④病毒：如人乳头瘤病毒、疱疹病毒等。⑤其他：如沙眼衣原体、支原体、螺旋体等。

2.阴道的正常菌群　正常情况下有需氧菌与厌氧菌同时寄居于阴道内，形成正常阴道菌群。阴道内这些菌群形成一种平衡的生态。当机体免疫力低下，内分泌水平变化或外来某种因素（组织损伤、性交等）破坏了这种生态平衡，这些常驻的菌群便会冲破阴道防御屏障而引起感染，成为致病菌。

（三）传播途径

可沿生殖道黏膜上行蔓延、经淋巴系统蔓延、经血循环传播和直接蔓延。

一、滴虫性阴道炎

（一）病因

1.病原体　滴虫性阴道炎是由阴道毛滴虫引起的常见的阴道炎。滴虫呈梨形，顶端有鞭毛，能活动，属厌氧寄生原虫，适于在温度 $25\sim40$ ℃、pH 值为 $5.2\sim6.6$ 的潮湿环境中生长。滴虫对环境适应能力很强，因此极易传播，它能在 $3\sim5$ ℃生存 2 日；在 46 ℃时生存 $20\sim60$ min；在半干燥环境中约生存 10 h；在普通肥皂水中也能生存 $45\sim120$ min。在 pH 值为 5.0 以下或 7.5 以上的环境中则不生长。在女性中，阴道毛滴虫主要寄生在阴道内、尿道、尿道旁腺、膀胱。在男性存于尿道、前列腺和包皮皱褶中。月经前后、妊娠期、产后阴道的 pH 环境改变，炎症易发作。

2.传播方式　直接传播，即通过性交传播。间接传播，即公共用具受滴虫污染，如公用浴盆、毛巾或马桶、游泳衣、医疗器械等。

（二）临床表现

1.症状　主要症状是白带增多及外阴瘙痒。典型的白带为灰黄色、稀薄泡沫状、可有腥臭味，当合并化脓菌感染时呈黄色、脓性白带，严重者阴道黏膜出血为血性白带；伴阴道灼痛、性交痛或有蚁行感；若泌尿系感染，可有下腹痛、尿频、尿痛；滴虫可吞噬精子，可致不孕。

2.体征　盆腔检查时可见阴道黏膜充血，严重者有散在出血点，外观似草莓样，以后穹隆明显,阴道有多量的白带。

少数女性阴道内有阴道毛滴虫而无症状,称为带虫者,可成为重要的传染源。

(三)诊断

检查滴虫最简便的方法是悬滴法。具体方法是:加温生理盐水 1 小滴于玻片上,于阴道后穹隆处取少许分泌物混于生理盐水中,立即在低倍光镜下寻找滴虫。若有滴虫,可见其呈波状运动,也可觅到周围白细胞被推移。对可疑患者,若多次悬滴法未能发现滴虫时,可送培养,准确性可达 98% 左右。取分泌物前 24~48 h 避免性交、阴道灌洗或局部用药,取分泌物前不作双合诊,窥器不涂润滑剂。分泌物取出后应及时送检并注意保暖,否则滴虫活动力减弱,导致辨认困难。

(四)预防

消灭传染源,及时发现和治疗带虫者;切断传播途径,讲究个人卫生和公共卫生,改善公共卫生设施,推广淋浴、蹲式厕所等;医疗单位做好消毒隔离,杜绝交叉感染。

(五)治疗

治疗原则是增强阴道酸性环境,杀灭滴虫,防止复发。

1.全身用药　初次治疗推荐甲硝唑 2 g,单次口服;甲硝唑 0.4 g 口服,每日 2~3 次,7 天为一疗程。性伴侣应同时接受治疗,早孕妇女和哺乳妇女禁用。口服甲硝唑后,部分病人出现胃肠道反应,偶见头痛、白细胞减少者应随时就医。妊娠 20 周前禁用此药,避免胎儿畸形;服药6 h 内不宜哺乳,因甲硝唑可通过乳汁排泄。

2.局部治疗　不适宜全身治疗或不能耐受口服药物,可局部治疗。甲硝唑 0.2 g 置于阴道深部,每日 1 次,7~10 天为一疗程。保持局部清洁,恢复阴道的自净功能,可选用 1% 乳酸、0.5% 醋酸中任何一种,行阴道灌洗或坐浴。治疗期间避免性交,衣物和用具均应在日光下暴晒或开水煮沸。此病易在月经后复发,应在下次月经后巩固治疗一个疗程。每次月经后均需复查,连续 3 次白带检查均为阴性方为治愈。

二、外阴阴道假丝酵母菌病(VVC)

(一)病因

1.病原体　外阴阴道假丝酵母菌病也称外阴阴道念珠菌病,80%~90% 病原体为白假丝酵母菌,白假丝酵母菌对热的抵抗力不强,加热 60 ℃ ,1 h 即可死亡,但对干燥、日光、紫外线及化学制剂等抵抗力较强。白假丝酵母菌是条件致病菌,阴道酸性增强时易生长繁殖,故多见于孕妇、糖尿病、应用大量雌激素及长期应用抗生素的患者,其他诱因有肥胖、穿紧身内裤、长期用皮质类固醇激素、免疫缺陷等。

2.传播方式　其传播方式主要为内源性感染,白假丝酵母菌可寄生于阴道、口腔和肠道,并可互相传染,环境条件适合时即发病。也可通过直接和间接途径传染。

(二)临床表现

1.症状　主要症状是外阴瘙痒、灼痛和白带增多。表现为外阴奇痒,严重时坐卧不宁,可伴有尿频、尿痛及性交痛,典型的白带为白色凝乳状或豆渣样。

2.体征　盆腔检查:外阴有抓痕,小阴唇内侧及阴道黏膜有白色膜状物附着,擦除后露出红肿黏膜面,甚至糜烂和浅表溃疡。

（三）诊断

对有症状和体征的妇女,用悬滴法在镜下找到芽孢和假菌丝即可确诊,阳性率为 60%;革兰染色法为首选的检查法,阳性率为 80%;若有症状而多次检查均为阴性,可采用培养法。

（四）治疗

治疗原则是消除诱因及改变阴道酸碱度,杀灭致病菌。

1.消除诱因　积极治疗糖尿病,合理使用广谱抗生素及雌激素,勤换内衣、内裤,盆及毛巾宜用开水烫洗。

2.局部用药　用 2%~4% 碳酸氢钠液坐浴或冲洗外阴阴道后,选用硝酸咪康唑栓（达克宁）200 mg、或克霉唑栓 150 mg、或制霉菌素阴道栓 10 万 U 塞入阴道后穹隆部。一般每晚 1 次,连用 7~10 天。或 1% 龙胆紫涂阴道黏膜,隔日 1 次,连续 2 周为一疗程。

3.全身用药　适于局部治疗效果差,未婚女性及反复发作者。常用药物有氟康唑、伊曲康唑、酮康唑等。如氟康唑 150 mg,顿服,伊曲康唑（斯皮仁诺）,1 次/d,连用 3~5 天,或用一日疗法,2 次/天,每次 200 mg。有肝病史、孕妇禁用伊曲康唑、氟康唑、酮康唑等口服抗真菌药物。

4.妊娠期念珠菌性阴道炎应进行局部治疗。

5.对有外阴炎,瘙痒严重者,在阴道用药的同时,可选用上述相同药物的霜剂或软膏涂抹外阴,以缓解症状。疗程结束停药 3 天后,每天行白带检查,连续 3 次均为阴性,属近期治愈。外阴阴道假丝酵母菌病治疗后容易在月经前复发,故治疗后应在月经前复查白带。连续 3 次阴性为治愈。

三、老年性阴道炎

（一）病因

常见于绝经后妇女,因卵巢功能衰退,雌激素水平低下,阴道酸度降低,导致化脓菌混合感染。如手术切除卵巢或放射线破坏,使卵巢功能丧失,或卵巢功能早衰、长期闭经、长期哺乳等也可发生本病。

（二）临床表现

1.症状　主要症状是白带增多,常为黄色水样,白带呈稀薄、淡黄色,严重时呈脓血性白带,伴外阴瘙痒、灼热痛,有时可伴尿频、尿痛,尿失禁。

2.体征　检查见外阴阴道萎缩,黏膜充血、有小出血点或浅表溃疡;严重时致阴道狭窄或粘连、闭锁,炎性分泌物引流不畅可形成阴道或宫腔积脓。

（三）诊断

根据年龄及临床表现,诊断一般不难,但应排除其他疾病才能诊断。常规行阴道分泌物检查,排除滴虫、真菌等感染;对有血性白带者,应做宫颈刮片细胞学检查,必要时做分段诊刮术以排除恶性肿瘤。对阴道壁肉芽组织及溃疡需与阴道癌相鉴别,可行局部组织活检。

（四）治疗

原则是增加阴道抵抗力,抑制细菌的生长。

1.局部治疗　用 1% 乳酸、0.5% 醋酸行阴道灌洗或坐浴,提高阴道酸度。应用抗生素,如甲硝唑 200 mg,放于阴道内,每日 1 次,7~10 日。用雌激素制剂增加阴道抵抗力,己烯雌酚

0.125~0.25 mg 放于阴道内,每日 1 次,7~10 日;或用 0.5%己烯雌酚软膏;或妊马雌酮软膏局部涂抹,每日 2 次。

2.全身治疗　全身用药可口服尼尔雌醇,首次 4 mg,以后每 2~4 周 1 次。每次 2 mg,维持 2~3 天,尼尔雌醇是雌三醇的衍生物,剂量小,作用时间长,对子宫内膜影响小,较安全。乳腺癌或子宫内膜癌患者禁用雌激素制剂。

四、幼女性阴道炎

(一)病因

因幼女外阴发育差,缺乏雌激素,阴道上皮菲薄,抵抗力低,易受感染。常见病原体有大肠杆菌及葡萄球菌、链球菌等。目前,淋病奈氏菌、滴虫、白念球菌也成为常见病原体。病原体的传播常通过患病母亲或保育员的手、衣物、毛巾、浴盆等间接传播。此外,卫生不良、外阴不洁、大便污染、外阴损伤或因蛲虫引起瘙痒而抓伤、阴道误放异物等也可造成感染。

(二)临床表现

1.症状　主要症状为阴道分泌物增加,呈脓性。由于大量分泌物刺激引起外阴痛痒,患儿哭闹、烦躁不安或用手搔抓外阴,部分患儿排尿时分道。

2.体征　检查可见外阴、阴蒂、尿道口、阴道口黏膜充血、水肿,有脓性分泌物自阴道口流出。病变严重者,外阴表面可见溃疡,小阴唇可见粘连,粘连的小阴唇遮盖阴道口及尿道口,只在其上、下方留有一小孔,尿自小孔排出。在检查时还应做肛诊排除阴道异物及肿瘤。

(三)诊断

根据症状及查体所见,详细询问幼女病情及母亲有无阴道炎的病史,通常可做出初步诊断,用细棉棒或吸管取阴道分泌物找滴虫、白念珠菌或作涂片染色查细菌(包括淋球菌)、支原体、衣原体,以明确病原体,必要时可做细菌培养。

(四)治疗

治疗要点:①保持外阴清洁、干燥、减少摩擦;②针对病原体选择相应抗生素治疗,用吸管将抗生素溶液滴入阴道;③对症处理:有蛲虫者,给予驱虫治疗;小阴唇粘连者应予以分离,并涂以抗生素软膏;若阴道有异物,应及时取出。

五、急性子宫颈炎症

急性宫颈炎,主要见于感染性流产、产褥期感染、宫颈损伤或阴道异物并发感染。常见的病原体为葡萄球菌、链球菌、肠球菌等。随着性传播疾病的增加,目前最常见的病原体为淋病奈氏菌、沙眼衣原体。淋病奈氏菌及沙眼衣原体均感染宫颈管柱状上皮,沿黏膜面扩散引起浅层感染,引起黏液脓性宫颈黏膜炎。除宫颈管柱状上皮外,淋病奈氏菌还常侵袭尿道移行上皮、尿道旁腺及前庭大腺。沙眼衣原体感染只发生在宫颈管柱状上皮,不感染鳞状上皮,故不引起阴道炎,仅形成急性宫颈炎症。

(一)病理

肉眼见宫颈红肿,宫颈管黏膜充血、水肿。光镜下见血管充血,宫颈黏膜及黏膜下组织、腺体周围大量嗜中性粒细胞浸润,腺腔内可见脓性分泌物,分泌物可经宫颈外口流出,显示为急性炎症改变。

（二）临床表现

1.症状　主要症状为阴道分泌物增多,呈黏液脓性,分泌物刺激可引起外阴瘙痒,伴有腰酸及下腹部坠痛。此外,常有下泌尿道症状,如尿急、尿频、尿痛。沙眼衣原体感染还可出现经量增多、经间期出血、性交后出血等症状。

2.体征　妇科检查见宫颈充血、水肿、糜烂,有脓性分泌物从宫颈管流出。衣原体宫颈炎可见宫颈红肿、黏膜外翻、宫颈触痛,且常有接触性出血。淋病奈氏菌感染还可见到尿道口、阴道口黏膜充血、水肿以及多量脓性分泌物。

（三）诊断

根据宫颈充血、水肿,宫颈管黏液脓性分泌物,宫颈黏液革兰染色涂片中每油镜视野下有10个以上的中性多核白细胞,即可确诊。

诊断的关键是明确病原体。淋病奈氏菌的实验室检查方法有:①宫颈分泌物涂片作革兰染色:在多个多形核白细胞内找到典型肾形革兰阴性双球菌,则诊断成立。此法阳性率为40%～60%。②分泌物培养:是确诊淋病奈氏菌性宫颈炎的重要手段。采用特殊培养基,阳性率达80%～90%。③聚合酶链反应(PCR)技术:是一种基因诊断方法,敏感性高、特异性强。只要有淋病奈氏菌DNA存在,就能作出诊断。④酶联免疫吸附试验:用于分泌物的直接检测或淋病奈氏菌培养物的鉴定,具有快速、敏感、特异、稳定、不需特殊设备等特点。沙眼衣原体的检查方法有直接培养法、酶联免疫吸附试验及单克隆抗体免疫荧光直接涂片法。此外,还有PCR及DNA杂交技术可应用。

（四）治疗

治疗主要针对病原体,用抗生素药物治疗。可根据不同情况采用经验性抗生素治疗及针对病原体的抗生素治疗。

1.经验性抗生素治疗　阿奇霉素1 g,单次口服;或多西环素100 mg,口服,每日2次,连服7日。

2.针对病原体的抗生素治疗

（1）急性淋病奈氏菌性宫颈炎:选用治疗淋病的药物。治疗原则是及时、足量、规范、彻底,同时治疗性伴侣。目前对于无并发症的急性淋病杂氏菌性宫颈炎主张大剂量、单次给药,常用的药物有头孢曲松钠250 mg,肌注;头孢克肟400 mg,大观霉素2 g,肌注。此外,可选用头孢唑肟500 mg,肌注;头孢噻肟钠1 g肌注。

（2）衣原体感染性宫颈炎:治疗衣原体的药物为四环素类、红霉素类及喹诺酮类,常用药物为多西环素100 mg,口服,每日2次,连用7日;或阿奇霉素1 g,单次口服;或环丙沙星250 mg,口服,每日2次,连用7日;或红霉素500 mg,每日4次,口服,连用7日。

六、慢性子宫颈炎症

慢性子宫颈炎(chronic cervicitis)习称慢性宫颈炎,指子宫颈间质内有大量淋巴细胞、浆细胞等慢性炎细胞浸润,可伴有子宫颈腺上皮及间质的增生和鳞状上皮化生。为妇科常见病,多由于急性宫颈炎未治疗或治疗不彻底,病原体侵入宫颈黏膜形成慢性炎症,多见于分娩、流产或手术损伤后病原体侵入而引起感染。病原体主要为葡萄球菌、链球菌、大肠杆菌和厌氧菌;其次为性传播疾病的病原体。

（一）病理

1.慢性子宫颈管黏膜炎　由于子宫颈管黏膜皱襞比较多，感染后容易形成持续性子宫颈黏膜炎，临床表现为反复发作子宫颈管黏液及脓性分泌物。

2.子宫颈息肉（cervical polyp）　慢性炎症长期刺激使宫颈管黏膜腺体和间质局限性增生，逐渐自基底部向宫颈外口突出而形成鲜红色、舌形、质软而脆的赘生物，可为单个或多个，存在宽窄不一的蒂部，蒂根部可附着于子宫颈外口或在子宫颈管内。子宫颈息肉极少恶变，但应与子宫的恶性肿瘤相鉴别。摘除后易复发。

3.子宫颈肥大　由于慢性炎症长期刺激，子宫颈组织充血、水肿，腺体和间质增生。此外，子宫颈深部的腺囊肿均可使子宫颈呈不同程度肥大、组织变硬，一般表面仍光滑。

以上病变可单独存在，也可全部出现。

（二）临床表现

1.症状　多无症状，少数患者可有白带增多。白带呈乳白色黏液状或呈淡黄色脓性。伴有接触性出血和腰骶部酸痛、下腹坠痛。常于经期、排便或性交时加重。可有月经间期出血，不孕。偶可发生因分泌物刺激引起的外阴瘙痒或不适。

2.体征　妇科检查：宫颈表面呈糜烂样改变，或有黄色分泌物覆盖子宫颈口或从子宫颈口流出，也可表现为子宫颈肥大或见息肉。

（三）诊断和鉴别诊断

可根据病理、临床表现作出诊断。但应注意慢性子宫颈炎应与宫颈上皮肉瘤样病变，早期宫颈癌鉴别，须做宫颈刮片，有条件可做 TCT 检查。必要时行阴道镜检查及活组织检查以排除癌变。

1.子宫颈柱状上皮异位和子宫颈上皮内瘤变　过去曾认为"宫颈糜烂"是慢性子宫颈炎最常见的病理类型之一，但目前已经明确"宫颈糜烂"并非病理学上的上皮溃疡及缺失所导致的真性糜烂，也与慢性子宫颈炎症的定义即间质中出现慢性炎细胞浸润不一致。因此，目前已不再将"宫颈糜烂"作为慢性子宫颈炎的诊断术语。子宫颈糜烂样改变只是一种临床征象，可为生理性改变或病理性改变。生理性改变即为子宫颈柱状上皮异位，多见于青春期、生育年龄妇女雌激素水平高者、口服避孕药或妊娠期，因雌激素作用，宫颈鳞柱交界部外移，子宫颈局部表现为糜烂样外观。在慢性子宫颈炎症发展过程中，宫颈鳞状上皮坏死脱落，由宫颈管的柱状上皮增生向外延伸覆盖代替。因柱状上皮为单层细胞，薄而透明，上皮层下的血管清楚显露，使得宫颈外口处的宫颈阴道部外观呈细颗粒状的红色区，肉眼观似"宫颈糜烂"。此外，子宫颈上皮内瘤变及早期子宫颈癌也可呈糜烂样改变，因此，子宫颈糜烂样改变样患者需要进行子宫颈细胞学检查和（或）HPV 检测，必要时行阴道镜及宫颈活组织检查以排除子宫颈癌前病变及癌变。

2.子宫颈腺囊肿（Naboth cyst）　子宫颈腺囊肿绝大多数是子宫颈的生理性变化。子宫颈局部损伤或子宫颈慢性炎症可使腺管口狭窄，导致子宫颈腺囊肿形成。子宫颈转化区内鳞状上皮取代柱状上皮过程中，新生的鳞状上皮覆盖子宫颈管口或伸入腺管，导致管口阻塞，腺体分泌物引流受阻，进而潴留形成囊肿。浅处的子宫颈腺囊肿多表现为宫颈表面突出单个或多个青白色小囊泡，易诊断，通常不需处理；深处子宫颈腺囊肿，宫颈表面无异常，常表现为子宫颈肥大，应与子宫颈腺癌鉴别。

3.子宫恶性肿瘤　子宫颈息肉应与子宫颈及子宫体恶性肿瘤鉴别,鉴别方法为行病理组织学检查确诊。子宫颈肥大应与子宫颈腺癌鉴别,方法为行子宫颈细胞学检查,必要时行子宫颈管搔刮术及病检。

(四)预防

积极治疗急性宫颈炎;定期作妇科检查,发现宫颈炎症予以积极治疗;避免分娩时或器械损伤宫颈;产后发现宫颈裂伤应及时缝合。

(五)治疗

依据病变特点采用不同的治疗方法,以局部治疗为主。

1.子宫颈糜烂样改变者　表现为子宫颈糜烂样改变者,若为生理性柱状上皮异位且无症状者则无须处理。对糜烂样改变伴有分泌物增多、乳突状增生或接触性出血,可给予局部物理治疗,包括激光、冷冻或微波等。物理治疗的目的是使糜烂面的柱状上皮坏死、脱落,被新生的复层鳞状上皮覆盖,糜烂愈合,为期3~4周,病变较深者需6~8周。但是治疗前必须排除外子宫颈上皮内瘤变和子宫颈癌。中药有许多验方、配方,临床应用有一定疗效。

物理治疗注意事项:①治疗前,常规做宫颈刮片行细胞学检查;②有急性生殖器炎症期禁忌;③治疗应在月经干净后3~7日内进行;④物理治疗后阴道分泌物增多,会出现大量黄水样阴道排液,应保持外阴清洁;⑤在创面未完全愈合期间(4~8周),应禁止性交、盆浴和阴道冲洗;⑥有引起术后出血、宫颈管狭窄、不孕、感染的可能。每月复查,观察创面愈合情况。

2.慢性子宫颈管黏膜炎　根据分泌物培养及药敏试验结果选用相应药物进行治疗。对病原体不清者,尚无有效治疗方法,可试用物理治疗。

3.子宫颈息肉　摘除宫颈息肉并应送病检。

4.子宫颈肥大　一般无须治疗。

七、急性盆腔炎

(一)病因

1.产后、流产后感染　多见于链球菌、大肠杆菌、厌氧菌感染。

2.宫腔内手术操作后感染　如刮宫术、输卵管通液术、子宫输卵管造影、宫腔镜检查、人工流产、放置宫内节育器等,由于手术消毒不严格或前适应证选择不当,导致感染。

3.经期卫生不良　使用不洁的月经垫、经期性交等,均可使病原体侵入而引起炎症。

4.感染性传播疾病　不洁性生活史、早年性交、多个性伴侣、性交过频者可致性传播疾病的病原体入侵,引起盆腔炎症。常见病原体为淋病奈氏菌、沙眼衣原体或合并有需氧菌、厌氧菌感染。

5.邻近器官炎症直接蔓延　如阑尾炎、腹膜炎等,以大肠杆菌为主。

6.慢性盆腔炎　急性发作。

7.宫内节育器　可引起盆腔炎症,一是在放置宫内节育器10日内,可引起急性盆腔炎;二是在长期放置宫内节育器后继发感染形成慢性炎症,有时可急性发作。

(二)病理

1.急性子宫内膜炎及急性子宫肌炎　子宫内膜充血、水肿,有炎性渗出物,严重者内膜坏死、脱落形成溃疡。多见于流产、分娩后。

2.急性输卵管炎、输卵管积脓、输卵管卵巢脓肿　急性输卵管炎主要由化脓菌引起,根据不同的传播途径而有不同的病变特点。若病原菌通过宫颈的淋巴播散到宫旁结缔组织,首先侵及浆膜层,发生输卵管周围炎,然后累及肌层,而输卵管黏膜层可不受累或受累极轻。其管腔常可因肌壁增厚受压变窄,但仍能保持通畅。病变以输卵管间质炎为主。轻者输卵管仅有轻度充血、肿胀、略增粗;重者输卵管明显增粗、弯曲,纤维素性脓性渗出物多,造成与周围粘连。

若炎症经子宫内膜向上蔓延,首先引起输卵管黏膜炎,输卵臂黏膜肿胀、间质水肿、充血及大量中性粒细胞浸润,重者输卵管上皮发生退行性变或成片脱落,引起输卵管黏膜粘连,导致输卵管管腔及伞端闭锁,若有脓液积聚于管腔内则形成输卵管积脓。

卵巢常与发炎的输卵管伞端粘连而发生卵巢周围炎,称为输卵管卵巢炎,习称附件炎。炎症可侵入卵巢实质形成卵巢脓肿,脓肿壁与输卵管积脓粘连并穿通,形成输卵管卵巢脓肿,多位于子宫后方或子宫、阔韧带后叶及肠管间粘连处。脓肿多位于子宫后方或子宫阔韧带后叶及肠管间粘连处,可破入直肠或阴道,若破入腹腔引起弥漫性腹膜炎。

3.急性盆腔结缔组织炎　内生殖器急性炎症时,或阴道、宫颈有创伤时,病原体经淋巴管进入盆腔结缔组织而引起结缔组织充血、水肿及中性粒细胞浸润。以宫旁结缔组织炎最常见,开始局部增厚,质地较软,边界不清,以后向两侧盆壁呈扇形浸润,若组织化脓则形成盆腔腹膜外脓肿,可自发破入直肠或阴道。

4.急性盆腔腹膜炎　盆腔内器官发生严重感染时,往往蔓延到盆腔腹膜,发炎的腹膜充血、水肿,并有少量含纤维素的渗出液,形成盆腔脏器粘连。当有大量脓性渗出液积聚于粘连的间隙内可形成散在小脓肿;积聚于直肠子宫陷凹处则形成盆腔脓肿,较多见。脓肿的前面为子宫,后面为直肠,顶部为粘连的肠管及大网膜,脓肿可破入直肠而使症状突然减轻,也可破入腹腔引起弥漫性腹膜炎。

5.败血症及脓毒血症　当病原体毒性强,数量多,患者抵抗力降低时,常发生败血症。多见于严重的产褥感染、感染流产,近年也有报道放置宫内节育器、输卵管结扎手术损伤器官引起的败血症,若不及时控制,往往很快出现感染性休克,甚至死亡。发生感染后,若身体其他部位发现多处炎症病灶或脓肿者,应考虑有脓毒血症存在,但需经血培养证实。

（三）临床表现

1.症状　主要症状为急性下腹疼痛、发热及阴道分泌物增多。重者可有寒战、高热、头痛及食欲不振。经期发病可出现经量增多、经期延长。伴发腹膜炎时,可有消化系统症状,如恶心、呕吐、腹胀、腹泻等。有脓肿形成时,可有下腹包块及局部压迫刺激症状,包块位于前方可有排尿困难、尿频、尿痛等;包块位于后方可致腹泻、里急后重感和排便困难。根据感染的病原体不同,临床表现也有差异。淋病奈氏菌感染起病急,多在 48 h 内出现高热、腹膜刺激征及阴道脓性分泌物。非淋病奈氏菌性盆腔炎起病较缓慢,高热及腹膜刺激征不明显,常伴有脓肿形成。若为厌氧菌感染,则容易有多次复发,脓肿形成,患者的年龄偏太,往往大于 30 岁。沙眼衣原体感染病程较长,高热不明显,长期持续低热、主要表现为轻微下腹痛,久治不愈,阴道不规则出血。

2.体征　病人呈急性病容,体温升高,心率快,下腹部压痛、反跳痛及肌紧张。妇科检查:阴道有大量脓性分泌物,伴臭味;穹隆有明显触痛,宫颈举痛,子宫压痛、活动受限;一侧或双侧附件增厚,压痛明显,于附件区或盆腔后方可触及肿块且有波动感。

（四）诊断

根据病史、症状和体征可作出初步诊断。急性盆腔炎的临床诊断标准,需同时具备下列 3 项：①下腹压痛伴或不伴反跳痛;②宫颈或宫体举痛或摇摆痛;③附件区压痛。此外,还需作必要的化验,如血常规、尿常规、宫颈管分泌物及后穹隆穿刺物检查。目前多以 2010 年美国疾病控制中心（CDC）的诊断标准为参考（见表 22.1）。

表 22.1　盆腔炎性疾病的诊断标准（美国 CDC 诊断标准,2010 年）

最低标准
子宫颈举痛或子宫压痛或附件区压痛
附加标准
体温>38.3 ℃（口表） 　　子宫颈或阴道异常黏液脓性分泌物 　　阴道分泌物 0.9% 氯化钠溶液涂片见到大量白细胞 　　红细胞沉降率升高 　　血 C-反应蛋白升高 　　实验室证实的子宫颈淋病奈瑟菌或衣原体阳性
特异标准
子宫内膜活检组织学证实子宫内膜炎 　　阴道超声或核磁共振检查显示输卵管增粗,输卵管积液,伴或不伴有盆腔积液、输卵管卵巢肿块,或腹腔镜检查发现盆腔炎性疾病征象

（五）预防

作好经期、孕期及产褥期的卫生宣传;注意性生活卫生,减少性传播疾病,经期禁止性交。严格掌握产科、妇科手术指征,作好术前准备;术时注意无菌操作;术后作好护理,预防感染。治疗急性盆腔炎时,应做到及时治疗、彻底治愈,防止转为慢性盆腔炎。

（六）治疗

采用支持疗法、药物治疗、中药治疗和手术治疗等措施控制炎症、消除病灶。

1.支持疗法　卧床休息,半卧位有利于使炎症局限。给予高热量、高蛋白、高维生素流食或半流食,补充液体,注意纠正电解质紊乱及酸碱失衡,必要时少量输血。高热时采用物理降温。尽量避免不必要的妇科检查以免引起炎症扩散,若有腹胀应行胃肠减压。

2.药物治疗　由于急性盆腔炎的病原体多为需氧菌、厌氧菌及衣原体的混合感染,故在抗生素的选择上多采用合理配伍、联合用药、足量用药,静脉途径为好,参照药敏试验选药,注意毒性反应给药途径,以静脉滴注收效快。常用的药物：第二、第三代头孢菌素、克林霉素、氨基糖苷类、喹诺酮类药物、甲硝唑、青霉素类、四环素类药物。

3.手术治疗　主要用于治疗抗生素控制不满意或盆腔脓肿。手术可根据情况选择经腹手术或腹腔镜手术。原则以切除病灶为主。年轻妇女应尽量保留卵巢功能;年龄大、双侧附件受累或附件脓肿屡次发作者,行全子宫及双附件切除术。

4.中药治疗　主要为活血化瘀、清热解毒药物。例如,银翘解毒汤、安宫牛黄丸及紫血丹等。

八、慢性盆腔炎

慢性盆腔炎常为急性盆腔炎未能彻底治疗,或病程迁延所致,也可无急性炎症病史。

(一)病理

1.慢性输卵管炎与输卵管积水　最常见。输卵管呈轻至中度肿大,伞端与周围组织粘连而闭锁;有时输卵管呈结节状增厚,表现为结节性输卵管炎。输卵管炎症较轻而伞端及峡部粘连闭锁时,浆液性渗出物积聚形成输卵管积水或输卵管积脓,脓液渐被吸收形成输卵管积水。

2.输卵管卵巢炎及输卵管卵巢囊肿　输卵管炎波及卵巢相互粘连形成炎性肿块,或输卵管伞端与卵巢粘连贯通,液体渗出而形成输卵管卵巢囊肿,也可由输卵管卵巢脓肿的脓液被吸收而成。

3.慢性盆腔结缔组织炎　炎症蔓延至宫骶韧带处,使纤维组织增生、变硬。广泛蔓延时,使子宫固定,宫旁组织也增厚,形成“冰冻骨盆”。

(二)临床表现

1.症状　全身症状不明显,有时低热、全身不适,易疲劳,部分患者出现神经衰弱症状,如失眠、精神不振、周身不适等;慢性炎症形成的瘢痕粘连以及盆腔充血,常引起下腹部坠胀、疼痛及腰骶部酸痛,常在劳累、性交后及月经前后加剧。慢性炎症导致盆腔瘀血,可有月经增多;卵巢功能损害时可致月经失调;输卵管粘连阻塞时可致不孕或异位妊娠。

2.体征　子宫多呈后位、活动受限;如为慢性输卵管炎,可触及增粗的输卵管呈条索状,有轻压痛;如为输卵管积水或输卵管卵巢囊肿时,在宫旁一侧或双侧触及囊性包块,活动受限;如为盆腔结缔组织炎,子宫一侧或两侧有片状增厚、压痛,骶韧带增粗、变硬,有触痛。

(三)诊断与鉴别诊断

有急性盆腔炎史以及症状和体征明显者,诊断多无困难。但有时患者自觉症状较多,而无明显盆腔炎病史及阳性体征,此时对诊断须慎重。

1.子宫内膜异位症　子宫内膜异位症痛经呈继发性、进行性加重,若能触及典型触痛结节,有助于诊断。鉴别困难时应行腹腔镜检查。

2.卵巢囊肿　输卵管卵巢囊肿除有盆腔炎病史外,肿块呈腊肠形,囊壁较薄,周围有粘连;卵巢囊肿以圆形或椭圆形较多,周围无粘连,活动度好。附件炎性包块与周围粘连,活动度差,易与卵巢癌相混淆。炎性包块为囊性而卵巢癌为实性,B型超声检查有助于鉴别。

(四)预防

注意个人卫生,锻炼身体,增强体质,及时彻底治疗急性盆腔炎。

(五)治疗

采用综合治疗为主。包括一般治疗、中药治疗、物理治疗、其他药物治疗和手术治疗。

1.一般治疗　解除患者思想顾虑,增强治愈信心,加强营养,锻炼身体,注意劳逸结合,提高机体抵抗力。

2.中药治疗　以清热利湿、活血化瘀为主。常用桂枝茯苓汤加减。

3.物理治疗　促进盆腔局部血液循环,改善组织的营养状态,提高新陈代谢,以利炎症的吸收和消退。常用的有超短波、离子透入或紫外线疗法等。经期使用抗炎药及用松解粘连药物,以利粘连分解和炎症吸收,如α-糜蛋白酶或透明质酸酶。

4.其他药物治疗　对于年轻需保留生育功能者,或急性发作时应采用抗生素治疗。可采用松解粘连药物,以利粘连分解和炎症吸收,如α-糜蛋白酶或透明质酸酶。

5.手术治疗　有输卵管积水或输卵管卵巢囊肿时,可行手术治疗。

第二节　女性生殖系统肿瘤

案例导入

1.李女士,35岁,近半年来,月经量多、经期延长。现月经第5天,量多,早晨起床突然时晕倒,家属急将其送医院。查体:病人面色苍白,Bp 90/60 mmHg,P 100次/min;妇科检查:外阴阴道婚产式,宫颈光滑、宫体如孕三月大、质硬、表面有结节状突起,双侧附件未触及。请思考:

(1)首先考虑的诊断是什么?

(2)还需做哪些检查协助确诊?

(3)如何处理?

2.吴女士,45岁。近半年来,偶有接触性出血。患者感一般状况良好,无特殊不适。妇科检查:外阴阴道已婚已产式,阴道通畅,软,未触及异常,宫颈下唇可见一菜花样肿物,触之易出血,子宫正常大小,活动良好,双侧附件区未触及。请思考:

(1)首先考虑何疾病?

(2)需做哪些检查?

(3)如何治疗?

(4)怎样对高危人群进行防癌普查和健康教育?

女性生殖系统肿瘤可发生于女性生殖器官的任何部位,以子宫和卵巢的肿瘤最常见。常见的良性肿瘤是子宫肌瘤和卵巢囊肿,恶性肿瘤为子宫颈癌、子宫内膜癌和卵巢癌。肿瘤的诊断依据是组织病理学检查,恶性肿瘤的分期对制订治疗方案、判断预后具有重要指导意义,主要的治疗方法有手术治疗、放疗、化疗等。本节重点介绍最常见的两种肿瘤,即子宫肌瘤和子宫颈癌。

一、子宫肌瘤

子宫肌瘤(uterine myoma)是女性生殖器官最常见的良性肿瘤,由子宫平滑肌组织增生而成,其间有少量纤维结缔组织。多见于30~50岁育龄期妇女,以40~50岁最多见,20岁以下少见。据国内统计,妇科住院病例子宫肌瘤的患病率为3.3%~13.5%。

（一）病因

目前,子宫肌瘤的发病原因尚未完全明确。子宫肌瘤好发于生育年龄妇女,绝经后肌瘤停止生长甚至萎缩、消失,这提示子宫肌瘤的发生可能与雌激素水平过高或长期刺激有关。生物化学相关检测结果认为,肌瘤组织局部对雌激素的高敏感性是子宫肌瘤发生的重要因素之一。此外,研究证实孕激素可促进肌瘤有丝分裂、刺激肌瘤生长作用。

（二）分类

1.根据肌瘤所在部位分类　分为宫体肌瘤(占90%)和宫颈肌瘤(占10%)。

2.根据肌瘤发展过程中与子宫肌壁的关系分类　分为肌壁间肌瘤、浆膜下肌瘤和黏膜下肌瘤(见图22.1)。

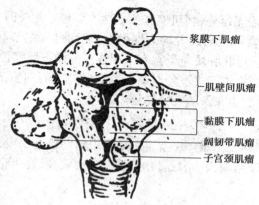

图22.1　各型子宫肌瘤示意图

（1）肌壁间肌瘤:肌瘤位于子宫肌层内,最常见,占60%~70%。

（2）浆膜下肌瘤:肌瘤突出于子宫表面,由浆膜层覆盖,占20%~30%。浆膜下肌瘤向阔韧带两叶腹膜间伸展可形成阔韧带内肌瘤。

（3）黏膜下肌瘤:肌瘤向宫腔方向突出,表面由子宫黏膜层覆盖,约占10%。

（三）病理

肌瘤主要由子宫平滑肌细胞及少量纤维结缔组织交叉组成。其周围有一层肌纤维所形成的假包膜,手术时易于将肌瘤自假包膜内完整挖出。子宫肌瘤大小不等,多少不一,可为单个球形实性肿块或多个散在性分布,小者仅镜下可见,大者可达几十千克。肌瘤多为实质性球形肿瘤,切面呈灰白色,具有不规则旋涡状纹理。

（四）肌瘤变性

肌瘤变性是肌瘤失去原有的典型结构,常见的变性有:玻璃样变、囊性变、红色样变、肉瘤样变及钙化。

（五）临床表现

1.症状　病人的症状与肌瘤的生长部位关系最密切,而与肌瘤数目、大小关系不大。肌瘤小或浆膜下肌瘤患者多无明显症状,常于妇科检查或B超检查时偶尔发现。

（1）月经改变:最常见,表现为月经周期缩短,经期延长,经量增多或不规则阴道出血。黏膜下肌瘤最易发生,其次为肌壁间肌瘤,而浆膜下肌瘤及肌壁间小肌瘤常无明显月经改变。

（2）下腹肿块：从下腹正中部位扪及质硬、结节状、活动度不大、无压痛的肿块。多见于肌瘤逐渐增大，子宫超过 3 个月妊娠大小或宫底部的浆膜下肌瘤。

（3）白带增多：肌壁间肌瘤使宫腔内膜面积增大，腺体分泌亢进伴有盆腔淤血时致白带增多；黏膜下肌瘤脱垂于阴道极易感染、坏死，可有大量脓血性液体及坏死组织经阴道排出，伴臭味。

（4）贫血：长期月经过多或不规则出血可导致头晕、乏力等失血性贫血症状。

（5）压迫症状：子宫前壁肌瘤压迫膀胱可出现尿频；后壁肌瘤压迫直肠引起便秘；宫颈肌瘤压迫膀胱颈部出现排尿困难。

（6）不孕或流产：子宫肌瘤压迫输卵管或致宫腔变形，影响精子运行和受精卵着床，导致不孕或流产。

（7）疼痛：一般子宫肌瘤无疼痛，当肌瘤红色变性或肌瘤蒂扭转时可出现急性腹痛。

2.体征　妇科检查：子宫不规则或者均匀性增大，表面可有结节状突起，质硬，无压痛；浆膜下肌瘤可扪及单个实质性球状肿块与子宫有蒂相连。黏膜下肌瘤位于宫腔内者子宫均匀增大，脱出于宫颈外口者，窥器检查即可看到宫颈口处有肿物，粉红色，表面光滑，宫颈四周边缘清楚。若伴感染时可有坏死、出血及脓性分泌物。

（六）诊断

根据病史及体征，诊断多无困难。B 型超声是常用辅助检查手段，可区分子宫肌瘤与其他盆腔肿块。MRI 可准确判断肌瘤大小、数目和位置。如有需要，还可选择宫腔镜、腹腔镜、子宫输卵管造影等协助诊断。

（七）治疗

综合分析病人的年龄、症状、肌瘤的大小、数目、生长部位及对生育功能的要求，选择合理的处理方案。

1.随访观察　适用于肌瘤较小，无症状，尤其是近绝经期者，可每 3~6 个月定期复查。

2.药物治疗　适用于子宫小于 2 个月妊娠大小，症状较轻，近绝经期或身体情况不宜手术治疗者。常用药物有雄激素、米非司酮和促性腺激素释放激素类似物（GnRH-a）。

（1）雄激素：对抗雌激素，使子宫内膜萎缩，增强子宫平滑肌收缩，以减少出血。常用药物：丙酸睾酮 25 mg 肌内注射，每 5 天 1 次，月经来潮时 25 mg 肌内注射，每天 1 次，共 3 次，每月总使用量不超过 300 mg，以免引起男性化。

（2）促性腺激素释放激素类似物（GnRH-a）：采用大剂量连续或长期非脉冲式给药，可抑制 FSH 和 LH 分泌，降低雌激素至绝经后水平，以缓解症状并抑制肌瘤生长使其萎缩。但停药后又逐渐增大到原来大小。用药 6 个月以上可产生绝经综合征，骨质疏松等副作用，故长期用药受限制。应用指征：①缩小肌瘤以利于妊娠；②术前治疗控制症状、纠正贫血；③术前应用缩小肌瘤，降低手术难度或使经阴道或腹腔镜手术成为可能；④对近绝经妇女，提前过渡到自然绝经，避免手术。一般应用长效制剂，每月皮下注射 1 次。常用药物有亮丙瑞林（leuprorelin）每次 3.75 mg，或戈舍瑞林（goserelin）每次 3.6 mg。

（3）其他药物：米非司酮（mifepristone），每日 12.5 mg 口服，可作为术前用药或提前绝经使用。但不宜长期使用，因其拮抗孕激素后，子宫内膜长期受雌激素刺激，增加子宫内膜增生的风险。

3.手术治疗　为治疗子宫肌瘤最有效方法。适应证：①月经过多致继发贫血，药物无效；

②严重腹痛、性交痛或慢性腹痛、有蒂肌瘤扭转引起急性腹痛;③出现压迫症状;④能确定肌瘤是不孕或反复流产唯一原因者;⑤肌瘤生长较快,怀疑有恶变。手术可经腹、经阴道或经宫腔镜及腹腔镜进行。手术方式有:①肌瘤切除术:适用于希望保留生育功能的患者,术后有50%复发机会,约1/3患者需再次手术。②子宫切除术:不要求保留生育功能或疑有恶变者,可行子宫切除术,包括全子宫切除和次全子宫切除。

4.其他治疗　近年临床开展了栓塞术、子宫肌瘤射频消融术等,有保留子宫、恢复快等优点。

二、子宫颈癌

子宫颈癌是妇女最常见的恶性肿瘤之一,其发病年龄分布呈双峰状,35~39岁和60~64岁,平均年龄52.2岁。近年来,子宫颈癌发病有逐渐年轻化,增多化趋势。由于子宫颈癌有较长的癌前病变阶段,近50年来,我国通过对高危人群的普查普治,使子宫颈癌得以早期发现及早期治疗,其死亡率逐年下降。

(一)病因及病理生理

1.病因　子宫颈癌确切的发病原因尚不清楚,流行病学调查与以下因素相关。

(1)病毒感染:流行病学和基础研究已证实人乳头瘤病毒(HPV)感染是宫颈癌的主要病因,宫颈癌90%伴有HPV感染。

(2)婚育情况:性生活紊乱、早婚或过早性行为、早育、多产及伴有宫颈糜烂和宫颈鳞状上皮不典型增生者发病率增高。

(3)高危男子接触史:与高危男子(阴茎癌、前列腺癌或其前妻曾患宫颈癌者为高危男子)有性接触的妇女易患宫颈癌。

(4)环境因素:经济状况低下、种族和地理因素也与发病有关。

2.病理生理　子宫颈癌好发于宫颈外口的鳞-柱上皮移行带,多为鳞癌(占75%~80%),其次为腺癌(占20%~25%)。

(二)转移途径

主要为直接蔓延和淋巴转移,血行转移极少见。

1.直接蔓延　最常见,癌组织局部浸润,向邻近器官及组织扩散。

2.淋巴转移　癌灶局部浸润后侵入淋巴管,形成瘤栓,随淋巴液引流进入局部淋巴结,在淋巴管内扩散。

3.血行转移　极少见,晚期可经血行转移至肺、肾或脊柱等。

(三)临床分期

采用国际妇产科联盟(FIGO)2009年修订的方案(见表22.2)。

表22.2　子宫颈癌的FIGO临床分期(FIGO,2009年)

0期	原位癌(浸润前癌)
Ⅰ期	肿瘤局限在子宫颈(扩展至宫体将被忽略)
ⅠA	镜下浸润癌(所有肉眼可见的病灶,包括表浅浸润,均为I_B期)间质浸润深度<5 mm,宽度≤7 mm
ⅠA1	间质浸润深度≤3 mm,宽度≤7 mm

续表

IA2	间质浸润深度>3 mm 且<5 mm,宽度≤7 mm
IB	肉眼可见癌灶局限宫颈,或镜下病灶>IA
IB1	临床癌灶≤4 cm
IB2	临床癌灶>4 cm
Ⅱ期	肿瘤超越子宫,但未达骨盆壁或未达阴道下 1/3
ⅡA	肿瘤侵犯阴道上 2/3,无明显宫旁浸润
ⅡB	有明显宫旁浸润,但未达到盆壁
Ⅲ期	肿瘤扩展到骨盆壁和(或)累及阴道下 1/3 和(或)引起肾盂积水
ⅢA	肿瘤累及阴道下 1/3,没有扩展到骨盆壁
ⅢB	肿瘤扩展到骨盆壁,或引起肾盂积水或肾无功能
Ⅳ期	肿瘤超出了真骨盆范围,或侵犯膀胱和(或)直肠黏膜
ⅣA	肿瘤侵犯临近的盆腔器官
ⅣB	远处转移

(四)临床表现

1.症状　早期常无症状。一旦出现表现为:

(1)阴道流血:年轻患者常表现为接触性出血,老年病人表现为绝经后少量不规则阴道流血。晚期肿瘤侵蚀较大血管可引起致命性大出血。

(2)阴道排液:多发生在阴道流血之后,白色或血性,稀薄如水样或米泔样。如继发感染,有大量脓性米汤样恶臭白带。

(3)压迫和转移症状:晚期病人可出现严重腰骶部或坐骨神经痛、下肢浮肿,浸润膀胱、直肠可表现为大小便异常,最终呈现全身衰竭的恶病质状态。

2.体征　妇科检查:早期无明显体征,随病情发展可呈不同生长类型,外生型宫颈表面可见息肉状或乳头状赘生物,继而向阴道突出呈菜花状;内生型表现为宫颈肥大、质硬、颈管呈桶状膨大。晚期病人因癌组织坏死脱落,宫颈表面形成凹陷性溃疡,病灶浸润达盆壁可形成冰冻骨盆。

(五)诊断

根据病史、症状和妇科检查并进行宫颈活组织检查可以确诊。早期病例的诊断应采用子宫颈细胞学检查和(或)高危型 HPV-DNA 检测、阴道镜检查、子宫颈活组织检查的"三阶梯"程序,确诊依据为组织学诊断。

1.子宫颈细胞学检查　普遍应用于宫颈癌普查,是早期发现宫颈癌的简便方法。目前医学界提倡使用 TCT 液基细胞学技术,以克服宫颈刮片检测的不足。

2.HPV 的检测　对 HPV 感染进行准确的检测可提高宫颈癌前病变筛查的敏感性,以利于阻断宫颈癌的发生和发展途径。

3.宫颈和宫颈管活体组织检查　是确诊宫颈癌最可靠的方法。取材方法:①选择宫颈外口鳞-柱上皮交界处 3、6、9 和 12 点处活检;②碘试验:识别宫颈病变的危险区,在碘不着色区进行活检;③阴道镜:宫颈刮片细胞学检查巴氏Ⅲ级及Ⅲ级以上、TBS分类为鳞状上皮肉瘤变,均应行宫颈活组织检查,可提高诊断的准确率。

4.宫颈锥切术 适用于宫颈刮片检查多次阳性而宫颈活检阴性者;或宫颈活检为原位癌需确诊者。可采用冷刀切除、环形电切除(LEEP)或冷凝电刀切除并作病理切片检查。

（六）治疗

根据病人的临床分期、年龄和全身情况确定治疗方案,以手术和放射治疗为主。

1.手术治疗 适应证为ⅠA～ⅡA期患者。

(1)ⅠA1期:采用经腹全子宫切除术,卵巢正常者应予保留。

(2)ⅠA2期:子宫根治术,卵巢正常者应予保留。如淋巴管、血管中有瘤栓者,应清除盆腔淋巴结。

(3)ⅠB～ⅡA期:采用子宫根治术及盆腔淋巴结清扫术,卵巢正常者应予保留。

2.放射治疗 适用于各期病人,尤其是不能耐受手术或晚期病人。包括腔内及体外照射。

3.手术及放射综合治疗 适用于较大病灶,术前先放疗,待癌灶缩小后再行手术。或术后证实淋巴结或宫旁组织有转移或切除残端有癌细胞残留,放疗作为手术后补充治疗。

4.化疗 主要用于晚期或复发转移的患者。近年也采用化疗作为手术或放疗的辅助治疗,用以治疗局部巨大肿瘤。

（七）预后

与临床期别、病理类型等密切相关。宫颈腺癌早期易有淋巴转移,预后差。

（八）预防

宣传与宫颈癌发病有关的高危因素,积极治疗慢性宫颈炎;及时诊断和治疗宫颈上皮内瘤变。提倡晚婚、晚育及少育,开展性卫生教育。宣传定期进行防癌检查的重要性,30岁以上妇女到妇科门诊就诊时,应常规接受宫颈刮片细胞学检查;一般妇女每1～2年普查1次;高危人群每半年接受1次妇科检查;重视高危因素及高危人群,有异常症状者及时就医,如有接触性出血者,及时就诊并进行HPV检测,高度警惕宫颈癌的发生。条件成熟时推广HPV疫苗注射(一级预防),可通过阻断HPV感染预防子宫颈癌发生。

（九）随访

第1年,手术治疗出院后1个月首次随访,以后每2～3个月复查1次。第2年每3～6个月复查1次。第3～5年,每半年复查1次。第6年开始,每年复查1次。随访内容包括盆腔检查、阴道脱落细胞学检查、胸部X线、血常规及子宫颈鳞状细胞癌抗原(SCCA)等。

本章小结

女性生殖系统炎症是妇科常见病之一,生殖器官的任何部位均可发生炎症,其中以阴道炎和宫颈炎最为多见。炎症可局限于一个部位,也可几个部位同时受累,可以是急性,也可为慢性。急性炎症可扩散至全身引起弥漫性腹膜炎、败血症甚至感染性休克导致死亡;慢性炎症可因反复发作,久治不愈而影响妇女的身心健康。

子宫肌瘤是女性生殖器官最常见的良性肿瘤,其发生可能与雌激素水平过高或长期刺激有关,最常见的症状为月经改变。综合分析患者的年龄、症状、肌瘤的大小、数目、生长部位及对生育功能的要求,可采取不同的治疗手段。子宫颈癌是妇女最常见的恶性肿瘤之一,人乳头瘤病毒(HPV)感染是宫颈癌的主要病因,直接蔓延是最常见的转移途径,确诊依据为病理组织学诊断,治疗手段以手术和放射治疗为主,其预后与临床期别、病理类型等密切相关,治疗后应严密随访。

习题及复习思考题

一、选择题

1.患者,女,52岁,盆浴后,白带多,外阴痒伴尿频,阴道黏膜有散在出血点,后穹隆有多量黄色泡沫状分泌物,诊断为(　　)。

A.老年性阴道炎　　　　　B.外阴阴道假丝酵母菌病　　　C.淋球菌性阴道炎

D.滴虫性阴道炎　　　　　E.细菌性阴道炎

2.妊娠、糖尿病患者及接受大量雌激素治疗者易于发生何种阴道炎?(　　)

A.老年性阴道炎　　　　　B.外阴阴道假丝酵母菌病　　　C.淋球菌性阴道炎

D.滴虫性阴道炎　　　　　E.细菌性阴道炎

3.治疗滴虫性阴道炎局部用何种溶液可以提高疗效?(　　)

A.甲硝唑　　　　　　　　B.土霉素　　　　　　　　　　C.0.5%醋酸

D.制霉菌素　　　　　　　E.5%碳酸氢钠

4.慢性子宫颈炎的典型临床表现是(　　)。

A.外阴瘙痒　　　　　　　B.白带增多　　　　　　　　　C.外阴疼痛

D.外阴灼热感　　　　　　E.外阴湿疹

5.子宫肌瘤的症状与下述何项关系密切?(　　)

A.肌瘤的大小　　　　　　B.肌瘤生长的部位(宫体、宫颈)　C.发生年龄

D.肌瘤与肌层的关系(黏膜下、浆膜下、壁间)　　　　E.肌瘤之数目

6.关于子宫肌瘤,下述错误的是(　　)。

A.黏膜下肌瘤较常发生月经量过多与不规则出血

B.浆膜下肌瘤较少出现月经过多

C.膀胱充盈时,较大肌瘤可升至腹部,病人因此就医

D.较大浆膜下肌瘤可发生蒂扭转

E.浆膜下肌瘤最易引起不孕

7.早期发现宫颈癌的最佳方法是(　　)。

A.阴道镜检查　　　　　　B.碘试验　　　　　　　　　C.宫颈刮片细胞学检查

D.宫颈活体组织检查　　　E.宫颈锥形切除

8.下述哪项是早期宫颈癌的症状?(　　)

A.阴道大量排液　　　　　B.反复阴道出血　　　　　　C.接触性阴道出血

D.大腿及腰骶部疼痛　　　E.恶病质

9.确诊宫颈癌最可靠的方法是(　　　)。

A.宫颈刮片细胞学检查　　B.阴道镜检查　　　　　　C.碘试验

D.宫颈及颈管活体组织检查　　　　　　　　　　　　E.分段诊刮

10.患者,40岁,月经量增多5年,月经周期正常,经量多时如小便样外流,妇科检查:子宫如孕3个月妊娠大小,表面凹凸不平,子宫左侧可扪及鸭卵大小包块,质硬与子宫分不开,无压痛,Hb 60 g/L。该妇女患有何种疾病?(　　　)

A.子宫内膜异位症　　　　B.卵巢实质性肿瘤　　　　C.多发性子宫肌瘤

D.盆腔炎性包块　　　　　E.巧克力囊肿

二、简答题

1.试比较几种常见阴道炎的异同点。

2.子宫肌瘤的临床表现有哪些。

3.简述子宫颈癌的临床表现及诊断方法。

（叶　芬）

第二十三章　计划生育

📖 **学习目标**

- 熟悉常用的避孕方法、不同避孕方法的适应证及禁忌证；了解不同避孕方法的作用机制。
- 了解输卵管绝育术的适应证、禁忌证、手术步骤及术后并发症及处理。
- 了解手术流产及药物流产的适应证、禁忌证、并发症及处理。

📖 **知识点**

- 避孕、输卵管绝育术、避孕失败的补救措施的方法、适应证、禁忌证、手术步骤、并发症及处理。

实行计划生育是我国的一项基本国策。计划生育是对人口的再生产过程进行有计划的调节,通过人类生殖调控,达到有计划地、科学地控制人口数量,提高人口素质,使人口的增长与国民经济的增长相适应。我国目前男性避孕的主要方法有输精管结扎术与阴茎套避孕。本章主要介绍女性避孕的各种方法与选择、绝育及避孕失败的补救措施以及阴茎套避孕。

第一节　避　孕

案例导入

刘女士,28 岁,自然分娩生完宝宝后 4 个月,坚持母乳喂养,月经未复潮,也未采用避孕法,意外怀孕一次,经历了痛苦的人工流产手术。为此她向医生咨询该采取何种方法避孕,既可以避免意外妊娠,又可以不影响母乳喂养。请思考:

(1)根据刘女士的实际情况,你作为医生应建议她最好采取何种避孕方法?

(2)此种避孕方法的适应证和禁忌证有哪些?

避孕是采用科学的方法,使育龄妇女暂时不受孕。常用的方法有药物避孕和工具避孕。

一、工具避孕

利用避孕工具阻止精子与卵子结合或改变宫腔内环境达到避孕的目的。

(一)宫内节育器

宫内节育器(intrauterine device,IUD)是我国育龄期妇女的主要避孕措施,是一种安全、简便、经济、有效的可逆的避孕工具。

1.种类　一般将宫内节育器分为惰性和活性两大类。

(1)惰性宫内节育器:为第一代IUD,主要为不锈钢圆环及其改良制品,放后出血及疼痛等反应较轻,但其脱落率及带器妊娠率较高,1993年已停止生产使用。

(2)活性宫内节育器:为第二代IUD,其内含有活性物质,如金属、激素、药物及磁性物质的节育器。它克服了惰性宫内节育器的缺点,减少了副反应,避孕效果好。

1)带铜宫内节育器:是目前我国应用最广泛的IUD。在宫内持续释放具有生物活性、有较强抗生育能力的铜离子。其避孕效果与含铜表面积呈正比。临床副作用主要表现为点滴出血。避孕的有效率在90%以上。①带铜T形宫内节育器(Tcu-IUD):按宫腔形态设计,以塑料为支架,在纵杆或横臂上套以铜丝或铜套,放置时间可延长达15年。它按铜圈暴露于宫腔的面积不同分为Tcu-200、Tcu-220、Tcu-380A等。其中TCu-200应用广泛。Tcu-380A是目前国际公认性能最佳的宫内节育器。②带铜V形宫内节育器(Vcu-IUD):简称V形环,是我国常用的宫内节育器之一,由不锈钢作支架,外套硅橡胶管,放置年限5~7年。其带器妊娠率、脱落率较低,但出血较常见,故因症取出率较高。

2)药物缓释宫内节育器:目前使用的有含孕激素T形节育器,以中等量释放(20 μg/d),放置时间为5年,其特点为带器妊娠率低,不增加月经量。偶可导致闭经、点滴状出血等副反应。

2.作用机制　宫内节育器的避孕机制复杂,尚不完全清楚。一般来说,惰性宫内节育器的抗生育作用,主要是节育器放置后成为子宫腔内异物,改变子宫腔内环境和导致子宫内膜表层的无菌性炎性反应,从而阻碍受精卵着床。异物反应改变输卵管蠕动而影响着床。子宫内膜局部受压缺血,激活纤溶酶原,囊胚溶解吸收而致不孕。含孕激素宫内节育器释放的孕酮,引起子宫内膜腺体萎缩和质间蜕膜化,影响受精卵着床。改变宫颈黏液性状,使宫颈黏液稠厚,不利于精子穿透。

3.宫内节育器放置术

(1)适应证:凡育龄妇女自愿要求放置且无禁忌证者。

(2)禁忌证:①生殖器官急、慢性炎症;②生殖器官肿瘤;③月经紊乱;④子宫畸形;⑤宫颈过松、重度陈旧性宫颈裂伤或子宫脱垂者;⑥严重的慢性全身性疾患者;⑦有铜过敏史。

(3)放置时间:①常规为月经干净后3~7日无性交者;②正常分娩后42日生殖系统恢复正常,剖宫产后6个月;③人工流产手术结束后(出血少且宫腔深度<10 cm者);④哺乳期放置应先排除早孕;⑤性交后5日内放置为紧急避孕方法之一。

(4)节育器选择:T形节育器其横臂宽度(mm)分别为26、28、30号3种,宫腔深度>7 cm者选28号或30号,≤7 cm者选26号。

(5)术前准备:①手术器械及敷料;②向患者介绍手术步骤,解除思想顾虑,取得合作;③受术者:测体温正常后,自解小便,取膀胱截石位。

（6）放置方法：外阴常规消毒铺巾，双合诊复查子宫大小、位置及附件情况。阴道窥器暴露宫颈后再次消毒，以宫颈钳夹持住宫颈前唇，用子宫探针顺子宫屈向探测宫腔深度。一般不需扩张宫颈管，宫颈管较紧者按顺序扩张至 6 号，用放置器将节育器推送入宫腔，其上缘必须抵达子宫底部，带有尾丝者在距离宫颈口 2 cm 处剪断尾丝。观察无出血后取出宫颈钳、阴道窥器。

（7）术后注意事项及随访：①术后可有少量阴道出血和下腹不适，应休息 3 日，1 周内忌重体力劳动，2 周内忌性生活及盆浴；②3 个月内每次月经期或排便时应注意有无节育器的脱落；③定期复查，术后 1 个月、3 个月、6 个月、1 年各复查一次，以后每年复查一次；④保持外阴清洁，注意术后表现，术后出现腹痛、发热、出血大于月经量，持续 7 天以上应随时就诊。

4.宫内节育器取出术

（1）适应证：①放置节育器后副反应严重，出现并发症经治疗无效者；②带器妊娠者；③改用其他避孕措施或绝育者；④计划再生育者；⑤放置期限已满需更换者；⑥绝经 1 年者；⑦确诊节育器嵌顿或移位者。

（2）取器时机：①月经干净后 3~7 天；②因子宫出血而需取器者，随时可取；③带器妊娠者在行人工流产时取；④带器异位妊娠者，于术前诊断性刮宫时，或在术后出院前取。

（3）取器方法：常规消毒后，有尾丝者，用血管钳夹住尾丝轻轻牵引取出。无尾丝者，按宫腔操作程序操作，用取环钩取出。

（4）注意事项：术前通过 B 型超声或 X 线检查确定宫腔内是否有节育器以及节育器类型。术后休息 1 天，2 周内禁止性生活及盆浴。

5.宫内节育器的副作用

（1）出血：放环 3 个月内较常见，一般表现为月经过多、经期延长或周期中不规则点滴出血。建议患者注意休息，补充铁剂，指导按时用药。经治疗无效可考虑更换节育器，仍无效应改用其他避孕方法。

（2）腰酸腹坠：主要与节育器和宫腔大小及形态不符有关，轻者不需要处理，重者注意多休息，适当给予解痉药，处理无效者应换环。

6.宫内节育器的并发症

（1）感染：放置节育器时不按无菌操作规程操作或因 T 形环尾丝长期暴露于阴道内，病原微生物上行感染所致。一旦感染，应用抗生素治疗并取出节育器。

（2）节育器嵌顿或断裂：多由于放置时损伤宫壁或放置时间过长，致部分器体嵌入子宫肌壁或发生断裂。一经确诊应及时住院取出。

（3）节育器异位：操作过于粗暴损伤宫壁引起，可移位于子宫肌壁间或盆腔内。发生率虽低，危害极大。

（4）节育环脱落：放置时未送至宫底部，节育器与宫腔大小形态不符，宫颈内口松弛，月经量过多，劳动强度过大等。多发生在放置节育器第 1 年，尤其是前 3 个月。

（二）阴茎套

阴茎套（condom）也称避孕套，为男性避孕工具。每次性生活时套在阴茎上，使精液排在套内而不进入宫腔，即可达到避孕的目的。同时又可防止性传播疾病传播，故应用广泛。阴茎套是筒状优质薄膜乳胶制品，筒直径分别是 29、31、33、35 mm，其顶端呈小囊状，称储精囊。使用前应选好合适型号，排出储精囊内空气后即可使用。射精后阴茎尚未软缩时连同阴茎套一并抽出。

二、药物避孕

国内常用的避孕药多为人工合成的甾体激素类药物,主要成分为雌激素和孕激素,其优点为安全、有效、经济、方便。

(一)作用机制

1.抑制排卵　抑制下丘脑释放 GnRH,影响垂体对 FSH 和 LH 的合成分泌,使卵巢的卵细胞发育障碍,不发生排卵或黄体功能不足。

2.阻碍受精　使宫颈黏液分泌量减少,黏稠度增加,拉丝度降低,不利于精子穿透;杀死精子或影响精子功能,从而阻碍受精。

3.阻碍着床　改变子宫内膜功能和形态。在小剂量雌激素持续作用下,内膜腺体生长发育迟缓,腺体较小,萎缩变窄,同时又受孕激素作用使子宫内膜腺体、间质提前发生类分泌期变化,呈现分泌不良,不利于孕卵着床。

(二)适应证

健康的育龄期妇女。

(三)禁忌证

(1)重要器官病变:严重的心血管疾病患者,急、慢性肝炎及肾炎患者。

(2)血液及内分泌疾病:各型血液病或血栓性疾病,内分泌疾病如糖尿病及甲状腺功能亢进者。

(3)恶性肿瘤、癌前病变或子宫、乳房肿块者。

(4)哺乳期、产后未满半年或月经未来潮者。

(5)月经异常:月经稀少、频发、闭经等。

(6)用药后不适应者:服药后有偏头痛或持续性头痛等症状的患者。

(7)年龄>35 岁的吸烟妇女。

(四)避孕药种类及用法

常用的避孕药种类有短效口服避孕药:长效口服避孕药、长效避孕针、速效避孕药、缓释避孕药和外用避孕药。

1.短效口服避孕药　是最早的避孕药物,大多由雌激素和孕激素配伍组成。目前常用的有炔诺酮、甲地孕酮、炔诺孕酮、左炔诺孕酮等孕激素与炔雌醇组成的各种复方制剂,除一般的复方片外,还有双相片、三相片。新药去氧孕烯、诺孕酯和孕二烯酮等是强效孕激素制剂。药物剂型有:①糖衣片:糖衣内含药。②纸型片:可溶性纸上附有药物。③滴丸:药稀释在明胶液里,再凝成滴丸。

短效避孕药的主要作用是抑制排卵,只要按规定用药不漏服,避孕成功率达 99.5%。三相片配方合理,避孕效果可靠,控制月经周期良好,突破性出血和闭经发生率显著低于单相制剂,副反应少。

用法及注意事项:从月经周期第 5 日起,每晚 1 片,连服 22 日不间断,若漏服须于次晨补服 1 片。停药后 2~3 可发生撤药性出血,相当于月经来潮,则于月经第 5 日开始服用下一周期药物。如停药 7 日尚无月经来潮,仍可于第 8 日晚开始服用第 2 周期药。若第二月仍无月经来潮,应查找原因。强效孕激素制剂用法为月经周期第 1 日开始服,每晚 1 片,连续 21 日,然后停药 7 日,第 29 日开始服用下一周期药物。双相短效避孕药用法同单相短效避孕药。三相片模仿正常月经周期中内源性雌、孕激素水平变化,将 1 个周期不相同雌、孕激素剂量,服药日数分成 3 个阶段,按顺序服用,每日 1 片,共 21 日。第一周期从月经周期第 1 日开始服用,第二周期后改为第 3 日开始。若停药 7 日无撤药性出血,则从停药第 8 日开始服下一周期三相片。

2.长效口服避孕药 主要是利用长效雌激素炔雌醚,它从胃肠道被吸收后,存于脂肪组织中缓慢释放而起长效避孕作用。服用 1 次可避孕 1 个月,避孕效果可靠,但是副作用较多。

用法及注意事项:首次最好在月经周期第 5 日服第 1 片,第 10 日服第 2 片;以后按第 1 次服药日期每月服 1 片。长效避孕药停药时,应在月经周期第 5 日开始服用短效避孕药 3 个月,作为停用长效雌激素的过渡,防止因体内雌激素蓄积导致月经失调。

3.长效避孕针 目前使用的有单纯孕激素及雌、孕激素混合两种剂型。常用雌、孕激素混合型制剂。单纯孕激素可用于哺乳期避孕,但易致月经紊乱,故较少使用。

用法及注意事项:首次于月经周期第 5 日和第 12 日各肌内注射 1 支,以后在每次月经周期的第 10~12 日肌内注射 1 支,于用药后 12~16 日月经来潮。

4.速效避孕药(探亲避孕药) 服用此类药物不受月经周期的限制,适用于短期探亲夫妇。药物主要可改变子宫内膜的形态与功能,并使宫颈黏液变黏稠,不利于精子穿透和受精卵着床。

用法及注意事项:①炔诺酮探亲片:5 mg/片,若探亲时间在 14 日以内,于性生活当晚及以后每晚口服 1 片,若已服 14 日而探亲期未满,可改用口服避孕药 1 号或 2 号至探亲结束。停药后一般 7 日内月经来潮。②18 甲基炔诺酮探亲避孕片:3 mg/片,性生活前 1~2 日开始服用,服法同炔诺酮。③甲地孕酮探亲避孕片 1 号:2 mg/片,性生活前 8 h 服 1 片,当晚再服 1 片,以后每晚服 1 片,直到探亲结束次晨加服 1 片。④ 53 号避孕药:又称事后探亲片。性交后立即服 1 片,次晨加服 1 片。该药副作用发生率高,一般不作常规使用。多用于性生活的紧急补救用药。

5.缓释避孕药 是将避孕药(主要是孕激素)与具备缓释性能的高分子化合物制成多种剂型,在体内持续恒定进行微量释放,起到长效避孕作用。临床常用的缓释避孕药为皮下埋植制剂,有效率为 99% 以上,可避孕 5 年。

用法及注意事项:于月经周期第 7 日,在局麻下用特制 10 号套管针将胶囊呈扇形埋入上臂或前臂内侧皮下。用药期间禁用巴比妥、利福平等可使肝酶活性增加的药物,因为其能加速药物代谢,降低血中避孕药水平,影响避孕效果。

6.外用避孕药 在性生活前 5 min 将药膜揉团置于阴道深处,待其溶解后即可行房事。

(五)避孕药的副作用及处理

1.类早孕反应 避孕药中含有雌激素,可刺激胃黏膜,服药初期可出现恶心、呕吐、头晕、乏力、纳差等类似妊娠早期的反应。一般不需处理,1~3 个周期后可自行减轻或消失。重者可口服维生素 B_6、维生素 C 以及山莨菪碱。

2.月经改变 服药后可改变月经周期,使经期缩短、经血量减少、痛经减轻或消失。但可引起闭经、突破性出血。漏服、服用减量制剂后可发生不规则少量阴道流血,称突破性出血。服药前半周期出血可能与雌激素不足有关,可每晚加服炔雌醇 0.005~0.015 mg,与避孕药同时服至第 22 日停药。在服药的后半周期出血可能为孕激素量不足,可每晚增服避孕药 1/2 ~ 1 片,同服至 22 日停药。若出血多如月经应停药,待出血第 5 日再开始下一周期用药。

3.体重增加及色素沉着   一般不需作处理,如症状显著者可改用其他避孕措施。

三、其他避孕方法

(一)紧急避孕

紧急避孕是指在无防护性措施的情况下性生活后或避孕失败后一定时间内采取的防止妊娠的避孕方法,方法有宫内节育器和避孕药物。

(二)安全期避孕

安全期避孕是指通过避开易受孕期性交,不用其他药具而达到避孕目的的方法,又称自然避孕法。精子进入女性生殖道后可存活 2~3 日,成熟卵子自卵巢排出后能存活 1~2 日,而受精能力最强的时间是排卵后 24 h 内。因此,排卵前后 4~5 日内为易受孕期,其余时间不易受孕,被视为安全期。由于女性排卵可受情绪、健康状况以及外界环境因素等影响而提前或推后,也可发生额外排卵。因此,安全期避孕不是绝对可靠、安全的。

(三)黄体生成激素释放激素类似物避孕

黄体生成激素释放激素类似物避孕,主要阻碍卵泡发育和排卵。

第二节   输卵管绝育术

女性绝育是用手术或药物的方法,使妇女达到永不生育的目的。输卵管绝育术是一种安全、永久性节育措施。目前,常用的有经腹或腹腔镜下,通过切断、结扎、电凝、钳夹、粘堵等方法使输卵管不通,致使精子与卵子不能相遇而达到绝育。

一、经腹输卵管结扎术

(一)适应证

(1)育龄期自愿接受绝育手术而无禁忌证者。

(2)患有全身性疾病不宜生育者。

(二)禁忌证

(1)各种疾病的急性期,急性生殖道炎症或腹部皮肤有感染者。

(2)全身状况不佳,如急性传染病、心力衰竭、产后出血等不能胜任手术者。

(3) 24 h 内有两次体温达到或超过 37.5 ℃者。

(4)患严重的神经官能症者。

(三)手术时间的选择

(1)非妊娠期妇女在月经干净后 3~4 日内。

(2)取环、人工流产或分娩后 48 h 内。

(3)病理性流产者,以月经复潮干净后 3~7 日为宜。

（4）哺乳期或闭经者排除早孕后。

（四）术前准备

（1）受术者：备皮、排空膀胱、取仰卧位。

（2）麻醉：多采用局部浸润麻醉。

（五）手术方法

目前国内多采用抽心包埋法。

（1）按常规消毒、铺巾。

（2）取下腹正中耻骨联合上 3~4 cm 处作长约 2 cm 的纵切口，产后则在宫底下方 2 cm 作纵切口，逐层切开，进入腹腔。

（3）提取输卵管：手术者左手食指进入腹腔，沿宫底滑向一侧，在输卵管后方，右手持卵圆钳进入腹腔，夹住输卵管轻轻上提至切口外，也可用指板法或吊钩法提取输卵管。

（4）确认输卵管：提出输卵管后用鼠齿钳代替卵圆钳夹持输卵管。再用两把无齿镊交替夹提输卵管，直至露出伞端，证实为输卵管，并检查卵巢。

（5）结扎输卵管：用两把鼠齿钳夹住输卵管峡部系膜无血管区，间距约 2 cm，术者与助手分别固定拉直输卵管。在其背侧浆膜下注入 0.5%~1% 普鲁卡因使浆膜膨胀，用尖刀切开膨胀的浆膜层，再用弯蚊钳轻轻游离出该段输卵管，两端分别用弯蚊钳钳夹，剪除其间的输卵管。用 4 号丝线结扎近端输卵管并用 1 号丝线连续缝合两层浆膜，将近端包埋于输卵管系膜内，远端留于系膜外。检查无出血后松开鼠齿钳，将输卵管放回腹腔，同法处理对侧输卵管。

（六）术后并发症

1. 出血、血肿　因过度牵拉，损伤输卵管或输卵管系膜所致。也可见于血管漏扎或结扎不紧引起出血。一旦发现须立即止血，血肿形成时应切开止血后再行缝合。

2. 感染　多因手术中不执行无菌操作规程或手术指征掌握不严。要加强无菌观念，规范操作程序，严格掌握手术指征。术后预防性应用抗生素。

3. 脏器损伤　多为操作不熟练，解剖关系辨认不清楚而损伤膀胱或肠管。术中严格执行操作规程，一旦发现误伤要及时处理。

（七）术后处理

（1）密切观察病人体温、脉搏变化，有无腹痛及内出血征象。

（2）鼓励病人数小时后可下床活动，以免腹腔粘连。

（3）术后休息 2 周禁止性交。

二、经腹腔镜输卵管绝育术

经腹腔镜行输卵管结扎术简单易行，安全，效果好，近年来已逐渐推广使用。

（一）适应证

同经腹输卵管结扎术。

（二）禁忌证

已有腹腔粘连及心肺功能不全者禁用，其他同经腹输卵管结扎术。

（三）手术步骤

硬膜外或局部浸润麻醉下，患者取头低仰卧位，于脐孔下缘作 1~1.5 cm 的横弧形切口，把气腹针插进腹腔,充气(CO_2)2~3 L,然后换置腹腔镜。在腹腔镜直视下将弹簧夹或硅胶环钳夹或环套于输卵管峡部,以阻断输卵管通道。也可用双极电凝烧灼输卵管峡部 1~2 cm 长。

(四)术后处理

术后静卧数小时后下床活动,注意受术者体温、腹痛、腹腔内出血及脏器损伤征象。

第三节 避孕失败的补救措施

案例导入

患者,女,24 岁,停经 8 周,尿妊娠试验阳性,B 超检查确诊为宫内妊娠,术前检查无人工流产禁忌证。行负压吸引术,手术过程顺利,手术中,患者突然恶心、呕吐、出冷汗,阴道流血不多,查体:面色苍白,Bp 70/50 mmHg,HR 60 次/min,腹部软,无压痛。请思考:

(1)该患者首先考虑为何种情况?

(2)应该如何处理?

人工流产是指因意外妊娠、疾病等原因而采用人工方法终止妊娠,是避孕失败的补救措施,可分为药物流产和手术流产两种方式。

一、药物流产

药物流产是用非手术措施终止早孕的一种方法。它具有痛苦小、安全、简便、高效、副反应少或轻的特点。目前米非司酮配伍米索前列醇为最佳方案。米非司酮能和孕酮竞争受体取代孕酮与蜕膜的孕激素受体结合,从而阻断孕酮活性而使妊娠终止。同时由于蜕膜坏死,内源性前列腺素释放而使宫颈软化,子宫收缩促使妊娠物排出。米索前列醇是前列腺素的衍生物,可以兴奋子宫肌,扩张和软化子宫颈。

(一)适应证

18~40 岁的健康妇女,妊娠 7 周以内无禁忌证,本人自愿要求使用药物终止妊娠,B 超确诊为正常宫内妊娠。

(二)禁忌证

1.使用米非司酮的禁忌证 肾上腺疾病,与甾体激素有关的肿瘤、糖尿病、肝肾功能异常、妊娠期皮肤瘙痒史、血液疾患、血管栓塞等病史。

2.使用前列腺素类药物的禁忌证 如二尖瓣狭窄、高血压、低血压、青光眼、哮喘、胃肠功能紊乱、癫痫、过敏体质、带器妊娠、宫外孕、贫血、妊娠呕吐等。长期服用抗结核、抗癫痫、抗抑郁、前列腺素生物合成抑制剂、巴比妥类药物,吸烟、嗜酒等。

(三)用药方法

口服米非司酮 200 mg,第 3 日早上口服米索前列醇 0.6 mg,前后空腹 1 h。留院观察胚胎组织排出情况。

(四)副反应及并发症

1.药物流产后的副反应　进而有阴道出血时间长且流血量多等不良反应,一般持续10日至2周,有的可达1~2个月。用药后应到医院复查,若流产失败,宜及时终止,不全流产者,阴道大量出血时需急诊刮宫,必要时输血抢救。

2.消化道症状　轻度的腹痛、胃痛、乏力、恶心、呕吐、头痛、腹泻。

3.子宫收缩痛　排除妊娠产物所致。严重者可用药物止痛。

二、手术流产

手术流产是采用手术方法终止妊娠。按照受孕时间的长短可做负压吸引术(妊娠6~10周)和钳刮术(妊娠11~14周)。妊娠月份越小,方法越简便、安全,出血及损伤越少。

(一)适应证

(1)避孕失败自愿终止妊娠者。

(2)因各种疾病不能继续妊娠者。

(二)禁忌证

(1)全身各种病症的急性期。

(2)生殖器官急性炎症。

(3)妊娠剧吐致酮尿症尚未纠正者。

(4)术前相隔4 h测体温有2次达到或超过37.5 ℃以上者。

(三)手术准备

准备手术用物。受术者排空膀胱,取膀胱截石位,常规外阴、阴道消毒,铺巾,双合诊检查子宫大小、位置及附件情况。

(四)手术步骤

1.负压吸引术　适用于妊娠6~10周以内者。

(1)消毒宫颈:用窥阴器暴露宫颈,消毒宫颈及阴道。用棉签蘸1%的普鲁卡因置于颈管内3~5 min。

(2)探宫腔、扩宫颈:用宫颈钳钳夹子宫颈前唇(或后唇),用探针顺子宫屈向探测宫腔深度,妊娠6~8周者,宫腔深8~10 cm;妊娠9~10周者,宫腔深10~12 cm。以执笔式手法持宫颈扩张条按子宫屈向扩张,顶端超过宫颈管内口,自4号起逐步扩张至大于所用吸管半个号或1个号。扩张时用力要稳、准、轻,切忌强行伸入。

(3)吸刮:连接好吸管试吸无误后,将吸管插入宫腔,按顺时针方向吸宫腔1~2周,负压一般控制在400~500 mmHg,当感觉宫壁粗糙,宫腔缩小,出现少量血性泡沫时,表示已吸干净。可将橡皮管折叠,取出吸管。退出吸管后用小刮匙轻轻绕宫腔刮一周,特别注意两侧宫角及宫底部。将吸刮物清洗过滤,仔细检查有无绒毛及胚胎组织,肉眼观察有异常者送病理检查。

2.钳刮术　适用于妊娠11~14周者。因胎儿较大,需住院手术,先做扩张宫颈准备,可选择下列一种方法:

(1)术前将艾司唑仑丁卡因栓置于宫颈口处。

(2)于术前3~4 h将前列腺素制剂塞入阴道或行肌内注射。

（3）于术前 12 h 将 16 或 18 号尿管慢慢插入宫颈管，至宫腔深度的 1/2 以上处，次日术前取出。

（4）宫颈管扩张后，用有齿钳逐步钳出胎儿组织，余同负压吸引术。

（五）注意事项

（1）术后在观察室休息 1~2 h，注意腹痛及阴道流血情况。

（2）吸宫术后休息 2 周，钳刮术后休息 2~4 周，1 个月内禁止盆浴和性生活，有腹痛或出血多者，应随诊。

（3）指导夫妻双方采取安全可靠的避孕措施。

（六）并发症及处理

1.人工流产综合反应　在术中或术后出现心动过缓、心律不齐、血压下降、面色苍白、冷汗、头晕甚至晕厥等症状，发现症状应立即停止手术，给予吸氧，大多数可逐渐恢复。严重者可静脉注射阿托品 0.5~1 mg。这与受术者的情绪、身体状况及手术操作有关。术前重视精神安慰，扩张宫颈宜缓慢进行，适当降低吸宫的压力，各种操作要轻柔。

2.子宫穿孔　常见于术者操作技术不熟练，哺乳期子宫或子宫壁有瘢痕。是严重的并发症。疑有穿孔者应立即停止手术，用子宫收缩剂和抗生素。住院密切观察病人的生命体征，腹痛及有无内出血情况。必要时剖腹探查。

3.不全流产　是人工流产术常见并发症，多见于医生操作技术不熟练或子宫位置异常导致吸刮不全。常见为人工流产术后 10 日流血量仍多，或流血停止后又有多量流血。若出血多，应立即刮宫。出血不多可先用抗生素，然后行刮宫术。

4.感染　多因不全流产、用具消毒不严、手术者无菌观念不强或病人不执行医嘱提前房事引起，多表现为急性子宫内膜炎、盆腔炎甚至腹膜炎。病人应卧床休息，给予支持疗法，及时抗感染治疗，如宫腔有残留物合并感染者，按感染性流产处理。

5.漏吸　术后检查未发现胚胎及胎盘绒毛。应复查子宫位置、大小及形态，重新探查宫腔，再次行负压吸引术。

6.术中出血　妊娠月份较大时，因子宫较大，常致子宫收缩欠佳而出血量多。可在扩张宫颈后，宫颈注射缩宫素并尽快钳取或吸取胎盘及胎体，吸管过细或胶管过软时应及时更换。

7.羊水栓塞　偶可发生。因宫颈损伤、胎盘剥离使血窦开放，使羊水进入血液系统。但妊娠早、中期时羊水含细胞等有形物极少，即使并发羊水栓塞，其症状及严重性不如晚期妊娠发病凶猛。此时应作给氧、解痉、抗过敏、抗休克等处理。

本章小结

本章主要介绍了计划生育，重点内容包括避孕的方法、输卵管绝育术及避孕失败的补救方法及处理，难点是各种避孕方法尤其是避孕药的原理及正确选择。同学们在学习中要注重基础理论的学习，更应注重计划生育的临床应用。

习题及复习思考题

一、选择题

1.我国现在最常用的避孕措施为( )。

A.避孕套 　　　　B.阴道隔膜 　　　C.宫内节育器 　D.口服避孕药 　　E.安全期避孕

2.负压吸引术危害最大的并发症是( )。

A.组织残留 　　B.漏吸 　　　　C.误吸 　　　D.子宫穿孔 　　　E.感染

3.患者,30 岁。孕 2 产 1,月经过少一年,患滴虫性阴道炎,选用何种方法避孕?( )

A.宫内节育器 　B.安全期避孕 　C.避孕套 　　　D.阴道隔膜 　　E.口服避孕药

4.患者,女,38 岁,孕 2 产 2,放置宫内节育器 2 年,现停经 49 天,恶心,呕吐 3 天,尿 hCG(+)考虑为带器妊娠,为明确带器妊娠原因,哪种检查最可靠?( )

A.B 超 　　　　　　　　　B.探针探宫腔深度 　　　　　C.腹部 X 线检查

D.尿妊娠试验 　　　　　　E.CT 检查

5.关于节育原理,下述哪项是错误的?( )

A.工具避孕——阻止精卵相遇 　　　　　　　　B.宫内节育器——阻止受精卵着床

C.口服避孕药——抑制排卵,改变宫颈黏液性状 　　　D.输卵管结扎——阻断精卵相遇

E.探亲避孕药——防止受精

6.下列哪项不是短效口服避孕药的不良反应?( )

A.类早孕反应 　B.子宫突破性出血 　　　C.闭经 　　　D.宫颈息肉 　　　E.色素沉着

7.服用避孕药,建议至少停药多长时间再怀孕较安全?( )

A.1 个月 　　　B.3 个月 　　　C.6 个月 　　　D.1 年 　　　　　E.停药即可怀孕

8.妊娠 8 周时,终止妊娠最常采用的方法是( )。

A.钳刮术 　　B.药物流产 　C.负压吸引术 　D.静脉滴注催产素 　E.利凡诺尔羊膜腔内注射

9.人工流产术中突然头晕胸闷,血压下降,脉搏变慢,首先考虑( )。

A.子宫穿孔 　　　　　　　B.人工流产综合征 　　　　　　C.术中出血

D.羊水栓塞 　　　　　　　E.空气栓塞

10.关于输卵管结扎术时间选择不正确的是( )。

A.非孕妇女月经净后 3~4 天 　　　　　　　B.产后 48 h 内

C.人工流产术后 48 h 内 　　　　　　　　　D.非孕妇女在月经来潮前 3~7 天

E.哺乳期排除早期妊娠

二、简答题

1.简述宫内节育器的避孕机理。

2.简述使用口服避孕药的适应证与禁忌证。

3.简述人工流产手术并发症及处理。

(叶 芬)

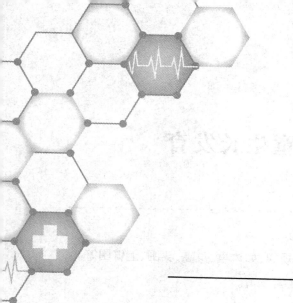

第四部分

儿科学

第二十四章　儿童生长发育

📖 **学习目标**

- 深入了解小儿体格生长常用指标及其变化规律,如体重、身高、头围、上臂围等。
- 了解小儿骨骼发育,牙齿发育,运动发育,语言发育。
- 一般了解小儿生长发育的总规律。

📖 **知识点**

- 体格生长常用指标;生理性体重下降;小儿生长发育的评价。

　　人的生长发育是指从受精卵到成人的成熟过程。生长和发育是儿童不同于成人的重要特点。生长是指儿童身体各器官、系统的长大,可有相应的测量值来表示其量的变化;发育是指细胞、组织、器官的分化与功能成熟。生长和发育两者紧密相关,生长是发育的物质基础,生长的量的变化可在一定程度上反映身体器官、系统的成熟状况。

第一节　生长发育规律

案例导入 📖

　　一家长带孩子来医院进行体格检查。体格检查结果:体重 10 kg,身长 76 cm,头围 46 cm,出牙 4 颗,能扶栏杆站立,但不会行走。请思考:

　　(1)该小儿最可能的年龄是多少?

　　(2)衡量小儿营养状况的最佳指标是什么?

　　(3)该小儿的语言、运动发育如何?

　　生长发育,不论在总的速度上或各器官、系统的发育顺序,都遵循的一定规律。认识总的规律性有助于儿科医生对儿童生长发育状况的正确评价与指导。

　　1.生长发育是连续的、有阶段性的过程　生长发育在整个儿童时期不断进行,但各年龄阶段生长发育有一定的特点,不同年龄阶段生长速度不同。例如,体重和身长在生后第一年,尤其前三个月增加很快,第一年为生后的第一个生长高峰;第二年以后生长速度逐渐减慢,至青春期生长速度又加快,出现第二个生长高峰。

2.各系统器官生长发育不平衡　人体各器官系统的发育顺序遵循一定规律。如神经系统发育较早,脑在生后 2 年发育较快;淋巴系统在儿童期迅速生长,于青春期前达高峰,以后逐渐下降;生殖系统发育较晚。其他系统如心、肝、肾、肌肉的发育基本与体格生长相平行。这种各系统发育速度的不同与其在不同年龄的生理功能有关。

3.生长发育的一般规律　生长发育遵循由上到下、由近到远、由粗到细、由低级到高级、由简单到复杂的规律。如出生后运动发育的规律是:先抬头、后抬胸,再会坐、立、行(从上到下);从臂到手,从腿到脚的活动(近到远);从全掌抓握到手指拾取(从粗到细);先画直线后画圈、图形(简单到复杂);先会看、听、感觉事物,认识事物,发展到有记忆、思维、分析、判断(低级到高级)。

4.生长发育的个体差异　儿童生长发育虽按一定总规律发展,但在一定范围内受遗传、环境的影响,存在着相当大的个体差异,每个人生长的"轨道"不会完全相同。因此,儿童的生长发育水平有一定的正常范围,所谓的正常值不是绝对的,评价时必须考虑个体的不同影响因素,才能作出正确的判断。

第二节　影响生长发育的因素

一、遗传因素

细胞染色体所载基因是决定遗传的物质基础。父母双方的遗传因素决定小儿生长发育的"轨道",或特征、潜力、趋向。种族、家族的遗传信息影响深远,如皮肤、头发的颜色、面型特征、身材高矮、性成熟的迟早、对营养素的需要量、对传染病的易感性等。在异常情况下,严重影响生长的遗传代谢缺陷病、内分泌障碍、染色体畸形等,更直接与遗传有关。

二、环境因素

1.营养　儿童的生长发育,包括宫内胎儿生长发育,需充足的营养素供给。当营养素供给比例恰当,加之适宜的生活环境,可使生长潜力得到最好的发挥。宫内营养不良的胎儿不仅体格生长落后,严重时还影响脑的发育;生后营养不良,特别是第 1~2 年的严重营养不良,可影响体重、身高及智能的发育,使身体免疫、内分泌、神经调节等功能低下。

2.疾病　疾病对生长发育的阻挠作用十分明显。急性感染常使体重减轻;长期慢性疾病则影响体重和身高的发育;内分泌疾病常引起骨骼生长和神经系统发育迟缓;先天性疾病,如先天性心脏病时生长迟缓。

3.母亲情况　胎儿在宫内的发育受孕母生活环境、营养、情绪、疾病等各种因素的影响。母亲妊娠早期的病毒性感染可导致胎儿先天畸形;妊娠期严重营养不良可引起流产、早产和胎儿体格生长以及脑的发育迟缓;妊娠早期受到某些药物、X 线照射、环境中毒物和精神创伤的影响,可使胎儿发育受阻。

4.生活环境　生活环境对儿童健康的重要作用通常易被家长和儿科医生忽视。良好的居住环境,如阳光充足、空气新鲜、水源清洁、无噪声、居住条件舒适,配合良好的生活习惯、科学护理、良好教养、体育锻炼、完善的医疗保健服务等都是促进儿童生长发育达到最佳状态的重要因素。随着社会的进步,生命质量的提高,生活环境的好坏在一定程度上决定儿童生长发育的状况。

综上所述,遗传决定了生长发育的潜力,这种潜力从受精卵开始就受到环境因素的作用与调节,表现出个人的生长发育模式。因此,生长发育水平是遗传与环境的共同作用的结果。

第三节 体格生长

一、体格生长常用指标

体格生长应选择易于测量、有较大人群代表性的指标来指示。一般常用的形态指标有体重、身高(长)、坐高(顶臀长)、头围、胸围、上臂围、皮下脂肪、骨骼、牙齿等。

二、出生至青春前期的体格生长规律

1.体重 体重为各器官、系统、体液的总质量。体重易于准确测量,是最易获得的反映儿童生长的指标,同时还反映营养状况。体重还是儿科临床中用计算药量、静脉输液量的依据。

新生儿出生体重与胎次、胎龄、性别以及宫内营养状况有关。我国1995年九市城区调查结果显示平均男婴出生体重为(3.3±0.4)kg,女婴为(3.2±0.4)kg,与世界卫生组织的参考值相近(男3.3 kg,女3.2 kg)。出生后体重增长应为胎儿宫内体重生长的延续。生后一周内如摄入不足,加之水分丢失、胎粪排出,可出现暂时性体重下降或称生理性体重下降,在生后3~4日达最低点下降(3%~9%),以后逐渐回升,至出生后第7~10日应恢复到出生时的体重。

如果体重下降超过10%或至第10天还未恢复到出生时的体重,则为病理状态,应分析其原因。如生后及时合理喂哺,可减轻或避免生理性体重下降的发生。出生时体重受宫内因素的影响大,生后与营养、疾病等因素密切相关。

随年龄的增加儿童体重的增长逐渐减慢。我国1975年、1985年、1995年调查资料显示,正常足月婴儿生后第一个月体重增加可达1~1.5 kg,生后3个月体重约等于出生时的体重的2倍;第一年内婴儿前3个月体重的增加值约等于后9个月内体重的增加值,即12个月龄时婴儿体重约为出生时的3倍(9 kg),是生后体重增长最快的时期,系第一个生长高峰;生后第二年体重增加2.5~3.5 kg,2岁时体重约为出生时的4倍(12 kg);2岁至青春前期体重增长减慢,年增长值约2 kg。

儿童体重的增长为非等速的增加,进行评价时应以个体儿童自己体重增长的变化为依据,不可用"公式"计算来评价,也不宜以人群均数(所谓"正常值")当作"标准"看待。当无条件测量体重时,为便于医务人员计算小儿用药量和液体量,可用以下公式估计体重:

小于6月龄婴儿　体重(kg)=出生时体重(kg)+月龄×0.7(kg)

7~12月龄婴儿　体重(kg)=6+月龄×0.25(kg)

2岁至青春前期　体重(kg)=年龄×2(kg)+8(或7)(kg)

12岁以后为青春发育阶段,受内分泌影响,体重增长较快(是体格增长的第二个高峰),不再按上述公式计算。

2.身长（高）　指头部、脊柱与下肢长度的总和。多数 3 岁以下儿童立位测量不易准确,应仰卧位测量,称为身长。立位与仰卧位测量值相差 1~2 cm。

身高（长）的增长规律与体重相似。年龄越小增长越快,也出现婴儿期和青春期两个生长高峰。出生时身长平均为 50 cm,生后第一年身长增长最快,约为 25 cm;前 3 个月身长增长 11~12cm,约等于后 9 个月的增长值,1 岁时身长约 75 cm;第二年身长增长速度减慢,约 10 cm,即 2 岁时身长约 85 cm;2 岁以后身高每年增长 5~7 cm。故 2~12 岁平均身高（长）可按以下公式粗略推算:

$$身高（长）（cm）= 年龄×7（cm）+77 cm$$

身高（长）的生长受遗传、内分泌、宫内生长水平的影响较明显,短期的疾病与营养波动不易影响身高（长）的生长。

3.坐高（顶臀长）　是头顶到坐骨结节的长度。与身长测量一致,3 岁以下儿童仰卧位测量为顶臀长。坐高增长代表头颅与脊柱的生长。

4.指距　是两上肢水平伸展时两中指尖距离,代表上肢长骨生长。

5.头围　其增长与脑和颅骨及生长有关。胎儿期脑生长居全身各系统的领先地位,故出生时头相对大,平均 32~34 cm;与体重、身长增长相似,第一年前 3 个月头围的增长（6 cm）约等于后 9 个月头围的增长值（6 cm）,即 1 岁时头围约为 46 cm;生后第二年头围增长减慢,约为 2 cm;2 岁时头围约 48 cm;2~15 岁头围仅增加 6~7 cm。

婴幼儿期连续追踪测量头围比一次测量更重要。头围大小与双亲的头围有关;较小的头围（小于 X-2SD）常提示脑发育不良;头围增长过速往往提示脑积水。

6.胸围　代表肺与胸廓的生长。出生时胸围 32 cm,略小于头围 1~2 cm。1 岁左右胸围约等于头围。1 岁至青春前期胸围应大于头围（约为头围+年龄-1 cm）。1 岁左右头围与胸围的增长在生长曲线上形成头、胸围的交叉,此交叉时间与儿童营养、胸廓的生长发育有关,生长较差者头、胸围交叉时间延后。

7.上臂围　代表肌肉、骨骼、皮下脂肪和皮肤的生长。1 岁以内上臂围增长迅速,1~5 岁增长缓慢,为 1~2 cm。因此,有人认为在无条件测体重和身高的地方,可用左上臂围测量筛查 5 岁以下儿童营养状况:>13.5 cm 为营养良好;12.5~13.5 cm,营养中等;<12.5 cm 为营养不良。

8.骨骼

（1）头颅骨:除头围外,还可据骨缝闭合及前后囟闭合时间来衡量颅骨的生长。婴儿出生时颅骨缝稍有分开,于 3~4 月龄时闭合。出生时后囟很小或已闭合,至迟 6~8 周龄闭合。前囟出生时为 1~2 cm,以后随颅骨生长而增大,6 月龄左右逐渐骨化而变小,在 1~1.5 岁闭合。前囟检查在儿科临床很重要,如脑发育不良时头围小、前囟小或关闭早;甲状腺功能低下时前囟闭合延迟;颅内压增高时前囟饱满;脱水时前囟凹陷。

颅骨随脑发育而长大,且生长先于面部骨骼（包括鼻骨、下颌骨）。1~2 岁后随牙齿萌出、频频出现咀嚼动作,面骨开始加速生长发育,鼻、面骨变长,下颌骨向前凸出,下颌角倾斜度减小,额面比例发生变化,面颅骨由婴儿期的圆胖脸形变为儿童期的脸形。

（2）脊柱:脊柱的增长反映脊椎骨的生长。生后第一年脊柱生长快于四肢,以后四肢生长快于脊柱。出生时脊柱无弯曲,仅呈轻微后凸。3 个月左右抬头动作的出现使颈椎前凸;6 个月后能坐,出现胸椎后凸;1 岁左右开始行走,出现腰椎前凸。这样的脊椎自然弯曲至 6~7 岁才为韧带所固定。生理弯曲的形成与直立姿势有关,是人类的特征,有加强脊柱弹性作用。椎间盘的继续形成是青春后期躯干继续增长的主要原因。注意儿童坐、立、走姿势,选择适宜的桌椅,对保证儿童脊柱正常形态很重要。

(3)长骨:是从胎儿到成人期逐渐完成的。长骨的生长主要由长骨干骺端的软骨骨化,骨膜下成骨,使长骨增长、增粗,当骨骺与骨干融合时,标志长骨停止生长。

随着年龄的增加,长骨干骺端的软骨次级骨化中心按一定顺序及骨解剖部位有规律地出现。骨化中心出现可反映长骨的生长成熟程度。用 X 线检查测定不同年龄儿童长骨干骺端骨化中心的出现的时间、数目、形态的变化,并将其标准化,即为骨龄(bone age)。出生时腕部尚无骨化中心,股骨远端及胫骨近端已出现骨化中心。因此判断长骨的生长,婴儿早期应摄膝部 X 线骨片,年长儿摄腕部 X 线骨片。骨生长明显延迟的儿童应加摄膝部 X 线骨片。

骨生长与生长激素、甲状腺素、性激素有关。骨龄在临床上有重要诊断价值,如甲状腺功能低下症、生长激素缺乏症骨龄明显延后,真性性早熟、先天性肾上腺皮质增生症骨龄超前。但正常骨化中心出现的年龄差异较大,诊断骨龄延迟时一定要慎重。

9.牙齿 生长与骨骼有一定关系,但因胚胎来源不完全相同,牙齿与骨骼的生长不完全平行。出生时乳牙已骨化,乳牙牙孢隐藏在颌骨中,被牙龈覆盖;恒牙的骨化从新生儿期开始,18~24 个月时第三恒白齿已骨化。人一生有乳牙(20 个)和恒牙(32 个)两副牙齿。生后 4~10 个月乳牙开始萌出,12 个月后未萌出者为出乳牙萌出延迟。乳牙萌出顺序一般为下颌先于上颌、自前向后,约于 2.5 岁时乳牙出齐。乳牙萌出时间个体差异较大,与遗传、内分泌、食物性状有关。

6 岁左右萌出第一颗恒牙(第一恒磨牙,在第二乳磨牙之后);6~12 岁阶段乳牙逐个被同位恒牙替换,其中第 1、2 双尖牙代替第 1、2 乳磨牙,此期为混合牙列期;12 岁萌出第二恒磨牙;17~18 岁萌出第三恒磨牙(智齿),也有终生第三恒磨牙不萌出者。

出牙为生理现象,出牙时个别婴儿可有低热,唾液增多、发生流涎及睡眠不安、烦躁等症状。健康的牙齿生长与蛋白质、钙、磷、氟、维生素 C、维生素 D 等营养素和甲状腺激素有关。食物的咀嚼有利于牙齿生长。牙齿生长异常时可见外胚层生长不良、甲状腺功能低下等疾病。

三、神经心理发育

1.神经系统的发育 在胎儿期,神经系统的发育领先于其他各系统,新生儿脑重已达成人脑重 25%左右,此时神经细胞数目已与成人相同,但其树突与轴突少而短。出生后脑重的增加主要由于神经细胞体积增大和树突的增多、加长,以及神经髓鞘的形成和发育。神经髓鞘的形成和发育在 4 岁左右完成,在此之前,尤其在婴儿期,各种刺激引起的神经冲动传导缓慢,且易于泛化;不易形成兴奋灶,易疲劳而进入睡眠状态。

脊髓随年龄而增长。在胎儿期,脊髓下端在第 2 腰椎下缘,4 岁时上移至第 1 腰椎,在进行腰椎穿刺时应注意。婴儿肌腱反射较弱,腹壁反射和提睾反射也不易引出,到 1 岁时才稳定。3~4 个月前的婴儿肌张力较高,Kernig 征可为阳性,2 岁以下儿童巴彬斯基征阳性也可为生理现象。

2.感知的发育

(1)视感知发育:新生儿已有视觉感应功能,瞳孔有对光反应,在安静清醒状态下可短暂注视物体,但只能看清 15~20 cm 内的事物。新生儿期后视感知发育迅速,1 个月后可凝视光源,开始有头眼协调;3~4 个月时喜看自己的手,头眼协调较好;6~7 个月时目光可随上下移动的物体垂直方向转动;8~9个月时开始出现视深度感觉,能看到小物体;18个月时已能区别各种形状;2岁时可区别垂直线与横线;5岁时已可区别各种颜色;6岁时视深度已充分发育。

（2）听感知发育:出生时鼓室无空气,听力差;生后3~7日听觉已相当良好;3~4个月时头可转向声源,听到悦耳声时会微笑;7~9个月时能确定声源,区别语言的意义;13~16个月时可寻找不同响度的声源;4岁时听觉发育已经完善。听感知发育和儿童的语言发育直接相关,听力障碍如果不能在语言发育的关键期内或之前得到确诊和干预,则可因聋致哑。

（3）味觉和嗅觉发育:①味觉:出生时味觉发育已很完善;4~5个月甚至对食物轻微的味道改变已很敏感,为味觉发育关键期,此期应适时引入各类食物。②嗅觉:出生时嗅觉中枢与神经末梢已发育成熟;3~4个月时能区别愉快与不愉快的气味;7~8个月开始对芳香气味有反应。

（4）皮肤感觉的发育:皮肤感觉包括触觉、痛觉、温度觉及深感觉等。触觉是引起某些反射的基础。新生儿眼、口周、手掌、足底等部位的触觉已很灵敏,而前臂、大腿、躯干的触觉则较迟钝。新生儿已有痛觉,但较迟钝;第2个月起才逐渐改善。出生时温度觉就很灵敏。

3.运动的发育　运动发育可分为大运动（包括平衡）和细运动两大类。

（1）平衡与大运动:①抬头:新生儿俯卧时能抬头1~2 s;3个月时抬头较稳;4个月时抬头很稳。②坐:6个月时能双手向前撑住独坐;8个月时能坐稳。③翻身:7个月时能有意识地从仰卧位翻身至俯卧位或从俯卧位至仰卧位。④爬:8~9个月时可用双上肢向前爬。⑤站、走、跳:11个月时可独自站立片刻;15个月可独自走稳;24个月时可双足并跳;30个月时会独足跳。

（2）细动作:3~4个月时握持反射消失;6~7个月时出现换手与捏、敲等探索性动作;9~10个月时可用拇、食指拾物,喜撕纸;12~15个月时学会用匙,乱涂画;18个月时能叠2~3块方积木;2岁时可叠6~7块方积木,会翻书。

4.语言的发育　语言的发育要经过发音、理解和表达3个阶段。新生儿已会哭叫,以后咿呀发音;6月龄时能听懂自己的名字;12月龄时能说简单的单词,如"再见""没了"。18月龄时能用15~20个字,并指认与说出家庭主要成员的称谓;24月龄时能指出简单的人、物名和图片,而到3岁时几乎能指认许多物品名,并说有2~3个字组成的短句;4岁时能讲述简单的故事情节。

5.心理活动的发展

（1）早期的社会行为:2~3个月时小儿以笑、停止啼哭等行为,以眼神和发音表示认识父母;3~4个月的婴儿开始出现社会反应性的大笑;7~8个月的小儿可表现出认生、对发声玩具感兴趣等;9~12个月时是认生的高峰;12~13个月小儿喜欢玩变戏法和躲猫猫游戏;18个月的儿童逐渐有自我控制能力,成人在附近时可独自玩很久;2岁时不再认生,易与父母分开;3岁后可与小朋友做游戏。

（2）注意的发展:婴儿期以无意注意为主,随着年龄的增长逐渐出现有意注意。5~6岁后儿童能较好地控制自己的注意力。

（3）记忆的发展:记忆是将所学得的信息贮存和"读出"的神经活动过程,可分为感觉、短暂记忆和长久记忆3个不同的系统。长久记忆又分为再认和重现两种,再认是以前感知的事物在眼前重现时能被认识;重现是以前感知的事物虽不在眼前重现,但可在脑中重现。1岁内婴儿只有再认而无重现,随年龄的增长,重现能力也增强。幼年儿童只按事物的表面特性记忆信息,以机械记忆为主。随着年龄的增加和理解、语言思维能力的加强,逻辑记忆逐渐发展。

(4)思维的发展:1岁以后的儿童开始产生思维,在3岁以前只有最初级的形象思维;3岁以后开始有初步抽象思维;6~11岁以后儿童逐渐学会综合分析、分类比较等抽象思维方法,具有进一步独立思考的能力。

(5)想象的发展:新生儿无想象能力;1~2岁儿童仅有想象的萌芽。学龄前期儿童仍以无意想象为主,有意想象和创造性想象到学龄期才迅速发展。

(6)情绪、情感的发展:新生儿因生后不易适应宫外环境,较多处于消极情绪中,表现不安、啼哭,而哺乳、抱、摇、抚摸等则可使其情绪愉快。婴幼儿情绪表现特点是时间短暂、反应强烈、容易变化、外显而真实。随着年龄的增长,儿童对不愉快因素的耐受性逐渐增加,能够有意识地控制自己,使情绪遂趋向稳定。

(7)个性和性格的发展:婴儿期由于一切生理需要均依赖成人,逐渐建立对亲人的依赖性和信任感。幼儿时期已能独立行走,说出自己的需要,故有一定自主感,但又未脱离对亲人的依赖,常出现违拗言行与依赖行为相交替现象。学龄前期小儿生活基本能自理,主动性增强,但主动行为失败时易出现失望和内疚。学龄期开始正规学习生活,重视自己勤奋学习的成就,如不能发现自己学习潜力将产生自卑。青春期体格生长和性发育开始成熟,社交增多,心理适应能力增强但容易波动,在感情问题、伙伴问题、职业选择、道德评价和人生观等问题上处理不当时易发生性格变化。性格一旦形成即相对稳定。

第四节　小儿生长发育的评价

儿童处于快速生长发育阶段,身体形态及各部分比例变化较大。充分了解儿童各阶段生长发育的规律及特点,正确评价儿童生长发育状况,及早发现问题,给予适当的指导与干预,对促进儿童的健康生长十分重要。

一、体格生长评价

1.评价内容　儿童体格生长评价包括发育水平、生长速度以及匀称程度3个方面。

(1)发育水平:将某一年龄时点所获得的某一项体格生长指标测量值(横断面测量)与参考人群值比较,得到该儿童在同质人群中所处的位置,即为此儿童该项体格生长指标在此年龄的生长水平,通常以等级表示其结果。生长水平包括所有单项体格生长指标,如体重、身高(长)、头围、胸围、上臂围等,可用于个体或群体儿童的评价。

早产儿体格生长有一允许的"落后"年龄范围,即此年龄后应"追上"正常足月儿的生长。进行生长水平评价时应矫正胎龄至40周胎龄(足月)后再评价,身长至40月龄、头围至18月龄、体重至24月龄后不再矫正。

有些单项测量,如骨龄代表发育成熟度,也反映发育水平。同样,体格测量值也可以生长的年龄来代表发育水平或成熟度。如一个2岁男孩身高76 cm,身高生长水平为下等,其身高的生长年龄相当1岁。

发育水平评价的优点是简单、易于掌握与应用。对群体儿童体格发育水平评价可了解该群体儿童的体格状况;对个体儿童评价仅表示该儿童已达到的水平,不能说明过去存在的问题,也不能预示该儿童的生长趋势。

（2）生长速度:是对某一单项体格生长指标定期连续测量(纵向观察),将获得的该项指标在某一年龄阶段的增长值与参照人群值比较,得到该儿童该项体格生长指标的生长速度。以生长曲线表示生长速度最简单、直观,定期体检是生长速度评价的关键。儿童年龄小,生长较快,定期检查间隔时间不宜太长。这种动态纵向观察个体儿童的生长规律方法,可发现每个儿童有自己稳定的生长轨道,体现个体差异。因此,生长速度的评价较发育水平更能真实了解儿童生长状况。生长速度正常的儿童生长基本正常。

（3）匀称程度:是对体格生长指标之间关系的评价。①体形匀称度:表示体形(形态)生长的比例关系。实际工作中,常选用身高的体重表示一定身高的相应体重增长范围,间接反映身体的密度与充实度。将实际测量与参照人群值比较,结果常以等级表示。②身材匀称:以坐高(顶臀高)/身高(长)的比值反映下肢生长状况。按实际测量计算结果与参照人群值计算结果比较。结果以匀称、不匀称表示。

2.资料分析及表示方法

（1）衡量体格生长的统计学表示方法:常用以下几种方法:①均值离差法:正常儿童生长发育状况多呈正态分布,常用均值离差法,以平均值(X)加减标准差(SD)来表示,如68.3%的儿童生长水平在 X±1SD 范围内;95.4%的儿童在 X±2SD 范围内;99.7%的儿童在 X±3SD 范围内。②百分位数法:当测量值呈偏正态分布时,百分位数法能更准确地反映所测数值的分布情况。当变量呈正态分布时,百分位数法与离差法两者相应数相当接近。由于样本常呈偏正态分布,则两者的相应数值略有差别。在体格生长评价时两者都广泛应用,目前一般都用百分位法。离差法计算较简单;百分位数法计算相对较复杂,但精确。③标准差的离差法(Z 积分或 Zscore,SDS):Zscore' 可进行不同质人群间的比较,用偏离该年龄组标准差的程度来反映生长情况,结果表示也较精确。其中,X 为测得值,X 为平均值,SD 为标准差。Z 积分可为正值,也可为负值。④中位数法:当样本变量为正态分布时中位数等于均数与第 50 百分位数。当样本变量分布不是完全正态时,选用中位数而不是算术平均数作为中间值。因此时样本中少数变量分布在一端,用均数表示则对个别变量值影响大。故用中位数表示变量的平均水平较妥。

（2）界值点的选择:通常以均值离差法 X±2SD(包括总体的 95%),为正常范围;百分位数法以 $P_3 \sim P_{97}$(包括总体的 94%),为正常范围;标准差的离差值以±2 以内为正常范围。

（3）测量值的表示:①表格:将测量数值以表格形式列出,便于查询,但不够直观。②生长曲线:按各等级的数值绘制成曲线图。优点是较等级数值直观,不仅能较准确了解儿童的发育水平,还能对儿童某项指标进行定期纵向观察,易看出该小儿生长的趋势有无偏离现象,以便及早发现原因及采取干预措施。

（4）评价结果表示:等级划分方法简单,利用均值加减标准差或直接用百分位数进行分级,据要求的不同可分为三等、五等、六等级等。五等级划分方法见表24.1。三等级划分法以>X+2SD 为上、X±2SD 为中、<X-2SD 为下。而/<等级划分法把五等级划分法的"中"(X±1SD)再分为 X-1SD 的"中下"和 X,1SD 的"中上"。等级划分法用于横断面的测量值分析,如发育水平、体形匀称的评价。

表 24.1 五等级划分方法

等级划分	等级离差法	百分位数位
上	>X+2SD	>P_{97}
中上	X+（1SD~2SD）	$P_{75~97}$
中	X±1SD	$P_{25~75}$
中下	X-（1SD~2SD）	$P_{3~25}$
下	<X-2SD	<P_3

二、神经心理发育的评价

儿童神经心理发育的水平表现在儿童在感知、运动、语言和心理等过程中的各种能力,对这些能力的评价称为心理测试。心理测试仅用于判断儿童神经心理发育的水平,不用于诊断疾病。心理测试需由经专门训练的专业人员实施。

（一）能力测验

1.筛查性测验

（1）丹佛发育筛查法（DDST）：该测验共 103 个项目,分为个人社会、细运动与适应性行为、语言和大运动 4 个能区。结果为正常、异常、可疑或不可测。DDST 主要用于 6 岁以下儿童的发育筛查,实际应用时对<4.5 岁的儿童较为适用。对异常或可疑者应进一步作诊断性测试。

（2）绘人测试：适用于 5~9.5 岁儿童。要求被测儿童依据自己的想象绘一全身正面人像,以身体部位、各部比例和表达方式的合理性计分。

（3）图片词汇测试（PPVT）：适用于 4~9 岁儿童的一般智能筛查。该法可测试儿童听、视觉、知识、推理、综合分析、语言词汇、注意力、记忆力等。PPVT 的工具是 120 张图片,每张有黑白线条画 4 幅,测试者说一个词汇,要求儿童指出其中相应的一幅画。该法可个别测试,也可进行集体测试;方法简单,尤适用于语言或运动障碍者。

2.诊断测验

（1）Gesell 发育量表：适用于 4 周至 3 岁的婴幼儿,从大运动、细动作、个人—社会、语言和适应性行为 5 个方面测试,结果以发育商（DQ）表示。

（2）Bayley 婴儿发育量表：适用于 2~30 个月的婴幼儿,包括精神发育量表、运动量表和婴儿行为记录。

（3）Standford-Binet 智能量表：适用 2~18 岁儿童。测试内容包括幼儿的具体智能（感知、认知、记忆）和年长儿的抽象智能（思维、逻辑、数量、词汇）,用以评价儿童学习能力以及对智能发育迟缓者进行诊断及程度分类,结果以智商（旧）表示。

（4）Wechsler 学前及初小儿童智能量表（WPPSI）：适用于 4~6.5 岁儿童。通过编制一整套不同测试题,分别衡量不同性质的能力,将得分综合后可获得儿童多方面能力的信息,较客观地反映学前儿童的智能水平。

（5）Wechsler 儿童智能量表修订版（WISC-R）：适用于 6~16 岁儿童,内容与评分方法同WPPSI。

（二）适应性行为测试

　　智力低下的诊断与分级必须结合适应性行为的评定结果。国内现多采用日本 SM 社会生活能力检查,即婴儿-初中学生社会生活能力量表。此量表适用于 6 个月至 15 岁儿童社会生活能力的评定。

本章小结

　　本章主要介绍了儿童生长发育的规律及其影响因素;体格生长发育常用指标的正常值、计算方法和临床意义;儿童感知、运动、语言的发育特点;体格生长发育和神经心理发育的常用评价方法。重点是根据小儿体格生长发育的规律,以及感知、运动、语言的发育特点,对小儿的生长发育是否正常作出正确的评价。对所学的知识能灵活运用,熟练掌握。

习题及复习思考题

一、选择题

1.小儿出生后生长发育较领先的是(　　　)。
　　A.神经系统　　　　　　　B.生殖系统　　　　　　　C.免疫系统
　　D.消化系统　　　　　　　E. 体格生长

2.小儿生长发育过程中,两个生长高峰分别为(　　　)。
　　A.胎儿期和新生儿期　　　B.新生儿期和婴儿期　　　C.婴儿期和幼儿期
　　D.婴儿期和青春期　　　　E.幼儿期和青春期

3.正常小儿前囟闭合的年龄为(　　　)。
　　A.1~2 个月　　　　　　　B.3~4 个月　　　　　　　C.1~1.5 岁
　　D.2~2.5 岁　　　　　　　E.3~3.5 岁

4.小儿脊柱的 3 个生理弯曲形成并为韧带所固定的年龄为(　　　)。
　　A.6 月　　　　　　　　　B.1 岁　　　　　　　　　C.2~3 岁
　　D.4~5 岁　　　　　　　　E.6~7 岁

5.下列哪项指标最能反映近期营养状态的变化?(　　　)
　　A.按年龄的身高　　　　　B.按身高的体重　　　　　C.头围
　　D.胸围　　　　　　　　　E.腹围

6.出牙延迟的判断标准是(　　　)。
　　A.>4 个月　　　　　　　　B.>6 个月　　　　　　　C.>10 个月
　　D.>12 个月　　　　　　　E.>24 个月

7.下列关于生长发育的规律,错误的是(　　　)。

A.生长发育是一个等速连续的过程　　　　　B.各系统器官发育快慢不同

C.遵循由头到尾的规律　　　　　　　　　　D.生长发育具有个体差异性

E.受到遗传与多种环境因素的影响

8.关于小儿牙齿的发育,错误的是(　　　)。

A.4～10 月时开始出牙为正常　　　　　　　B.1 岁后尚未出牙应为异常

C.1 岁半时乳齿数目为 12～14 颗　　　　　D.乳牙 3～3 岁半出齐

E.第 1 颗恒牙在 6 岁左右萌出

9.10 月儿童的正常体格发育应达到以下指标,但除外(　　　)。

A.体重 8 kg　　　　　　　B.身长 73 cm　　　　　　C.前囟已闭合

D.头围 50 cm　　　　　　E.出牙 6 颗

10.关于上臂围,下列错误的是(　　　)。

A.为沿肩峰与尺骨鹰嘴连接线的中点环绕上臂一周的长度

B.代表上臂骨骼、肌肉、皮下脂肪和皮肤的发育状况

C.上臂围在第一年增长迅速,尤以前半年更快

D.常用来评估小儿的营养状况

E.1～2 岁小儿上臂围在 12.5～13.5 cm 为营养不良

二、简答题

1.简述前囟的临床意义。

2.一小儿,营养发育中等,身高 75 cm,头围与胸围相等,能听懂自己的名字,能说简单的单词,能独站数秒钟,但不能独立行走。请思考:

(1)该小儿最可能的年龄是多少? 按体重公式计算,该小儿的体重是多少?

(2)该小儿的语言、运动发育是否正常?

(胡国庆)

第二十五章　儿科常见疾病

📖 学习目标

• 深入了解支气管肺炎的临床表现(包括重症肺炎的特点)、小儿肺炎的治疗(包括重症肺炎的治疗);维生素 D 缺乏性佝偻病的临床表现、治疗与预防;先天性心脏病的分类方法、临床表现和并发症;小儿腹泻的临床表现与治疗;急性肾小球肾炎的临床表现、实验室检查与治疗;贫血的诊断标准与分度、营养性缺铁性贫血和营养性巨幼红细胞性贫血的临床表现、实验室检查及治疗;小儿惊厥的诊断、鉴别诊断及治疗;麻疹、水痘、猩红热的临床表现(皮疹特点和出疹规律)。

• 了解小儿肺炎的并发症、几种不同病原体所致肺炎的临床特点;维生素 D 缺乏性佝偻病的病因、诊断与鉴别诊断;先天性心脏病的特殊检查;小儿腹泻的常见病因、几种常见的小儿肠炎的临床特点;急性肾小球肾炎的病因;贫血的各种分类方法、营养性缺铁性贫血和营养性巨幼红细胞性贫血的病因;小儿惊厥的病因;麻疹、水痘、猩红热的并发症、治疗原则及预防措施。

• 一般了解小儿支气管肺炎的病因;先天性心脏病的病因、诊断方法;小儿腹泻的诊断与鉴别诊断;急性肾小球肾炎的鉴别诊断;营养性缺铁性贫血和营养性巨幼红细胞性贫血的预防。

📖 知识点

• 肺炎合并心衰的临床表现;维生素 D 缺乏性佝偻病活动期的骨骼改变;法洛四联症;生理性腹泻;急性肾小球肾炎的诊断依据;营养性缺铁性贫血的铁剂治疗;热性惊厥;麻疹黏膜斑;口周苍白圈。

第一节 小儿肺炎

案例导入

患儿，男，2 岁，因"发热、咳嗽 3 天,加重半天"而入院。于 3 天前受凉后出现咳嗽,发热,39.0 ℃,家长自行给服"感冒药"无效,于就诊当日患儿出现烦躁不安,气促加重,咳嗽剧烈,尿量减少而急诊入院。病程中患儿食欲差,大便正常,不能安睡。既往体质弱,有反复"支气管炎、支气管肺炎"病史。

查体：T 39.5 ℃,P 182 次/min,R 70 次/min,Bp 80/65 mmHg;神志清楚,精神萎靡,自动体位,营养一般,呼吸急促;唇周发绀,鼻翼扇动,面色苍白,皮肤黏膜无黄染;前囟已闭,双侧瞳孔等大等圆、对光反射灵敏,咽充血,双侧扁桃体 Ⅱ 度肿大;颈软、无抵抗感;轻度鸡胸,双侧胸廓对称,可见吸气三凹征,双肺呼吸音粗糙,双肺可闻及中细湿啰音;心率 182 次/min,可闻及奔马律,无杂音;腹软,肝右肋下 3.5 cm,质软,脾未触及;脊柱四肢无畸形;脑膜刺激征(-),病理反射未引出。

辅助检查：①实验室检查:Hb 100 g/L,WBC 18×10^9/L,N 65%,L 35%;大便常规、尿常规无异常;CRP 45 mg/L;病原学检查:抽吸痰液培养肺炎链球菌阳性,血培养阴性;动脉血气分析(在吸氧条件下)pH 值为 7.30,PaO$_2$ 7.30 kPa,PaCO$_2$ 6.5 kPa,BE-5 mmol/L;生化检查:肝、肾功能正常,心肌酶谱正常。②X 线检查:胸片示双肺小斑片状浸润,以肺下野、心隔角及中、内带居多,心影增大。③血清肺炎支原体抗体 IgM 及咽拭子 MP-PCR 显示阴性,血清结核抗体 IgM、IgG 均为(-);PPD(-)。④心电图:窦性心动过速。请思考:

(1)该患儿最可能的诊断及诊断依据是什么? 应与哪些疾病相鉴别?

(2)简述主要治疗措施。

急性肺炎(Acuter Pneumonia)是小儿时期常见的疾病,特别是营养不良、佝偻病、先天性心脏病等机体抵抗力低下的婴幼儿更容易发病。重症肺炎是婴幼儿时期主要死亡原因之一。临床常以病理、病原、病情及病程分类,婴幼儿以急性支气管肺炎为多见。本节主要阐述小儿支气管肺炎。

(一)病因

病毒是本病发生的主要病原体。以往我国北方地区以腺病毒 3、7 型多见,且 7 型多致重症肺炎;近来腺病毒感染有下降趋势,而合胞病毒上升至首位,其他如副流感病毒、流感病毒、轮状病毒等感染的肺炎也有报道。

引起支气管肺炎的细菌很多,多继发于病毒感染,也有原发即为细菌感染者。常见的细菌有肺炎双球菌、金黄色葡萄球菌、溶血性链球菌、大肠杆菌等。

肺炎支原体肺炎多见于年长儿,而霉菌性肺炎多见于长期滥用抗生素、肾上腺皮质激素的婴幼儿、营养不良患儿。

(二)病理生理及发病机制

1.感染中毒 可引起高热、精神不振,食欲减退,以及其他器官系统的损害。

当炎症经支气管、细支气管向下蔓延至肺泡,则形成肺炎。此时支气管黏膜也多有炎症、水肿而使支气管管腔变窄,肺泡壁因充血而增厚,肺泡腔充满炎性渗出物,从而妨碍了通气,气体弥散阻力增加,小支气管管腔分泌物的集聚,加上纤毛发育、活动能力差,清除分泌物能力弱等,使小气管腔变得更为狭窄,甚至堵塞,致肺部发生阻塞性肺气肿或局限性肺不张,进一步加重了通气和气体弥散障碍,最后导致缺氧和 CO_2 潴留,影响全身代谢过程和重要器官的功能。

2.低氧血症 当空气进入肺泡及氧自肺泡弥散至血流发生障碍时,血液含氧量减少,动脉血氧分压(PaO_2)动脉血氧饱和度(SaO_2)降低,SaO_2 低于 85%,称为低氧血症,还原血红蛋白>5.0 g/dL(50 g/L)时,出现紫绀。二氧化碳排出也严重障碍,易发生呼吸衰竭。

3.心血管系统 低氧血症及 CO_2 潴留可引起肺小动脉反射性收缩,使肺循环压力增高,形成肺动脉高压而使右心负荷加重。另外,病原体毒素可作用于心肌引起中毒性心肌炎。肺动脉高压和中毒性心肌炎是心力衰竭的主要诱发因素。重症肺炎可有微循环障碍。

4.神经系统 缺氧及 CO_2 潴留可使脑毛细血管扩张,血脑屏障通透性增加,脑细胞代谢发生障碍。钠泵失灵,不能排钠保钾,脑细胞内水钠潴留,引起脑水肿甚至脑疝,可使呼吸中枢受抑制,发生中枢性呼吸衰竭,加重肺炎。

5.酸碱平衡失调 严重缺氧时,体内需氧代谢发生障碍,酸性代谢产物增加。肺炎时由于患儿高热、进食少、饥饿及脱水等因素常可引起代谢性酸中毒,同时由于 CO_2 潴留还可发生呼吸性酸中毒。因此重症肺炎常同时存在不同程度的代谢性和呼吸性酸中毒。

6.胃肠道功能紊乱 低氧血症及病原体毒素作用可致胃肠功能紊乱,毛细血管通透性增加,引起消化道出血,甚至引起中毒性肠麻痹。

(三)临床表现

由于病原体、机体反应不同,临床表现轻重不等。

1.轻型肺炎 起病可急可缓,一般先有上呼吸道感染症状。

(1)发热:热型不定,多为不规则发热,也可呈弛张热或稽留热。

(2)咳嗽:是本病的早期症状,开始为频繁的刺激性干咳,极期咳嗽反而减轻,恢复期咳嗽有痰。咳嗽时可伴有呕吐、呛奶。

(3)气促:多于发热咳嗽之后发生,呼吸加快,每分钟可达 40~80 次,鼻翼扇动,重者呈点头状呼吸、三凹征、唇周发绀。

(4)肺部体征:早期不明显,仅有呼吸音粗糙或呼吸音减低,数日后可闻及中、细湿啰音尤以细湿啰音为主,背部两肺底及脊柱旁较密集、深吸气末更为清楚,当肺部病变大片融合时,可出现语颤增强,叩诊浊音,听诊呼吸音减弱或有管型呼吸音等肺实变体征。

除呼吸道症状外,患儿可伴有精神萎靡,烦躁不安,食欲不振,腹泻等全身症状。如治疗及时多在两周内恢复。

2.重型肺炎 除轻症肺炎之表现加重外,持续高热全身中毒症状严重,且伴有其他脏器功能损害。

(1)呼吸系统症状:患儿表现呼吸表浅、急促、每分钟可达 80 次以上,鼻翼扇动明显,呼吸时胸骨上窝、锁骨上窝、肋间隙及剑突下明显凹陷,称为三凹征,重者形成点头状呼吸或呼气呻吟,颜面部及四肢末端明显紫绀,面色苍白或青灰。两肺可闻及密集的细湿啰音。

(2)循环系统症状:婴儿肺炎时常伴有心功能不全。表现为:①呼吸困难突然加重、呼吸明显增快,超过 60 次/min。②突然烦躁不安,面色苍白或发绀、经吸氧及镇静剂治疗仍不能缓解。③心率突然加快,婴儿 160 次/min 以上,新生儿 180 次/min 以上,不能用体温增高及呼吸困难缺氧来解释者。④心音低钝或出现奔马律、心脏扩大等。⑤肝脏在短时间内迅速增大1.5 cm。⑥肺部啰音突然增多,可有颈静脉怒张,颜面四肢浮肿,尿少。

(3)神经系统症状:①烦躁、嗜睡、凝视、斜视、眼球上窜。②昏睡,甚至昏迷、惊厥。③球结膜水肿。④瞳孔改变,对光反应迟钝或消失。⑤呼吸节律不整。⑥前囟门膨胀,有脑膜刺激征,脑脊液除压力增高外,其他均正常称为中毒性脑病,严重者颅压更高,可出现脑疝。

(4)消化系统症状:患儿食欲下降、呕吐、腹泻、腹胀,严重者呕吐物为咖啡色或便血,肠鸣音消失,中毒性肠麻痹,以及中毒性肝炎。

(5)可出现酸碱平衡失调,代谢性酸中毒、呼吸性酸中毒等,甚至混合性酸中毒。此外尚可出现 DIC 等。

3.几种不同类型肺炎的临床特点

(1)新生儿肺炎:新生儿肺炎是新生儿高发病,是新生儿死亡的主要原因之一。

临床特点因病因不同而异,吸入性肺炎表现不同程度的呼吸困难及青紫。感染性新生儿肺炎分宫内感染和生后感染,以生后感染多见,一般症状为反应差或易激惹,嗜睡或睡眠不安,拒奶或吃奶不好,发热或体温不升,面色苍白或发灰,四肢凉或皮肤发花。呼吸系统症状常不明显,可有咳嗽、口吐白沫、口周发绀,呼吸增快,病情严重者可有鼻扇、三凹征、点头呼吸及呼气呻吟,仅部分病儿肺部可听到捻发音或细湿啰音,肺部叩诊出现浊音区者应考虑并发脓胸,突然紫绀或呼吸困难时可考虑是否发生气胸。

(2)金黄色葡萄球菌肺炎:为体内局部金黄色葡萄球菌感染灶经血液播散而致肺部感染。病理改变以广泛出血坏死及多发性小脓肿为其特点。多见于 1 岁以内小婴儿,临床起病急、病情重、发展快,中毒症状明显,面色苍白、咳嗽、呻吟、呼吸困难,肺部体征出现早,双肺可闻及中细湿啰音,并发脓胸脓气胸时呼吸困难加剧,并出现相应体征。可合并循环神经及胃肠功能障碍。部分患儿可出现荨麻疹样、猩红热样皮疹。胸部 X 线常见小片浸润阴影,可出现多发性肺脓肿、肺大泡、脓胸、脓气胸等,易变性是金葡菌肺炎的另一个 X 线特征。白细胞总数在(20~30)×10⁹/L,若白细胞总数低于 5.0×10⁹/L,则病情严重,预后不佳。

(3)腺病毒肺炎:本病的临床特点是病情重,恢复慢,病死率高。常见于 6 个月至 2 岁的婴幼儿。多数起病急,1~2 天内体温升至 39~40 ℃稽留不退,热程较长,轻症 7~11 天,重者10~20 天才退至正常,全身中毒症状明显,萎靡嗜睡,面色苍白。咳嗽较剧,可出现喘憋、呼吸困难、发绀等。肺部体征出现较晚,发热 4~5 天后开始出现湿啰音,以后病变融合而呈现肺实变体征。少数患儿可并发渗出性胸膜炎。X 线改变早于肺部体征,肺纹理多,肺气肿多,大病灶多,融合病灶多;病灶吸收缓慢,需数周至数月。

(4)呼吸道合胞病毒肺炎:本病多见于 2 岁以内小儿,尤以 2~6 个月内的小婴儿更为常见,常呈流行性,可引起毛细支气管炎及间质性炎症。病变特点为广泛毛细支气管炎症、渗出病变及黏膜水肿,支气管和肺泡也可受累。临床以喘憋为突出表现,可有低至中度发热。2~3天后病情逐渐加重,出现呼吸增快、三凹征、鼻扇甚至发绀。双肺听诊可闻及多量哮鸣音、呼气性喘鸣,有时伴呼吸音减弱,肺底部可听到细湿啰音。喘憋严重时可合并心力衰竭、呼吸衰竭。临床上有两种类型:①毛细支气管炎:以喘憋为主,全身中毒症状不重。胸部 X 线以肺间质病变为主,常有不同程度的梗阻性肺气肿和支气管周围炎,有时可有小点片阴影或肺不张。②合胞病毒肺炎:除喘憋外,伴有全身中毒症状。胸部 X 线呈网絮或小点片状阴影。

（5）支原体肺炎:病原为肺炎支原体,通过飞沫传播,传染源为患者及恢复期带菌者。全年皆有发病,寒冷季节较多,各年龄均可发病。

临床常有发热、热型不定,热程短者 1~3 周,长者可达 1 个月左右;刺激性咳嗽为突出表现,年长儿可伴有咽痛、胸闷、胸痛等症状;呼吸困难与肺部体征不明显,部分患儿肺部可闻及干湿啰音,病灶融合时有肺实变体征。由于支原体与人体某些组织存在着部分共同抗原,故感染后可形成相应组织的自身抗体,导致多系统的免疫损害,如心肌炎、心包炎、溶血性贫血、血小板减少、脑膜炎、格林巴利综合征、肝炎、胰腺炎、脾肿大、消化道出血、各型皮疹、血尿、蛋白尿、肾炎等。肺外疾病可伴有呼吸道症状,也可直接以肺外表现起病。X 线可表现为间质性肺炎、支气管肺炎、大叶性肺炎、肺门肿块、胸腔积液、肺不张等改变。

（四）实验室检查

1.白细胞检查　细菌性肺炎时,白细胞总数增高,为（15~20）×10^9/L。中性粒细胞增高,可有核左移及胞浆内中毒颗粒。但重症金黄色葡萄球菌肺炎和流感杆菌肺炎,有时白细胞总数反而减低。病毒性肺炎的白细胞数正常或减少,淋巴数比例增加,中性粒细胞数无增高。

2.C 反应蛋白试验（CRP）　正常值为<10 000 μg/L,在细菌感染、败血症时上升,升高与感染的严重程度成正比。治疗有效下降,无效则上升。

3.病原学检查　①细菌培养:深部痰液、气管吸出物和脓腔穿刺液等进行细菌培养,可明确病原菌,但需时较长,且在应用抗生素后的培养阳性率也低。②病毒病原学检查:传统的诊断方法是从鼻咽分泌物或其他标本中分离病毒及检测双份血清特异性抗体,仅能作回顾性诊断。近年来,国内外研究呼吸道病毒感染的快速诊断方法已取得较大进展,可用间接免疫荧光法、A-PAAP 法、ELISA 法等直接检测鼻咽分泌物中病毒抗原或检测急性期血清中特异性 IgM,具有快速、敏感、特异的特点。

（五）诊断和鉴别诊断

支气管肺炎依据病史、临床表现和 X 线检查,诊断不难。主要依据咳嗽、发热、气促、肺部细湿啰音等临床表现,再结合胸部 X 线片可明确肺炎的诊断。重要的是应进一步做出病情（轻、重型）和病原学诊断,以指导治疗。

鉴别诊断主要同以下疾病鉴别:

1.支气管炎　全身症状较轻,一般无呼吸困难及缺氧症状,肺部可闻及干啰音及大中湿啰音,不固定,常随咳嗽或体位的改变而消失。

2.急性粟粒型肺结核　患儿发病急骤者常伴有高热、寒战,全身不适、气促、发绀等全身中毒症状,酷似支气管炎,但肺部往往无明显体征,或有细湿啰音,散布于两肺,多在吸气末发现。X 线表现也与支气管肺炎有相似之处。根据结核接触史、临床症状、结核菌素试验阳性、血沉增快、痰或洗胃液检到结核菌及 X 线的追踪观察即可鉴别。

3.支气管异物　有异物吸入史,或有呛咳史。临床轻、重不一,病程长短不等。病程迁延有继发感染者可反复发热、咳嗽、肺部可闻及湿啰音与肺炎相似,有时听诊闻及气管拍击音可有助于诊断,但确诊靠纤维支气管镜检。

(六)治疗

本病宜采取综合措施,积极控制感染,保持呼吸道通畅、纠正缺氧,防治并发症,增强机体抵抗力以促进康复。

1.一般治疗 室温应保持在 20 ℃左右为宜,相对湿度为 55%~65%,注意营养及水分供应,宜供应清淡、易消化、富有维生素的饮食,恢复期病儿应给营养丰富,高热量食物。对危重病儿不能进食者,给静脉输液补充热量和水分,保持呼吸道通畅,及时清除鼻腔分泌物,经常翻身拍背以利于痰液排出。

2.病原治疗 按不同病原体选择药物。

(1)抗生素治疗:

1)使用原则:①根据病原菌选用敏感药物;②早期治疗;③联合用药;④选用渗入下呼吸道浓度高的药;⑤足量足疗程,重症亦静脉给药。

2)选药原则:①肺炎链球菌肺炎:首选青霉素或阿莫西林,对青霉素过敏者改大环内酯类抗生素;②金黄色葡萄球菌肺炎:首选耐酶(β-内酰胺酶)药物,如新型青霉素Ⅱ,先锋霉素Ⅰ或头孢菌素三代静滴,疗程为 3~6 周,过早停药容易复发;③革兰氏阴性杆菌肺炎:一般可用氨苄青霉素或氨基糖甙类抗生素;④绿脓杆菌肺炎:可用复达欣、菌必治等;⑤支原体肺炎:多采用红霉素,疗程 2 周为宜。

对于细菌不明确的肺炎,应根据病情选择广谱抗生素,联合用药。待细菌明确再酌情更换相应敏感的抗生素。对重病肺炎抗生素治疗,应以静注或静滴为主。

(2)抗病毒:尚无理想的抗病毒药物,目前应用于临床的有干扰素,可肌肉注射、雾化吸入、滴鼻;三氮唑核苷,肌注或静脉滴注,也可雾化吸入。

3.氧气疗法 凡有低氧血症者,应立即给氧,一般采用鼻前庭给氧,氧流量为 0.5~1 L/min,浓度不超过 40%;小婴儿或缺氧明显者可用面罩或氧罩给氧,氧流量为 2~4 L/min,氧浓度为 50%~60%。若出现呼吸衰竭,则使用人工呼吸器,加压给氧。

4.对症治疗

(1)退热与镇静:高热时用物理降温或退热药。对烦躁不安或惊厥的患儿,可给镇静剂,常用水合氯醛、地西泮或苯巴比妥钠。

(2)保持呼吸道通畅:①有痰时用祛痰剂,痰多时可吸痰;②支气管解痉剂,对喘憋严重者可选用氨茶碱或 β₂ 受体激动剂;③雾化吸入。

5.重要脏器损害的处理

(1)心衰的治疗:除吸氧、祛痰和使用镇静剂外应给予强心药,必要时加用利尿剂。应用的洋地黄制剂有:①毒毛旋花子甙 K:洋地黄化量为 0.007~0.01 mg/kg,加入 25%葡萄糖20 mL内缓慢静脉注射,根据病情 6~8 h 后可重复使用半量,直至心力衰竭纠正。②西地兰:洋地黄化量 2 岁以内为 0.03~0.04 mg/kg,2 岁以上 0.02~0.03 mg/kg,首次用饱和量的 1/2,余量分 2 次,每 12 h 一次加入葡萄糖内缓慢静脉注射。③地高辛:口服地高辛化量:2 岁以内 0.04~0.05 mg/kg,2 岁以上为 0.03~0.04 mg/kg,首次用化量的 1/2,余量分 2 次,每 6~8 h 一次。维持量为用化量的 1/4,可分 2 次口服。静脉用药剂量按口服剂量的 3/4 计算。勿与钙剂同时应用。

在应用洋地黄制剂纠正心衰时,可加用酚妥拉明。酚妥拉明的主要作用是降低小动脉的阻力,减轻心脏前后负荷,还可改善胃肠道微循环、增强肠蠕动,治疗腹胀效果较好;缺点是使心率加快,突然出现低血压,故需密切观察。

对小儿急性心衰特别伴有肺水肿者,近年来多采用强效利尿药配合洋地黄制剂治疗。常用速尿每次 1 mg/kg,必要时可重复。

(2)中毒性脑病的治疗:减轻脑水肿、降低颅内压。可静脉注射甘露醇,每次 1~2 g/kg,于 15~30 min 内静推或快速滴入,每 4~8 h 可重复,一般不超过 3 天。必要时可使用地塞米松,能减少血管与血脑屏障的通透性,常用量 0.1~0.2 mg/kg,疗程 3~5 天。

(3)中毒性肠麻痹的治疗:重症肺炎易致腹胀,多见于婴幼儿。宜先用稀释皂(2%)灌肠后保留导管排气,不见效时可用新斯的明,婴幼儿每次 0.03~0.04 mg/kg,肌肉或皮下注射,对有喘息者不用。同时进行松节油敷腹部,注射后 15~20 min 放置肛管排气,一日可用 3~4 次。过度腹胀者采用胃肠减压抽出胃肠内容物及气体。对低血钾所致的腹胀,可口服 10%氯化钾溶液 0.5 mg/kg,每日 3~4 次。近年来,酚妥拉明治疗腹胀效果较好,其用量同前。

6.肾上腺皮质激素的应用 一般肺炎不需要使用肾上腺皮质激素。对重症肺炎伴有高热,中毒性脑病、休克或喘憋严重,胸膜渗出等症状,在应用足量有效抗生素的同时,可短期加用肾上腺皮质激素,常用地塞米松每日 0.25~0.5 mg/kg,静脉滴注,一般 3~5 日,症状改善即可停药。

7.并发症的处理 合并肺脓肿的患儿控制感染很重要,根据痰、脓或血培养选用抗生素、输血及血浆以支持治疗,对呼吸困难者应吸氧。脓胸、脓气胸若脓、气量较少可反复多次穿刺,量多应及时作胸腔闭式引流排脓、放气。肺大泡破裂后及时抽气。

8.物理疗法 肺炎恢复期如肺部啰音持续不消,可用超声波等方法以促进炎症的吸收,但合并心力衰竭者禁用。

第二节 维生素 D 缺乏性佝偻病

案例导入

患儿,男,1岁,因"多汗,易惊3个月"而入院。自入院前3个月起,患儿出现多汗,睡觉时出汗更明显,常常湿透枕巾。患儿易惊,稍有声响即惊醒,并哭闹不止,此症状在夜间更明显,患儿白天玩耍正常,吃奶好,大、小便均正常。孕35周早产,11月出生,因没有母乳,人工喂养,至今未添加辅食。母孕期无疾病史,无下肢抽搐史。

查体:T 36.8 ℃,P 108 次/min,R 30 次/min,体重 5 kg,发育正常,营养中等,神志清楚。全身皮肤黏膜无黄染,未见皮疹及出血点,浅表淋巴结无肿大,前囟 1.5 cm×1.5 cm,平坦,方颅,枕秃(+),巩膜无黄染,双瞳孔等大等圆,对光反射灵敏。颈软。胸廓肋缘外翻,串珠(-),双肺呼吸音清,未闻及干、湿啰音。心音有力,心律齐,未闻及病理性杂音。腹软,肝脏肋下 1.5 cm,质软,脾脏未触及,脊柱四肢无畸形,生理反射存在,病理反射未引出。

　　辅助检查:①实验室检查血常规:WBC $10.8\times10^9/L$,N 30%,L 69%,Hb 128 g/L;血生化:肝肾功能正常,血电解质 Ca^{2+} 1.2 mmol/L,Phos 1.0 mmol/L,ALP 300 U/L,K^+ 3.9 mmol/L,Na^+ 140 mmol/L,Cl^- 101 mmol/L。②X 线检查:腕骨骨化中心 1 枚,尺桡骨远端呈毛刷样及杯口样改变,干骺端骨皮质疏松,临时钙化带消失,软骨间隙增宽。

请思考:

　　(1)该患儿最可能的诊断及诊断依据是什么？简述主要治疗措施？

　　(2)对于该患儿如何进行预防？

　　维生素 D 缺乏性佝偻病(rickets of vitamin D deficiency)是由于儿童体内维生素 D 不足引起钙、磷代谢异常,产生的一种以骨骼病变为特征的全身慢性营养性疾病。多见于 2 岁以下婴幼儿。近年来,随着我国卫生保健水平的提高,维生素 D 缺乏性佝偻病发病率逐年降低,且多数患儿属轻度。北方比南方多见。

(一)病因

　　1.日照不足　因紫外线不能通过玻璃窗,婴幼儿被长期过多的留在室内活动,使内源性维生素 D 生成不足。大城市高大建筑可阻挡日光照射,大气污染如烟雾、尘埃可吸收部分紫外线。气候的影响,如冬季日照短,紫外线较弱,也可影响部分内源性维生素 D 的生成。

　　2.生长速度快　婴儿生后生长发育快,维生素 D 需要量多,且膳食中维生素 D 含量很少,易发生维生素 D 缺乏性佝偻病。

　　3.围生期维生素 D 不足　母亲妊娠期,特别是妊娠后期维生素 D 营养不足,如母亲严重营养不良、肝肾疾病、慢性腹泻,以及早产、双胎均可使婴儿的体内贮存不足。

　　4.疾病影响　胃肠道或肝胆疾病影响维生素 D 吸收,如婴儿肝炎综合征、先天性胆道狭窄或闭锁、脂肪泻、胰腺炎、慢性腹泻等,肝、肾严重损害可致维生素 D 羟化障碍,1,25-二羟胆骨化醇[$1,25-(OH)_2D_3$]生成不足而引起佝偻病。长期服用抗惊厥药物可使体内维生素 D 不足,如苯妥英钠、苯巴比妥,可刺激肝细胞微粒体的氧化酶系统活性增加,使维生素 D 和 $25-(OH)D_3$ 加速分解为无活性的代谢产物。

(二)发病机理

　　人体维生素 D 主要来源于皮肤中的 7-脱氢胆固醇,经日光中的紫外线照射转变为 7-脱氢胆骨化醇,即内源性维生素 D_3;另一来源是从摄入的食物中获得(外源性),如动物肝脏、蛋类、乳类都含有维生素 D,而植物性食物(如植物油、蘑菇中所含的麦角固醇)须经紫外线照射后变为可被人体吸收的麦角骨化醇即维生素 D_2。无论是内源性维生素 D_3 或外源性维生素 D_2 和 D_3,均无生物活性,需经体内进一步代谢才能获得很强的抗佝偻病作用。维生素 D 先在肝细胞内质网和线粒体中经 25-羟化酶的作用转变为 25-羟胆骨化醇[$25-(OH)D_3$],具有微弱的抗佝偻病作用。然后在肾脏近曲小管上皮细胞线粒体内,经 1-羟化酶作用羟化为 $1,25-(OH)_2D_3$,其生物活性大大增强,可经血循环作用于远处靶器官(主要为肠、肾及骨)。肝脏产生的 25-羟胆骨化醇及肾脏产生的 $1,25-(OH)_2D_3$ 都可通过反馈机制进行自身调节,还直接受血磷浓度、甲状旁腺素和降钙素及间接受血钙浓度的调节。

　　维生素 D 缺乏时,肠道钙、磷吸收减少,血钙、磷浓度降低,低血钙刺激甲状旁腺素(PTH)分泌增多,促进骨盐溶解,骨质脱钙及肠道对钙的吸收而使血钙接近正常。同时尿磷排出增加,血磷降低,使血液中钙、磷乘积(指每百毫升血液中所含钙、磷的毫克数相乘,正常值>40)降低,当钙磷乘积<40时,骨样组织钙化障碍,成骨细胞代偿性增生,使骨样组织堆积在骨骺端,碱性磷酸酶分泌增多,临床表现一系列骨骼症状和血液生化改变。

(三)临床表现

本病最常见于3个月至2岁婴幼儿,主要表现为生长最快部位的骨骼改变、肌肉松弛及神经兴奋性改变。以神经精神症状出现最早,因此年龄不同,临床表现不同。临床上将佝偻病分为4期。

1.初期(早期)　多见6个月以内,特别是3个月以内小婴儿。多为非特异性神经兴奋性增高的表现,如易激惹、烦闹、睡眠不安、夜啼、多汗(与室温季节无关)等。头部多汗而刺激头皮,致婴儿摇头擦枕,出现枕秃。此期常无骨骼病变,骨骼X线可正常,或钙化带稍模糊;血清$25-(OH)D_3$下降,甲状旁腺素升高,血钙下降,血磷降低,碱性磷酸酶正常或稍高。

2.活动期(激期)　早期维生素D缺乏的婴儿未经治疗,继续加重,除神经精神症状更加明显外,主要表现为骨骼改变、血生化改变及X线改变。

(1)头部:3~6个月的婴儿,可见颅骨软化,前囟边缘较软,颅骨薄,用双手固定婴儿头部,指尖稍用力压顶骨后部或枕骨中央部,可有压乒乓球样的感觉。至7~8个月时,额骨和顶骨双侧骨样组织增生呈对称性隆起,即方颅,严重时呈马鞍状或十字状头形。头围也较正常增大。前囟增大且闭合延迟,重者迟到2~3岁才闭合。出牙延迟,可迟至10个月至1岁方才萌出。

(2)胸廓:胸廓畸形多见于1岁左右婴儿。肋骨与肋软骨交界处因骨样组织堆积而膨大呈钝圆形隆起,从上至下如串珠样突起,以第7~10肋骨最明显,称佝偻病串珠;膈肌附着部位的肋骨因软化长期受膈肌牵拉而内陷,形成一条沿肋骨走向的横沟,称肋膈沟或郝氏沟;第7、8、9肋骨与胸骨相连处软化内陷,致胸骨柄前突,形成鸡胸,如胸骨剑突部向内陷,可形成漏斗胸。这些胸廓畸形均可影响呼吸功能,导致并发呼吸道感染,甚至肺不张。

(3)四肢:多见6个月以上小儿,手腕、足踝部也可形成钝圆形环状隆起,称手镯、足镯。由于骨质软化与肌肉关节松弛,小儿开始站立与行走后双下肢负重,可出现股骨、胫骨、腓骨弯曲,形成严重膝内翻("O"型)或膝外翻("X"型)。

(4)其他:患儿久坐与站立后,因韧带松弛可致脊柱畸形(脊柱后凸或侧弯)。重症患儿可致骨盆前后径缩短,形成扁平骨盆,女婴成年后可致难产。

除上述骨骼改变外,还有表情淡漠、反应迟滞、全身肌肉松弛、肌张力降低和肌力减弱的表现。此期血生化显示血钙稍低,血磷明显降低,钙磷乘积多<40,碱性磷酸酶明显增高。X线显示长骨钙化带消失,干骺端呈毛刷样、杯口状改变;骨骺软骨盘增宽,骨质稀疏,骨皮质变薄;可有骨干弯曲畸形或青枝骨折,骨折可无临床症状。

3.恢复期　以上任何期经日光照射或治疗后,临床症状和体征逐渐减轻或消失。血钙、磷逐渐恢复正常,碱性磷酸酶需1~2月降至正常水平。治疗2~3周后骨骼X线改变有所改善,出现不规则的钙化线,以后钙化带致密增厚,骨骺软骨盘<2mm,逐渐恢复正常。

4.后遗症期　多见于2岁以后的儿童。因婴幼儿期严重佝偻病,残留不同程度的骨骼畸形。无任何临床症状,血生化正常,X线检查骨骼干骺端病变消失。

(四)诊断

早期诊断,及时治疗,避免发生骨骼畸形。正确的诊断必须依据维生素D缺乏的病因、临床表现、血生化及骨骼 X 线检查。以血清 25-(OH)D$_3$ 水平测定为早期最可靠的诊断指标,但应注意病程分期及病情分度,有助于治疗。

(五)治疗

佝偻病活动期轻度可口服维生素 D 0.5 万~1 万(2 000~6 000)U/d 或 1,25-(OH)$_2$D$_3$ 0.5~2.0 μg,也可一次肌肉注射维生素 D 20 万~30 万 U;中、重度者服用维生素 D 1 万~2 万 U/d,治疗一月后改预防量 400 U/d。重症佝偻病有并发症或无法口服者可肌肉注射维生素 D 20 万~30 万 U/月,2~3 次,3 个月后改预防量。治疗一个月后应复查,如临床表现、血生化与骨骼 X 线改变无恢复征象,应与抗维生素 D 佝偻病鉴别。

除采用维生素 D 治疗外,应注意加强营养,及时添加其他食物,坚持每日户外活动。如果膳食中钙摄入不足,应补充适当钙剂。

(六)预防

1.胎儿期　孕母应多户外活动,食用富含钙、磷、维生素 D 以及其他营养素的食物。妊娠后期适量补充维生素 D(800 U/d),有益于胎儿贮存充足维生素 D,以满足生后一段时间生长发育的需要。

2.婴幼儿期　预防的关键在日光浴与适量维生素 D 的补充。生后 2~3 周后即可让婴儿坚持户外活动,冬季也要注意保证每日 1~2 h 户外活动时间。有研究显示,每周让母乳喂养的婴儿户外活动 2 h,仅暴露面部和手部,可维持婴儿血 25-(OH)D$_3$ 浓度在正常范围的低值(>11ng/dL)。早产儿、低出生体重儿、双胎儿生后 2 周开始补充维生素 D 800 U/d,3 个月后改预防量。足月儿生后 2 周开始补充维生素 D 400 U/d 至 2 岁。夏季户外活动多,可暂停服用或减量。一般可不加服钙剂。

第三节　先天性心脏病

案例导入

患儿,男,4 岁,因"发现心脏杂音 4 年余"而入院。患儿幼时吃奶常有停顿,学走路后较长距离行走便感气促,休息片刻后好转;平时易患急性上呼吸道感染和肺炎;其母亲发现患儿多汗、易乏力,但未见皮肤或口唇青紫;在体检时发现"心脏杂音"收入院。患儿为孕 1 产 1,足月顺产,无窒息抢救史;出生体重为 3.8 kg,母乳喂养。其母否认妊娠早期的 3 个月内有病毒感染、接触放射线或服用药物史等。

查体:T 37.0 ℃,P 104 次/min,R 28 次/min,Bp 100/60 mmHg,体重 13 kg,身高 95 cm,体型偏瘦。全身皮肤未见青紫;双肺呼吸音粗、未闻干湿啰音;心前区稍隆起,心尖搏动弥散,心浊音界右缘增宽,心率 104 次/min,律齐,心音有力,胸骨左缘第 2~3 肋间可闻及 Ⅲ 级收缩期喷射状杂音,P$_2$ 亢进、固定分裂;肝脾肋下未触及;全身各部位未见畸形。

辅助检查:①实验室检查:血常规,肝、肾功能均正常。②X线检查:心外形中度扩大,主动脉结影较小,肺动脉段稍膨隆,心影向右和左下扩大、呈梨形心;肺野充血。③心电图:提示右心室肥大;不完全性右束支传导阻滞。④超声心动图:房间隔回声中断,右心内径增大,室间隔活动与左心室后壁同向;彩色多普勒检查可见心房内由左向右穿隔血流。⑤右心导管检查:发现血氧含量右心房与上腔静脉之比为2.8%,血氧饱和度右心房与上腔静脉之比为11%;导管可由右心房进入左心房;右心房压力、右心室和肺动脉压力正常。请思考:

(1)该患儿最可能的诊断及诊断依据是什么?应与哪些疾病相鉴别?

(2)简述主要治疗措施。

先天性心脏病(congenital heart disease)是由于胎儿时期心脏及大血管发育异常,或者胎儿时期血液循环特有的孔道在生后未闭而形成的先天性畸形,是小儿最常见的心脏病。随着各种心血管检查技术,特别是彩色多普勒超声心动图的应用,深低温麻醉和体外循环下心内直视手术的发展,先心病介入治疗的进展,先心病得到了及时准确诊断,多数彻底根治。部分新生儿期的复杂先心病也可及时确诊和手术治疗,国外已发展到在胎儿期就成功实施手术,使先心病预后大为改观。

(一)病因

确切致病原因尚未明了,但在胎儿发育的前3个月内尤其心脏胚胎发育时期为2~8周,有任何因素影响了心脏发育,使心脏在某一部分发育停顿或异常,即可造成先天畸形。

1.遗传因素(内在因素)　主要与染色体畸变、多基因病变、单基因突变、先天性代谢紊乱有关。如21-三体综合征、13,15-三体综合征、18-三体综合征、马方综合征、先天性成骨不全症、Ⅱ型糖原累积病、同型胱氨酸尿症等。

2.环境因素(外界因素)

(1)感染因素:先心病母亲约10%孕3月内感染过病毒。在胚胎早期,特别是母亲在妊娠2~8周时感染风疹病毒,其胎儿发生心血管畸形的概率较高。其他病毒(如柯萨奇病毒、流行性感冒病毒和流行性腮腺炎病毒等)感染也可引起。

(2)孕妇接触过量放射性物质。

(3)妊娠早期服用某些药物(如抗肿瘤药、孕酮、苯丙胺、甲糖宁等)。

(4)孕妇患某些代谢性疾病如糖尿病、高钙血症等。

(5)妊娠早期酗酒、吸食毒品等。

(6)高原缺氧及孕妇患有引起宫内缺氧的慢性疾病等。

(7)高龄孕妇(接近绝经期)。

(二)分类

先天性心脏病的种类很多,临床上常根据心脏左、右两侧及大血管之间有无血液分流和分流方向分为3类:

1.左向右分流型(潜在发绀型)　左、右心或大血管间有异常通路和分流,在一般情况下体循环压力高于肺循环压力,血液自左向右分流,临床上无发绀,若右心与肺动脉压力一时性(如剧哭、屏气、肺炎时)或持续性(晚期肺动脉高压)增高而大于左心及主动脉时,静脉血流入体循环(出现右向左分流),血中还原血红蛋白超过 50 g/L 时,则可发生发绀,故也称潜在发绀型。常见的有室间隔缺损、房间隔缺损和动脉导管未闭。

2.右向左分流型(发绀型) 左、右心或大血管间有异常通路和分流,由于某些因素致使右心压力增高并超过左心,使血液自右向左分流,或因大血管起源异常,使大量静脉血流入体循环,均可出现持续性发绀,故称发绀型。常见的有法洛四联症、完全性大血管错位和艾森曼格综合征等。

3.无分流型(无发绀型) 即心脏左、右两侧或动、静脉之间无异常通路和分流,临床上无发绀表现。常见的有肺动脉狭窄、主动脉缩窄和右位心等。

(三)诊断

先天性心脏病的诊断,主要依靠病史、体检和实验室检查 3 部分,首先确定有无先天性心脏病,进而明确其类型及具体解剖畸形。

1.病史 应注意以下几点:

(1)母孕史:询问母亲在妊娠最初 3 个月内有无病毒感染史,是否接触放射线(尤其是腹腔和盆腔)和服用影响胎儿发育的药物。

(2)常见症状:轻型先天性心脏病患儿可无临床症状,重型患儿可出现喂养困难、吸吮有间歇、气促、多汗,反复呼吸道感染。如扩大的左心房或肺动脉压迫喉返神经,则声音嘶哑、易气促、咳嗽。有发绀者多发育迟缓,可有蹲踞现象等。

(3)发病年龄:一般在 3 岁以前发现心脏杂音以先天性心脏病的可能性为大。婴幼儿期反复出现心力衰竭,提示先天性心脏病的存在。活动或哭闹后出现短暂发绀或持续性发绀,均为先天性心脏病的重要症状。

2.体格检查

(1)一般表现:轻型先天性心脏病患儿外观多正常,重型者生长发育较同龄儿差。有发绀者体格瘦小,智力发育也可能受影响;患儿呼吸多急促,可有杵状指(趾),一般在发绀出现后1~2年逐渐形成。同时应注意身体其他部位有无并存的先天性畸形,如唇裂、腭裂、白内障及21-三体综合征等。

(2)心脏检查:注意有无心前区隆起、心尖搏动的位置及范围,有无细震颤,心界大小,心音强弱及各瓣膜区有无杂音及杂音的性质、时期、响度、位置和传导方向,对先天性心脏病的鉴别有重要意义。

(3)周围血管征:比较四肢动脉搏动及血压,如股动脉搏动微弱或消失,下肢血压低于上肢,提示主动脉缩窄;如脉压增宽,伴有水冲脉、毛细血管搏动和股动脉枪击音,提示动脉导管未闭。

3.辅助检查

(1)血象:红细胞、血红蛋白和血细胞比容增高,而血氧饱和度降低,提示有发绀型先天性心脏病。

(2)X 线检查:包括透视、摄片等,可观察心脏的位置、形态、轮廓、搏动以及有无肺门"舞蹈"等情况。食道钡餐透视有助于观察食管有无压迹、移位及食管与大动脉的关系等。X 线检查通常采取后前位及左前斜位。

(3)心电图:心电图能反映心脏位置,心房、心室有无肥厚及心脏传导系统的情况。

(4)超声心动图:属无痛非创伤性检查方法,能显示心脏内部结构的精确图像,常用的有以下几种:①M 型超声心动图,能较方便地进行心脏各腔室大小、心壁厚度、运动幅度和心功能等测定。②二维超声心动图,可观察心脏结构的动态切面图像,包括心脏不同断面的解剖轮廓、结构形态、空间方位、房室大小、连续关系与活动情况等,并可借此判断其正常与病理改变。③彩色多普勒超声血流显像,可显示血流的部位、形状和分布,显示心脏和大血管内的分流、瓣膜口狭窄或反流等情况。

（5）心导管检查:是一种有创检查,可了解心腔及大血管不同部位的氧含量和压力变化,明确有无分流及分流的部位。如导管进入异常通道则更有诊断价值。近年来,心导管进一步被用于临床治疗,目前大部分非发绀型先心病可通过导管进行介入治疗。

（6）选择性心血管造影:通过心导管检查仍不能明确诊断而又需考虑手术治疗的患儿,可作选择性心血管造影。通过观察造影剂所示心房、心室及大血管的形态、大小、位置以及有无异常通道或狭窄、闭锁等畸形而明确诊断。

（7）其他:磁共振成像、CT 等检查。

（四）常见的几种先天性心脏病

1.室间隔缺损　室间隔缺损（ventricular septal defect,VSD）是先天性心脏病最常见的类型,约占小儿先天性心脏病的 30%。根据缺损部位不同,临床分为 3 型:①室间隔肌部缺损,多较小,临床少见;②室间隔膜周部缺损,缺损多较大,直径为 0.5~1.5 cm,临床较多见,约占85%以上。③漏斗部室间隔缺损,约占 10%。

（1）血流动力学变化:因左心室压力通常高于右心室,可有自左向右的分流,一般无发绀。经过室间隔缺损的分流血液增加了右心室、肺循环、左心房和左心室的负荷,因而左、右心室均有肥大(见图25.1)。缺损小于 0.5 cm 的轻型病例左向右分流量小,临床无症状,不影响生长发育。缺损大的重型病例则分流量很大;肺循环的血流量可为体循环的 3~5 倍。随着病程进展由于肺循环量持续增加,并有相当高的压力冲向肺循环,致使肺小动脉发生痉挛,可产生动力型肺动脉高压。日久后肺小动脉管壁内膜层增厚,形成梗阻型肺动脉高压。此时左向右分流量显著减少,最后可出现双向分流或反向分流而出现发绀。当室间隔缺损出现肺动脉高压而形成右向左分流时,即称艾森曼格综合征。

（2）临床表现:取决于缺损的大小、肺动脉血流量和肺动脉压力。

1）症状:小型缺损,也称罗杰(Roger)病,直径小于 0.5 cm,分流量很小,无明显症状,生长发育一般不受影响,多在常规体检时发现。大中型缺损,分流量大,可出现:①体循环缺血表现:患儿生长发育落后、消瘦、乏力、多汗、喂养困难、活动后胸闷、气促、心悸;②肺循环充血表现:易反复患呼吸道感染或肺炎,易导致心力衰竭;③潜在发绀:即一般情况下无发绀,当屏气、剧哭等因素使肺循环阻力增加、出现右向左分流时,可发生暂时性发绀。有时可因扩大的左房或扩张的肺动脉压迫喉返神经,引起声音嘶哑。

2）体征:可见心前区隆起,心尖搏动弥散,心界扩大,胸骨左缘第三、第四肋间可闻及Ⅲ~Ⅳ级响亮粗糙的全收缩期杂音,向四周广泛传导。杂音最响部位可触及收缩期震颤。左向右分流量大时,可在二尖瓣区听到舒张期杂音,为二尖瓣相对狭窄所致。如缺损很大,且伴有明显肺动脉高压而出现反向分流时,患儿可出现发绀,并逐渐加重,此时杂音可减轻变短,但肺动脉第二音（P_2）明显亢进。

3）辅助检查:①X 线检查:小型缺损心肺无明显改变。大型缺损心影增大(左右心室增大,左心房也增大),肺动脉段突出,肺血管影增粗,搏动增强,可见肺门舞蹈。主动脉弓影缩小。②心电图:小型缺损心电图可为正常或轻度左心室肥大。中大型缺损则呈左右心室均肥大的图形。症状严重合并心力衰竭者可有心肌劳损的表现。③超声心动图:可见左心房、左心室、右心室内径增宽,主动脉内径缩小。二维超声可见室间隔连续回声中断。多普勒彩超可直接见到分流的大小、位置和方向,并可提供是否有多个缺损的存在。④心导管检查:右心室血氧含量高于右心房,右心室及肺动脉压力升高,有时心导管可通过缺损部位进入左心室。

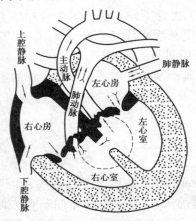

图 25.1 室间隔缺损血液循环示意图

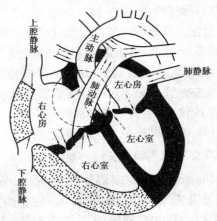

图 25.2 房间隔缺损血液循环示意图

2.房间隔缺损 房间隔缺损(atrial septal defect,ASD)也是先天性心脏病较常见的类型之一,约占先天性心脏病总数的 20%,女性多于男性。根据解剖病变的不同分为 3 型:①卵圆孔未闭型:一般不引起两心房间的分流,故临床意义不大;②第一孔(原发孔)未闭型,缺损位于房间隔的下部,呈半月型,常累及二尖瓣和三尖瓣而形成瓣裂或瓣孔,造成瓣膜关闭不全;③第二孔(继发孔)未闭型,缺损位于房间隔中部卵圆窝处,或靠近上、下腔静脉,直径多为 1~3 cm,此型多见,约占房间隔缺损的 70%。

(1)血流动力学变化:因左房压力通常高于右房,可有自左向右的分流,分流量的大小,一方面和缺损的大小及两侧心房的压力差有关,另一方面同两侧心室充盈阻力的大小有关;由于右心房不但接受由上、下腔静脉流入的血液,同时也接受由左心房流入的血液,导致右心室舒张期负荷过重,因而右心房、右心室增大,肺循环血流量增多,左心房、左心室、主动脉及整个体循环的血流量反见减少(见图 25.2)。肺循环充血的结果,使病儿容易发生支气管肺炎等呼吸道感染;而体循环血流量减少,则引起全身组织供血不足,影响生长发育。当剧烈咳嗽、哭闹或患肺炎时,肺动脉压增高,右心房压力高于左心房,即可产生右向左的分流而呈现暂时性的紫绀。如果缺损较大,产生大量左向右分流时,肺动脉压力长期增高,则可出现肺血管硬化,以致严重肺动脉高压,右心房压力高于左心房,则出现持久性的发绀。

(2)临床表现:

1)症状:缺损小者可无症状,多在常规体检时发现。缺损较大、分流量大的 ASD,典型症状可出现:①体循环供血不足表现:生长发育迟缓、体格瘦小、乏力、多汗及活动后心悸气短等,但程度较轻,不易引起家人注意;②肺循环充血表现:易反复患呼吸道感染;③潜在发绀:当剧哭、患肺炎或心力衰竭时,右心房压力超过左心房,发生暂时性右向左分流而出现发绀。

2)体征:不明显,通常杂音较轻,需要细致的心脏检查。可见心前区隆起,心尖搏动弥散,很少伴有震颤。心界扩大。胸骨左缘第二、第三肋间听到柔和的 Ⅱ~Ⅲ级收缩期杂音(由于两心房压力差很小,穿隔血流速度缓慢不产生涡流,此杂音并非血液通过房间隔缺损所致,而是由于右心室排血量增多,引起肺动脉瓣相对狭窄所致)。肺动脉瓣区第二音亢进并伴有固定分裂(分裂不受呼吸影响)。左向右分流量大时,可在三尖瓣区听到舒张中期杂音,为三尖瓣相对狭窄所致。

（3）辅助检查：

1）X 线检查：缺损小者心影可正常,缺损大者心脏外形呈轻中度扩大,右心房和右心室均可扩大,肺动脉段明显突出,肺门血管影增粗,搏动强烈,出现肺门"舞蹈"征,肺野充血,主动脉影正常或缩小。

2）心电图：电轴右偏和不完全性右束支传导阻滞。部分病例可有体循环血流量减少,右心房和右心室肥大。原发孔型缺损常有电轴左偏、双心室肥大。

3）超声心动图：可见右房、右室增大,右室流出道增宽,主动脉内径小,室间隔与左室后壁呈同向运动。二维超声可见房间隔连续性回声中断及缺损的位置和大小。彩色多普勒血流显像可见分流的位置、方向,并能估计分流的大小。

4）心导管检查：右心导管检查可发现右心房血氧含量高于上、下腔静脉平均氧含量;导管很容易通过缺损由右心房进入左心房。

3.动脉导管未闭　动脉导管未闭(patent duetus arterious,PDA)是小儿先天性心脏病常见的类型之一,约占先天性心脏病发病总数的 15%,女性多见,男女比例约为 1：2。

胎儿时期动脉导管是血液循环的必经之路,出生后随着呼吸的建立,血氧分压提高,动脉导管于生后数小时内在功能上关闭,约80%婴儿在生后 6 个月内解剖上关闭。如导管持续开放,即称为动脉导管未闭。

导管位置：一端位于左锁骨下动脉开口远端的主动脉弓降部;另一端位于肺动脉分叉处。导管的大小、长短和形态各不相同,一般分为 5 型：①管型:长度约 1.0 cm,直径粗细不等;②漏斗型:长度与管型相似,但其近主动脉端粗大,近肺动脉端逐渐变窄;③窗型:肺动脉与主动脉紧贴,两者之间为一孔道,直径往往较大;④哑铃型:导管中间细,两端粗;⑤动脉瘤型:导管中部呈瘤状膨大,管壁变薄。临床上以管型最为常见。

（1）血流动力学变化：由于动脉导管的存在,构成了主、肺动脉间异常交通,血液自主动脉经动脉导管向肺动脉分流,分流量的大小与导管粗细、主肺动脉压差有关。一般情况下,由于主动脉压力较肺动脉为高,故不论在收缩期或舒张期,血液均自主动脉向肺动脉分流,肺动脉接受来自右心室及主动脉两处的血液,故肺循环血流量增加,回流到左心房和左心室的血流量也增多,使左心室负荷加重,其排血量常达正常时 2~4 倍,因而可出现左心房扩大,左心室肥厚扩大(见图 25.3)。

由于主动脉血液经常流入肺动脉,故周围动脉舒张压下降而致脉压增宽。肺小动脉因长期接受大量主动脉血液的分流造成管壁增厚,肺动脉压力增高,右心室收缩期负荷过重,可导致右心室肥大和衰竭,当肺动脉压力超过主动脉时即产生右向左分流,而出现下半身发绀,称为差异性发绀。

（2）临床表现：

1）症状：取决于导管的粗细。导管口径较细而分流量小者,临床可无症状。导管口径粗而分流量大者,可出现：①体循环缺血表现:生长发育落后、乏力、气急、多汗、心慌、胸闷等。②肺循环充血表现:易反复患呼吸道感染,易发生心力衰竭。③合并严重肺动脉高压者,可出现下半身发绀。如扩大的肺动脉压迫喉返神经可出现声音嘶哑。

2)体征:心前区隆起,心尖搏动增强。胸骨左缘第二肋间可听到响亮、粗糙的连续性机器样杂音,占据整个收缩期和舒张期,向左锁骨下及颈、背部传导;杂音最响部位可触及震颤;肺动脉瓣第二音增强,但多被杂音掩盖而不易辨别。在婴儿期,尤其是新生儿期,或合并重度肺动脉高压时,舒张期主、肺动脉间压力阶差不明显,可仅听到收缩期杂音。分流量大的患者,由于通过二尖瓣口的血流量增多,产生相对性二尖瓣狭窄而在心尖部可听到舒张中期隆隆样杂音。由于脉压增大,可出现周围血管征,即水冲脉、毛细血管搏动征、股动脉枪击音等。

(3)辅助检查:

1)X线检查:导管细分流量小者可无异常发现,导管粗分流量大者可见左心室、左心房增大,肺动脉段突出,肺野充血,肺门血管影增粗,透视下有肺门"舞蹈"征。有严重肺动脉高压者,右心室也增大。主动脉弓往往增宽,这一特征与室间隔缺损和房间隔缺损不同,有鉴别意义。

2)心电图:分流量小者心电图可正常,分流量大者表现为左心室、左心房肥大,部分合并肺动脉高压者,可显示双心室肥大,严重者以右心室肥大为主。

3)超声心动图:可见左心房、左心室增大,主动脉内径增宽。二维超声可见导管的位置和粗细。多普勒彩超可直接见到血液分流的方向和大小。

4)心导管检查:可发现肺动脉血氧含量高于右心室;肺动脉及右心室压力可正常、轻度升高或显著升高;部分患者插入的导管可通过未闭的动脉导管由肺动脉进入降主动脉。

5)心血管造影:做逆行主动脉造影可见主动脉、肺动脉和未闭的动脉导管同时显影。

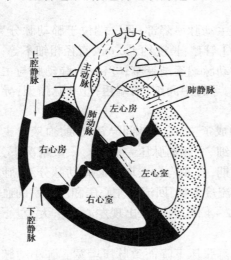 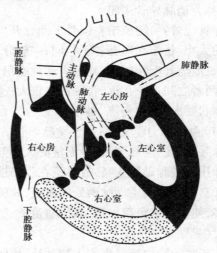

图25.3 动脉导管未闭血液循环示意图　　　图25.4 法洛四联症血液循环示意图

4.法洛四联症 法洛四联症(tetralogy of fallot,TOF)是存活婴儿中最常见的发绀型先天性心脏病,占全部先天性心脏病的10%~15%。

法洛四联症由以下4种畸形组成:①肺动脉狭窄:以漏斗部狭窄最多见,约占50%,其次为漏斗部合并瓣膜狭窄(30%),少数为瓣膜狭窄(<10%);②室间隔缺损:多属高位膜部缺损;③主动脉骑跨:主动脉骑跨于左、右两心室之上;④右心室肥厚:为肺动脉狭窄后右心室阻力负荷增加的结果。其中肺动脉狭窄为最主要的畸形。

(1)血流动力学变化:由于肺动脉狭窄,血液进入肺循环受阻,引起右心室的代偿性肥厚,右心室压力相应增加。肺动脉狭窄较轻者,右心室压力仍低于左心室,在室间隔部位可由左向右分流;肺动脉狭窄严重时,右心室压力可超过左心室,此时右心室血液大部进入主动脉。由于主动脉骑跨于两心室上,主动脉除接受左心室的血液外,还直接接受了部分来自右心室的静脉血,输送到全身各部,出现发绀。同时因肺动脉狭窄,肺循环进行气体交换的血流量减少,更加重了发绀的程度,在婴儿期动脉导管关闭前,因其可增加肺循环血流量,发绀程度可较轻,随着动脉导管的关闭,漏斗部狭窄逐渐加重,发绀日益明显,并出现杵状指(趾),红细胞代偿性增多(见图25.4)。

(2)临床表现:

1)症状:①发绀:是四联症的主要表现,发绀为全身性,以唇、甲床、耳垂和鼻尖等毛细血管丰富的浅表部位最明显。其轻重和出现的早晚与肺动脉狭窄程度有关。其中约1/3病例于出生后即出现发绀;1/3于出生1个月至1岁逐渐出现发绀;1/3于1岁后出现发绀。哭闹、活动、寒冷等可使发绀加重。②蹲踞征:是四联症的突出特点,患儿因动脉血氧合不足,活动耐力下降,稍一活动即感心慌、胸闷、气急、呼吸困难,每于行走或游戏时,主动蹲下休息片刻。由于蹲踞时下肢弯曲,使静脉受压,回心血量减少,减轻了心脏负荷;同时下肢动脉受压,使体循环阻力增加,右向左分流量减少,从而缺氧症状暂时得以缓解,这是一种被迫的保护性体位。③缺氧发作:也是四联症的重要表现之一。大多见于婴儿期,发生率为20%~25%,2岁以后有自然改善的倾向。多因哭闹、吃奶、排便、感染及创伤等因素而诱发。发作时主要表现为阵发性呼吸困难、发绀加重甚至突然昏厥和抽搐等,发作持续数分钟或数小时,但很少是致命性的。其发生原因大多认为是由于交感神经兴奋性增强致右心室流出道肌肉痉挛,引起肺动脉一时性梗阻,使脑缺氧缺血所致。

2)体征:体格发育落后,心前区可隆起,心尖搏动呈抬举性。胸骨左缘第三、第四肋间可听到Ⅱ~Ⅲ级喷射性收缩期杂音,常向心尖部及锁骨下传导,可伴有震颤,主要原因为肺动脉狭窄。肺动脉第二音减弱或消失,主动脉第二音增强。由于患儿长期缺氧,致使指、趾端毛细血管扩张增生,局部软组织和骨组织也增生肥大而形成杵状指(趾)。

(3)辅助检查:①血象:红细胞代偿性增多,可超过5.0×10^{12}/L,血红蛋白>150 g/L,血细胞比容>60%。②X线检查:右心室增大,心尖圆钝上翘,肺动脉缩小,漏斗部狭窄者肺动脉段平直或凹陷,故心影呈靴型。肺野清晰,肺门影缩小,主动脉影增宽。③心电图:心电轴右偏,右心室肥大及劳损,也可见右心房肥大。④超声心动图:超声心动图可见右室壁增厚,主动脉增宽。二维超声可见主动脉骑跨于室间隔上,室间隔连续性回声中断。右心室内径增大,流出道狭窄。彩色多普勒血流显像可见右心室将血液注入骑跨的主动脉。⑤心导管检查:可发现右心室压力增高,肺动脉压力下降,连续压力曲线可判定肺动脉狭窄的类型;导管可自右心室直接插入主动脉,提示有主动脉骑跨;导管自右心室插入左心室则表明有室间隔缺损;主动脉血氧饱和度降低。⑥心血管造影:在选择性右心室造影时,可见主动脉与肺动脉几乎同时显影。主动脉影增粗,并可显示肺动脉狭窄的部位和程度。

(五)先天性心脏病的并发症

VSD、ASD、PDA易并发呼吸道感染;VSD、PDA可引起充血性心力衰竭、肺水肿及感染性细菌性心内膜炎;ASD并发肺动脉高压、房性心律失常、三尖瓣关闭不全以及心力衰竭都是晚期的表现,感染性心内膜炎极为罕见,通常到20岁以后才出现症状;TOF可并发感染性心内膜炎、脑血栓、脑脓肿。

（六）先天性心脏病的治疗原则

1. 内科治疗　主要是保障患儿健康、安全地成长，使之达到最佳适合手术的年龄。

（1）一般处理：在手术前应加强随访，一般每半年至1年复查一次，以及时发现病情变化和并发症；指导建立合理的生活制度，加强营养；适当参加能胜任的体力活动以增强体质，应尽量避免不适当的剧烈活动；按时进行各种预防接种。

（2）防治各种并发症：

1）积极控制感染：积极治疗呼吸道感染等，防止感染扩散；扁桃体摘除术与拔牙术时，应在术前、术后给予足量抗生素，预防细菌性心内膜炎的发生。

2）合并心力衰竭时应及时处理。

3）TOF患儿因血液黏稠，每日须保证足够的水分，尤其高热、呕吐、腹泻等情况时，更应注意及时补充水分，以免血液浓缩、黏稠而导致血栓形成。

4）早产儿动脉导管未闭可试用吲哚美辛（消炎痛）来促使其关闭，剂量为0.1~0.2 mg/（kg·次）口服，如一次未关闭，可间隔8~12 h后同量重复给药1~2次，总剂量不应超过0.6 mg/kg。据报道口服给药法导管关闭率为18%~85%，静脉给药法可提高至80%~90%。

5）预防和控制缺氧发作：TOF患儿急性缺氧发作时，可采取以下措施：①立即将患儿下肢屈曲，取胸膝卧位。②必要时用普奈洛尔（心得安）每次0.1 mg/kg，加入葡萄糖液20 mL内缓慢（5~10 min）静脉注射。③对缺氧反复发作者，可长期口服普奈洛尔预防发作，剂量为1 mg/（kg·d），分2~3次口服。最大量不超过3 mg/（kg·d）。普奈洛尔可解除右室流出道痉挛，增加肺循环的血流量，减少右向左的分流，从而减轻和预防缺氧发作。④缺氧时间长者可发生代谢性酸中毒，应适当静脉补充碱性液。

2. 外科治疗　心脏外科已迅速发展，绝大部分患儿都已能施行根治手术，且效果较好。

（1）手术适应证：分流量大、症状明显者，应力争尽早手术治疗。一般在低温麻醉、体外循环下行心内直视根治术。分流量小、无明显临床症状者可暂不做手术，定期随访，根据病情变化再做决定。年龄太小或畸形复杂尚不能做根治术者，可先做姑息手术，以后再做根治术。已发展成梗阻性肺动脉高压，出现持续性发绀者（艾森曼格综合征），则视为手术禁忌证。合并急性或亚急性细菌性心内膜炎者，需经抗感染治疗3个月后才能手术。

（2）手术年龄：接受手术治疗的年龄与患病类型和具体病情密切相关。一般先天性心脏病最适宜手术年龄为4~5岁，值得注意的是，如果分流量大、症状明显或反复心力衰竭不能控制者，手术时间不受年龄限制。

（3）手术方法：房、室间隔缺损，在低温麻醉体外循环直视下作缺损修补术；动脉导管未闭者行单纯结扎或切断缝合术（除外窗型）；法洛四联症患儿绝大多数可行根治术，对年龄小、症状重、周围动脉分支发育差或左心室发育不全者，可先行姑息手术，以后再做根治术。

3. 介入治疗　是在X线、超声波等指引下，将穿刺针及导管沿血管插入心脏要达到的部位，进行影像学诊断后，对病变部位做定量定性分析，再选用特制器材对病变实施封堵、扩张或栓塞的治疗方法。主要适用于动脉导管未闭、房间隔缺损及部分室间隔缺损不合并其他需手术矫正的畸形患儿。

先天性心脏病的介入治疗主要有封堵器堵闭和球囊扩张两项主要技术，对于VSD、ASD、PDA等先天性缺损使用堵闭术。目前常用的封堵器为Amplatzer封堵器。

第四节　小儿腹泻

案例导入

　　患儿,男,6岁,因"发热伴呕吐、腹泻2天"而入院。2天前始发热,体温骤升、高达39~40 ℃,且高热持续不退,伴呕吐、为非喷射状、呕吐物为胃内容物、2~3次/d,有腹泻、初起大便黄稀水样、后为黏液便、带有脓血、以脓为主、10次/d、量中等,有里急后重感;患儿自诉脐周阵发性疼痛,无放射痛。患儿精神萎靡,尿少,诉口渴。患儿病前有不洁饮食史。既往体健。家族中无类似患者。

　　查体:T 39.5 ℃,P 120次/min,R 30次/min,Bp 90/60 mmHg,体重20 kg;神志清楚,精神萎靡,双眼凹陷,口唇干燥和皮肤弹性稍差;颈软,无抵抗;双肺呼吸音粗、未闻干湿啰音;心率120次/min,律齐,心音尚有力;腹软,肝肋下1.0 cm、质软,脾肋下未触及,未触及包块,脐周轻压痛,无反跳痛,肠鸣音亢进;生理反射存在,病理反射未引出。

　　辅助检查:①实验室检查:Hb 120 g/L,WBC 11.0×10^9/L,N 80%,L 20%;CRP-40 mg/L;尿常规正常;大便常规:脓血便,以脓为主,WBC(+++),RBC(+);大便培养:大肠杆菌生长;血 Na^+ 140 mmol/L,Cl^- 102 mmol/L,K^+ 4.6 mmol/L,Ca^{2+} 2.1 mmol/L;动脉血气分析:pH值为7.30,HCO_3^- 18 mmol/L,$PaCO_2$ 30 mmol/L,BE^- 5 mmol/L。②腹部平片:无异常。请思考:

　　(1)该患儿最可能的诊断及诊断依据是什么?应与哪些疾病相鉴别?

　　(2)针对该患儿如何进行液体疗法?

　　小儿腹泻(infantile diarrhea)也称腹泻病,是一组由多病原、多因素引起的以大便次数增多和大便性状改变为特点的消化道综合征。主要临床表现为腹泻和呕吐,严重者可引起脱水和电解质紊乱。发病年龄多在2岁以下,1岁以内者约占半数,夏、秋季发病率最高,是我国儿童重点防治的四病之一。近年来,本病发病率和病死率已明显降低,但仍是婴幼儿时期的常见病和死亡原因。

(一)病因

1.易感因素　婴幼儿易患腹泻,主要与下列因素有关。

(1)消化系统特点:①消化系统发育不成熟,胃酸和消化酶分泌较少,活性低,对食物的耐受力差;②生长发育快,所需营养物质相对较多,消化道负担较重,易发生消化功能紊乱。

(2)机体防御功能较差:①胃内酸度低,而且婴儿胃排空较快,对进入胃内的细菌杀灭能力减弱;②血液中免疫球蛋白和胃肠道SIgA均较低;③正常肠道菌群对入侵的致病微生物有拮抗作用,新生儿生后尚未建立正常肠道菌群时或由于使用抗生素等引起肠道菌群失调时,均易患肠道感染。

(3)人工喂养:母乳中含有大量体液因子(SIgA、乳铁蛋白等)、巨噬细胞和粒细胞有很强的抗肠道感染作用。家畜乳中虽有上述某些成分,但在加热过程中被破坏,而且人工喂养的食物和食具极易污染,故人工喂养儿肠道感染发生率明显高于母乳喂养儿。

2.感染因素

(1)肠道内感染:可由病毒、细菌、真菌、寄生虫引起。以前两者多见,尤其是病毒。

1)病毒感染:80%以上的婴幼儿腹泻是由病毒引起的,其中轮状病毒是婴幼儿秋冬季腹泻的最常见病原;其他还有埃可病毒、柯萨奇病毒、诺沃克病毒、腺病毒、冠状病毒等。

2)细菌感染(不包括法定传染病):①致腹泻大肠杆菌:可引起各年龄组人群腹泻,尤其是婴幼儿。已知的菌株可分为5大组,具有不同的致病毒性和发病机制:a.致病性大肠杆菌;b.产毒性大肠杆菌;c.侵袭性大肠杆菌;d.出血性大肠杆菌;e.黏附-集聚性大肠杆菌。②其他细菌:弯曲菌属、耶尔森菌属、鼠伤寒杆菌、金黄色葡萄球菌、变形杆菌、克雷伯菌、梭状芽孢杆菌和绿脓杆菌等。

3)真菌感染:小儿以白色念珠菌多见。

4)寄生虫:常见为梨形鞭毛虫、阿米巴原虫和隐孢子虫等。蠕虫感染偶可发生腹泻。

(2)肠道外感染:如中耳炎、上呼吸道感染、肺炎、肾盂肾炎、皮肤感染等,或急性传染病时,除由于发热及病原体的毒素作用可使消化功能紊乱外,有时肠道外感染的病原体(主要是病毒)可同时感染肠道。

3.非感染因素

(1)饮食因素:①食饵性腹泻。常因喂养不定时、量过多或过少或食物成分不适宜所致,多为人工喂养儿。②过敏性腹泻。个别婴儿对牛奶或某些食物成分过敏或不耐受(如乳糖酶缺乏),喂食后可发生腹泻。③其他因素还包括原发性或继发性双糖酶缺乏,乳糖酶的活力降低,肠道对糖的消化吸收不良而引起腹泻。

(2)气候因素:气候突然变冷,腹部受凉使肠蠕动增加;天气过热消化液分泌减少或饮水饮奶过多都可诱发腹泻。

(二)发病机制

导致腹泻发生的机制包括肠腔内存在大量不能吸收的具有渗透活性的物质、肠腔内电解质分泌过多、炎症所致的液体大量渗出以及肠道运动功能异常,据此可将腹泻分为渗透性、分泌性、渗出性和肠道功能异常4种类型。临床上不少腹泻是多种机制共同作用的结果。

1.感染性腹泻 病原微生物多随污染的食物或水进入消化道,也可通过污染的日用品、手、玩具或携带者传播。病原微生物能否引起肠道感染,取决于机体防御功能的强弱、侵入机体病原微生物的数量及其毒力大小。

(1)病毒性肠炎:病毒侵入肠道后,在小肠绒毛顶端的柱状上皮细胞内复制,使细胞发生空泡变性、坏死、微绒毛破坏,水电解质吸收障碍而引起腹泻。同时伴继发双糖酶分泌不足使糖类消化不完全而积滞在肠腔内,并被细菌分解成小分子的短链有机酸,使肠液的渗透压增高,导致水向肠腔内转移而加重腹泻。由于病变仅限于黏膜层,故粪便中无或只有少量白细胞。

(2)肠毒素性肠炎:主要由各种产生肠毒素的细菌所致,如产毒性大肠杆菌、霍乱弧菌、空肠弯曲菌、产气荚膜杆菌等。它们可黏附在小肠黏膜上皮细胞上进行繁殖并产生肠毒素,使肠黏膜上皮细胞的腺苷酸环化酶或鸟苷酸环化酶的活性增高,小肠分泌增加,肠内液体吸收减少,使肠液总量超过结肠的吸收限度而发生腹泻,排出大量无脓血的水样便。

（3）侵袭性肠炎：由各种具有侵袭性的细菌所致。如大肠杆菌、沙门菌属、胎儿空肠弯曲菌、小肠结肠炎耶尔森菌等，均可侵入肠黏膜组织，引起充血、水肿、炎性细胞浸润、溃疡及渗出等病变。大便类似细菌性痢疾，含有大量的白细胞和红细胞。一般都有发热、腹痛甚至里急后重等症状。

2.非感染因素引起的腹泻　主要由于饮食不当，消化过程发生障碍，肠道下部细菌上移与繁殖，使食物产生发酵和腐败，分解产物使肠腔内渗透压增高，加之腐败性毒性产物的刺激使肠蠕动增加，引起腹泻。

（三）临床表现

不同病因引起的腹泻常具有相似的临床表现，同时各有其特点。

1.腹泻共同的临床表现　急性腹泻有轻重之分。

（1）轻型腹泻：多为饮食不当或肠道外感染所致。起病可急可缓，主要表现是胃肠道症状，食欲不振，偶有恶心、呕吐或溢奶。大便次数增加，性状改变，多在每日 10 次以内，每次大便量不多，呈黄色或黄绿色，稀薄，蛋花汤样或稀糊状，有酸味，粪质少，常见白色或黄色奶瓣和泡沫。大便镜检可见大量脂肪球。一般无全身中毒症状或明显脱水，多在数日内痊愈。如不及时处理也可转为重型。

（2）重型腹泻：多为肠道内感染引起。临床上除有较重的胃肠道症状外，还有较明显的水电解质和酸碱平衡紊乱及全身中毒症状，如烦躁不安、精神萎靡、意识不清，甚至昏迷、高热或体温不升、休克等。

1）胃肠道症状：腹泻严重，每日 10 余次至数十次，每次量较多，呈黄绿色或微黄色，蛋花汤样或水样，大便镜检可见脂肪球及少量白细胞。侵袭性细菌性肠炎可排黏液脓血便，镜检大便有大量白细胞和不同数量的红细胞。重症患儿食欲低下或拒食，常有呕吐，严重者可吐出咖啡样液体。

2）水、电解质及酸碱平衡紊乱：

①脱水：由于吐泻丢失体液和摄入量不足，使液体总量尤其是细胞外液减少，导致不同程度的脱水，脱水的分度及临床表现见表 25.1。

表 25.1　等渗性脱水的分度与临床表现

脱水程度	轻 度	中 度	重 度
失水占质量百分比/(mL·kg^{-1})	5%以下(50)	5%~10%(50~100)	10%以上(100~120)
精神状态	改变不明显，略烦躁	烦躁或萎靡	昏睡或昏迷
皮肤弹性	稍差	差	极差
黏膜	口腔黏膜少稍干燥	口腔黏膜干燥	口腔黏膜极干燥
眼窝及前囟凹陷	轻度	明显	极明显
口渴	轻	明显	烦渴
眼泪	有	少	无
尿量	略减少	明显减少	少尿或无尿
酸中毒	无	有	严重
周围循环衰竭	无	不明显	明显

由于吐泻时水和电解质丢失的比例不同,因而导致体液渗透压发生不同的改变,据此可将脱水分为等渗性脱水、低渗性脱水、高渗性脱水 3 种。婴幼儿腹泻以前两者多见。不同性质脱水的临床表现见表 25.2。

表 25.2 不同性质脱水的临床表现

	低渗性	等渗性	高渗性
原因及诱因	以失盐为主,补充非电解质过多,常见于营养不良和重度脱水、病程较长者	水与电解质丢失大致相同,常见于病程较短、营养状况较好者	以失水为主,补充高钠液体过多,高热,入水量少,大量出汗等
血钠浓度	< 130 mmol/L	130~150 mmol/L	> 150 mmol/L
神志	嗜睡或昏迷	精神萎靡	烦躁易激惹
口渴	不明显	明显	极明显
皮肤弹性	极差	稍差	尚可
血压	很低	低	正常或稍低

②代谢性酸中毒:由于大量碱性物质随腹泻丢失;进食少和肠吸收不良,摄入热量不足,加速脂肪分解代谢,酮体生成增加(酮血症);血容量减少,血液浓缩,组织供血障碍和缺氧致乳酸堆积;肾血流量不足,尿量减少,酸性代谢产物潴留等因素,使大多重型患儿都有不同程度的酸中毒,脱水越重酸中毒也越严重。

③低钾血症:由于胃肠道分泌液中含钾较多,呕吐和腹泻可大量丢失钾;进食少,摄入量不足;肾脏保钾功能比保钠差,缺钾时仍有一定量的钾继续排出。腹泻患儿都有不同程度的缺钾,尤其是久泻和营养不良的患儿,但在脱水未纠正前,钾总量虽然减少,由于血液浓缩、酸中毒时钾由细胞内向细胞外转移以及尿少而致钾排出量减少等原因,血钾多数正常。随着脱水、酸中毒被纠正,利尿后钾排出增加以及从大便继续失钾等因素使血钾迅速降低。

④低钙和低镁血症:患儿腹泻可丢失钙、镁,加之进食少,吸收不良,可使体内钙、镁减少,但在脱水和酸中毒时,由于血液浓缩和离子钙增加可不出现低钙症状。当脱水和酸中毒被纠正后,血清钙转移,离子钙减少,易出现手足搐搦和惊厥。少数久泻和伴有营养不良的腹泻患儿可出现低镁症状,如震颤、手足搐搦或惊厥等。

2.几种常见肠炎的临床特点

(1)轮状病毒肠炎:轮状病毒是秋、冬季小儿腹泻最常见的病原。呈散发或小流行,主要经粪口传播。多见于 6~24 个月的婴幼儿,大于 4 岁者少见。男多于女。潜伏期为 1~3 天。起病急,常伴有发热和上呼吸道感染症状,一般无明显中毒症状。患儿在病初即发生呕吐,常先于腹泻,腹泻物为黄色或淡黄色,水样或蛋花汤样,无腥臭味。大便次数多、量多、水多,常并发脱水和酸中毒症状。本病为自限性疾病,数日后呕吐渐停,腹泻减轻,不喂乳类的患儿恢复更快。病程为 3~8 天,少数较长。大便镜检偶有少量白细胞。感染后 1~3 天大便中即有大量病毒排出,最长可达 6 天。血清抗体一般在感染后 3 周上升。

(2)产毒性大肠杆菌肠炎:多发生在夏季,潜伏期 1~2 天。轻症大便次数稍增,性状轻微改变。病情较重者腹泻频繁,量大,呈蛋花汤样或水样,有黏液,大便镜检偶见白细胞。可发生脱水、电解质紊乱和酸中毒。自限性疾病,一般病程为3~7天。

(3)出血性大肠杆菌肠炎:大便次数增多,开始时为黄色水样便,以后转为血性便,有特殊臭味。可有腹痛,体温多正常。大便镜检有大量红细胞,常无白细胞。

(4)侵袭性细菌(包括侵袭性大肠杆菌、空肠弯曲菌、耶尔森菌、鼠伤寒杆菌等)性肠炎:全年均可发病,多见于夏季。潜伏期长短不等。常引起志贺杆菌性痢疾样病变。起病急,高热甚至可以发生热惊厥。腹泻频繁,大便呈黏液状,带脓血,有腥臭味。常伴恶心、呕吐、腹痛和里急后重,可出现严重的中毒症状如高热、意识改变,甚至感染性休克。大便镜检有大量白细胞及数量不等的红细胞。粪便细菌培养可找到相应的致病菌。其中空肠弯曲菌常侵犯空肠和回肠,且有脓血便,腹痛甚剧烈,易误诊为阑尾炎,也可并发严重的小肠结肠炎、败血症、肺炎、脑膜炎、心内膜炎、心包炎等。研究表明格林-巴利综合征与空肠弯曲菌感染有关。耶尔森菌小肠结肠炎,多发生在冬季和早春,可引起淋巴结肿大,也可产生肠系膜淋巴结炎,症状可与阑尾炎相似,也可引起咽痛和颈淋巴结炎。鼠伤寒沙门菌小肠结肠炎,有胃肠炎型和败血症型,新生儿和小于1岁婴儿尤易感染,新生儿多为败血症型,常引起暴发流行。可排深绿色黏液脓便或白色胶冻样便。

(5)抗生素诱发的肠炎:体弱、免疫功能低下、长期使用肾上腺皮质激素者更易发。

1)金黄色葡萄球菌肠炎:多继发于使用大量抗生素后。主要症状为腹泻,伴有腹痛和不同程度的中毒症状,如恶心、呕吐、乏力、谵妄甚至休克。大便有腥臭味,呈暗绿色,黏液较多,少数为血便。大便镜检有大量的脓细胞和成簇的革兰阳性球菌。大便培养有金葡菌生长,凝固酶试验阳性。

2)假膜性小肠结肠炎:由难辨梭状芽孢杆菌引起。几乎各种抗生素均可诱发本病,可在用药后1周内或迟至停药后4~6周后发病。病变主要在结肠,小肠也可受累。主要症状为腹泻,伴有腹痛、腹胀和全身中毒症状,甚至发生休克。大便为黄绿色水样便,可有假膜排出,少数大便带血。可出现水、电解质紊乱及酸中毒。大便厌氧菌培养、组织培养法检测细胞毒素可协助确诊。

3)真菌性肠炎:多为白色念珠菌所致。常伴鹅口疮。大便次数增多,稀黄,泡沫较多,带黏液,有时可见豆腐渣样细块(菌落),偶有血便。大便镜检可见真菌孢子和假菌丝。

3.迁延性和慢性腹泻 腹泻迁延不愈,多与营养不良、喂养不当、急性期治疗不彻底或长期滥用广谱抗生素有关。该类患儿多无全身中毒症状,主要表现为久泻和各种营养物质的缺乏,并常引起免疫功能低下,继发感染,甚至导致多脏器功能异常。

(四)实验室检查

1.血常规 白细胞总数及中性粒细胞增多提示细菌感染,嗜酸粒细胞增多提示寄生虫感染或过敏性病变。

2.大便常规 镜检可见脂肪球,无或有少量白细胞多为肠道外感染、喂养不当等引起的腹泻。镜检可见较多白细胞及红细胞,多为侵袭性细菌感染引起的腹泻。涂片发现菌丝和孢子有助于真菌性肠炎的诊断。大便培养或病毒分离可寻找病原。

3.血生化检查和血气分析 协助诊断脱水的性质,电解质和酸碱平衡紊乱程度等。

4.其他 对慢性腹泻患儿,有时需做钡餐检查、乙状结肠镜检查等。

(五)诊断

根据发病季节、病史(包括喂养史和流行病学资料)、临床表现和大便性状可以做出临床诊断。必须判定有无脱水(程度和性质)、电解质紊乱和酸碱失衡。

(六)鉴别诊断

1.大便无或偶见少量白细胞　为侵袭性细菌以外的病因引起的腹泻,包括病毒、非侵袭性细菌、寄生虫等肠道内感染;肠道外感染或喂养不当等非感染性因素,多为腹泻,或伴脱水症状。应与以下疾病鉴别:

(1)生理性腹泻:多见于6个月以内的婴儿,外观虚胖,常有湿疹,生后不久即出现腹泻,除大便次数增多外,无其他症状,食欲好,不影响生长发育。近年来,发现此类腹泻可能为乳糖不耐受的一种特殊类型,添加辅食后,大便即逐渐转为正常。

(2)导致小肠消化吸收功能障碍的各种疾病:如乳糖酶缺乏、葡萄糖-半乳糖吸收不良、失氯性腹泻、原发性胆酸吸收不良、过敏性腹泻等,可根据各病特点进行粪便酸度、还原糖试验、食物过敏原(特异性免疫球蛋白)等检查方法加以鉴别。

2.大便有较多的白细胞者　表明结肠和回肠末端有侵袭性炎症病变,常由各种侵袭性细菌感染所致,仅凭临床表现难以区别,必要时应进行大便细菌培养,细菌血清型和毒性检测,尚需与下列疾病鉴别。

(1)细菌性痢疾:常有流行病学史,起病急,全身症状重。大便次数多,量少,排脓血便伴里急后重,大便显微镜检查有较多脓细胞、红细胞和吞噬细胞,大便细菌培养有痢疾杆菌生长可确诊。

(2)坏死性肠炎:中毒症状较严重,腹痛、腹胀、频繁呕吐、高热,大便暗红色糊状,渐出现典型的赤豆汤样血便,常伴休克。腹部立、卧位X线摄片呈小肠局限性充气扩张,肠间隙增宽,肠壁积气等。

(七)治疗

治疗原则是调整和适当限制饮食,减少胃肠道负担;预防和纠正脱水;合理用药控制肠道内外感染;加强护理,防止并发症。

1.饮食疗法　强调继续进食,以预防营养不良,但需适当的调整饮食。母乳喂养者可继续哺乳,暂停辅食;人工喂养者可给予米汤,稀释的牛奶(或酸奶)、粥、面条等。严重呕吐者暂时禁食4~6 h,但不禁水。病毒性肠炎多有双糖酶缺乏,可暂停乳类喂养,改用豆制代乳品或发酵乳或用去乳糖奶粉喂养。腹泻停止后逐渐恢复正常饮食。

2.加强护理　对感染性腹泻应注意消毒隔离。注意病情变化和呕吐、排便、排尿的情况,急性期要准确记录出入量。及早喂水或口服补液用的含盐溶液,预防或纠正脱水。加强眼部护理,防止呕吐物误吸。勤翻身,预防继发肺炎。及时更换尿布,大便后冲洗臀部,以预防上行性泌尿道感染、臀红症及臀部感染。

3.病原治疗

(1)病毒性肠炎:以饮食疗法和对症处理为主,不用抗生素。可选用抗病毒药物,如利巴韦林10~15 mg/(kg·d)口服或静脉滴注。腺病毒感染可用更昔洛韦,每次5 mg/kg,每12 h 1次,静脉滴注。或选用中药制剂治疗。

(2)细菌性肠炎:原则上应根据药敏试验结果和临床疗效选用和调整抗菌药物。

非侵袭性细菌感染(水样便)可不用抗生素,但对重型患儿、新生儿、小婴儿或免疫力低下者选用敏感的抗生素口服,不能口服者可静脉滴注。侵袭性细菌感染(黏液或脓血便)须静脉滴注抗生素。常用口服抗生素如庆大霉素,10~15 mg/(kg·d);呋喃唑酮5~10 mg/(kg·d);阿莫西林50 mg/(kg·d);头孢羟氨苄30 mg/(kg·d)。年长儿可用诺氟沙星10~15 mg/(kg·d)口服。静脉用抗生素药物如氨苄西林、美洛西林、头孢三代等。假膜性肠炎停用广谱抗生素,用甲硝唑、替硝唑或利福平治疗。

（3）真菌性肠炎:应及时停用抗生素,用制霉菌素5万~10万 U/(kg·d)口服。或大蒜素每次1~1.5 mg/kg,每日3次口服,也可静脉滴注治疗,也可选用克霉唑口服。

4.液体疗法

（1）口服补液法:口服补液盐(ORS)可用于腹泻时预防脱水及纠正轻、中度脱水。轻度脱水口服液量为50~80 mL/kg,中度脱水为80~100 mL/kg,于8~12 h内将累积损失量补足。脱水纠正后,可将ORS用等量水稀释按病情需要随意口服。因ORS为2/3张液,故新生儿和有明显呕吐、腹胀、休克、心肾功能不全等患儿不宜采用。

（2）静脉补液法:适用于中度以上脱水、吐泻严重或腹胀的患儿。

1）第1天补液:①总量:包括补充累积损失量、继续损失量和生理需要量。轻度脱水为90~120 mL/kg、中度脱水为120~150 mL/kg、重度脱水为150~180 mL/kg。②溶液种类:等渗性脱水用1/2张含钠液、低渗性脱水用2/3张含钠液、高渗性脱水用1/3含钠液。若临床判断脱水性质有困难时,可先按等渗性脱水处理。③输液速度:对重度脱水有明显周围循环障碍者应先快速扩容,用2∶1等渗含钠液20 mL/kg,30~60 min内快速输入。累积损失量(扣除扩容液量)一般在8~12 h内补完,每小时8~10 mL/kg。脱水纠正后,补充继续损失量和生理需要量时速度宜减慢,于12~16 h内补完,约每小时5 mL/kg。④纠正酸中毒:因输入的混合溶液中已含有一部分碱性溶液,输液后循环和肾功能改善,酸中毒即可纠正。对重度酸中毒可根据临床症状结合血气测定结果,另加1.4%碳酸氢钠纠正。⑤纠正低钾:有尿或来院前6 h内有尿即应及时补钾;浓度不应超过0.3%;每日静脉补钾时间不应少于8 h;补钾需持续4~6天。能口服时可改为口服补充。⑥纠正低钙、低镁:出现低钙症状时可用10%葡萄糖酸钙(每次1~2 mL/kg,最大量≤10 mL)加葡萄糖稀释后缓慢静注。低镁者用25%硫酸镁按每次0.1 mg/kg深部肌肉注射,每6 h一次,每日3~4次,症状缓解后停用。

2）第二天及以后的补液:经第一天补液后,脱水和电解质紊乱已基本纠正,第二天及以后主要是补充继续损失量和生理需要量,继续补钾,供给热量。一般可改为口服补液。若腹泻仍频繁或口服量不足者,仍需静脉补液。补液量需根据吐泻和进食情况估算,并供给足够的生理需要量,用1/5~1/3张含钠液补充。继续损失量是按"丢多少补多少""随时丢随时补"的原则,用1/3~1/2张含钠溶液补充。将这两部分相加于12~24时内均匀静滴。同时要注意继续补钾和纠正酸中毒。

5.对症治疗

（1）腹泻:一般不用止泻剂。如果经治疗好转,感染控制,中毒症状消失而仍然频繁腹泻者,可试用鞣酸蛋白、次碳酸铋或氢氧化铝等收敛剂。

（2）呕吐:对于呕吐较重的患儿可给予甲氧氯普胺(胃复安)或氯丙嗪等。

（3）腹胀:主要是肠道细菌分解糖产气和低钾引起。在处理上应及时补钾,必要时给予肛管排气或新斯的明肌注,新斯的明用量是每次0.03~0.05 mg/kg。也可给予酚妥拉明等血管活性药物,以改善肠壁微循环,从而消除腹胀。

6.消化道黏膜保护剂　能吸附病原体及毒素,维持肠黏膜细胞正常吸收与分泌功能,与肠道黏液蛋白的相互作用来增强肠道的黏膜屏障功能,以阻止病原微生物的攻击。如蒙脱石粉(思密达、必奇)适用于各型腹泻,每日3~9 g,分3次口服。

7.微生态疗法　有利于恢复肠道正常菌群的生态平衡,重建肠道天然生物屏障,抵御病原菌侵袭。常用的有双歧杆菌、嗜乳酸杆菌和粪链球菌等。

8.迁延性腹泻和慢性腹泻　此类腹泻常伴有营养不良等并发症,病情较为复杂,应采用综合治疗措施。应积极寻找病因,针对病因进行治疗,切忌滥用抗生素,以免引起肠道菌群失调。注意喂养方法和食物的调整,保证足够的营养。可口服各种消化酶以助消化。及时防治水电解质平衡紊乱。应用微生态调节剂和消化道黏膜保护剂。还可采用中医辨证施治,配合针灸、推拿、捏脊等疗法。

(八)预防

(1)合理喂养,提倡母乳喂养,及时并逐渐添加辅食。不宜在夏季断奶。人工喂养儿,应选择合适的代乳品,注意喂养的质和量。

(2)加强卫生宣教,对水源和食品卫生严格管理。培养儿童良好的卫生习惯。做好食品、餐具、尿布、便器、玩具和设备的日常性消毒工作。

(3)注意气候变化时的护理,避免过热或过冷。

(4)感染性腹泻易引起流行,在及时诊断尽快治疗的同时,一定做好消毒隔离工作,防止交叉感染。特别是在小儿比较集中的地方,如托儿所、婴儿室、小儿病房等。

(5)避免长期滥用广谱抗生素和激素,以免肠道菌群失调致耐药菌繁殖引起肠炎。

第五节　急性肾小球肾炎

案例导入

患儿,男,7岁,因"少尿、浮肿5天,加剧伴气促2天"而入院。于5天前出现尿量减少,每日2~3次、每次约100 mL,呈浓茶色,并发现眼睑浮肿、晨起较明显,随后渐扩散至全身;2天前患儿出现烦躁、气促,头痛,时有呕吐、呕吐物为胃内容物、非喷射性;半月前患儿曾出现发热(体温不详)3~4天,当地医院予以"罗红霉素"及退热药口服后体温渐降至正常。既往体健,营养状态良好。

查体:T 37.4 ℃,P 140 次/min,R 40 次/min,Bp 140/85 mmHg。神志清楚,精神疲倦,反应差,端坐位;颜面及下肢非凹陷性水肿;全身皮肤、巩膜无黄染、皮疹及出血点;全身浅表淋巴结未触及;口唇轻度发绀;颈软,颈静脉怒张;HR 140 次/min,律齐,心音低钝,无杂音;双肺闻及中小水泡音;腹稍膨隆,肝右肋下 2 cm、质中等、边缘较钝,脾未触及,肾区无叩痛,移动性浊音(-);四肢肌力、肌张力大致正常;生殖器无畸形,阴囊轻度水肿;克氏征和布氏征(-),病理反射未引出。

辅助检查:①实验室检查:血 Hb 94 g/L,WBC $8.8×10^9$/L,N 72%,L 28%,PIT $219×10^9$/L;大便常规无异常;尿常规:蛋白(+),红细胞(+++),颗粒管型(+),尿比重 1.015;血生化:TP 64.7 g/L,ALB 43.4 g/L,CHOL 2.67 mmol/L;BUN 7.5 mmol/L,Cr 92.8 μmol/L;ALT 41 U/L,AST 69 U/L,LDH 123 U/L,CK 53 U/L,CK-MB 7 U/L;C_3 0.32 g/L,C_4 0.23 g/L,CH_{50} 13 U/L;ASO 1 200 U;ESR79 mm/h;24 h 尿蛋白定量 0.46 g;两对半阴性;血 Na^+ 130.0 mmol/L,Ca^{2+} 1.95 mmol/L,血 K^+、Cl^- 在正常范围;IgA、IgG、IgM 在正常范围,ENA 多肽抗体 7 项(-)。②B 超:双侧肾脏轻度肿大,肾内弥漫病变。③心电图:窦性心律。④胸部 X 线片:双肺纹理增粗,心影丰满。请思考:

(1)该患儿最可能的诊断及诊断依据是什么? 应与哪些疾病相鉴别?

(2)针对该患儿采取怎样的治疗措施?

急性肾小球肾炎(acute glomerulonephritis,AGN)简称急性肾炎,是儿科常见的一种与感染有关的急性免疫性肾小球疾病;临床表现为急性起病,水肿、少尿、血尿伴不同程度蛋白尿、高血压或肾功能不全等。病程多在 1 年内。可分为急性链球菌感染后肾小球肾炎(APSGN)和非链球菌感染后肾小球肾炎。本节急性肾炎主要是指 ASPGN。AGN 多发生于儿童和青少年,以 5~14 岁多见,男女之比为 2 : 1。

(一)病因

尽管本病有多种病因,但绝大多数病例属 A 组 β 溶血性链球菌急性感染后引起的免疫复合性肾小球肾炎。溶血性链球菌感染后,肾炎的发生率一般在 0~20%。

(二)发病机制

根据流行病学、免疫学及临床方面的研究,目前认为急性肾炎是由 A 组 β 溶血性链球菌感染引起的一种免疫复合物性肾小球肾炎。

(三)临床表现

急性肾炎临床表现轻重悬殊,轻者甚至无临床症状,仅于尿检时发现异常;重者在病期两周以内可出现循环充血、高血压脑病、急性肾功能衰竭而危及生命。

1.前驱感染 急性肾炎发病前前驱感染常为链球菌所致的上呼吸道感染,如急性化脓性扁桃体炎、咽炎、淋巴结炎、猩红热等,或是皮肤感染,包括脓疱病、疖肿等。由前驱感染至发病有一无症状间歇期,呼吸道感染引起者约 10 天(6~12 天),皮肤感染引起者为 20 天(14~28 天)。

2.典型表现 链球菌感染后 1~3 周起病,主要表现为血尿、水肿、高血压,程度不等的肾功能损害。

(1)水肿、尿少:水肿是最常见的症状,系因肾小球滤过率减低水钠潴留引起。多数为轻、中度水肿,先自眼睑浮肿,渐及全身,为非凹陷性,同时出现尿少,甚至无尿。随着尿量增多,水肿逐渐消退。

(2)血尿:半数病儿有肉眼血尿;镜下血尿几乎见于所有病例。由于红细胞和血红蛋白的原因,肉眼观察尿液呈烟熏色、洗肉水样、茶色或咖啡色。肉眼血尿严重时可伴排尿不适甚至排尿困难,通常 1~2 周后即转为镜下血尿,少数持续 3~4 周。也可因感染、劳累而暂时反复。镜下血尿持续 1~3 月,少数延续半年或更久,但绝大多数可恢复。患儿可出现不同程度的蛋白尿,但 24 h 尿蛋白定量检查正常或轻度增高。

(3)高血压:见于 30%~80% 的病例,系因水钠潴留血容量增加所致,一般为轻或中度增高。大多在发病最初 4~5 天内发生,1~2 周后随利尿消肿而血压降至正常。

出现上述症状的同时,患儿常有乏力、恶心、呕吐、头晕,年长儿诉腰部钝痛,年幼儿主诉腹痛。

3.严重病例

(1)严重循环充血:由于水钠潴留,血容量增加而出现循环充血。轻者出现呼吸增快,肝脏肿大;严重者表现明显气急、端坐呼吸、频繁咳嗽、咯粉红色泡沫痰,两肺布满湿啰音,心脏扩大,心率增快,有时呈奔马律,危重者可因急性肺水肿而在数小时内死亡。

(2)高血压脑病:多发生于急性肾炎病程早期,起病一般较急,表现为剧烈头痛、频繁恶心、呕吐,继之视力障碍,眼花、复视、暂时性黑蒙,并有嗜睡或烦躁,如不及时治疗则发生惊厥、昏迷、少数暂时偏瘫失语,严重时发生脑疝。

(3)急性肾功能不全:严重少尿或无尿患儿可出现暂时性氮质血症、电解质紊乱和代谢性酸中毒。一般持续 3~5 天,在尿量逐渐增多后,病情好转。若持续数周仍不恢复,则预后严重。

(四)辅助检查

1.尿液检查　尿蛋白(+~++),镜下除见大量红细胞外,可见透明、颗粒或红细胞管型。

2.血常规　红细胞计数及血红蛋白可稍低,系因血容量扩大,血液稀释所致。白细胞计数可正常或增高,此与原发感染灶是否继续存在有关。血沉增快,2~3 个月内恢复正常。

3.血生化　抗链球菌溶血素"O"(ASO)多数升高。

4.免疫学　早期血清补体(CH_{50}、C_3)下降,多于病后 6~8 周恢复正常。

5.肾功能　血尿素氮、肌苷有时升高。

(五)诊断及鉴别诊断

1.诊断要点

(1)病史:年龄、前驱感染史。

(2)临床表现:急性起病,具备血尿、蛋白和管型尿、水肿及高血压等特点。

(3)急性期血清 ASO 滴度升高,补体 C_3 浓度降低,均可临床诊断急性肾炎。

2.鉴别诊断　急性肾炎必须注意和以下疾病鉴别。

(1)其他病原体感染的肾小球肾炎:多种病原体可引起急性肾炎,可从原发感染灶及各自临床特点相区别。

(2)IgA 肾病:以血尿为主要症状,表现为反复发作性肉眼血尿,多在上呼吸道感染后 24~48 h 出现血尿,多无水肿、高血压、血清补体 C_3 正常。确诊靠肾活检免疫病理诊断。

(3)慢性肾炎急性发作:既往肾炎史不详,无明显前期感染,除有肾炎症状外,常有贫血,肾功能异常,低比重尿或固定低比重尿,尿改变以蛋白增多为主。

（4）特发性肾病综合征：具有肾病综合征表现的急性肾炎需与特发性肾病综合征鉴别。若患儿呈急性起病，有明确的链球菌感染的证据，血清 C_3 降低，肾活检病理为毛细血管内增生性肾炎者有助于急性肾炎的诊断。

（5）其他　还应与急进性肾炎或其他系统性疾病引起的肾炎，如紫癜性肾炎、狼疮性肾炎等相鉴别。

（六）治疗

本病为自限性疾病，无特异疗法。主要是对症处理，注意观察并及时处理严重症状。

1.加强休息　休息能减少潜在并发症的发生，起病 2 周内患儿应卧床休息；水肿消退、血压正常、肉眼血尿消失后可下床活动；血沉正常可上学，但应避免体育活动；尿红细胞逐 Addis 计数正常后可恢复体力活动。

2.控制饮食　低盐饮食，每日食盐量 60 mg/(kg·d)；有氮质血症时限制蛋白质的入量，每日 0.5 g/kg；供给高糖饮食以满足小儿热量需要。在尿量增加、水肿消退、血压正常后，可恢复正常饮食，以保证小儿生长发育的需要。

3.清除感染灶　应用青霉素 10~14 天。

4.对症治疗

（1）利尿：有明显水肿、少尿或有高血压及循环充血者，应用利尿剂。可选用氢氯噻嗪 1~2 mg/(kg·d)，分 2~3 次口服。无效时用呋塞米，口服 2~5 mg/(kg·d)，注射 1~2 mg/(kg·次)，每日 1~2 次。

（2）降压：凡经休息，控制水盐摄入、利尿而血压仍高者均应给予降压药。①利血平口服或肌注。②卡托普利口服，开始剂量为 0.25 mg/(kg·d)，最大剂量 1 mg/(kg·d)，分 3 次口服。③硝苯地平口服或舌下含服，开始剂量为 0.25 mg/(kg·d)，最大剂量 1 mg/(kg·d)，分 3 次口服。

（3）高血压脑病：①降压：选择降压效力强而迅速的药物，如硝普钠：5~20 mg 加入 5% 葡萄糖液 100 mL 中，以 1 μg/(kg·min) 速度静滴，用药时严密监测血压，随时调节药液滴速，每分钟不宜超过 8 μg/kg，以防发生低血压。滴注时针筒、输液管等须用黑纸覆盖，以免药物遇光分解。②止痉：选用水合氯醛、苯巴比妥或地西泮。③必要时可用脱水剂或速效利尿剂。

（4）严重循环充血的治疗：首先是严格限制水、钠入量，尽快降压、利尿，可给予呋塞米静脉注射。使用硝普钠：用法同上。

（5）急性肾功能衰竭：维持水电解质平衡，及时处理水过多高钾血症、低钠血症等，必要时采用透析疗法。

（七）预后和预防

预后良好。绝大多数患儿能完全恢复，少数病例可有持续尿异常，死亡病例在 1% 以下，主要死因是急性肾衰竭。预防和及时治疗链球菌感染是预防本病的关键。对急性扁桃体炎、猩红热及脓疱疮患儿应尽早、彻底地治疗。链球菌感染后 1~3 周内检查尿常规，及时发现和治疗本病。

第六节 小儿贫血

案例导入

患儿,男,11月,主诉:皮肤黏膜苍白伴精神不振4个月。近4个月患儿父亲发现患儿皮肤苍白,易疲乏,不爱活动,食欲差,早期曾表现为烦躁不安和注意力不易集中,以皮肤黏膜苍白伴精神不振4个月收入院。患儿为第1胎、第1产,32周早产,出生体重1.5 kg,出生5个月起不规则添加米汤、米粉糊等,未添加其他辅助食品。父母体健,无贫血家族史。

查体:T 36.5 ℃,P 128 次/min,R 20 次/min,Bp 90/60 mmHg,体重7 kg,身高65 cm。神清,精神欠佳,前囟1.2 cm×1.2 cm;双颈后各触及3枚0.4 cm×0.4 cm 的淋巴结、活动、无粘连及压痛;皮肤黏膜苍白、以口唇和甲床明显,心率128 次/min,心律齐,心前区可闻及Ⅱ级收缩期吹风样杂音;双肺未闻干湿啰音;轻度舟状腹,皮脂0.4 cm,肝肋下2 cm、质软,脾肋下1.5 cm,质软,神经系统检查未发现异常。

辅助检查:①血常规:RBC $2.68×10^{12}$/L,Hb 52 g/L,WBC $5.5×10^9$/L,PIT $196×10^9$/L,红细胞平均体积(MCV)72 fl(正常值82~98 fl),红细胞平均血红蛋白含量(MCH)23 pg(正常值27~34 pg),红细胞平均血红蛋白浓度(MCHC)0.27(0.32~0.36)。②外周血涂片:红细胞大小不等,以小细胞为主,中央淡染区扩大。③骨髓象:增生活跃,以中、晚幼红细胞增生为主,各期红细胞均较小,血红蛋白含量极少,未见原始及幼稚细胞。④血生化:血清铁蛋白(SF)10 mg/L(正常值18~91 mg/L),血清铁(SI)7.8 mmol/L(正常值12.8~31.3 mmol/L),总铁结合力(TIBC)70.8 mmol/L(正常值<62.7 mmol/L),转铁蛋白饱和度(TS)0.13(正常值>0.15),红细胞游离原卟啉(FEP)1.1 mmol/L(正常值<0.9 mmol/L),血清谷丙转氨酶(ALT)11.7 U/L(正常值0.65 U/L),血清谷草转氨酶(AST)12.5 U/L(正常值6~37 U/L),乙肝两对半阴性,血清总蛋白48 g/L(正常值60~80 g/L),白蛋白28 g/L(正常值40~55 g/L)。⑤尿常规(-)、大便常规(-)、大便隐血(-)、大便查虫卵(-)。⑥X线胸片正常。请思考:

(1)该患儿最可能的诊断及诊断依据是什么?应与哪些疾病相鉴别?

(2)针对该患儿采取怎样的治疗措施?

贫血(Anemia)是小儿时期常见的一种症状或综合征,是指末梢血液中单位容积内红细胞数,血红蛋白量以及红细胞压积低于正常,或其中一项明显低于正常。婴儿和儿童的红细胞数和血红蛋白量随年龄不同而有差异,根据世界卫生组织的资料,血红蛋白的低限值在6个月至6岁者为110 g/L,6~14岁为120 g/L,海拔每升高1 000 m,血红蛋白上升4%,低于此值者为贫血。6个月以下的婴儿由于生理性贫血等因素,血红蛋白值变化较大,目前尚无统一标准。我国小儿血液学组暂定:血红蛋白在新生儿期<145 g/L,1~4个月时<90 g/L,4~6个月时<100 g/L者为贫血。

临床上根据血红蛋白量和红细胞数降低程度的不同而将贫血分为 4 度(见表 25.3)。

表 25.3　贫血的分度

程　度	血红蛋白(Hb)/(g·L^{-1})	红细胞(Rb)数/L
轻度	90~120	3~4×10^{12}
中度	60~90	2~3×10^{12}
重度	30~60	1~2×10^{12}
极重度	<30	<1×10^{12}

(一)贫血的分类

由于贫血的病因和发病原理多种多样,因此,迄今尚无一个既能阐明病因与发病原理,又能指导临床的统一分类法。目前一般采用形态分类和病因分类。

1.形态分类法　这种分类法的基础是根据红细胞平均容积(MCV),正常值为 80~94 μm^3;红细胞平均血红蛋白量(MCH),正常值为 28~32 pg;红细胞平均血红蛋白浓度(MCHC),正常值为 32%~38%的测定结果而将贫血分为 4 类(见表 25.4)。

表 25.4　根据红细胞形态贫血的分类

	MCV/fl	MCH/pg	MCHC/%
正常值	80~94	28~32	32~38
大细胞性	>94	>32	32~38
正细胞性	80~94	28~32	32~38
单纯小细胞性	<80	<28	32~38
小细胞低色素性	<80	<28	<32

2.病因分类法　这种分类法是根据疾病发生的原因进行分类,故对诊断和治疗都有一定的指导意义。造成贫血的原因是由于红细胞的生成与破坏二者不平衡所致,据此将贫血分为失血性、溶血性及生成不足 3 类。

以上两种分类法各有其优缺点,目前国内外多采用病因分类法。由于形态分类可用于推断病因,对病因诊断起辅助作用。因此,可互相补充。

(二)小儿贫血的临床特点

小儿贫血的主观症状少,面色苍白为突出表现,免疫功能低下,易感染。还可出现食欲减退、恶心、腹胀或便秘、异食癖等。婴幼儿常有髓外造血反应,表现为肝、脾、淋巴结肿大。还可因缺氧而代偿性呼吸加快、心率加快。严重者可有心脏扩大、心衰,甚至影响生长发育,还可出现精神不振、注意力不集中、行为异常等。年长儿可有头痛、晕眩、眼前发黑或耳鸣等。

小儿各种贫血疾病中,以营养性缺铁性贫血最常见,其次是营养性巨幼红细胞性贫血。

一、营养性缺铁性贫血

营养性缺铁性贫血(nutritional iron deficiency anemia,NIDA)是小儿贫血中最常见的一种

类型,是我国小儿时期重点防治的 4 种疾病之一,主要是由于体内铁缺乏引起血红蛋白合成减少的一种小细胞低色素性贫血,以婴幼儿及青少年发病率最高。

（一）病因

1.体内先天贮铁不足　最后妊娠 3 个月是胎儿从母体获得铁最多的时期。正常足月新生儿体内总铁量为 250~300 mg（平均 60~70 mg/kg）,其中 25% 为贮存铁。贮存铁及出生后生理性溶血所释放的铁足够出生后 4~5 个月内生长发育之用。如贮铁不足,则婴儿期易较早发生缺铁性贫血。母亲患严重缺铁性贫血、早产或双胎致婴儿出生体重过低,以及从胎儿循环中失血（如胎儿输血至母体或输血至另一同胞孪生胎儿）,前置胎盘,胎盘早期剥离,生后过早结扎脐带等都是造成新生儿贮铁减少的原因。出生后结扎脐带的时间延迟一些,并用手将脐带内血挤净,可使新生儿多获得 75mL 血或 35 mg 铁。

2.铁的摄入量不足　食物铁供应不足是导致缺铁性贫血的重要原因。如果长期单纯用牛乳、人乳、谷类等低铁食物喂养婴儿常常导致缺铁。人乳和牛乳含铁量均低,人乳含铁0.15 mg/dL,牛乳含铁 0.1 mg/dL,羊乳更少,乳类中铁吸收率为 2%~10%,不能满足婴儿所需。年长儿可因挑食、拒食、偏食或营养供给不足而发生缺铁性贫血。

食物中菠菜含铁虽然较多,但吸收较差;大豆为植物中含铁较高且吸收率较高的食物,所以可以优先选用。肉类中铁的吸收率较高,而蛋类中铁的吸收率在动物类食物中较低。

3.生长发育过快,需要量增加　随体重增长血容量相应增加,生长速度加快,铁的需要量相对增大,更容易发生缺铁。婴儿至 1 岁时体重增至初生时的 3 倍,早产儿可增至 5~6 倍,每增加体重 1 kg,体内需增加铁质 35~45 mg,故婴儿期尤其是早产儿最易发生缺铁性贫血,这个阶段应特别注意合理添加含铁比较丰富的食品。

4.铁的丢失或消耗过多　正常婴儿每日排铁量比成人多 3 倍。生后 2 个月的婴儿粪便排出铁比从食物中摄入铁多。由皮肤损失的铁也相对较多。用未经加热的鲜牛奶喂养婴儿、肠息肉、膈疝、钩虫病常因慢性小量肠出血,致铁丢失过多。因失血 1 mL 就相当于失铁 0.5 mg,虽每天失血量不多,但铁的消耗量已超过正常的一倍以上,即可造成贫血。所以无论何种原因引起的长期小量失血都是发生缺铁性贫血的重要原因。由于长期慢性腹泻、反复感染、消化道畸形、肠吸收不良等可减少铁的吸收,增加铁的消耗,影响铁的利用时也可导致缺铁性贫血。

（二）发病机制

铁是构成血红蛋白必需的原料,严重铁缺乏必然引起小细胞低色素性贫血。缺铁性贫血是缺铁的晚期表现,缺铁的病理生理通常包括以下 3 个阶段:①铁减少期（ID）:此阶段体内储存铁已减少,但供红细胞合成血红蛋白的铁尚未减少;②红细胞生成缺铁期（IDE）:此期储存铁进一步耗竭,红细胞生成所需的铁也不足,但循环中血红蛋白的量尚未减少;③缺铁性贫血期（IDA）:此期出现小细胞低色素性贫血,还有一些非造血系统的症状。

此外,体内许多含铁酶和铁依赖酶,如细胞色素 C、过氧化酶、单胺氧化酶、腺苷脱氨酶等。这些酶控制着体内重要代谢过程,其活性依赖铁的水平。因此,铁与组织呼吸、氧化磷酸化、胶原合成、卟啉代谢、淋巴细胞及粒细胞功能、神经介质的合成与分解、躯体及神经组织的发育都有关系。铁缺乏时因酶活性下降（可开始出现于缺铁的早期）,导致一系列非血液学改变。

（三）临床表现

任何年龄均可发病,以 6 个月至 2 岁最多见。贫血大多起病较为缓慢,多不能确定发病日期,早期没有症状或症状很轻,不为家长所注意,不少患儿因其他疾病就诊时才被发现患有本病,至就诊时大多为中度贫血。

(1)常见的症状为皮肤、黏膜逐渐苍白或苍黄,以口唇、口腔黏膜及甲床最为明显,头晕、头痛、疲倦乏力、心悸、活动后气短、眼花及耳鸣等。由于缺氧,可有代偿性呼吸、心率加快,活动或哭闹后更明显,心前区往往可听到收缩期杂音。严重者可出现全心扩大,甚至发生心功能不全。

(2)由于骨髓外造血反应,肝、脾、淋巴结常轻度肿大。年龄越小,病程越久、贫血越重,则肝脾肿大越明显。

(3)消化系统常有食欲不振、恶心、时有呕吐、腹泻或便秘等,口腔黏膜及肛门发炎,舌乳头萎缩,牛奶过敏者可有胃肠道出血。部分患儿有异食癖(吃纸屑、煤渣等)。

(4)神经系统可出现精神、行为方面异常,表情淡漠、易激惹,在儿童、青少年可出现发育迟缓、体力下降、智商低、容易兴奋、注意力不集中、烦躁易怒等。

(5)其他:由于上皮损害可出现反甲,还可有皮肤干燥、毛发干枯等。

(四)辅助检查

1.血象 ①血红蛋白降低比红细胞降低明显。②红细胞大小不等,中央染色淡,以体积小、含色素低的小细胞为主。MCV<80 fl,MCH<29 pg,MCHC<32%。③网织红细胞正常或轻度减少。④白细胞数正常或减低,形态正常。⑤血小板多在正常范围内,个别极严重者可以减少。

2.骨髓象 红细胞系增生活跃,以中、晚幼红细胞增生为主,各期红细胞体积小,胞浆少,核浆发育失衡(胞浆发育落后于胞核),骨髓涂片可见幼红细胞内、外可染铁明显减少或消失。

3.血液生化 血清铁蛋白(SF)测定是一种灵敏而可靠的血清学诊断指标,在缺铁早期即可减少,血清铁蛋白减少<16 μg/L。血清铁(SI)减低<8.95 μmol/L。总铁结合力(TIBC)增高>62.7 μmol/L。转铁蛋白饱和度(TS)减低<0.15。红细胞游离原卟啉(FEP)增高>0.9 μmol/L,表示缺铁时,红细胞游离原卟啉不能与铁结合生成血红素,合成蛋白减少。

(五)诊断

1.初步诊断 ①有无贫血的临床表现。②血常规及血细胞形态学检查示小细胞低色素性贫血。③有引起铁缺乏的病因。

2.确诊 ①血象为小细胞低色素性,白细胞和血小板无特殊改变。②骨髓象示幼红细胞胞浆发育落后于胞核。③铁代谢检查示机体缺铁。④铁剂治疗有效可证实诊断。

(六)治疗

根治本病的关键是去除病因。治疗本病的特效药是铁剂。

1.病因治疗 ①注意休息,适量活动。本病病程较长,贫血程度一般较轻,患儿对日常活动均可耐受。但剧烈运动时较同龄正常儿童易感疲乏,甚至头昏目眩。因此,应让患儿生活有规律,做适当的运动。勿需卧床。对严重贫血者,应根据其活动耐力下降程度制订休息方式、活动强度及每次活动持续时间。②改善饮食,合理喂养,纠正偏食。向家长及年长患儿解释不良饮食习惯(如偏食)会导致本病,帮助纠正不良饮食习惯;指导合理搭配患儿的膳食。让家长了解动物血、黄豆、肉类含铁较丰富,是防治缺铁的理想食品;维生素C、肉类、氨基酸、果糖、脂肪酸可促进铁吸收,可与铁剂或含铁食品同时进食;茶、咖啡、牛奶、蛋类、麦麸、植酸盐等抑制铁吸收,应避免与含铁多的食品同时进食;婴儿膳食种类较少,且多为低铁食品,应指导按时添加含铁丰富的辅食或补充铁强化食品,如铁强化牛奶、铁强化食盐。人乳含铁虽少,但吸收率高达 50%,一般食物铁的吸收率仅有 1%~22%,应提倡人乳喂养婴儿。指导家长对早产儿、低体重儿及早(约 2 月龄)给予铁剂(元素铁 0.8~1.5 mg/(kg·d))。鲜牛奶必须加热处理后才能喂养婴儿,以减少因过敏而致的肠道出血。③对肠道畸形、钩虫病等在纠正贫血后行外科手术或驱虫。

2.铁剂治疗 在去除病因的同时,应进行铁剂补充。口服铁剂为首选。铁剂是治疗缺铁性贫血的特效药,其种类很多,治疗中应注意以下几点:①剂量应按所含元素铁计算,口服量为 4~6 mg/(kg·d),分 2~3 次口服,疗程为 2~6 个月。折合成硫酸亚铁每日 20~30 mg/kg。2.5%硫酸铁合剂每日 1.2 mg/kg,此量可达到最好的吸收效果,超过此量不但吸收率下降,反而增加对胃黏膜的刺激,并可出现铁中毒,恶心、呕吐、苍白、嗜睡昏迷等。②由于铁剂对胃肠道的刺激,可引起胃肠不适及疼痛、恶心、呕吐、便秘或腹泻,故口服铁剂从小剂量开始,在两餐之间投药。③口服铁剂可同时服维生素 C 0.1 g,每日 3 次,及小儿胃蛋白酶合剂。忌与茶、咖啡同时服用,否则不易被吸收。④服铁剂后,牙往往黑染,大便呈黑色,停药后恢复正常,应向家长说明其原因,消除顾虑。⑤口服铁剂有效者在服药 3~4 天后,网织红细胞开始上升,7~10 天可达到高峰,2 周后逐渐下降。血红蛋白和红细胞服药一周后开始上升,可作为铁剂治疗的有效指征。血红蛋白恢复正常后,依膳食供铁情况,再继续服铁剂 2~3 个月,以补足贮存铁。连服铁剂 2~3 周无效者,应查明原因,采取相应措施。⑥如果患儿对口服铁剂有严重消化道反应或因消化道疾病影响铁剂吸收或需迅速纠正贫血者,可改用胃肠外给药,多为肌肉注射铁剂如右旋糖铁(葡萄糖铁),含铁氧化铁及山梨醇铁等制剂有 2 mL 和 5 mL 安瓿,每 1 mL 含铁 50 mg,每次深部肌注 20~50 mg,每 1~2 日一次。注射铁剂应精确计算剂量,分次深部肌内注射,每次应更换注射部位,以免引起组织坏死。注射铁剂可引起局部疼痛、荨麻疹、发热、头痛、淋巴结肿大,偶见注射右旋糖酐铁引起过敏性休克,故首次注射应观察 1 h。严重过敏性休克需慎用。

3.输血治疗 一般不需要输血,重度贫血或合并严重感染或急需外科手术时可适量输血。

(七)预防

主要是做好卫生宣教工作,使家长认识到本病对小儿的危害性及做好预防的重要性。具体措施应包括对孕母的卫生指导,注意母亲孕期和哺乳期的营养和合理的饮食。妊娠期间要有足够的铁供给胎儿。孕妇宜多食用含铁及维生素 C 的食物,因维生素 C 可促进铁的吸收,肉类也有同样的作用。贫血的孕妇要在医生的指导下服用适当的铁剂,特别是妊娠 8 个月时,胎儿从母体中摄取大量的铁,存于胎儿体内。

注意膳食含铁情况,培养小儿养成良好饮食习惯,合理搭配食物,满足生长发育需要。生后要提倡母乳喂养,宣传合理喂养的优越性和必要性。对婴幼儿及儿童及时添加含铁丰富的食物,但要根据既往营养情况和消化能力逐渐添加,同时还要注意蛋白质的补充。早防、早治消化不良、营养紊乱及感染性疾病;对早产儿及双胎儿早期给予铁剂[元素铁 0.8~1.5 mg/(kg·d)],对疾病恢复期患儿注意营养素的供给等。

含铁丰富的食物有猪肝、瘦肉、海带、紫菜、黑木耳、香菇等,其次为豆类、蛋类、蔬菜、水果等。这些食物都能有效地预防缺铁性贫血的发生。

二、营养性巨幼红细胞性贫血

营养性巨幼红细胞性贫血(nutritional megaloblastic anemia)又称营养性大细胞性贫血,主要见于婴幼儿,尤其是 2 岁以内。在我国华北、东北、西北农村地区多见,近年来已明显减少。是由于维生素 B_{12} 和/或叶酸缺乏所致,主要临床特点是贫血、神经精神症状、外周血红细胞体积变大,中性粒细胞分叶核增多,骨髓中出现巨幼细胞、用维生素 B_{12} 和/或叶酸治疗有效。

(一)病因

1.摄入不足　婴儿维生素 B_{12} 需要量为每日 0.5~1 g。叶酸的生理需要量婴儿为每日 6~20 g。维生素 B_{12} 主要存在于动物瘦肉、肝、肾中,在奶类、蛋类中含量较少。多数食物中都含有叶酸,但在新鲜绿叶菜、酵母、肝、肾中含量较多。长期母乳喂养(尤其是母亲长年素食)而未按时添加辅食或单纯羊乳喂养或小儿饮食单调,缺乏肉类和各种蔬菜,更容易发生营养性大细胞性贫血。

2.吸收和利用障碍　在慢性腹泻、小肠切除、局限性回肠炎、肠结核等皆可影响维生素 B_{12} 与叶酸的吸收,肝脏病、急性感染,胃酸减少或维生素 C 缺乏,长期应用广谱抗生素、抗叶酸代谢药物、抗癫痫药物都可以影响维生素 B_{12} 与叶酸的代谢或利用。

3.需要量增加　新生儿及婴儿,尤其是未成熟儿生长发育迅速,造血物质需要量相对增加,如摄入不足,则易缺乏。反复感染时,维生素 B_{12} 吸收、叶酸消耗增加,需要量增多而易导致缺乏。

4.先天贮存不足　胎儿可通过胎盘,获得维生素 B_{12}、叶酸贮存在肝脏中,如孕妇患维生素 B_{12} 或叶酸缺乏时则新生儿贮存少,易发生缺乏。

(二)发病机制

四氢叶酸是 DNA 合成过程中必需的辅酶,四氢叶酸则由叶酸经叶酸还原酶的还原作用和维生素 B_{12} 的催化作用变成。因此,维生素 B_{12} 或叶酸缺乏均可使 DNA 合成减少,引起红细胞的分裂和增殖时间延长,导致细胞核的发育落后于胞浆(血红蛋白的合成不受影响)的发育,使红细胞的胞体变大,形成巨幼红细胞。由于红细胞生成速度慢,加之异形的红细胞在骨髓内易被破坏,进入血循环的成熟红细胞寿命也较短,从而造成贫血。粒细胞及巨核细胞也可出现类似变化。

另外,维生素 B_{12} 与神经髓鞘中脂蛋白的形成有关,能保持中枢和外周有髓鞘的神经纤维的完整功能。维生素 B_{12} 缺乏时,上述神经纤维发生病变,因而出现精神神经症状。因叶酸不参与此代谢,不能改变维生素 B_{12} 缺乏所致的神经系统损害,还增加了造血细胞对维生素 B_{12} 的利用,故补充叶酸可加剧神经系统的症状。

(三)临床表现

起病缓慢,多见于婴幼儿,尤其是 2 岁以内小儿。叶酸缺乏者 4~7 个月发病,而维生素 B_{12} 缺乏者则在 6 个月以后发病。其中单纯用母乳喂养又不加辅者占绝大多数。

(1)轻度或中度贫血占大多数,面色蜡黄、疲乏无力。多呈虚胖体型或轻度浮肿,毛发稀疏、发黄,偶见黄疸及皮肤出血点。

(2)因贫血而引起骨髓外造血反应,呈三系减少现象,故常伴有肝、脾、淋巴结肿大。

(3)叶酸缺乏时常伴有消化道症状,如食欲不振、恶心、腹胀、腹泻、舌红、舌痛及舌面光滑、舌下溃疡等。叶酸缺乏时不发生神经系统症状,但可导致神经精神异常。

(4)维生素 B_{12} 缺乏时除有叶酸缺乏的症状外,还有神经系统症状和体征,表现为表情呆滞、嗜睡、对外界反应迟钝、少哭不笑、智力发育和动作发育落后甚至倒退,如原来已会认人、会爬等,病后又都不会。此外由于脊髓后侧束变性,表现为下肢对称性深感觉及震动感消失。尚有不协调和不自主的动作,肢体、头、舌甚至全身震颤、踝阵挛阳性。

(四)辅助检查

1.血象 红细胞数减少比血红蛋白量减少明显,贫血呈大细胞正色素性,MCV>94 fl,MCH>32 pg,MCHC 为 32%~36%。红细胞中央淡染区不明显,多呈大卵圆形,白细胞数减少,中性粒细胞体积增大,核分叶过多(核右移),分叶可超过 5 个以上,常出现在红细胞改变前,故对早期诊断有重要意义,血小板计数常减少,其形态较大。

2.骨髓象 骨髓增生明显活跃,以红细胞系增生为主,粒、红系统均出现巨幼变,表现为细胞体积变大,核染色质疏松,核浆发育失衡,胞核发育落后于胞浆。中性粒细胞胞浆空泡变性,核分叶过多。巨核细胞中出现核分叶过多现象。

3.血液生化 血清维生素 B_{12} 含量测定,正常值为 200~800 ng/L,<100 ng/L 提示维生素 B_{12} 缺乏。血清叶酸含量测定,正常值为 5~6 μg/L,<3 μg/L 提示叶酸缺乏。血清乳酸脱氢(LDH)水平明显升高。

(五)诊断及鉴别诊断

1.诊断 根据贫血的临床表现,血象和骨髓象改变,结合喂养不当史可考虑营养性巨幼红细胞性贫血。如果精神神经症状明显,可考虑维生素 B_{12} 缺乏所致。如单纯乳制品或羊奶喂养的婴儿,又未按时添加辅食,且无明显的神经系统症状者,可考虑叶酸缺乏所致。

2.鉴别诊断

(1)地中海贫血:有家族史和地区分布的特点,特殊面容,明显肝脾肿大,血涂片可见靶形红细胞及有核红细胞增多,血清铁及骨髓可染铁增加,血清铁蛋白正常或增多。总铁结合力正常或减少,胎儿型血红蛋白(HbF)或成人型血红蛋白 A_2(HbA$_2$)增多。

(2)感染性贫血:常继发于各种化脓性感染、风湿病、类风湿性关节炎和溃疡性结肠炎而引起贫血,多见 6 个月至 2 岁的婴幼儿。表现为感染和贫血两个方面的症状,常有髓外造血,肝脾肿大,以脾大为主。轻、中度贫血多为正细胞性。白细胞增多,中性粒细胞有核左移现象。骨髓看不到红细胞系代偿增生现象。血清铁减少,总铁结合力降低。是婴儿对感染和营养缺乏的一种综合反应,经治疗感染后,血象可很快恢复正常。用铁剂或维生素 B_{12} 治疗无效。

(六)治疗

1.去除病因、改善饮食 如系母乳喂养儿,应改善乳母的膳食营养,婴儿还须添加辅食,按时断奶,纠正偏食习惯。积极预防和治疗呼吸道和消化道疾病。

2.特效治疗 维生素 B_{12} 缺乏者补充维生素 B_{12},不加用叶酸。肌注维生素 B_{12} 100 μg/次,每周 2 次,连续 2~4 周,直至网织红细胞正常、已能配合添加辅食为止。

叶酸缺乏者,目前主张维生素 B_{12} 和叶酸联合应用,再加服维生素 C 以促进叶酸的利用,可提高疗效。口服叶酸 5 mg/次,3 次/d,连用 2 周后减量,可改每日 1 次。

应用维生素 B_{12} 和/或叶酸治疗 3~4 天后,一般精神神经症状好转,网织细胞开始增加,6~7 天达高峰(15%~16%),2 周后降至正常,2~6 周红细胞和血红蛋白恢复正常,骨髓巨幼红细

胞可于维生素 B_{12} 治疗 3~72 h 后。叶酸治疗 24~48 h 后,转为正常。但巨幼粒和分叶过多的巨核细胞可能存在数天。神经系统恢复较慢,少量患者需经数月后才能完全消失。若病因未除,仍需维持治疗。

3.对症治疗　维生素 B_{12} 缺乏的精神神经症状中震颤明显者可用镇静剂治疗,如震颤影响呼吸者应给氧气吸入。重度贫血伴有心功能不全或其他并发症者可输血,每次 5~10 mL/kg,滴速要慢。造血旺盛期适当补充铁剂。

(七)预防

首先应强调对引起贫血的病因的防治。积极改善哺乳母亲的营养,避免单纯羊奶喂养,强调婴儿按时添加辅食,注意饮食均衡,防止年长儿偏食,及时治疗肠道疾病,在日常生活中不滥用药物,严格掌握适应证。

第七节　小儿惊厥

案例导入

患儿,一岁半,半天来发热、流涕、咳嗽,半小时突然抽风一次,持续约 5 min,为全身大抽。1 岁时发热半曾发作一次,情况与本次类似。查体:神清,一般情况好,T 39 ℃,咽红,呼吸音稍粗,神经系统检查(-),来院急诊。请思考:

(1)该患儿最可能的抽风原因是什么?

(2)该患儿到医院后如何进行紧急处理?

(3)针对该患儿应采取怎样的治疗措施?

惊厥(convulsion)是多种原因所致大脑神经元暂时功能紊乱的一种表现,发作时全身或局部肌群突然发生阵挛或强直性收缩,常伴有不同程度的意识障碍;是小儿神经系统常见的严重症状,5%~6%的小儿曾经发生过惊厥,且年龄越小发病率越高,需及时正确处理。

(一)病因和发病机制

惊厥是大脑神经元兴奋过高,阵发性大量异常放电的结果。

神经元膜的兴奋性增高,使膜变为不稳定,出现自发放电并引起大范围的电活动。膜的兴奋性决定于:①神经介质,作用于膜的表面;②离子泵的功能,调节膜内外离子的主动转运系统;③离子转运所需的高能磷酸键,由细胞代谢产生的能量来供给。因此,凡是能引起介质紊乱、电解质分布和转运异常及细胞能量代谢障碍的因素,均可影响膜的兴奋性,导致惊厥的发生。

引起惊厥的原因很多,大致可分为以下两个方面:

1.感染性疾病

(1)颅内感染性疾病:如细菌性脑膜炎、脑脓肿、病毒性脑炎、霉菌性脑炎、脑血管炎、各种脑寄生虫病等。

(2)颅外感染性疾病:如消化、呼吸、泌尿系感染;全身性感染和传染病;感染中毒性脑病、脑病合并内脏脂肪变性综合征等。

2.非感染性疾病

（1）非颅内感染性疾病：如颅内创伤及出血、颅内占位性病变、中枢神经系统畸形、脑血管病等。

（2）非颅外感染性疾病：如中毒、缺氧、水-电解质紊乱与酸碱失衡、维生素缺乏症、先天性代谢异常等。

（二）诊断

1.惊厥发作形式

（1）强直-阵挛发作：又称大发作。发作时突然意识丧失，全身强直，角弓反张，牙关紧闭，呼吸停止，青紫，瞳孔散大，对光反应消失，持续 10~20 s。随后转入阵挛期，不同肌群交替收缩，肢体及躯干有节律的抽动，口吐沫，持续约数十秒至数分钟。肌肉松弛缓解后入睡，醒后头痛、疲乏，对发作不能回忆。婴幼儿期典型的强直-阵挛发作较少见。

（2）强直发作：表现为肌肉突然强直性收缩，而且肢体固定在某种不自然的位置持续数秒钟，躯干四肢姿势可不对称，面部强直表情，眼及头偏向一侧，睁眼或闭眼，瞳孔散大，强直时伴呼吸暂停，发作时意识丧失，发作后意识较快恢复，不出现发作后嗜睡。

（3）阵挛性发作：发作时意识丧失，肌张力增高或减低，随后即为一系列的全身性肌肉抽动，左右可不对称，当抽动频率逐渐减慢时，抽动幅度并不减小，发作后嗜睡不明显。

（4）肌阵挛发作：肌阵挛是肢体或躯干的某个肌肉或肌群突然有力的收缩，表现为头、颈、躯干或某个肢体快速抽动，突然点头；若躯干肌肉出现强烈的收缩，站立时可使病儿跌倒，坐位时可从椅上弹出。

（5）局限性运动性发作：发作时意识不丧失，发作后抽动的肢体可能出现一过性麻痹，持续数分钟至数小时，称为 Todd 麻痹，常有以下 3 种形式：①某个肢体或面部抽搐：多见于口唇、拇指、食指等部位。②杰克逊（Jackson）发作：发作时脑皮层运动区异常放电灶逐渐扩展到相邻的皮层，抽搐也按皮层运动区对躯干支配的顺序扩展，如部分发作从拇指开始，然后依次扩展到手、前臂、上肢、肩、躯干、大腿、小腿、足趾等部位。若进一步发展，可成为全身性抽搐。③旋转性发作：发作时头或眼转向一侧，躯干也随之强直性旋转，或一侧上肢上举，另侧上肢伸直、躯干扭转等。

（6）新生儿轻微惊厥（Subtle convulsions）：为新生儿时期常见的一种惊厥形式，发作时表现为呼吸暂停，两眼强直偏视，眼睑反复抽搐，频频的眨眼动作，伴流涎、吸吮和咀嚼动作，有时还出现上下肢类似游泳或蹬自行车样的复杂动作。

2.病史

首先要了解惊厥的发作形式；发作时有无意识丧失；有无发热；惊厥发生时间（白天、夜晚）、持续时间；发作前有无先兆；惊厥后表现及伴随症状。对反复发作的惊厥病儿，除要了解首发年龄、复发次数和对智力行为发育有无影响外，还要了解与惊厥病因有关的病史，有无惊厥家族史等。

注意发病年龄和季节，不同的年龄和季节引起惊厥的病因不尽相同。

1.年龄

（1）新生儿期：常见的病因是产伤、窒息、颅内出血、低血糖、低血钙、胆红素脑病、低血镁、败血症、破伤风、颅脑畸形等。

（2）婴幼儿期：上呼吸道感染并发热性惊厥、低血糖、细菌性痢疾、化脓性脑膜炎、病毒性脑膜脑炎、中毒性脑病、颅脑畸形、癫痫。

（3）学龄前及学龄期：癫痫、中枢神经系统感染、肾性高血压脑病、脑脱髓鞘病及变性病、颅脑损伤、脑血管意外。

2.发病季节 热性惊厥由上呼吸道感染引起者终年可见；春季常见的惊厥，如流行性脑脊髓膜炎；夏季常见的惊厥多由中毒型菌痢、脑炎引起；秋季可见到病毒性脑炎或脑膜炎；冬季常见的往往是低血钙；癫痫及中毒引起的惊厥无季节特点。

3.体格检查 在全面体格检查的基础上，进行详细的神经系统检查，如神智、头颅大小形态、头围、囟门、颅缝、颈抵抗、脑膜刺激征、病理反射、深浅反射、肌力、肌张力、肢体有无瘫痪、颅神经有无麻痹、瞳孔变化、眼底有无视乳头水肿等。因神经皮肤综合征常可合并惊厥，体检时应注意皮肤有无异常色素斑，如咖啡牛奶斑（见于神经纤维瘤病）、色素脱失斑（结节性硬化症常见）、面部有无血管痣（脑面部血管瘤病时可见到）等。

4.实验室及其他检查

（1）血尿便常规：血白细胞增高、核左移，提示细菌性感染；白细胞分类嗜酸增高提示脑寄生虫感染；涂片有特殊细胞或幼稚细胞，提示传染性单核细胞增多症或白血病。尿检查，了解有无肾盂肾炎、肾小球肾炎。粪便检查，注意除外痢疾。

（2）血生化学：根据病情选择做血电解质测定及肝肾功能、血糖。

（3）脑脊液检查：凡原因不明的惊厥，特别是怀疑为颅内感染时，均应做腰穿检查脑脊液。

（4）脑电图：是诊断癫痫的重要依据，对癫痫分型也有帮助。评价脑电图时需结合临床判断。

（5）电子计算机体层摄影（CT）：当怀疑有脑器质性和/或占位性疾病时，可做此项检查。高密度影见于钙化、出血、血肿及某些肿瘤等；低密度影见于水肿、脑软化、脓肿、脱髓鞘病变及某些肿瘤。

（6）磁共振成像（MRI）检查：较 CT 更灵敏反映出脑结构有无异常，可提供三维立体图像，能准确反映脑内病灶部位。

（三）鉴别诊断

1.颅内感染所致惊厥 各种病原所致的脑炎、脑膜炎均可引起惊厥，可表现为强直性或阵挛性，既可为全身性发作，也可为部分局灶性发作。颅内感染往往有发热等其他感染中毒表现。

体格检查常有颅内压增高（表现为前囟隆起或张力增高）及颈抵抗，Kernig 征阳性等脑膜刺激征表现，脑炎患儿有时 Babinski 征阳性。

2.热性惊厥 是小儿惊厥中最常见的一种，其发作均与发热性疾病中体温骤然升高有关，多见于 5 岁以下小儿。

单纯性热性惊厥，又称典型热性惊厥。其特点：①首次发病年龄在 4 个月至 3 岁，最后复发不超过 6~7 岁；②发热在 38.5 ℃以上，惊厥多发生于发热 24 h 内体温上升或最高时；③惊厥为全身性抽搐，伴有意识丧失，持续数分钟以内，发作后很快清醒；④无中枢神经系统感染或其他脑损伤，在一次发热性疾病过程中大多只有一次；⑤体格及智力发育正常；⑥大多数（3/4）的再次发作发生在首次发作后一年内。

复杂性热性惊厥的特征为：①初次发作年龄可以小于 6 个月或 6 岁以上；②24 h 内惊厥≥2 次以上；③惊厥持续 15 min 以上；④发作形式以局灶性发作为主；⑤低热时也可出现惊厥，复发次数多。

热性惊厥大多数预后良好,若首次发作为单纯性,且惊厥前神经系统正常,转为癫痫的发生率仅为1%;在热性惊厥前已有神经系统异常而且为复杂性发作,则癫痫发生率为9%。

3.低钙血症、婴儿手足搐搦症　当血钙下降到2 mmol/L(8 mg/dL)以下时,肌肉兴奋性增高,可出现惊厥。发作时有局限性或全身性肌肉抽搐,神志清楚或短暂丧失,有时佛氏(Chvostek)征、陶氏(Trousseau)征阳性,常见于婴幼儿。半岁内小婴儿有时发生喉痉挛。

4.除外其他非惊厥性疾病

(1)血管迷走性晕厥:由于突然跌倒,意识丧失,常误认为惊厥发作。晕厥前均有明显的诱因,如疼痛、情绪紧张、恐惧、轻微出血、医疗穿刺取血或注射等,天气闷热、空气污浊、疲劳、空腹时更容易发生。晕厥往往在直立位或坐位时发生,平卧时很少发生。发作后病人自然苏醒,如让病人平卧或头低位,则神志很快恢复。晕厥发作时及发作间期,脑电图检查均无痫样放电。

(2)屏气发作:见于婴幼儿。当外界刺激引起啼哭时,呼吸突然停止,屏气、发绀,严重时有短暂强直或阵挛,发作1~2 min自动停止,呼吸恢复后,发绀消失。发作间期脑电图正常。

(3)习惯擦腿动作:常发生在女婴,一般多在睡前或刚醒后,有时白天也可发生。发作时两腿交叉,有节律地一屈一伸或紧夹两腿不动,面颊潮红、出汗、眼凝视,发作时神智始终清楚,可因改变其姿势或转移注意力而停止。脑电图正常。

(4)癔病:多见于年长儿,常有情感诱因,发作形式常呈强直性,持续时间较长,无舌咬伤或尿失禁,面色无改变,不发绀,眼球活动正常,瞳孔不扩大,无发作后入睡,用暗示治疗可终止发作。

(5)阿-斯综合征(Adam-Stoke综合征):又称心源性脑缺氧综合征。发作时先表现面色灰白,抽搐时由灰色转为青紫,血循环重建后又突然转红,发作时如能作心电图检查可明确诊断。

(四)治疗

1.控制惊厥　首选地西泮(安定),每次剂量0.3~0.5 mg/kg,一次总量不超过10 mg,静脉注射,大多在1~2 min内止惊,必要时30 min后可重复一次。24 h内可用2~4次。如有惊厥持续状态,可给劳拉西泮0.05~0.1 mg/kg,缓慢静脉注射或苯巴比妥钠15~20 mg/kg,一次负荷量,按1 mg/(kg·min)静脉注射,次日给5 mg/(kg·d)维持量静脉注射。静脉注射中要注意密切观察有无呼吸抑制。

2.治疗脑水肿　反复惊厥小儿可出现脑水肿,首选20%甘露醇,新生儿2.5~5 mL/kg,于90 min内静脉滴注,大于3岁者5~10 mL/kg,45 min左右静脉滴注完毕,一般4~8 h一次。对于重症或脑疝患儿,可合并使用呋塞米、地塞米松等药物。

3.支持治疗　主要有生命体征监测,保持呼吸道通畅,吸氧,监测和纠正血糖、血渗透压、血气和水电解质异常,防治颅内压增高等。

4.积极治疗　积极治疗原发病。

第八节　小儿出疹性传染病

案例导入

　　患儿，女，2 岁，因"发热 6 天，皮疹 2 天"入院。3 周前，患儿姐姐患"麻疹"，6 天前无明显诱因出现发热，体温 38.3 ℃，伴鼻塞、流涕、咳嗽、双眼畏光流泪，并咳少许白色黏液痰，家长以为"感冒"给予口服"小儿感冒灵"等药物治疗后，不见好转，体温逐渐升高，2 天前达 40 ℃，咳嗽加重，全身皮肤陆续出现淡红色皮疹，先于头面部，后逐渐遍及全身，无瘙痒。患儿精神较差，食欲下降，大小便正常。

　　查体：T 38.7 ℃，P 120 次/min，R 28 次/min，体重 42 kg。发育正常，营养中等，神志清楚，精神差，易激惹。全身皮肤可见散在分布的红色斑丘疹，直径 2~4 mm，大小不等，稍高于皮肤表面，压之褪色，疹间皮肤正常，局部皮疹已经融合成片，皮疹以面部及躯干为多，掌心、足心未见皮疹。双眼结膜充血，巩膜无黄染，浅表淋巴结未触及肿大，头颅无畸形，巩膜无黄染。口唇红，口腔黏膜充血，在下磨牙相对应的颊黏膜上，可见十几颗 0.5~1 mm 大小的白色小丘疹，咽充血明显，扁桃体 I 度肿大伴充血。心、肺、腹、神经系统未见明显异常。

　　辅助检查：WBC $11.7×10^9$/L，L 65%，N 32%，RBC $4.23×10^{12}$/L，Hb 113 g/L，PLT $176×10^9$/L。尿、粪常规：正常。胸部正位片：双肺纹理增粗。麻疹病毒 IgM：(+)。请思考：

　　(1)该患儿最可能的诊断及诊断依据是什么？应与哪些疾病相鉴别？

　　(2)针对该患儿采取怎样的治疗措施？

　　皮疹是儿科常见临床症状，也是儿童疾病诊断的重要线索。根据皮疹的特点和演变规律，进行疾病的诊断，特别是对急性传染病的诊断很重要，而且还能成为指导临床治疗的依据。临床医生通常会根据皮肤上出现的疹子来判断是属于什么类型的疾病，并把这些疾病统称为"出疹性疾病"。本节重点介绍麻疹、水痘、猩红热 3 种儿科常见的出疹性传染病。

一、麻疹

　　麻疹(measles)是由麻疹病毒引起的一种具有高度传染性的急性出疹性呼吸道传染病。临床上以发热、眼结膜炎、上呼吸道炎、麻疹黏膜斑(又称柯氏斑 Koplik spots)、全身斑丘疹及疹退后遗留色素沉着伴糠麸样脱屑为主要表现。本病好发年龄为 6 个月至 5 岁，四季均可发病，以冬、春季多见。

(一)病因和发病机制

　　麻疹病毒属 RNA 病毒，副黏液病毒科。只有一个血清型，抗原性稳定。病毒对理化因素的抵抗力弱，不耐热，对日光、酸和消毒剂均敏感，在日光照射下或流通空气中经 20 min 丧失致病力，但在低温中能长期存活。

　　麻疹病毒侵入上呼吸道、眼结膜上皮细胞和附近的淋巴结，在其内繁殖并侵入血流形成第一次病毒血症,被单核吞噬细胞系统吞噬后被送到全身淋巴组织、肝、脾等器官,并在其内大量繁殖后再次侵入血流,引起第二次病毒血症,而出现广泛的病变。病毒血症持续到出疹后第2日,以后渐愈。

(二)流行病学

1.传染源　病人是唯一的传染源,从出疹前5天至出疹后5天内均有传染性,如合并肺炎,传染期可延长至出疹后10天。

2.传播途径　病毒主要通过直接接触和呼吸道分泌物飞沫传播。

3.易感人群　该病传染性强,几乎所有未接种疫苗的儿童接触麻疹后都会发病,病后大多可获得终身免疫。随着我国普遍使用麻疹减毒活疫苗进行预防接种,麻疹的发病率已显著下降。

(三)临床表现

典型麻疹可分以下四期

1.潜伏期　一般为6~18天,平均为10天左右。潜伏期末可有低热、全身不适。

2.前驱期　也称出疹前期,从发热开始至出疹,一般为3~4天。此期的主要表现类似上呼吸道感染症状:

(1)发热:见于所有病例,多为中度以上发热,热型不一。

(2)上呼吸道感染症状:在发热同时出现咳嗽、流涕、流泪、咽部充血等卡他症状,特别是流涕、眼睑水肿、结膜充血、畏光、流泪等症状是本病特点;对诊断麻疹极有帮助。

(3)麻疹黏膜斑(Koplik spot):为本病早期具有特征性的体征,一般在出疹前24~48 h出现。开始见于第二磨牙相对的颊黏膜处,直径为0.5~1 mm的灰白色小点,如沙粒状,外周绕有红晕,常在1~2天内数量由少到多,可逐渐累及整个颊黏膜和唇黏膜,皮疹出现后1~2天消失,可留暗红色小点。

(4)其他:患儿常有精神萎靡、食欲减退、呕吐、腹泻等症状。

3.出疹期

(1)多在发热后3~4天出皮疹,持续3~5天。

(2)出疹顺序:耳后、发际→额、面部→颈→躯干→四肢,最后达手掌、足底,2~3天出齐。

(3)皮疹性质:皮疹初为稀疏淡红色斑丘疹,直径2~4 mm,逐渐皮疹增多,融合呈卵圆形或不规则形,压之褪色,疹间可见正常皮肤,皮疹出透后转为暗棕色。病情严重时,皮疹可融合或突然隐退。

(4)全身中毒症状加重:出疹时体温更高,体温高达40~40.5 ℃("热甚疹盛"),精神萎靡、嗜睡,有时谵妄抽搐。皮肤水肿,咽部肿痛,咳嗽加重,频繁咳嗽("无麻不咳"),肺部可闻干、湿性啰音,X线检查肺纹理增多。可伴有全身淋巴结及肝、脾肿大,肠系膜淋巴结肿大可引起腹痛、腹泻和呕吐。

4.恢复期　出疹3~4天后皮疹按出疹的先后顺序开始消退,疹退后,体温逐渐降至正常,全身症状逐渐改善。皮肤留有棕色色素沉着伴糠麸样脱屑,经1~2周消退。

(四)并发症

1.肺炎　是麻疹最常见且最重要的并发症,多见于5岁以下患儿,占麻疹死因的90%以上。由麻疹病毒本身引起的间质性肺炎常在出疹及体温下降后消退。继发性肺炎病原体多为细菌性,常见肺炎链球菌、链球菌、金黄色葡萄球菌和嗜血性流感杆菌等,易并发脓胸和脓气胸。

2.喉炎　麻疹患儿常有轻度喉炎表现,疹退后症状逐渐消失。当继发细菌感染时,由于患儿喉腔狭小,黏膜层血管丰富,结缔组织松弛,喉部组织明显水肿,分泌物增多,临床出现声音嘶哑、犬吠样咳嗽、吸气性呼吸困难及三凹征,严重者因喉梗阻而窒息死亡。

3.心肌炎　较少见,轻者仅有心音低钝、心率增快和一过性心电图改变,重者可出现心力衰竭、心源性休克。

4.麻疹脑炎　一般在出疹后的 2~6 天发生,系麻疹病毒直接侵犯中枢神经系统或对麻疹病毒抗原超敏反应。麻疹脑炎多见于 2 岁以下幼儿。出现意识改变、惊厥、突然昏迷等症状。病死率达 10%~25%。

（五）辅助检查

1.血常规　白细胞总数常减少,淋巴细胞相对增多。

2.早期快速诊断　鼻咽部、眼分泌物或尿沉渣涂片染色查找多核巨细胞(含核 5~80 个),在出疹前后 1~2 天即可阳性,比麻疹黏膜斑出现早,对早期诊断有帮助。

3.抗原检测　取鼻、咽、眼分泌物及尿沉渣涂片,以荧光抗体染色,可在脱落细胞内查及麻疹病毒抗原,有早期诊断价值。

4.特异性抗体检测　出疹 1~2 天用酶联免疫吸附试验(ELISA 法)或免疫荧光技术检测病人血清抗麻疹 IgM 可确诊;以血凝抑制试验、中和试验或补体结合试验检测麻疹抗体 IgG,急性期和恢复期血清呈 4 倍升高,均有诊断价值。

5.病毒分离　早期从鼻咽部及眼分泌物和血液白细胞中分离到麻疹病毒可肯定诊断。

（六）诊断和鉴别诊断

1.诊断要点

（1）流行病学资料:在麻疹流行季节,与麻疹患者有密切接触史;未患过麻疹,未接种过麻疹疫苗。

（2）临床表现:前驱期有发热、卡他症状和麻疹黏膜斑;出疹期典型皮疹:发热 3~4 天后开始出疹,始发于耳后、发际,渐次到头面、颈部,很快弥漫躯干及四肢。皮疹初为玫瑰红色的斑丘疹,然后逐渐密集变为暗红色,疹间皮肤正常。一般 3~5 天出齐。退疹时有麦麸样脱屑和褐色色素沉着。

（3）实验室检查:白细胞总数减少,淋巴细胞相对增高;鼻咽分泌物可找到多核巨细胞;荧光抗体染色检查鼻咽部及尿沉渣脱落细胞内的麻疹病毒,或早期从患者的血液、眼、鼻及咽分泌物中分离到麻疹病毒可确诊。

2.鉴别诊断　麻疹患儿应注意与其他出疹性疾病相鉴别(见表 25.5)。

表 25.5　小儿几种出疹性疾病的鉴别要点

病　原		全身症状及其他特征	皮疹特点	发热与皮疹关系
麻疹	麻疹病毒	呼吸道卡他性炎症,结膜炎,发热第 2~3 天 koplik 斑	红色斑丘疹自头面部→颈→躯干→四肢,退疹后,有色素沉着及细小脱屑	发热 3~4 天,出疹期热更高,热退疹渐退

续表

病　原		全身症状及其他特征	皮疹特点	发热与皮疹关系
风疹	风疹病毒	全身症状轻,耳后、颈后、枕后淋巴结肿大并触痛	面部→躯干→四肢,斑丘疹,疹间有正常皮肤,退疹后无色素沉着及脱屑	发热半天至 1 天出疹
幼儿急疹	人疱疹病毒 6 型	一般情况好,高热时可有惊厥,耳后、枕后淋巴结也可肿大	红色斑丘疹,颈及躯干部多见,1 天出齐,次日消退	高热 3～5 天,热退疹出
猩红热	乙型溶血性链球菌	高热,中毒症状重,咽峡炎,杨梅舌,环口苍白圈,扁桃体炎	皮肤弥漫充血,上有密集针尖大小丘疹,持续 3～5 天退疹,1 周后全身大片脱皮	发热 1～2 天出疹,出疹时高热
肠道病毒感染	埃可病毒柯萨奇病毒	发热,卡他,腹泻,淋巴结肿大	多型疹,不脱屑	发热时或热退后出疹
药物疹	某种药物	原发病症状	多型疹,痒,摩擦及受压部位多	发热,服药史

(七)治疗

1.一般治疗

(1)呼吸道隔离:在家隔离、治疗至出疹后 5 天。有并发症患者应住院隔离治疗,隔离期延长至 10 天。

(2)卧床休息,室内保持适当的温度和湿度,有畏光症状时光线要柔和。

(3)给予易消化营养丰富的流质或半流质饮食,注意补充维生素,尤其是维生素 AD。

(4)加强皮肤和五官的护理,用温热水洗脸。用抗生素眼膏或眼药水保护眼睛,防止继发感染。口唇干裂可涂植物油。

(5)保持水、电解质及酸碱平衡,必要时静脉补液。

2.对症治疗　慎用退热药(忌用强退热剂、冰敷、酒精擦浴等),以免影响皮疹透发,体温超过 40 ℃者酌情给予小剂量退热剂;伴有烦躁不安或惊厥者可适当给予苯巴比妥等镇静剂;剧咳时用镇咳祛痰药;继发细菌感染可给抗生素;及时治疗各种并发症。

3.中药治疗　前驱期以辛凉透表为主,出疹期以清热解毒透疹为主,恢复期则以养阴清余热、调理脾胃为主。

(八)预防

1.控制传染源　早期发现,早期隔离,一般病人隔离至出疹后 5 天,合并肺炎者延长至 10 天;对接触者隔离检疫 3 周;接受过被动免疫的病人延至 4 周。

2.切断传播途径　病室注意通风换气,充分利用日光或紫外线照射;医护人员离开病室后应洗手更换外衣或在空气流通处停留 20 min 方可接触易感者。麻疹流行季节,易感儿尽量少去公共场所。

3.保护易感人群

（1）主动免疫:①接种麻疹减毒活疫苗是预防麻疹最有效的办法。按我国规定的儿童免疫程序,初种年龄为 8 个月,4~6 岁进幼儿园或小学时应再次接种麻疹疫苗;进入大学的青年也应复种麻疹免疫。②应急接种:易感者在接触病人后 2 天接种活疫苗,可预防麻疹发生;若于接触 2 天后接种,则预防效果下降,但可减轻症状和减少并发症。③接种注意事项:对 8 周内接受过输血、血制品或其他被动免疫制剂者,应推迟接种。有发热、传染病者应暂缓接种。对孕妇、过敏体质、免疫功能低下者、活动性肺结核均应禁忌接种。

（2）被动免疫:接触麻疹后 5 天内肌注丙种球蛋白 0.25 mL/kg,可防止发病;如 6~9 天内注射者可减轻症状。被动免疫只能维持 3~8 周,以后应采取主动免疫。

二、水痘

案例导入

患儿,女,21 天。因"发热 5 天,皮疹 3 天"入院。患儿 5 天前不明原因突然发热 37.8 ℃,随即胸,背,颈部皮肤出现红色斑疹、丘疹,逐渐变成水疱,呈椭圆形泪滴状,黄豆大小,周围有红晕,疱液先透明而后混浊,且出现脐凹现象。皮疹逐渐增多,面部、头皮、躯干、四肢相继出现,以躯干居多。患儿出疹前有发热,打喷嚏、流涕,呕吐,吃奶减少。患儿系孕 1 产 1 足月顺产,生后母乳喂养,已接种卡介苗及乙肝疫苗。患儿母亲 10 天前患水痘,现已基本痊愈,遗留少许痂未脱落。

查体:T 37 ℃,P 142 次/min,R 42 次/min,精神萎靡,心肺（-）,肝脾未扪及。头面部、躯干、四肢密集红斑、丘疹、米粒至绿豆大水疱,疱周有红晕,少数结痂,四肢远端皮损较少,口腔、外阴粘膜有水疱,左侧额面部数个水疱破溃有渗液。

实验室检查:WBC $12.9×10^9$/L,N 39%,L 61%,RBC $4.02×10^{12}$/L,Hb 140 g/L,尿、粪便常规正常。请思考:

（1）该患儿最可能的诊断及诊断依据是什么? 应与哪些疾病相鉴别?

（2）针对该患儿采取怎样的治疗措施?

水痘（Varicella,Chickenpox）由水痘-带状疱疹病毒（Varicella-zoster virus,VZV）所引起的急性呼吸道传染病。多见于 2~10 岁的儿童,临床特征是皮肤、黏膜分批出现的斑疹、丘疹、疱疹与结痂。全身症状轻微。

（一）病原学

水痘-带状疱疹病毒属 α 疱疹病毒亚科,仅有一个血清型,可在人胚纤维母细胞、甲状腺细胞中繁殖,产生局灶性细胞病变,细胞核内出现嗜酸性包涵体和多核巨细胞。人为唯一的宿主。VZV 在外界抵抗力弱,不耐热和酸,对乙醚敏感,易被消毒剂灭活,在痂皮中不能存活。

（二）流行病学

1.传染源　水痘患者是唯一传染源,病毒存在于患儿上呼吸道鼻咽分泌物及疱疹液中。自水痘出疹前 1~2 天至疱疹全部结痂时均有传染性。

2.传播途径　主要通过直接接触水痘疱疹液和空气飞沫传播。

3.易感人群　人群普遍易感,易感者接触患者后约90%发病,以学龄前儿童发病最多。6个月以内的婴儿由于获得母体抗体,发病较少。病后获得持久免疫,但体内高效价抗体不能清除潜伏的病毒,故多年后仍可发生带状疱疹。

4.流行特征　水痘呈全球分布,全年均可发生,以冬春季多见。本病传染性很强。主要为儿童发病,故幼儿园、小学等幼儿集体机构易引起流行。

(三)发病机制与病理

VZV经呼吸道侵入人体,在局部黏膜及淋巴组织内繁殖,2~3天后进入血液,形成第一次病毒血症。如患儿的免疫能力不能清除病毒,则病毒可到达单核-巨噬细胞系统内再次增殖,侵入血液引起第二次病毒血症和全身病变。主要损害部位在皮肤和黏膜,偶尔累及内脏。皮疹分批出现与间隙性病毒血症有关。皮疹出现1~4天后,产生特异性细胞免疫和抗体,病毒血症消失,症状随之缓解。部分病毒长期潜伏于脊神经后根神经节等处,形成慢性潜伏性感染。在青春期或成年后,当机体免疫力下降时病毒被激活,导致皮肤的带状疱疹。

(四)临床表现

1.典型水痘　潜伏期一般为2周左右。临床表现可分为前驱期和出疹期。

(1)前驱期:婴幼儿常无症状或症状轻微。年长儿可有低热、头痛、乏力、食欲不振、咽痛等上呼吸道感染症状,持续1~2天。

(2)出疹期:发病的第一天就可出疹,水痘皮疹的特点是:①皮疹呈向心性分布。先出现于躯干、头或面部,然后到达四肢。躯干最多,其次为头面部及四肢近端。集中在皮肤受压或易受刺激处,数目由数个至数百个不等,皮疹数目越多,则全身症状越重。②皮疹按红色斑疹→丘疹→疱疹→结痂的顺序演变。疱疹清亮,呈椭圆形泪滴状,3~5 mm大小,周围有红晕,疱液先透明而后混浊,且出现脐凹现象。疱壁薄易破,2~3天迅速结痂。③分批出疹,一般2~3批,每批历时1~6天。伴明显痒感。在疾病高峰期可见到斑疹、丘疹、疱疹和结痂同时存在,这是水痘皮疹的重要特征。④病变表浅,如无感染,愈后一般不留疤痕。若继发感染则脱痂时间延长,可能遗留疤痕。部分患儿可发于口咽、结膜和外阴,破溃后形成浅溃疡,有疼痛。

水痘为自限性疾病,一般10天左右自愈。

2.重型水痘　免疫功能低下的患儿,出疹1周后仍持续高热,全身中毒症状明显,皮疹分布广泛,融合成大疱型疱疹或出血性皮疹,呈离心性分布,常伴有血小板减少而发生暴发性紫癜。

3.先天性水痘　妊娠早期感染水痘可导致胎儿多发性先天畸形,致新生儿患先天性水痘综合征。患儿常在1岁内死亡,存活者留有严重神经系统伤残;接近产期感染水痘,可导致新生儿水痘,病情多严重,死亡率高。新生儿水痘的皮疹有时酷似带状疱疹的皮疹。

(五)并发症

1.皮肤继发细菌感染　最常见如脓疱疮、蜂窝织炎,甚至由此导致败血症等。

2.肺炎　成人多为原发性水痘肺炎,不常见;发生在出疹后1~5日,肺部病变可持续6~12周,偶有死亡报道;儿童常为继发性肺炎,多发生于病程后期2~3周。

3.水痘脑炎　发病率低于1‰,儿童多于成人,常于出疹后一周发病。临床表现与一般病毒性脑炎相似,病死率约5%,少数留有中枢神经系统后遗症。

4.其他　水痘肝炎、心肌炎、肾炎等均很少见。

（六）实验室检查

临床诊断不难,对于非典型病例可选用以下方法确诊。

1.疱疹刮片 刮取新鲜疱疹基底组织涂片,瑞氏或姬姆萨染色见多核巨细胞,苏木素-伊红染色可查到细胞核内包涵体。

2.病毒分离 将疱疹液直接接种于人胚纤维母细胞,分离出病毒再做鉴定,仅用于非典型病例。

3.免疫学检测 血清水痘病毒特异性 IgM 抗体检测,可早期帮助诊断;双份血清特异性 IgG 抗体滴度 4 倍以上增高也有助诊断。取疱疹基底刮片或疱疹液,直接荧光抗体染色查病毒抗原简捷有效。

4.病毒 DNA 检测 用多聚酶链反应检测患者呼吸道上皮细胞和外周血白细胞中 VZV 病毒 DNA,比病毒分离简便。

（七）诊断和鉴别诊断

1.诊断要点

（1）流行病学:冬春季有轻度发热及呼吸道症状的儿童,未接种过水痘疫苗,病前常有与水痘患者的接触史。

（2）临床表现:根据皮疹的特点,呈向心性分布,分批出疹,各型皮疹同时存在,全身症状轻微或无,多能确诊。

2. 鉴别诊断 本病应与下列疾病相鉴别:

（1）脓疱病:多发生于夏秋季,以面部、四肢多见,易形成脓疱及黄色厚痂,经搔抓而播散。一般无全身症状。

（2）丘疹样荨麻疹:系婴幼儿皮肤过敏性疾病。皮疹为红色丘疹,顶端有小水疱,无红晕,分批出现,离心性分布,多分布于四肢、躯干,不累及头部和口腔。多有过敏史及昆虫叮咬或肠蛔虫感染史。

（3）带状疱疹:疱疹成簇状排列,沿身体一侧的皮肤周围神经分布,不对称,疼痛剧烈。

（4）手、足、口病:肠道病毒 71 型(EV71)和柯萨奇病毒 A 组 16 型(Cox A16)是本病最为常见的病原。本病好发于夏秋季,以儿童多见。临床主要表现为初起发热,继之口腔、手、足、臀等部位皮肤、黏膜出现斑丘疹及疱疹样损害。一般不痛,不痒,不结痂,不留疤痕。口腔黏膜疱疹疼痛明显。多在一周内痊愈。重症病例出现肌阵挛、脑炎、急性迟缓性麻痹、心肺衰竭、肺水肿等。发病后从粪便、咽喉漱口液分离或检测到相关病毒,或从早期血清中检测出相关病毒 IgM 抗体等可诊断。

（八）治疗

本病无特效治疗。以对症为主,加强护理,防止继发感染。

1.一般治疗

（1）严格隔离:水痘传染性强,应早期隔离至皮疹完全结痂干燥为止。

（2）局部治疗:以止痒和预防皮肤继发感染为主。保持皮肤清洁,剪短指甲或带连指手套,避免瘙痒抓伤。皮肤破损处用 $2\% \sim 5\%$ $NaHCO_3$ 湿敷,疱疹破溃或继发感染时局部可涂 1% 甲紫溶液或抗生素软膏,未破溃者可用炉甘石洗剂止痒。

（3）全身用药:可口服抗组胺药物;继发感染全身症状严重时,可选用有效的抗生素;对于抵抗力低下者,可肌注丙种球蛋白 3 mL/d,连续 3 天。水痘一般禁用激素以免引起病毒播散,病前已用激素者应尽快减量或停用。水痘发热时不用阿司匹林,因其有导致瑞氏综合征的危险,可选其他药物或物理降温。若合并脑炎者,可按乙型脑炎治疗。

2.抗病毒疗法 早期采用无环鸟苷 8 mg/(kg·d)或用阿糖腺苷 10 mg/(kg·d),用 5~7 天。或加用干扰素,可抑制病毒的复制。每日肌注维生素 B_{12} 500~1 000 μg,也有一定的疗效。水痘肺炎可用阿糖腺苷,每日 15 mg/kg 静滴,每日量在 12 h 内输入;也可用病毒唑、阿昔洛韦静滴治疗。

(九)预防

1.管理传染源 为本病的预防重点。隔离患者至全部皮疹结痂或出疹后 7 天。接触水痘的易感者应留检 3 周。

2.切断传播途径 保持室内空气新鲜,托幼机构应作好晨间检查、空气消毒。患儿的污染物、用具可用煮沸或暴晒法消毒。

3.保护易感儿 水痘减毒活疫苗对自然感染的预防效果为 68%~100%,并可持续 10 年以上。对正在使用大剂量激素、免疫功能受损、恶性病患儿以及孕妇,在接触水痘后 72 h 内肌内注射水痘一带状疱疹免疫球蛋白(VZIG),可起到预防或减轻症状的作用。

三、猩红热

猩红热(scarlet fever)是一种由 A 组 β 型溶血性链球菌感染所引起的急性呼吸道传染病,其临床以发热、咽峡炎、全身弥漫性鲜红色皮疹和疹退后皮肤脱屑为特征。少数患者患病后由于变态反应而出现心、肾、关节的损害。

(一)病原学

A 组 β 型溶血性链球菌能产生 A、B、C 3 种抗原性不同的红疹毒素和一些酶:红疹毒素能引起发热和猩红热皮疹,还可抑制吞噬系统功能。链激酶可溶解血块并阻止血液凝固,透明质酸酶可溶解组织间的透明质酸,使细菌在组织内扩散。细菌的致热性外毒素可引起发热、头痛等全身中毒症状。

A 组 β 型溶血性链球菌对热及干燥抵抗力较弱,加热 56 ℃ 30 min 及一般消毒剂均可将其灭活,但在痰和脓液中可存活数周,在 0 ℃ 环境中可存活几个月。

(二)流行病学

1.传染源 病人和带菌者为主要传染源。A 组 β 型溶血性链球菌感染所引起的咽峡炎,排菌量大且不被隔离,是重要的传染源。

2.传播途径 主要通过空气飞沫传播。也可经皮肤伤口或产道等处感染,后者称为"外科型猩红热"或"产科型猩红热"。

3.易感人群 人群普遍易感,感染后可产生抗菌免疫和抗毒免疫。但抗菌免疫有型特异性,故患猩红热后仍可再患。

4.流行特征 本病一年四季都有发生,尤以冬春之季发病为多。多见于小儿,尤以 5~15 岁居多。

(三)发病机理与病理

溶血性链球菌从呼吸道侵入,引起咽炎和扁桃体炎,表现为咽峡及扁桃体急性充血、水肿,可为卡他性、脓性或膜性，并可向邻近组织器官扩散，重症可侵入血液，引起败血症。细菌的外毒素进入血循环引起发热、头痛、咽痛等毒血症状。红疹毒素可引起真皮层毛细血管充血、水肿、炎症细胞浸润等，形成典型猩红热皮疹。恢复期表皮细胞角化、坏死而脱落，形成脱屑和脱皮。舌乳头红肿突起，形成杨梅舌。重型患儿可有全身淋巴结、肝、脾等网状内皮组织增生，心肌发生中毒性退行性变。部分患儿于 2~3 周后出现变态反应，主要表现为肾小球肾炎或风湿热。

（四）临床表现

1.潜伏期　通常为 2~3 天，也可少至 1 天，多至 5~6 天。

2.前驱期　从发病至出疹即为前驱期。约数小时至 1 天，少数可达 2 天。起病急骤，以畏寒、高热伴头痛、恶心、呕吐、咽痛为主要表现，体温 38~40 ℃，扁桃体肿大，表面常附有点片状黄白色渗出物，易剥离。咽及软腭黏膜充血肿胀，可见点状红疹或出血性红疹，此即黏膜疹。颈及颌下淋巴结肿大及压痛。

3.出疹期　发热后第 2 天开始出疹。出疹顺序自上而下：起自耳后、颈及上胸部，继而躯干及上肢，最后到下肢，12~24 h 布满全身。皮疹特点：全身皮肤弥漫性发红，其上有点状红色皮疹，高出皮面，扪之粗糙，压之褪色，有痒感，疹间无正常皮肤，手指按压后红色可暂时消退数秒钟，出现苍白的手印。面部一般不出现皮疹，前额及颊部潮红，口周及鼻端苍白，称"口周苍白圈"。全身受压及易摩擦的皮肤皱褶处皮疹密集，呈紫红色线条状，压之不褪色，称为帕氏线（Pastia line）。前驱期或出疹初期，舌质淡红，其上被覆灰白色苔，肿胀的舌乳头凸出覆以白苔的舌面，以舌尖及边缘处显著，称为"草莓舌"，2~3 天后舌苔由边缘消退，舌面清净呈牛肉样深红色，舌乳头凸起，称为"杨梅舌"。

4.恢复期　体温降至正常，中毒症状消失，皮疹按出疹先后顺序消退，表皮脱屑，皮疹越多，脱屑越明显，轻症者呈细屑状或片状屑，重症者有时呈大片脱皮，以指（趾）部明显。此期 1 周左右。

（五）实验室检查

1.血常规　白细胞总数可达 $(10~20)×10^9/L$ 或更高，中性粒细胞常在 80% 以上，胞浆内可出现中毒颗粒。

2.血清学检查　可用免疫荧光法检测咽拭子涂片进行快速诊断。

3.细菌培养　从鼻咽拭子或其他病灶内取标本做细菌培养，可有 A 组 β 型溶血性链球菌生长。

（六）诊断和鉴别诊断

根据发热、咽炎、草莓舌及典型皮疹即可诊断，病原学检查阳性可确诊。需注意与下列疾病相鉴别：

1.金黄色葡萄球菌感染　某些金黄色葡萄球菌也可引起猩红热样皮疹。但皮疹消退快，且无脱皮表现，并常伴有迁徙性病灶，病原学检查为金黄色葡萄球菌。

2.出疹性传染病　见本章表 24.6 小儿几种出疹性疾病的鉴别要点。

3.川崎病　发热持续时间较长，可见草莓舌、猩红热样皮疹，同时伴有眼结膜充血、口唇皲裂、颌下淋巴结肿大及指趾末端膜状脱皮，可引起冠状动脉病变，病原学检查阴性，抗感染治疗无效。

（七）治疗

1. 一般治疗　卧床休息,供给充分的营养、热量。急性期给予流质或半流质饮食,恢复期改半流质或软食,保持口腔清洁;高热患儿,可使用物理或药物降温。

2. 抗菌治疗　首选青霉素,早期应用可缩短病程、减少并发症。青霉素剂量每日 5 万 U/kg,分两次肌内注射,疗程 5~7 天;严重病例,剂量可加大到 10 万~20 万 U/kg,静脉滴注。青霉素过敏者可选用红霉素或头孢菌素。

（八）预防

目前尚无有效的自动免疫,重在控制传播。明确诊断后及时隔离,隔离期限至少 1 周。因病情不需要住院的患儿,尽可能在家隔离治疗。最好咽拭子培养 3 次阴性后解除隔离。对可疑病例,应及时采取隔离措施。

本章小结

本章主要介绍了儿科几种常见疾病,包括:小儿肺炎、维生素 D 缺乏性佝偻病、先天性心脏病、小儿腹泻、急性肾小球肾炎、小儿贫血(营养性缺铁性贫血和营养性巨幼红细胞性贫血)、小儿惊厥、小儿出疹性传染病(麻疹、水痘、猩红热)。重点内容包括:支气管肺炎的临床表现(包括重症肺炎的特点)、小儿肺炎的治疗(包括重症肺炎的治疗);维生素 D 缺乏性佝偻病的临床表现、治疗与预防;先天性心脏病的分类方法、临床表现和并发症;小儿腹泻的临床表现与治疗;急性肾小球肾炎的临床表现、实验室检查与治疗;贫血的诊断标准与分度、营养性缺铁性贫血和营养性巨幼红细胞性贫血的临床表现、实验室检查及治疗;小儿惊厥的诊断、鉴别诊断及治疗;麻疹、水痘、猩红热的临床表现(皮疹特点和出疹规律)。

同学们在学习中应结合案例分析,抓住重点、难点和相关知识点,能灵活运用,熟练掌握,为以后能更好地适应临床工作打下夯实基础。

习题及复习思考题

一、选择题

1.重症支气管肺炎合并心力衰竭时,下列哪项不符?（　　　）

A.呼吸困难忽然加重,烦躁不安　　　B.心率≥180 次/min　　　C.肝脏迅速增大

D.心音低钝或有奔马律　　　E.咯粉红色泡沫痰

2.最易并发脓胸、脓气胸或肺大泡等的小儿肺炎是(　　　)。

A.腺病毒肺炎　　　　　　　　　　B.呼吸道合胞病毒肺炎　　　C.支原体肺炎

D.金黄色葡萄球菌肺炎　　　　　　E.肺炎链球菌肺炎

3.患儿,10 个月, 发热伴咳嗽 5 天。查体:体温 39 ℃,双肺底可闻及固定的细小水泡音。

初步诊断为(　　)。

　　A.急性支气管炎　　　　　　B.急性支气管肺炎　　　　C.急性上呼吸道感染

　　D.毛细支气管炎　　　　　　E.支气管哮喘

4.正常体内维生素D最主要来源是(　　)。

　　A.牛奶或母乳　　　　　　　B.补充钙剂　　　　　　　C.补充鱼肝油

　　D.动物肝脏　　　　　　　　E.阳光照射皮肤后体内合成

5.维生素D缺乏性佝偻病骨样组织堆积的表现,哪项应除外?(　　)

　　A.方颅　　　　　　　　　　B.肋骨串珠　　　　　　　C.鸡胸或漏斗胸

　　D.手镯　　　　　　　　　　E.脚镯

6.维生素D缺乏性佝偻病激期的头部骨骼改变中,哪项应除外?(　　)

　　A.颅骨软化　　　　　　　　B.小头畸形　　　　　　　C.方颅

　　D.前囟增大与闭合延迟　　　E.出牙延迟与出牙顺序颠倒

7.心脏胚胎发育的关键时期是(　　)。

　　A.第2~4周　　　　　　　　B.第2~8周　　　　　　　C.第4~8周

　　D.第8~12周　　　　　　　 E.第12~16周

8.先天性心脏病最经济、最重要的无创性诊断方法是(　　)。

　　A.心电图检查　　　　　　　B.心脏X线摄片　　　　　C.彩色多普勒超声心动图检查

　　D.心导管检查和心血管造影　E.心脏MRI检查

9.先天性心脏病中最常见的类型是(　　)。

　　A.室间隔缺损　　　　　　　B.房间隔缺损　　　　　　C.动脉导管未闭

　　D.法洛四联症　　　　　　　E.肺动脉狭窄

10.婴儿秋季腹泻的主要病原是(　　)。

　　A.轮状病毒　　　　　　　　B.肠道腺病毒　　　　　　C.鼠伤寒沙门氏菌

　　D.致泻性大肠杆菌　　　　　E.隐孢子虫

11.小儿腹泻轻型和重型的区别关键在于(　　)。

　　A.吐泻量的多少　　　　　　B.大便有无脓血　　　　　C.有无全身中毒症状

　　D.有无水、电解质、酸碱平衡紊乱的紊乱　　　　　　　E.以上均不对

12.下列哪项不是判断小儿脱水程度的指标?(　　)

　　A.皮肤弹性　　　　　　　　B.眼窝、前囟凹陷　　　　C.末梢循环情况

　　D.血钠含量　　　　　　　　E.尿量

13.小儿急性肾小球肾炎最常见病因是(　　)。

　　A.A组β溶血性链球菌　　　B.肺炎链球菌　　　　　　C.金黄色葡萄球菌

　　D.支原体　　　　　　　　　E.乙型肝炎病毒

14.急性肾小球肾炎患儿可恢复上学的客观指标是(　　)。

　　A.浮肿消退　　　　　　　　B.血压正常　　　　　　　C.血沉正常

　　D.尿常规检查　　　　　　　E.抗链球菌溶血素"O"正常

15.缺铁性贫血的红细胞形态学类型为(　　)。

　　A.小细胞低色素性贫血　　　B.单纯小细胞性贫血　　　C.大细胞性贫血

　　D.大细胞低色素性贫血　　　E.正细胞性贫血

16.为促进铁的吸收,服用铁剂时应注意(　　　)。

A.与维生素 C 同服,两餐间服用　　　B.与维生素 C 同服,餐前服用

C.与维生素 C 同服,餐后服用　　　D.与牛奶同服,餐前服用

E.与牛奶同服,两餐间服用

17.对有明显神经精神症状的营养性巨幼细胞性贫血,治疗应选用(　　　)。

A.铁剂　　　　　　　　　　B.叶酸　　　　　　　　　C.维生素 B_{12}

D.维生素 C　　　　　　　　E.维生素 B_{12}+叶酸

18.叶酸缺乏致巨幼红细胞性贫血的临床表现不包括(　　　)。

A.婴幼儿常见　　　　　　　B.肝脾淋巴结可肿大　　　C.纳差,呕吐,腹泻

D.面色蜡黄　　　　　　　　E.动作及智力发育落后或倒退

19.婴幼儿时期最常见惊厥的原因是(　　　)。

A.高热惊厥　　　　　　　　B.癫痫　　　　　　　　　C.中毒性脑病

D.脑炎和脑膜炎　　　　　　E.低血糖和水、电解质紊乱

20.控制小儿惊厥首选的药物是(　　　)。

A.10%水合氯醛　　　　　　B.苯巴比妥钠　　　　　　C.地西泮

D.氯丙嗪　　　　　　　　　E.苯妥英钠

21.典型麻疹的出疹顺序为(　　　)。

A.先四肢,而后颈部,渐至面部、躯干　　B.先躯干、四肢,而后手足、面部

C.先前胸、上肢,而后背部、下肢　　　　D.先额部、面部,而后四肢躯干

E.先耳后、发际,渐至面部、躯干、四肢,最后手心足心

22.麻疹最常见的并发症是(　　　)。

A.心包炎　　　　　　　　　B.支气管炎、肺炎　　　　C.急性肾小球肾炎

D.营养不良　　　　　　　　E.脑炎

23.水痘的病原体为(　　　)。

A.单纯疱疹病毒　　　　　　B.水痘-带状疱疹病毒　　　C.人类疱疹病毒 6 型

D.柯萨奇病毒　　　　　　　E.埃可病毒

24.下列哪项不符合水痘的表现?(　　　)

A.发热 1~2 天后出疹　　　　B.皮疹多见于四肢及头部

C.同时存在多种形态皮疹　　　D.皮疹于 3~5 天内分批出齐

E.皮疹有痒感,结痂后不留下瘢痕

25.猩红热的病原为(　　　)。

A.A 族乙型溶血性链球菌　　　　B.A 族甲型溶血性链球菌

C.A 族丙型溶血性链球菌　　　　D.金黄色葡萄球菌

E.草绿色链球菌

二、简答题

1.简述肺炎合并心衰的临床表现。

2.列举维生素 D 缺乏性佝偻病活动期骨骼改变。

3.简述先天性心脏病的分类。法洛四联症的畸形组成有哪些?简述其主要临床表现。

4.患儿,女,15 个月,腹泻 4 天于 2014 年 11 月入院。每日大便 10 次左右,蛋花汤样,水分

多,伴有呕吐、尿少、轻咳。体检:T 38.5 ℃,前囟、眼窝凹陷,皮肤弹性差,四肢稍凉。化验检查提示:白细胞 $6.0×10^9/L$,血 Na^+ 128 mmol/L,K^+ 3.6 mmol/L,BE^- 15 mmol/L。试回答:该患儿最可能的诊断是什么? 最可能的病原体是什么? 该患儿应如何治疗?

5.简述急性肾小球肾炎的诊断依据。如何鉴别单纯性肾病和肾炎性肾病?

6.简述营养性缺铁性贫血的铁剂治疗的注意事项。

7.简述小儿热性惊厥的临床特点。

8.患儿,2 岁,发热 3 天伴流涕、咳嗽、流泪,大便稀,3~4 次/d,10 天前曾因感冒到附近医院看过病。体查:体温 39.8 ℃,结膜充血,颊黏膜粗糙、充血,心、肺(-),耳后发际处可见少许淡红色斑丘疹。试回答:该患儿可能的诊断及诊断依据是什么?

9.患儿,男,5 岁,因发热 2 天就诊,伴咳嗽。查体:咽红,双侧扁桃体Ⅱ度肿大,有脓性分泌物,躯干散在针尖大小红色丘疹,自行口服青霉素效果不佳。试回答:该患儿可能的诊断及诊断依据是什么? 为及早明确诊断,该患儿应做哪项检查?

10.简述水痘的诊断及鉴别诊断。

(胡国庆)

参考文献

[1] 陆再英,钟南山.内科学[M].7版.北京:人民卫生出版社,2008.

[2] 岳新荣,陈方军.内科学[M].武汉:华中科技大学出版社,2013.

[3] 陈灏珠,林果为.实用内科学[M].13版.北京:人民卫生出版社,2009.

[4] 包再梅,贺志明,张建欣.内科学[M].武汉:华中科技大学出版社,2010.

[5] 王海燕.肾脏病学[M].3版.北京:人民卫生出版社,2008.

[6] 杨立明,官德元.内科学[M].武汉:湖北科技出版社,2008.

[7] 马家骥.内科学[M].5版.北京:人民卫生出版社,2006.

[8] 杨绍基,任红.传染病学[M].7版.北京:人民卫生出版社,2008.

[9] 李兰娟,任红.传染病学[M].8版.北京:人民卫生出版社,2013.

[10] 贾文祥.医学微生物学[M].2版.北京:人民卫生出版社,2011.

[11] 刘应麟.传染病学[M].4版.北京:人民卫生出版社,2011.

[12] 陈孝平.外科学[M].北京:人民出版社,2002.

[13] 蔡小红.临床医学概要[M].西安:西安交通大学出版社,2012.

[14] 郭玮,许敏.外科手术基本技术[M].北京:科学文献出版社,1993.

[15] 龙明,王立义.外科学[M].7版.北京:人民出版社,2014.

[16] 陈孝平,汪建平.外科学[M].8版.北京:人民出版社,2013.

[17] 杨敬博,王同祥.外科学[M].武汉:湖北科学技术出版社,2008.

[18] 谢幸,荀文丽.妇产科学[M].8版.北京:人民卫生出版社,2013.

[19] 王泽华.妇产科学[M].6版.北京:人民卫生出版社,2013.

[20] 乐杰.妇产科学[M].7版.北京:人民卫生出版社,2008.

[21] 魏碧容.助产学[M].2版.北京:人民卫生出版社,2012.

[22] 雷蕴,耿力.妇产科护理学[M].北京:人民卫生出版社,2014.

[23] 冯玲,陈晓燕.妇产科学[M].武汉:湖北科学技术出版社,2008.

[24] 张宏玉.助产学[M].北京:中国医药科技出版社,2014.

[25] 王卫平.儿科学[M].8版.北京:人民卫生出版社,2013.

[26] 胡亚美,诸福棠.实用儿科学[M].8版.北京:人民卫生出版社,2012.

[27] 杨锡强,易著文.儿科学[M].6版.北京:人民卫生出版社,2003.

[28] 薛辛东.儿科学[M].北京:人民卫生出版社,2002.

[29] 姚在新.儿科学试题[M].北京:人民卫生出版社,1998.

[30] 于海红.母婴及儿童护理[M].北京:高等教育出版社,2005.

[31] 周莉莉.儿科学[M].武汉:湖北科学技术出版社,2008.